中药材概论

（供中药制药工程专业及中医类专业用）

主　编　阎玉凝（北京中医药大学）
　　　　刘春生（北京中医药大学）
副主编　陈玉婷（北京中医药大学）
　　　　闫永红（北京中医药大学）
　　　　石晋丽（北京中医药大学）
编　委　（按姓氏笔画排列）
　　　　王　海（北京中医药大学）
　　　　王学勇（北京中医药大学）
　　　　白贞芳（北京中医药大学）
　　　　刘长利（首都医科大学）
　　　　李彦文（中国中医科学院）
　　　　杨瑶珺（北京中医药大学）
　　　　杨扶德（甘肃中医学院）
　　　　张　媛（北京中医药大学）
　　　　武继红（北京中医药大学）
　　　　常立军（北京中医药大学）

中国中医药出版社
·北　京·

图书在版编目（CIP）数据

中药材概论/阎玉凝，刘春生主编．—北京：中国中医药出版社，2009.2
新世纪全国高等中医药院校创新教材
ISBN 978 - 7 - 80231 - 584 - 6

Ⅰ．中…　Ⅱ．①阎…②刘…　Ⅲ．中药材 - 中医学院 - 教材　Ⅳ．R282

中国版本图书馆 CIP 数据核字（2008）第 199872 号

中 国 中 医 药 出 版 社 出 版
北京市朝阳区北三环东路 28 号易亨大厦 16 层
邮政编码　100013
传真　010 64405750
河北欣航测绘院印刷厂印刷
各地新华书店经销

＊

开本 850×1168　1/16　印张 26　彩插 1　字数 650 千字
2009 年 2 月第 1 版　2009 年 2 月第 1 次印刷
书　号　ISBN 978 - 7 - 80231 - 584 - 6

＊

定价　39.00 元
网址　www. cptcm. com

前 言

　　中药材概论是为中药制药工程专业开设的一门必修课程，它随着中药制药工程专业的产生而产生，包含了药用植物学和中药鉴定学两门课程的主要内容。中药材概论的教学任务由药用植物学和中药鉴定学两个学科的老师承担，所用教材是原有的《药用植物学》和《中药鉴定学》两本教材，长期以来，本门课程处于无教材状态，所以《中药材概论》教材的编写，解决了一门课程两本教材的问题，填补了中药材概论课程无教材的空白。

　　中药材概论是研究中药材品种鉴定和质量评价标准的理论、方法与技术，以及中药材的采收、加工、储藏等内容的应用学科。由于中药材的来源和鉴定的理论方法与药用植物学有密切的关系，学生必须具有药用植物学的基础知识，所以本课程的内容包括与中药材鉴定有关的植物学的基础知识，主要有：植物的细胞，植物的组织，植物根、茎、叶的内部构造，植物的器官，植物的分类原理和药用植物的分类，主要科的特征及其主要药用植物的形态特征。

　　本书分两篇，上篇为药用植物学知识，下篇为中药材鉴定。每一篇又分总论和各论。

　　上篇总论的主要内容是：药用植物学的含义、研究内容和主要任务，以及研究药用植物的工具、方法。上篇各论的内容顺序是：首先介绍细胞、组织及植物根、茎、叶的内部显微构造，然后介绍植物器官的形态特征，最后介绍植物的分类原理和药用植物的分类，其顺序是按照从低等植物到高等植物，先双子叶植物后单子叶植物的顺序编排的。

　　下篇总论的主要内容是：中药材的概念、品种、资源，中药材的采收、加工与贮藏，中药材的鉴定与质量标准等。下篇各论的内容顺序是：药材按药用部位分类，有植物药、动物药、矿物药三大类，植物药分为根及根茎类中药材、茎木类中药材、皮类中药材、叶类中药材、花类中药材等，每一类药材均有概述和药材鉴定。每种药材的原植物形态不再描述，因在第一篇中已经包含了此内容。重点药材的内容包括来源、产地、采收加工、性状鉴别、显微鉴别、成分、理化鉴别、检查、功效、附注等。了解药材列表介绍，内容包括来源和性状，附于书末。

　　由于编写时间仓促，本书中可能存在诸多不妥之处，希望同行、同学们在使用过程中不断发现错误，提出意见，为修订再版奠定基础。

《中药材概论》编委会

编 写 说 明

《中药材概论》为新世纪全国高等中医药院校创新教材之一。教材编写前，根据新修订的《中药材概论教学大纲》制定了编写大纲，按新的教学大纲的要求和新形势下的教学特点，确定了总的编写原则和体例，并采取了主编、副主编、编委三级负责的编写体制。

本教材的内容分上下两篇，上篇为药用植物学知识，下篇为中药材鉴定。内容主要参考姚振生教授主编的新世纪全国高等中医药院校规划教材《药用植物学》、康廷国教授主编的新世纪全国高等中医药院校规划教材《中药鉴定学》，2005 年版《中华人民共和国药典》和徐国钧教授编写的《中药材粉末显微鉴定》也是本教材主要的参考书，在此一并表示感谢。本教材在体例和内容上作了较大的变化和创新。

上篇药用植物学知识，总论的主要内容是：药用植物学的含义、内容和主要任务，以及学习药用植物学和研究药用植物的工具、方法。各论的内容包括细胞、组织及植物根、茎、叶的内部显微构造，植物器官的形态特征，植物的分类原理和药用植物的分类，介绍了藻类、菌类、地衣类、苔藓类、蕨类等药用植物的分类知识，收载裸子植物 3 个科，被子植物双子叶植物纲 31 个科，单子叶植物纲 6 个科药用植物的形态特征，并附有植物图，兼顾了下篇"中药材"的原植物鉴定。上篇药用植物学知识的学习为下篇中药材鉴定知识的学习奠定了基础。

下篇总论的主要内容是：中药材的概念、品种与资源，中药材的采收、加工与贮藏，中药材的鉴定与质量标准等。各论的内容包括植物药、动物药、矿物药三大类中药材的鉴定，共收载药材 218 种，按教学大纲的要求，将药材分为重点药材、熟悉药材、了解药材、附药4 类，所有药材均无植物形态描述、植物图、本草记载等，重点药材的植物形态描述和植物图可参见上篇药用植物学知识中的药用植物分类部分中相应植物的形态描述和植物图，下篇不再重复，有的显微图亦属此种情况，以避免前后重复。重点药材的内容包括来源、产地、采收加工、性状鉴别、显微鉴别、成分、理化鉴别、检查、功效、附注等，附有显微图。熟习药材无显微图，多数无显微描述与理化鉴别。了解药材以列表形式介绍，内容只有来源和性状鉴别，附于书末。重点和熟悉药材附有药材及饮片彩色图，共附图 128 幅，附于书末，以加强药材性状鉴别。在内容上进行了修改，吸收了有关最新研究成果。附药附于相关药材的最后，用小五号字排版。

本教材编写的分工是：刘春生与石晋丽负责上篇，参加编委有常立军、白贞芳、王海、王学勇、刘长力等；阎玉凝负责下篇十至十六章，陈玉婷负责下篇十七至十八章，闫永红负责下篇十九至二十一章。参加编委有杨瑶珺、杨扶德、张媛、武继红、李彦文等。

《中药材概论》编委会

目 录

上篇 药用植物学知识

总 论

第一章 药用植物学的含义、内容
和主要任务 …………… 1
第一节 药用植物学及药用植物的
含义 …………… 1
第二节 药用植物学的学习内容 …… 1
第三节 药用植物学研究的主要任务
…………… 2

第二章 学习药用植物学和研究药用植物
的工具、方法 …………… 5
第一节 学习药用植物学和研究药用植
物的工具 …………… 5
第二节 研究药用植物和学习药用植物
学的方法 …………… 6

各 论

第三章 植物的细胞 …………… 8
第四章 植物的组织 …………… 17
第一节 植物组织的类型 …………… 17
第二节 维管束及其类型 …………… 28
第五章 植物根、茎、叶的内部构造 … 29
第一节 根的内部构造 …………… 29
第二节 茎的内部构造 …………… 33
第三节 叶的内部构造 …………… 39
第六章 植物的器官 …………… 42
第一节 根的形态 …………… 42

第二节 茎的形态 …………… 44
第三节 叶的形态 …………… 48
第四节 花的形态 …………… 57
第五节 果实和种子 …………… 67

第七章 植物分类原理 …………… 72
第一节 植物的分类等级 …………… 72
第二节 植物的学名 …………… 73
第三节 植物界的分门 …………… 74
第四节 植物分类检索表 …………… 75

第八章 药用植物的分类 …………… 77
第一节 藻类植物 …………… 77
第二节 菌类植物 …………… 78
第三节 地衣植物门 …………… 81
第四节 苔藓植物门 …………… 83
第五节 蕨类植物门 …………… 85
第六节 裸子植物 …………… 89
银杏科 Ginkgoaceae …………… 90
红豆杉科 Taxaceae …………… 91
麻黄科 Ephedraceae …………… 92
第七节 被子植物 …………… 93
一、双子叶植物纲 Dicotyledoneae
…………… 94
(一) 离瓣花亚纲 …………… 94
桑科 Moraceae …………… 94
马兜铃科 Aristolochiaceae …… 96
蓼科 Polygonaceae …………… 97
毛茛科 Ranunculaceae …………… 99
芍药科 Paeoniaceae …………… 103
小檗科 Berberidaceae …………… 105

木兰科 Magnoliaceae ……… 106

罂粟科 Papaveraceae ……… 108

十字花科 Cruciferae (Brassicaceae)
……… 110

景天科 Crassulaceae ……… 111

蔷薇科 Rosaceae ……… 113

豆科 Leguminosae (Fabaceae)
……… 117

芸香科 Rutaceae ……… 121

远志科 Polygalaceae ……… 122

大戟科 Euphorbiaceae ……… 123

五加科 Araliaceae ……… 125

伞形科 Umbelliferae (Apiaceae)
……… 127

（二）合瓣花亚纲 ……… 131

杜鹃花科 Ericaceae ……… 131

报春花科 Primulaceae ……… 132

木犀科 Oleaceae ……… 133

龙胆科 Gentianaceae ……… 134

萝藦科 Asclepiadaceae ……… 136

（附）夹竹桃科 Apocynaceae
……… 138

唇形科 Labiatae (Lamiaceae)
……… 139

茄科 Solanaceae ……… 144

玄参科 Scrophullariaceae ……… 145

茜草科 Rubiaceae ……… 146

忍冬科 Caprifoliaceae ……… 148

葫芦科 Cucurbitaceae ……… 149

桔梗科 Campanulaceae ……… 151

菊科 Compositae (Asteraceae)
……… 153

二、单子叶植物纲 Monocotyledoneae
……… 158

天南星科 Araceae ……… 158

百合科 Liliaceae ……… 160

薯蓣科 Dioscoreaceae ……… 164

鸢尾科 Iridaceae ……… 166

姜科 Zingiberaceae ……… 167

兰科 Orchidaceae ……… 169

第九章　药用植物研究方法及研究进展
……… 172

下篇　中药材鉴定
总　论

第十章　中药材的概念、品种质量与
　　　　资源 ……… 177

第一节　中药材的概念、品种与质量
……… 177

一、中药材的概念和在中医药
中的位置 ……… 177

二、中药材品种与质量 ……… 177

第二节　中药材资源 ……… 178

一、寻找和扩大中药资源 ……… 178

二、中药资源的保护 ……… 178

第十一章　古今中药文献简介 ……… 179

第一节　古代本草简介 ……… 179

第二节　近代与现代中药材著作简介
……… 180

第十二章　中药材的采收、加工与贮藏
……… 182

第一节　中药材的采收 ……… 182

第二节　中药材的加工 ……… 183

一、中药材加工的目的意义 ……… 183

二、中药材产地加工的方法 ……… 184

第三节　中药材的贮藏 ……… 186

一、中药材贮藏保管中常发生的变质
现象 ……… 186

二、中药的贮藏保管和变质的防治
……… 187

第十三章　中药材鉴定的依据、程序及
　　　　　方法 ……… 189

第一节　中药材鉴定的依据 ……… 189

第二节　中药材鉴定的一般程序 ……… 190

一、取样 ……… 190

二、鉴定 ……………………… 190
三、结果 ……………………… 191
第三节 中药材鉴定的方法 ……… 191
一、来源（原植物、动物和矿物）
　鉴定 ………………………… 191
二、性状鉴定 …………………… 192
三、显微鉴定 …………………… 194
四、理化鉴定 …………………… 196
五、新技术和新方法简介 ……… 202
第十四章 研究制定中药材质量标准
………………………………… 205
第一节 中药材质量标准的内容 … 205
第二节 中药材质量标准起草说明
………………………………… 206
第十五章 中药材拉丁名命名方法 … 208

各 论

第十六章 根及根茎类中药材 ……… 209
第一节 根及根茎类中药材概述 … 209
一、根类中药材 ………………… 209
（一）性状鉴别 ……………… 209
（二）显微鉴别 ……………… 210
二、根茎类中药材 ……………… 211
（一）性状鉴别 ……………… 211
（二）显微鉴别 ……………… 211
第二节 根及根茎类中药材的鉴定
………………………………… 212
狗脊 …………………………… 212
绵马贯众 ……………………… 213
大黄 …………………………… 215
何首乌 ………………………… 217
牛膝 …………………………… 218
川牛膝 ………………………… 219
银柴胡 ………………………… 220
威灵仙 ………………………… 220
川乌 …………………………… 221
附子 …………………………… 222
白芍（附赤芍）……………… 223

黄连 …………………………… 225
防己 …………………………… 227
延胡索 ………………………… 228
板蓝根（附南板蓝根）……… 229
葛根（附粉葛）……………… 229
甘草 …………………………… 230
黄芪（附红芪）……………… 232
人参（附红参）……………… 234
西洋参 ………………………… 236
三七 …………………………… 237
白芷 …………………………… 238
当归 …………………………… 239
独活 …………………………… 240
羌活 …………………………… 241
前胡 …………………………… 241
川芎 …………………………… 241
防风 …………………………… 242
柴胡 …………………………… 243
北沙参 ………………………… 245
龙胆 …………………………… 245
紫草 …………………………… 247
丹参 …………………………… 247
黄芩 …………………………… 249
玄参 …………………………… 250
地黄 …………………………… 251
桔梗 …………………………… 252
党参 …………………………… 252
木香（附土木香）…………… 254
川木香 ………………………… 255
白术 …………………………… 255
苍术 …………………………… 257
泽泻 …………………………… 258
半夏 …………………………… 258
石菖蒲 ………………………… 259
百部 …………………………… 260
川贝母 ………………………… 261
浙贝母 ………………………… 263
麦冬（附山麦冬）…………… 264

知母 …………………………… 265
莪术 …………………………… 265
郁金 …………………………… 266
天麻 …………………………… 267

第十七章　茎木类、皮类、叶类中药材
　　　　　　…………………………… 269
　第一节　茎木类中药材概述 ……… 269
　　（一）性状鉴别 ………………… 269
　　（二）显微鉴别 ………………… 269
　第二节　茎木类中药材的鉴定……… 271
　　苏木 …………………………… 271
　　鸡血藤 ………………………… 271
　　沉香 …………………………… 272
　　钩藤 …………………………… 273
　第三节　皮类中药材概述 ………… 274
　　（一）性状鉴别 ………………… 274
　　（二）显微鉴别 ………………… 276
　第四节　皮类中药材的鉴定 ……… 277
　　牡丹皮 ………………………… 277
　　厚朴 …………………………… 278
　　肉桂 …………………………… 279
　　杜仲 …………………………… 281
　　黄柏（附关黄柏）……………… 282
　第五节　叶类中药材概述 ………… 284
　　（一）性状鉴别 ………………… 285
　　（二）显微鉴别 ………………… 285
　第六节　叶类中药材的鉴定 ……… 286
　　蓼大青叶 ……………………… 286
　　大青叶 ………………………… 287
　　番泻叶 ………………………… 289

第十八章　花类、果实种子类中药材
　　　　　　…………………………… 292
　第一节　花类中药材概述 ………… 292
　　（一）性状鉴别 ………………… 292
　　（二）显微鉴别 ………………… 292
　第二节　花类中药材的鉴定 ……… 293
　　丁香 …………………………… 293

洋金花 …………………………… 294
金银花 …………………………… 295
红花 …………………………… 297
西红花 …………………………… 298
第三节　果实种子类中药材概述…… 299
　（一）性状鉴别 ………………… 299
　（二）显微鉴别 ………………… 300
第四节　果实种子类中药材的鉴定
　　　…………………………… 301
　五味子（附南五味子）………… 301
　葶苈子 ………………………… 304
　木瓜 …………………………… 304
　补骨脂 ………………………… 305
　枳壳（附枳实）………………… 306
　吴茱萸 ………………………… 307
　巴豆 …………………………… 308
　小茴香 ………………………… 308
　连翘 …………………………… 309
　马钱子 ………………………… 310
　栀子 …………………………… 311
　槟榔 …………………………… 312
　砂仁 …………………………… 313
　豆蔻 …………………………… 314

第十九章　草类、藻菌地衣类、树脂类与其
　　　　　他类中药材 ……………… 316
　第一节　草类中药材
　一、草类中药材概述 …………… 316
　　（一）性状鉴别 ………………… 316
　　（二）显微鉴别 ………………… 316
　二、草类中药材的鉴定…………… 317
　　麻黄 …………………………… 317
　　紫花地丁 ……………………… 319
　　金钱草 ………………………… 319
　　广金钱草 ……………………… 320
　　广藿香 ………………………… 321
　　益母草 ………………………… 322
　　薄荷 …………………………… 322

穿心莲……………………… 324
青蒿………………………… 325
石斛………………………… 326
第二节 藻菌地衣类中药材……… 328
一、藻菌地衣类中药材概述……… 328
（一）藻类…………………… 328
（二）菌类…………………… 329
（三）地衣类………………… 330
二、藻菌地衣类中药材的鉴定…… 330
冬虫夏草…………………… 330
灵芝………………………… 331
茯苓………………………… 332
第三节 树脂类中药材…………… 333
一、树脂类中药材概述 ………… 333
（一）树脂的化学组成和树脂类
中药材的分类………… 334
（二）树脂的通性和树脂类中药
材的鉴定方法………… 335
二、树脂类中药材的鉴定………… 335
乳香………………………… 335
没药………………………… 336
血竭………………………… 337
第四节 其他类中药材…………… 338
一、其他类中药材概述…………… 338
二、其他类中药材的鉴定………… 339
海金沙……………………… 339
儿茶………………………… 339
五倍子……………………… 340
第二十章 动物类中药材……… 342
第一节 动物类中药材概述……… 342
（一）动物类中药材的应用与研究
………………………… 342
（二）药用动物的分类与动物类
中药材的分类………… 343
（三）动物类中药材的鉴定方法
………………………… 346
第二节 动物类中药材的鉴定……… 347

地龙………………………… 347
石决明……………………… 347
牡蛎………………………… 348
斑蝥………………………… 349
蛤蚧………………………… 350
金钱白花蛇………………… 351
蕲蛇………………………… 352
乌梢蛇……………………… 352
麝香………………………… 353
鹿茸………………………… 355
牛黄………………………… 357
羚羊角……………………… 359
第二十一章 矿物类中药材……… 361
第一节 矿物类中药材概述 ……… 361
（一）矿物与矿物类中药材的
性质………………… 361
（二）矿物及矿物类中药材的
分类………………… 364
（三）矿物类中药材鉴定方法…… 365
第二节 矿物类中药材的鉴定…… 366
朱砂………………………… 366
自然铜……………………… 366
赭石………………………… 367
滑石………………………… 367
石膏………………………… 367
附一 了解类药材的鉴定……… 369
附表1 根及根茎类药材……… 369
附表2 茎、皮、叶类药材……… 372
附表3 花与果实种子类药材…… 374
附表4 草类药材……………… 379
附表5 藻菌地衣类、树脂类与其他类
药材……………… 382
附表6 动物类药材…………… 384
附表7 矿物类药材…………… 387
附二 花解剖与药材彩图……… 389
附三 药材中文名索引………… 405
附四 拉丁学名索引…………… 407

上篇 药用植物学知识

总 论

第一章
药用植物学的含义、内容和主要任务

我国是世界上药用植物种类最多、应用历史最悠久的国家之一。据统计，我国有药用记载的药用植物共有 383 科 11020 种（包括种下等级），是我国中药资源、民间药资源和民族药资源的主体，同时也是世界其他传统药物资源的主体。

第一节 药用植物学及药用植物的含义

植物药的基原称为药用植物，因此药用植物不仅涵盖我国的中药、民间药和民族药的基原植物，也涵盖其他传统医学中植物药的基原植物。药用植物学是在利用分子生物学、植物化学、植物学等学科的方法和技术，研究植物药的基原鉴定、亲缘关系，为鉴定植物药和寻找新的植物药资源提供依据的综合学科。

第二节 药用植物学的学习内容

药用植物学的学习内容主要包括 3 个部分，植物的显微构造、植物器官的形态和药用植物的分类，详细内容见各章节。通过学习本课程，要求掌握鉴定药用植物的方法，认识重要的药用植物，掌握植物的内部构造，了解植物之间的亲缘关系，为植物药的鉴定和新资源的发掘奠定基础。

1. 植物的显微构造

植物的显微构造部分主要讲授植物的细胞、组织和器官的内部构造。掌握植物显微构造知识，可以为后续相关学科的学习及从事相关中药研究工作奠定基础。

2. 植物器官的形态

植物器官的形态部分主要讲授根、茎、叶、花、果实和种子的形态特征。掌握植物的形态特征，可为鉴定药用植物、辨认药用植物奠定基础。

3. 药用植物的分类

药用植物的分类部分主要讲授利用检索表鉴定药用植物的方法，恩格勒系统下各科的形态特征，各科药用植物中化学成分的分布规律。目的在于：①鉴定、辨认药用植物，是中药材质量控制体系的第一环节；②掌握药用植物的亲缘关系和化学成分分布规律，为药用植物新资源的筛选奠定基础。

第三节　药用植物学研究的主要任务

药用植物学是植物药研究和植物学研究相结合的边缘学科，研究方法和研究内容是与时俱进的，随着生产实践、科学实践的需要而不断更新。

1. 整理植物药的基原

由于我国幅员辽阔，民族众多，方言繁杂，用药习惯不同，植物的名称不统一，常造成植物药"同物异名"或"异物同名"现象，因此药农在采集过程中根据祖祖辈辈相传的名称采集药材，非常容易造成误采，轻则影响临床疗效，或者使临床效果不稳定，重则威胁患者的生命。因此，根据植物分类学方法整理植物药的基原，确定学名，是药用植物学研究的一项重要内容。如对我国天南星的基原植物进行整理，发现天南星科半夏属植物掌叶半夏（*Pinellia pedatisecta* Schott）的块茎当作天南星（虎掌南星）采集、销售，同科天南星属植物天南星 [*Arisaema erubescens*（Wall.）Schott]、东北天南星（*Arisaema amurense* Maxim.）或异叶天南星（*Arisaema heterophyllum* Bl.）的干燥块茎也作天南星采集、销售，这两属植物化学成分、功效不同，混用影响临床疗效，结合其他学科的研究成果，确定天南星属 3 种植物为天南星的法定基原植物。再如，经调查，白附子的基原植物为天南星科植物独角莲（*Typhonium giganteum* Engl.）的干燥块茎，但有的地区使用毛茛科乌头属植物黄花乌头 [*Aconitum coreanum*（Levl.）Raip] 的块根，结合其他学科的研究结果，如黄花乌头含剧毒的二萜类生物碱，易造成患者中毒死亡的悲剧，因此确定天南星科植物独角莲为白附子的法定基原植物。学好药用植物，利用植物分类方法，进行中药、民间药和民族药等植物药基原的整理和鉴定，是药用植物学研究最主要的任务之一。

2. 解决植物药的基原植物分类争议

部分植物药基原的分类存在争议，包括种级、属级等分类单位的归并和划分，所以在形态研究的基础上，结合显微结构分类、细胞分类、数值分类、植物化学分类、DNA 分子分类等方法对有争议的问题进行综合研究，正本清源是药用植物学研究的另一个重要任务。

例如，紫花前胡是属于当归属还是前胡属存在争议，而 ITS 序列研究结果认为，紫花前胡应属于当归属，为从前胡药材基原中将当归属的紫花前胡去掉，仅保留前胡属的白花前胡提供了依据；再如人参属一个类群（包括人参、三七和西洋参）所含成分以达玛烷型四环三萜为主，另一个类群以齐墩果烷型五环三萜为主，佐证了将人参属分成两个组的合理性；再如，北萱草和大苞萱草曾被认为是小萱草的两个变种，通过染色体核型分析证明，北萱草、大苞萱草和小萱草的核型差异水平已超出种内变异水平，支持将北萱草、大苞萱草作为种处理；对桑寄生科 33 种 5 变种植物的花粉形态进行研究，并与澳大利亚 2 属 6 种植物的花粉形态进行比较，结果显示，桑寄生科花粉外壁纹饰可明显分为两个类型，一种类型为刺状或条状纹饰，另一种类型为颗粒状纹饰，从花粉粒形态上支持将桑寄生科分成鞘花族和桑寄生族的分类处理。

3. 发现新的药用资源

随着中药市场需求的不断增加，一些药用植物由于各种原因逐渐成为濒危植物，根据植物分类学和植物化学分类学的知识，在亲缘关系较近的植物中寻找新的药用植物资源成为药用植物学研究的另一个重要任务之一。

当发现了一种药用植物中含有药用价值较高的活性成分，可能导致该植物的需求不断增加，价格上涨，根据植物分类系统中的亲缘关系，我们可以根据"亲缘关系相近-成分相似-功效类似"的原理，寻找另一个药用植物资源，发掘其药用价值。例如印度产的蛇根木（*Rauwolfia serpentina*）是降血压的资源植物，但我国不产，根据植物分类学和植物化学分类学的知识，在我国分布的同属植物萝芙木（*Rauwolfia verticillata*）中发现了相同成分，增加了我国降血压药物资源。再如在北美红豆杉中发现紫杉醇具有明显的抗肿瘤活性成分后，在我国相继找到了同属多种植物具有相同的成分，曾经默默无闻的南方红豆杉、云南红豆杉、东北红豆杉等都成为新的药用植物资源，形成了红豆杉栽培、细胞培养、紫杉醇提取、新药研发、生产等新兴企业，而这些工作的基础就是因为对我国红豆杉属植物的种类、分布、蕴藏量有了清楚的了解。贯叶连翘、缬草资源的寻找也都说明利用药用植物学知识，根据"亲缘关系相近-成分相似-功效类似"的原理对指导寻找新的药用资源具有重要意义。

4. 阐明中药材传统鉴定经验的科学内涵

在长期的中药材鉴定实践中，总结了很多实用的经验鉴别方法，如大黄的"星点"、何首乌的"云锦纹"等。还总结了和中药材质量相关的经验，如"甘草以味甜者为佳"等鉴别经验。阐明这些鉴别经验，对揭示中药材的科学内涵具有重要意义。利用药用植物显微研究知识可以揭示中药材传统鉴别经验的本质，如星点由根茎髓部的异型维管束构成，云锦纹是由根皮层的异型维管束构成；而利用化学分类知识发现，具有甜味的甘草属植物均含有甘草酸，甘草甜味是由其中甘草酸造成的，甜味越强，甘草酸含量越高，说明了"甘草以味甜者为佳"的科学内涵。

5. 为选育药用植物的新品种提供依据

药用植物育种是提高中药材产量和质量的重要手段，随着中药材规范化生产（GAP）的发展，以药用植物学为基础，结合分子生物学知识对药用植物进行优良品种选育，已成为药用植物学研究的一个重要任务之一。药用植物育种研究首先要搞清楚亲本材料的差异是否由遗传因素决定，其次要选择差异比较大的亲本材料进行杂交育种，但是利用形态特征揭示种内种质资源的差异难度较大，利用 DNA 分子标记技术鉴定种质资源的差异具有重要作用。

例如，利用 RAPD 技术对 22 个类型的药用菊花种质资源进行研究，结果发现，不同的药用菊花种质资源在分子水平上确实存在较大差异；药用菊花栽培类型间的差异与环境因素有关，但更大程度上由其遗传因素决定，该结果对育种时选择亲本材料提供了依据；再如利用 RAPD 分析不同种源的盾叶薯蓣，发现 DNA 多态性与薯蓣皂苷元含量差异具有相关性，为筛选高薯蓣皂苷元含量的亲本材料提供了依据；利用 AFLP 方法对全国 10 个主要产地的野生或栽培半夏进行研究，结果发现 AFLP 产生的谱带在不同的半夏种源中存在差异，不同种源之间遗传关系的远近与总生物碱含量差异大小一致，为育种时选择亲本材料提供了依据。

6. 为制定中药材质量标准奠定基础

在准确鉴定植物药来源的基础上，我们可以利用植物形态知识、显微结构知识和植物化学分类学知识对同属植物进行性状研究、显微研究、化学成分研究，为制定药材质量标准奠定基础。

以新药材荨麻药材质量标准为例说明如下：为确定荨麻的药材质量标准，首先利用药用植物学分类学知识，在全国各地采集、鉴定同属各种植物，收集药材样品；然后对所采集的同属各种植物的药材性状、显微特征进行比较，发现差异，制定性状和显微鉴定标准；在此基础上利用化学分类知识，对其中的活性成分（多糖）进行测定，确定药用部位、最佳采收期和加工方法，最终制定出完整的药材质量标准。

第二章

学习药用植物学和研究药用植物的工具、方法

第一节 学习药用植物学和研究药用植物的工具

一、植物志

植物的种类有55万种，在一本专著中囊括这些植物非常困难。因此各个国家、地方都有自己的植物志。例如我国出版了80卷的《中国植物志》，各省市一般也有自己的植物志，另外，各个行业也有自己的植物志，如《中药志》、《树木志》等。通过这些植物志，再具有植物分类学的知识和技巧，我们就能鉴定不认识的植物。

二、植物标本室

有时鉴定一个种会遇到困难，此时标本室就会起到很大的作用，通过将待鉴定植物与标本室的植物标本对比，使对未知植物的鉴定更加准确。馆藏标本的种类和数量体现了标本室的水平，种类越多，鉴定植物的准确度就越高。由于标本室常与大学相关学科部门结合在一起，因此标本室的水平体现了一个研究院所、大学相关学科的水平。

我国较大的标本室有：中国科学院北京植物所标本室，中国科学院昆明植物研究所标本室，中国科学院华南植物研究所标本室。很多和植物研究有关的单位均有自己的标本室，如天然药物研究单位、农业研究单位、林业研究单位、园艺研究单位一般都有自己的标本室，以保存本行业的植物标本。

世界著名的标本室有：Royal Botanic Gargens, Kew, England（英国邱园），具有标本650万份；Komarov Botanic Institute, Leningrad, Russia（圣彼得堡科马洛夫研究所），具有标本450万份；Conservatoire et Jardin Botaniques de Geneve, Switzerland（瑞士），有标本400万份；U. S. National Herbarium, Washington, D. C. （美国国家标本馆），有标本300万份；New York Botanic Garden, New York（美国纽约植物园），有标本300万份；Missouri Botanical Garden, St. Louis（美国密苏里植物园），有标本220万份；National Herbarium, Melbourne, Australia（澳大利亚国家标本馆），有标本150万份。

三、植物园

植物园的主要任务是普及或传播植物学知识，也研究植物的引种驯化，同时致力于有价值的农林作物、观赏植物、药用植物的分发和传播工作，学习和研究药用植物离不开植物园，如学习药用植物时，植物园是不可缺少的工具，研究药用植物时，将该植物移植在植物园，对其进行深入研究。

我国较大的植物园有：中国科学院植物研究所植物园，中国医学科学院和中国协和医科大学药用植物园，北京植物园，华南植物园，武汉植物园，江苏植物园等。

四、植物学研究专业杂志

药用植物学研究应不断阅读植物学研究专业杂志，以从中吸收新的思路，借鉴新的方法。我国重要的植物学杂志有：《植物学报》《植物分类学报》《云南植物研究》《植物学通报》《广西植物》《西北植物学报》《植物研究》《武汉植物研究》《热带亚热带植物学报》。世界著名的植物学杂志有：American Journal of Botany（美国）；Annals of Botany（英国）；Canadian Journal of Botany（加拿大）；Deutsche Botanische Gesellschaft，Berichte（德国）；Japanese Journal of Botany（日本）；Linnean Society of London（英国）；Journal of Botany（英国）；Brittonia（美国）；Kew Bulletin（英国）。另外，《中国中药杂志》《中国药学杂志》《中草药》《中药材》等也发表药用植物研究的论文。

第二节　研究药用植物和学习药用植物学的方法

一、药用植物的研究方法

药用植物研究是为了解决中药材生产、科研实践中急需解决的关键问题，由于任何能够反映植物差异的特征均能用于药用植物研究，所以药用植物的研究方法是不断更新的、与时俱进的。

目前在药用植物研究中常用的方法如下：

（1）植物形态分类方法：指利用肉眼、放大镜观察植物特征，根据植物分类学知识调查药用植物资源。

（2）植物解剖学方法：指利用光学显微镜研究植物的内部构造。

（3）超微结构方法：指利用电子显微镜研究药用植物的孢粉、种子、叶片等表面特征。

（4）生态学方法：指将不同产地的药用植物同地栽培或将同一产地的药用植物异地栽培，研究其形态、化学成分变异。

（5）细胞学方法：研究药用植物染色体数目、核型的变化。

（6）植物化学分类方法：研究药用植物中化学成分的分布规律。

（7）数值分类方法：利用计算数学方法，研究药用植物形态相似或变异。

（8）生物化学方法：研究药用植物中酶的变异，如同工酶、次生代谢酶等。

（9）分子生物学方法：研究药用植物中 DNA 的变异，又称为分子系统学。

二、学习药用植物学的方法

药用植物学这一学科具有非常强的实践性，因此学习药用植物学时应注重实践环节，如实习、课间见习和实验课的学习。药用植物学不同部分的内容具有各自的学习特点，如学习药用植物的内部构造，实验课学习是最重要的学习环节，显微镜是必备的工具，只有在显微镜下仔细观察，才能更好地掌握植物内部构造特征。

学习植物形态和植物分类鉴定部分，大自然是最好的课堂，应仔细观察校园树木花草等身边常见植物，掌握植物形态知识。在药用植物分类鉴定部分学习中，应遵循"实践-理论-实践-理论"等认知事物的基本规律，先学习科、属特征，根据科、属特征指导鉴定、辨认药用植物，巩固科、属特征的知识，然后再利用科、属特征指导新的药用植物的鉴定，不断反复，巩固该部分的知识。

学习中要注意抓住重点，带动一般。如科的特征，就要抓住科的主要特征，通过代表植物，掌握一般特征。注意系统比较，纵横联系。对相似植物、植物类群或器官形态、组织构造进行比较，要把植物的外部形态和内部构造、特征性化学成分等纵向联系起来学习，也要注意某些内容的横向联系，如叶序、花的构造、果实类型、器官内部构造等。

总之，我们要综合运用所学的知识，联系实际，培养训练解决实际问题的能力，为学好有关专业课和今后工作奠定坚实基础。只要我们树立利用药用植物更好地为人民服务的远大理想，学习方法得当，学习药用植物学知识将是一件充满乐趣的事情。希望通过药用植物学知识的学习，抽象的中药名称能在我们的脑海中转化成为活生生的药用植物的形象，树立对我国药用植物资源丰富性的自豪感、使命感，以及保护、开发我国药用植物资源的紧迫感，为中药现代化贡献自己的力量。

各 论

第三章
植物的细胞

1590 年荷兰的眼镜制造商 Zacharias Jansen 发明了显微镜，后来英国人 Robert Hooke 对显微镜进行了改进，并且首次观察到软木是由细胞组成的。1838 年动物学家 Theodor Schwann 和植物学家 Matthias Jacob Schleiden 合写了一篇文章"显微镜下对动物和植物细胞结构与生长相似性的研究"，该篇文章奠定了现代细胞学说的基础。

植物细胞是构成植物体的基本结构和功能单位。有的植物是由单细胞组成的，如酵母，但大多数是由多细胞构成的复杂结构，但无论如何复杂，在显微镜下观察，都是由各式各样的细胞构成，因此，我们说细胞是植物的基本构成单位。

因植物的细胞很小，所以我们观察植物内部构造时常要借助工具，常用的工具是显微镜。用光学显微镜观察到的植物细胞构造称为显微结构，光学显微镜的分辨极限不小于 $0.2\mu m$，有效放大倍数一般不大于 1200 倍，光学显微镜是药用植物内部构造研究常用的工具。在电子显微镜下观察到的结构称为超微结构或亚显微结构，用电子显微镜能观察到更细微的结构，但是成本较高。

细胞因存在的部位不同而执行不同的生理功能，因此其形态、大小有一定的差异，如导管、筛管等运输水分或有机物质的细胞常为管状结构，石细胞、纤维等具有支持作用细胞的细胞壁常木质化，这些差异都是我们鉴定药用植物的依据。除细胞的形态、大小之外，细胞的后含物，如大黄粉末具有簇晶，半夏粉末具有针晶等，这些特征都可用于鉴别药用植物。

细胞在不同的发育时期、不同环境可能不同，所以不可能在一个细胞内看到细胞的所有结构。为了便于学习，常把各种植物细胞的主要构造集中在一个细胞内，这个细胞称为模式细胞。

植物模式细胞外面包围着一层坚硬的细胞壁，其内为原生质体。原生质体主要包括细胞质、细胞核、质体、液泡等细胞器，此外，细胞中尚含有多种非生命物质，它们是原生质的代谢物质，称为后含物。另外，还有一些生理活性物质。（图 3 - 1）

一、原生质体

原生质体是细胞内有生命物质的总称，包括细胞质、细胞核、质体、线粒体、高尔基体、核糖体、溶酶体等，是细胞的主要成分，细胞的一切代谢活动都在此进行。（图 3 - 2）

植物细胞的原生质体和动物细胞原生质体的主要区别是植物细胞具有质体和液泡。

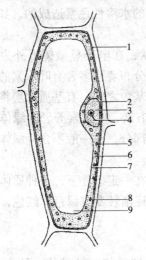 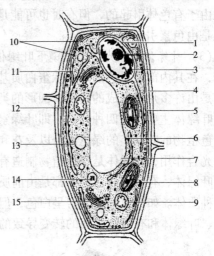

图3－1　植物细胞的显微构造（模式图）

1. 细胞壁　2. 核膜　3. 核液

4. 核仁　5. 质膜　6. 胞基质

7. 液胞膜　8. 叶绿体　9. 液胞

图3－2　植物细胞的超微构造（模式图）

1. 核膜　2. 核仁　3. 染色质　4. 细胞壁

5. 质膜　6. 液胞膜　7. 液胞　8. 叶绿体

9. 线粒体　10. 微管　11. 内质网　12. 核糖体

13. 圆球体　14. 微球体　15. 高尔基体

1. 质体

质体是植物细胞特有的细胞器，包括白色体、叶绿体和有色体，各有其特殊的生理功能。（图3－3）

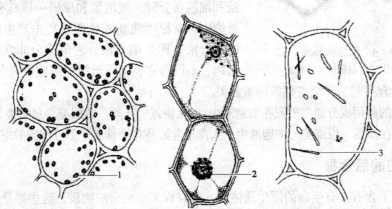

图3－3　质体的种类

1. 叶绿体（天竺葵叶）　2. 白色体（紫鸭跖草）　3. 有色体（胡萝卜根）

（1）白色体：常呈圆形、椭圆形或纺锤形，在电子显微镜下白色体由双层膜包被，但内部没有基粒和片层等结构。多见于植物的块根、块茎等不曝光组织中。白色体与贮藏物质的积累有关，包括合成淀粉的造粉体，合成蛋白质的蛋白质体，合成脂肪或脂肪油的造油体。

（2）有色体：通常呈针形、圆形、杆状、多角形或不规则形状。在电子显微镜下有色体由双层膜包被，但内部没有基粒和片层等结构，所含色素主要是胡萝卜素和叶黄素等。有色体主要存在于花、果实和根中，使其呈现黄色、橙黄色或橙色；花瓣、果实、根的颜色可能是由于有色体引起的，但有时也可能是由细胞中存在的水溶性色素造成的，如牵牛花的颜色就是由色素引起的。

（3）叶绿体：在光学显微镜下叶绿体呈现为颗粒状，在电子显微镜下外为双层膜所包裹着，在其内部是无色的溶胶状蛋白质基质，在基质中分布着许多含有叶绿素的基粒，每个基粒是由许多片膜围成的扁平、圆形的类囊体组成，在基粒之间，有基质片层将基粒连接起来。叶绿体主要含有四种色素，即叶绿素 A、B 和胡萝卜素、叶黄素等。叶绿体广泛地存在于绿色植物的叶、茎的绿色部分以及花和果实中的某些部分，根一般不含叶绿体。叶绿体能进行光合作用，叶绿体是绿色植物制造有机养料的工厂。

叶绿体、有色体和白色体都是由前质体分化而成，在一定条件下，一种质体可以转变成另一种质体。如西红柿的子房呈白色，但果实形成后，逐渐转变成绿色、红色，就是由于白色体、叶绿体和有色体之间的转变导致的。

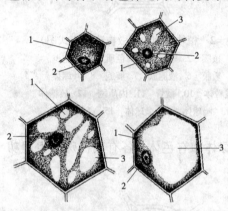

图 3-4　液泡的形成
1. 细胞质　2. 细胞核　3. 液泡

2. 液泡

液泡是植物细胞特有的结构。幼小细胞中液泡体积小，数量多，在显微镜下观察不明显，随着细胞的逐渐发育，液泡变大，合并，形成几个大型液泡，可达到细胞体积的 90%。液泡的主要功能是调节细胞的渗透压，在维持细胞内环境稳定方面起重要作用。（图 3-4）

液泡最外层部分称为液泡膜，把液泡里的细胞液和细胞质分开，液泡膜和质膜一样具有选择透性。液泡中含有原生质新陈代谢过程中产生的各种物质的混合液，称为细胞液，它的成分非常复杂，不同植物、不同器官、不同组织的细胞液成分各不相同，还和细胞的发育过程、环境条件等因素有关。

药用植物的药用成分通常贮藏在细胞液中，如生物碱、苷类、黄酮类、蒽醌类、皂苷类等。如甘草酸贮藏在根茎、根细胞的细胞液中，人参皂苷贮藏在全株各个部分细胞的细胞液中。

二、细胞的后含物

细胞中除了含有具有生命的原生质体外，尚有许多非生命的物质，这些都是细胞代谢过程中的产物。其中在药用植物鉴定中最重要的是后含物。

后含物指在细胞代谢过程中产生的贮藏在细胞内的营养物质或废弃物质。常见的有淀粉、菊糖、蛋白质、脂肪和脂肪油、晶体等。

1. 淀粉

淀粉以淀粉粒的形式存在于植物细胞的细胞质中，是由葡萄糖分子聚合成的长链化合物。是由造粉体为核心积累形成的，积累淀粉时的核心称为脐点，脐点的性状是分辨不同物种淀粉粒的依据之一，有的呈点状，有的呈线状、裂隙状，还有的呈分叉状、星状等，脐点在淀粉粒上的分布也有不同，有的处于中央，有的偏向一侧。围绕脐点有许多亮暗相间的层纹，层纹是由于直链淀粉和支链淀粉交替积累而形成的分层现象，有的植物淀粉粒的层纹明显，有的不明显。（图3-5）

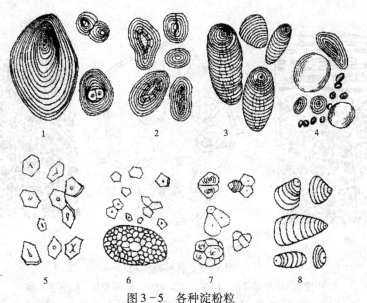

图3-5 各种淀粉粒

1. 马铃薯（左为单粒，右上为复粒，右下为半复粒） 2. 豌豆
3. 藕 4. 小麦 5. 玉米 6. 大米 7. 半夏 8. 姜

淀粉粒有3种类型，第一种称单粒淀粉，每一淀粉粒通常只具一个脐点，环绕脐点有很多层纹；第二种称复粒淀粉，由若干分粒组成，具有2个以上脐点，每个脐点有很多层纹环绕；第三种称半复粒淀粉，每个淀粉粒具有2个以上脐点，除每个脐点的周围具有层纹外，还有共同的层纹。

淀粉粒加碘液通常呈蓝色或紫色，另外还可根据淀粉粒判断中药材是否高温炮制过，当用甘油醋酸试液装片，在偏光显微镜下观察，未糊化的淀粉粒有偏光现象，已经炮制过的药材所含淀粉粒已经糊化，无偏光现象。

可根据淀粉粒的有无、类型、形状、大小、脐点位置等特征鉴定植物类中药材。

2. 菊糖

菊糖由果糖分子聚合而成，完整的菊糖呈球状、半球状或扇状，能溶于水，不溶于乙醇，遇到10%的α-萘酚的乙醇溶液，再滴加硫酸，显紫红色，并很快溶解。在菊科和桔梗科的药用植物中，如苍术、白术、桔梗、党参、沙参等细胞中具有菊糖，是鉴定这些药材的重要依据之一，另外山茱萸果皮中也含有菊糖。（图3-6）

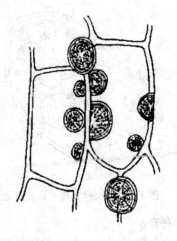

图3-6 菊糖结晶（桔梗根）

3. 蛋白质

贮藏蛋白质一般以糊粉粒的形式存在，常呈无定形的小颗粒或小结晶体。在植物种子的胚乳和子叶细胞中多含丰富的蛋白质，因此糊粉粒常是鉴定果实种子类药材的依据之一。（图3-7）

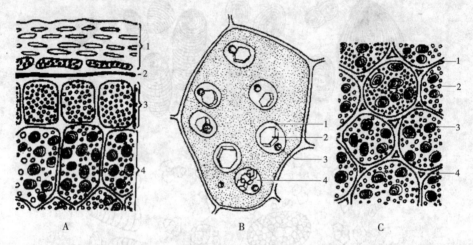

图3-7　各种糊粉粒

A. 小麦颖果的外部结构　1. 果皮　2. 种皮　3. 糊粉层　4. 胚乳细胞
B. 蓖麻的胚乳细胞　1. 糊粉粒　2. 蛋白质晶体　3. 基质　4. 球晶体
C. 豌豆的子叶细胞　1. 细胞壁　2. 糊粉粒　3. 淀粉粒　4. 细胞间隙

4. 脂肪和脂肪油

脂肪和脂肪油是由脂肪酸和甘油构成的酯类化合物，常呈小液滴形式存在于细胞质中，大多数植物种子都含有丰富的脂肪和脂肪油，是种子类药材鉴别的依据之一。脂肪是贮藏的营养物质中最为经济的形式，当氧化时释放出较多的能量，因此，淀粉在冬季会转化成脂肪，贮藏更多的能量，次年春天在将脂肪转化成淀粉。（图3-8）

5. 晶体

晶体常见草酸钙晶体和碳酸钙晶体两种类型。

（1）草酸钙晶体：植物产生草酸钙的目的是通过钙中和植物体内过多的草酸，以减少草酸对植物的伤害，因此，随着植物器官的衰老，草酸钙晶体也越来越多。草酸钙晶体有各种形状，如方晶、针晶、簇晶、砂晶和柱晶，一般来说，一种植物里只有一种类型的晶体，但有时一种植物内可观察到两种以上的晶体类型。（图3-9）

方晶：通常呈正方形、长方形、斜方形、八面体等形

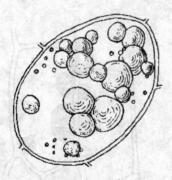

图3-8　脂肪油（椰子胚乳细胞）

状，如在甘草根、黄柏树皮、葛根等中以晶鞘纤维的形式存在。

针晶：呈针状，常以针晶束形式存在，一般存在于黏液细胞中，如黄精属植物黄精、玉竹等，薯蓣科植物山药等，天南星科植物半夏、天南星等；也有的以不规则形状分散于细胞

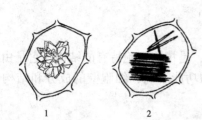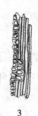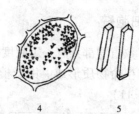

图 3 - 9　各种草酸钙结晶

1. 簇晶（大黄根状茎）　2. 针晶（半夏块茎）　3. 方晶（甘草根）

4. 砂晶（牛膝根）　5. 柱晶（射干根状茎）

中，如苍术根茎中的针晶。

簇晶：由许多八面体、三棱形单晶体聚集而成，在显微镜下观察，可见边缘有许多棱角。如蓼科植物大黄、何首乌等，五加科植物人参、西洋参、三七等，芍药科植物细胞中也常含有簇晶。

砂晶：晶体细小，呈不规则的三角形、箭头形或不规则形。由于晶体小而密，因此含有砂晶的细胞颜色较暗，很容易和其他细胞区分。如苋科植物牛膝、川牛膝的根，茄科植物枸杞的根皮中均含有砂晶。

柱晶：晶体呈长柱形，如鸢尾科植物射干的根茎细胞中常含柱晶。

植物细胞中草酸钙晶体的有无、类型、形态是植物类药材，尤其是粉末药材鉴别的重要依据之一，草酸钙晶体不溶于稀醋酸，溶于稀盐酸，在 10% ~20% 硫酸条件下形成针状的硫酸钙晶体。

（2）碳酸钙晶体：它是细胞壁的特殊瘤状突起上聚集了大量的碳酸钙或少量硅酸钙而形成，形如一串悬垂的葡萄，所以又称钟乳体。碳酸钙晶体多存在于植物的叶片表皮细胞中，如桑科的桑叶、爵床科的穿心莲叶及荨麻科植物的叶片中均含有钟乳体。碳酸钙晶体遇醋酸和稀盐酸溶解，同时产生气泡，可与草酸钙晶体区分开来。（图 3 - 10）

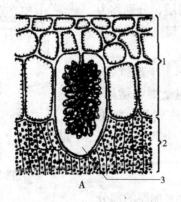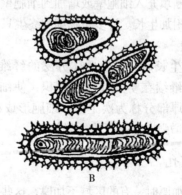

图 3 - 10　碳酸钙结晶

A. 无花果叶内的钟乳体　1. 表皮和皮下层　2. 栅栏组织

3. 钟乳体和细胞腔　B. 穿心莲细胞中的螺状钟乳体

三、细胞壁

绝大多数植物都具有一定硬度和弹性的细胞壁，是植物细胞特有的结构，它是由原生质体分泌的非生命物质形成。由于植物种类、年龄和功能不同，细胞壁的成分和结构差别极大。（图3－11）

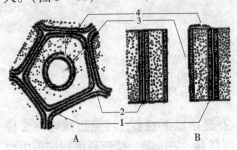

图3－11　细胞壁的构造
A. 横切面　B. 纵切面
1. 初生壁　2. 胞间层
3. 细胞腔　4. 三层的次生壁

（一）细胞壁的分层

细胞壁可分为胞间层、初生壁和次生壁。

1. 胞间层

胞间层是相邻两个细胞共有的薄层。当细胞分裂时，在赤道面产生细胞板，并且在细胞板上形成由果胶类物质组成的结构，这就是胞间层。胞间层将相邻细胞连接在一起。

胞间层在一定条件下会溶解破坏，而使细胞彼此分离，如苹果在成熟后逐渐变软，原因就是胞间层破坏细胞分离的缘故；在药材鉴定中，利用硝酸和氯酸钾的混合液、氢氧化钠溶液等解离剂制备解离组织，也是利用这个原理。

有些细胞，如薄壁细胞具有明显的细胞间隙，也是因为它们在生长分化过程中，胞间层部分溶解，使这些细胞彼此分开形成的；树脂道、油管、裂生式油室等的形成机制也和它们一样。

2. 初生壁

在细胞生长过程中，原生质体分泌的纤维素、半纤维素和果胶类物质添加在胞间层内方，形成初生壁。此后，原生质体的分泌物可不断填充入细胞壁或增加到细胞壁内层，分别称为填充生长，或附加生长。许多植物细胞终生只有初生壁。

3. 次生壁

细胞停止生长后，原生质体分泌的纤维素、半纤维素，或木质素等，继续在初生壁内层填积，使细胞壁继续增厚，由此产生的增厚部分称为次生壁。细胞形成次生壁后，细胞的牢固性大为增强，如木纤维、导管等。

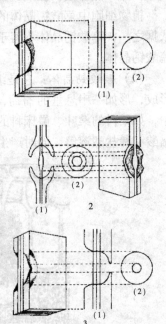

图3－12　纹孔的图解
1. 单纹孔　2. 具缘纹孔　3. 半具缘纹孔
（1）切面观　（2）表面观

（二）纹孔

次生壁在加厚时，有的区域不加厚，这些没有加厚的部分称为纹孔，在纹孔处只有胞间层和初生壁（复合中层）。相邻细胞的细胞壁在相同部位均出现纹孔，称为纹孔对，纹孔对之间的复合中层称为纹孔膜，纹孔还具有纹孔腔和纹孔口。

有 3 种类型的纹孔对，即单纹孔、具缘纹孔和半具缘纹孔。（图 3－12）

（1）单纹孔：纹孔腔呈圆筒形，多存在于薄壁组织、韧皮纤维和石细胞的细胞壁上；当纤维或石细胞的次生壁很厚时，单纹孔的纹孔腔长而狭窄，称为纹孔沟，简称为孔沟。

（2）具缘纹孔：纹孔腔呈架拱状隆起。在显微镜下观察，正面观呈两个同心圆，分别是纹孔口和纹孔腔的边缘。裸子植物如松科、柏科植物的具缘纹孔比较特殊，在纹孔膜中央加厚形成纹孔塞，因此在显微镜下观察，正面观可见 3 个同心圆，其中一个是纹孔塞的边缘。

（3）半具缘纹孔：纹孔对的一面是单纹孔，一面是具缘纹孔。显微镜下观察，正面观呈两个同心圆。一般见于薄壁细胞和管胞或导管之间的纹孔对。

（三）胞间连丝

细胞间有许多纤细的原生质丝，穿过细胞壁上的微细孔眼或纹孔彼此联系，这些原生质丝称为胞间连丝。胞间连丝连接相邻细胞的内质网系统，细胞因胞间连丝保持生理上的有机联系。（图 3－13）

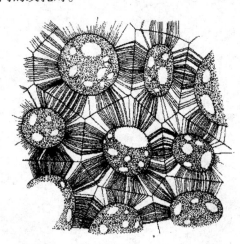

图 3－13　胞间联丝（柿核）

（四）细胞壁的特化

细胞壁主要由纤维素构成，但随着环境的影响和生理功能的变化，常发生各种不同的特化，常见的有木质化、木栓化、角质化和黏液化。

（1）木质化：细胞壁内填充和附加了木质素的细胞壁，木质化后细胞的硬度增强。植物体内常见的木质化细胞壁包括导管、管胞、木纤维、石细胞等，它们分别属于输导组织和机械组织，在一定程度上都起着加强植物体强度的作用。

加入间苯三酚试液和盐酸，木质化细胞壁根据木质化程度的强弱呈现红色或紫红色反应，加氯化锌碘溶液呈黄色或棕色反应。

（2）木栓化：细胞壁内填充和附加了木栓质的细胞壁，细胞壁木栓化后不易透水，也不易透气，最终成为死细胞。木栓化细胞存在于植物体的表面，通常由多层细胞构成，乔木的表面均是由木栓化细胞组成的保护组织。

加入苏丹Ⅲ试液后，木栓化细胞壁呈橘红色或红色，加入氢氧化钾试液并加热，则木栓质溶解成黄色的油滴状物质。

（3）角质化：细胞壁内填充了角质，并且在细胞的表面也形成了一层角质层，这种现象称为角质化。角质化细胞存在于植物体的表面，通常为一层细胞，如幼嫩的草本植物的表皮细胞，角质化细胞可防止病虫害的侵害和水分的过度散失，对植物体具有保护作用。

加入苏丹Ⅲ试液后，角质化细胞壁呈橘红色或红色，加入氢氧化钾试液并加热，红色能较持久地保持。

（4）黏液化：细胞壁中的部分果胶质变成黏液的一种细胞壁，形成的黏液一般为固态，当遇水后呈黏液状的液态，在某些种子类药材或药用植物种子的鉴定中起一定的作用。如车前子鉴别时，黏液化就是一个重要依据。

黏液化细胞壁加玫红酸钠乙醇溶液呈玫瑰红色，加钌红溶液呈红色。

（5）矿质化：细胞壁中填充了硅和钙的细胞壁。矿质化后植物体变硬，机械支持作用增加。如禾本科植物的茎、叶细胞，木贼茎的细胞壁通常都矿质化，因此，禾本科植物和木贼科植物的鉴定常利用这个特征。

第四章

植物的组织

来源相同、形态相似、机能相同而又紧密联系的细胞群称为组织，不同的组织构成各种器官，根、茎、叶和花、果实、种子等器官构成了植物个体。在药用植物鉴定时，除了利用细胞后含物特征外，各种组织碎片的有无、类型及特征也是重要依据。

植物的组织共有 6 种类型，包括分生组织、薄壁组织、保护组织、机械组织、输导组织和分泌组织。

第一节　植物组织的类型

一、分生组织

分生组织位于植物体的生长部位，由许多具有分生能力的细胞构成，植物的生长就是由于分生组织活动的结果。

分生组织细胞体积较小，呈等径多面体，排列紧密，无细胞间隙，细胞壁薄，不具纹孔，细胞质浓，细胞核较大，没有某些液泡和质体的分化，但含有线粒体、高尔基等细胞器。（图4-1）

按性质和来源，分生组织可分为原生分生组织、初生分生组织和次生分生组织；按分布位置，分生组织包括顶端分生组织、居间分生组织和侧生分生组织。

在这些类型的分生组织中，木栓形成层和维管形成层（形成层）属于侧生分生组织或次生分生组织，分别产生次生维管组织和周皮，使植物体加粗。木栓形成层和形成层是次生分生组织或侧生分生组织，细胞扁平，排列整齐紧密，分布于植物体周围，并与轴向平行，木栓形成层向外分裂产生木栓层，向内分裂产生栓内层；形成层向外分裂产生次生韧皮部，向内分裂产生次生木质部。

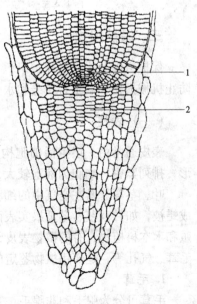

图4-1　根尖生长点及根冠

1. 生长点　2. 根冠的分生组织

二、薄壁组织

薄壁组织是植物体的重要组成部分，担负着同化、贮藏、吸收、通气等作用，如根、茎的皮层和髓部、叶肉组织、花的各部分、果实的果肉、种子的胚乳等全部或主要由薄壁组织构成；机械组织和输导组织常常被包埋在薄壁组织中。

一般来说，薄壁组织呈球形、椭圆形、圆柱形、多面体、星形，是生活细胞，细胞壁薄，液泡较大，一般都有细胞间隙，细胞体积大。薄壁组织分化程度较浅，在某些情况下，可转变成分生组织，或进一步发展成为其他组织，如石细胞。

根据薄壁组织的结构和生理功能不同，可分为基本薄壁组织、同化薄壁组织、贮藏薄壁组织、吸收薄壁组织、通气薄壁组织，分别具有填充和联系其他组织、进行光合作用、贮藏积累营养物质、从土壤中吸收水分和无机盐、贮藏气体、漂浮和支持等作用。（图4-2）

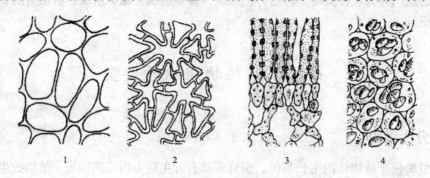

图4-2 薄壁组织类型
1. 基本薄壁组织 2. 贮藏薄壁组织 3. 同化薄壁组织 4. 通气薄壁组织

三、保护组织

保护组织分为初生保护组织（表皮）和次生保护组织（周皮）。位于植物体的表面，能防止机械损伤、病虫害侵袭和水分过度散失，并控制和进行气体交换。

（一）表皮

表皮通常由一层生活细胞构成，呈扁平状的方形、长方形、长柱形、多角形或不规则形，排列紧密，细胞内液泡较大，一般不含叶绿体，常有白色体和有色体存在。

叶、茎等暴露在空气中的细胞表皮变化较多，细胞壁角质化，并有角质层。有的植物形成蜡被，如甘蔗茎、冬瓜果实表面都具有白粉状的蜡被；有的植物表皮细胞壁矿质化，如木贼和禾本科植物；有的植物表皮细胞内含有晶体、花色素、单宁等；茎、叶等的表皮上常有毛茸、气孔等，是药用植物鉴定的重要依据。

1. 毛茸

毛茸可分为腺毛和非腺毛。是由表皮细胞的外壁突起而形成的。

（1）腺毛：腺毛能分泌挥发油、黏液和树脂等物质，由腺头和腺柄构成。腺头通常呈圆球形，由1个或几个分泌细胞组成，具有分泌功能。腺柄也有单细胞和多细胞之分。如金

银花、车前的鉴别依据之一就是花瓣或叶片上的腺毛形态。（图4－3）

　有一种特殊的腺毛，腺头通常由8个（6、7个）细胞组成，略呈扁球形，排列在一个平面上，腺柄较短或无柄，这种腺毛称为腺鳞。这是唇形科药用植物叶片的一个重要特征，也是唇形科全草类药材鉴别的重要依据。

　有的腺毛存在于植物组织内部的细胞间隙中，称为间隙腺毛。这种腺毛存在于广藿香茎和绵马贯众叶柄和根状茎中，也是这两种药材的主要鉴别依据。而补骨脂的腺毛自果实表皮向内着生，腺毛顶部紧贴中果皮，是补骨脂的鉴别依据之一。

　（2）非腺毛：非腺毛由单细胞或多细胞构成，顶端通常狭尖，形态多样，起单纯的保护作用。有的植物，如石韦叶片上的毛茸呈放射状，分枝似星，称为星状毛；艾叶上的毛呈丁字形，称为丁字毛；金银花的毛茸呈线状，表面可见角质螺纹；另外胡颓子叶片上毛茸的突出部分呈鳞片状或圆形平顶状，称为鳞毛。由此可见，各种植物具有不同形态的毛茸，根据毛茸的不同，可作为鉴定药材的依据。（图4－4）

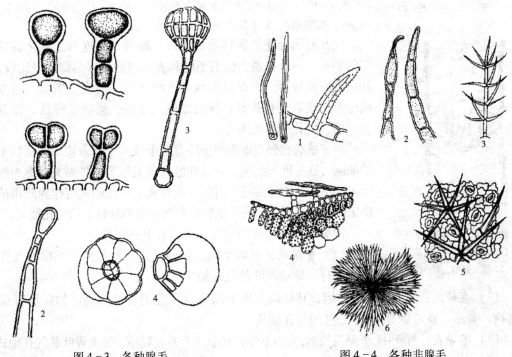

图4－3　各种腺毛
1. 洋地黄叶的腺毛　2. 曼陀罗叶的腺毛
3. 金银花的腺毛　4. 薄荷叶的腺毛（腺鳞）

图4－4　各种非腺毛
1. 单细胞非腺毛　2. 多单细胞非腺毛（洋地黄叶）
3. 分枝状毛（毛蕊花叶）　4. 丁字形毛（艾叶）
5. 星状毛（蜀葵叶）　6. 鳞毛（胡颓子叶）

　同一植物同一器官上常有不同类型的毛茸存在，例如薄荷叶上既有腺毛也有非腺毛，毛茸的存在加强了表皮的保护作用，还能减少水分的蒸发，很多干燥地区植物的叶片常密被毛茸，此外，毛茸还具有保护植物免受动物咬食的作用。

2. 气孔

在表皮上存在气孔，是植物气体交换的通道，不同器官、不同环境气孔的数量不同，叶片上气孔多，茎的表皮气孔少，而根几乎没有气孔。双子叶植物、单子叶植物和裸子叶植物的气孔轴式不同。

双子叶植物的气孔是由两个半月形的保卫细胞组成，两个保卫细胞凹入的一面是相对的，中间的细胞壁胞间层溶解成为孔隙，即为气孔。保卫细胞有明显的细胞核，并含有叶绿体。而单子叶植物的气孔，保卫细胞为哑铃形。裸子植物气孔的保卫细胞一般都凹入很深，好像悬挂在拱盖上面的副卫细胞下面。（图4-5、图4-6）

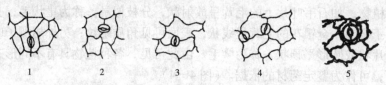

图4-5 双子叶植物气孔的轴式类型

1. 平轴式 2. 直轴式 3. 不等式 4. 不定式 5. 环式

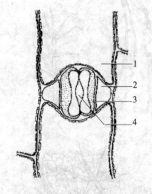

图4-6 禾本科型气孔

1. 表皮细胞 2. 辅助细胞
3. 保卫细胞 4. 气孔缝

气孔的闭合受外界环境如光线、温度、湿度和二氧化碳浓度等的影响。一般来说，保卫细胞和表皮细胞相邻的细胞壁比较薄，其余地方比较厚；当保卫细胞充水膨胀时，向表皮细胞一边弯曲成弓形，结果气孔张开；保卫细胞失水时，膨胀压降低，保卫细胞回缩，气孔变小或闭合。

有些植物在保卫细胞周围还有两个或多个和表皮细胞形状不同的细胞，称为副卫细胞。保卫细胞和副卫细胞的排列关系称为气孔轴式。不同的物种具有不同的气孔轴式，气孔轴式可作为药用植物鉴定的依据，但是，同一植物常有两种或两种以上的气孔轴式。

常见的双子叶植物的气孔轴式有下列几种：

（1）平轴式：有两个副卫细胞，其长轴与保卫细胞或气孔的长轴平行。如番泻叶的气孔轴式。

（2）直轴式：有两个副卫细胞，其长轴与保卫细胞或气孔的长轴垂直。如唇形科植物（薄荷、紫苏、益母草等）、穿心莲的气孔轴式。

（3）不等式：有3~4个副卫细胞，大小不等，其中一个明显较小。如大青叶的气孔轴式。

（4）不定式：副卫细胞数目不定，大小、形状与表皮细胞相似。如艾叶、桑叶、枇杷叶的气孔轴式。

（5）环式：副卫细胞数目不定，比表皮细胞狭窄，环绕保卫细胞。如桉叶的气孔轴式。

（二）周皮

周皮是次生保护组织，木本植物的根、茎，多年生草本植物的根、根茎发育到一定时期都会产生周皮。周皮由木栓层、木栓形成层和栓内层组成。（图4-7）

周皮形成的核心是木栓形成层，木栓形成层是一种分生组织，当其活动时，向外分裂产

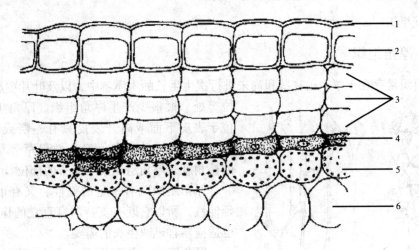

图 4 - 7　周皮

1. 角质层　2. 表皮层　3. 木栓层　4. 木栓形成层　5. 栓内层　6. 皮层

生木栓层，木栓层为细胞壁木栓化的细胞，细胞扁平，排列整齐，通常由多层细胞组成，成为不透水、不透气的结构；木栓形成层向内分裂产生栓内层，栓内层为生活的薄壁细胞，通常也由多层细胞组成。

在皮类药材的表面常见各种形状、颜色的突起，即为皮孔，是周皮上的通气组织，也是很多药材的鉴别依据，如肉桂上具有横向突起的皮孔，就是肉桂的鉴定依据之一。

当木栓形成层活动时，一般来说，向外分裂产生木栓层，但在特定的部位产生许多补充细胞，补充细胞呈椭圆形或圆形，排列疏松，细胞间隙发达，随着补充细胞的增多，在周皮上产生各种形状的突起，即为皮孔。(图 4 - 8)

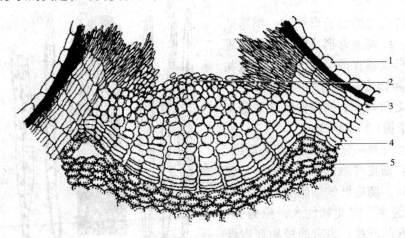

图 4 - 8　皮孔的横切面

1. 表皮层　2. 填充细胞　3. 木栓层　4. 木栓形成层　5. 栓内层

四、机械组织

机械组织是植物体内起支持和巩固作用的组织。其主要特征是细胞壁增厚，可分为厚角组织和厚壁组织。

（一）厚角组织

厚角组织常存在于草本植物茎和尚未进行次生生长的木质茎中，以及叶片主脉的上下部位等处，根很少产生厚角组织。厚角组织多直接位于表皮下面或离开表皮只有一层或几层细胞，成环或成束分布，如薄荷、益母草等草本植物茎的棱角就是厚角组织集中分布的部位。

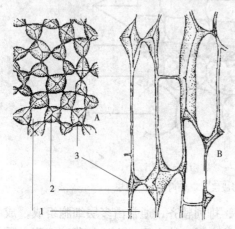

图 4-9　厚角组织
A. 横切面　B. 纵切面
1. 细胞腔　2. 胞间层　3. 增厚的壁

厚角组织既有一定的韧性，又有可塑性和可延伸性，所以它既有支持器官直立的作用，同时，也适应器官迅速生长的需要。

厚角组织的细胞壁并非全面增厚，一般在细胞角隅处加厚，也有的在切向壁或细胞间隙处加厚。厚角组织是生活细胞，细胞内常含有叶绿体，管状，虽然细胞壁增厚，但增厚部分是由纤维素或果胶质组成，属于初生壁加厚，未形成次生壁，这是它和厚壁组织的主要区别。（图 4-9）

（二）厚壁组织

厚壁组织具有全面增厚的细胞壁，细胞壁通常木质化，细胞腔很小，厚壁组织成熟后为死细胞。厚壁组织可分为纤维和石细胞。

1. 纤维

纤维为两头尖的细长形细胞，细胞壁上具有纹孔。纤维通常形成纤维束，纤维彼此嵌插，形成器官的坚强支柱。在植物体的木质部和韧皮部都可能存在纤维束，纤维束的有无和多少、排列方式常是药用植物鉴定的依据。（图 4-10）

（1）韧皮纤维：分布在韧皮部的纤维，常聚合成束。韧皮纤维的细胞壁较厚，细胞腔呈缝隙状。韧皮纤维细胞壁的增厚物质以纤维素为主，因此韧性大，拉力强，如亚麻、苎麻的纤维；也有的植物韧皮纤维在发育过程中木质化程度逐渐增大，逐渐木质化，如黄麻的韧皮纤维。

（2）木纤维：位于被子植物木质部中的纤维，裸子植物木质部中无木纤维；木

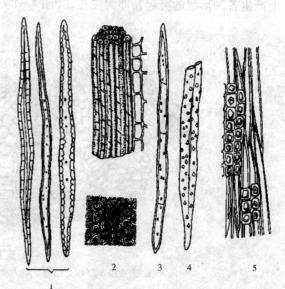

图 4-10　各种纤维
1. 单纤维　2. 纤维束　3. 分隔纤维（姜）
4. 嵌晶纤维（南五味子）　5. 晶纤维（甘草）

纤维比韧皮纤维短，细胞壁上具有各种形状的退化具缘纹孔或裂隙状的单纹孔，细胞壁均木质化。

木纤维的细胞壁增厚程度随植物种类和生长时期不同而异，一般来说，春季植物中的木纤维细胞壁薄，秋季较厚。

在次生木质部中有一种特殊的纤维，细胞细长，类似于韧皮纤维，通常具有厚壁和单纹孔，纹孔数目较少，称为韧性纤维。如沉香中的木纤维。

有的植物中具有一种特殊的纤维束，其外侧包围着许多含有晶体的薄壁细胞，称为晶鞘纤维。有的晶鞘纤维含方晶，如甘草、葛根、黄柏等；有的含簇晶，如石竹、瞿麦。

2. 石细胞

石细胞的形状很多，通常呈椭圆形、圆形、分枝状、星状、柱状等，细胞壁极度增厚，木质化，细胞腔极小，孔沟通常明显。（图4-11）

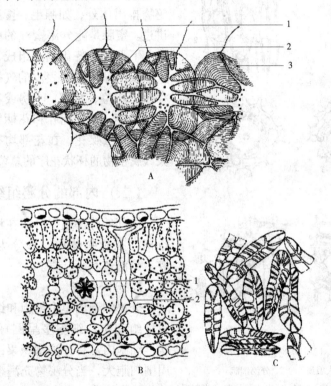

图4-11 几种不同形状的石细胞
A. 梨的石细胞 1. 纹孔 2. 细胞腔 3. 层纹
B. 苏叶横切面 1. 草酸钙结晶 2. 畸形石细胞 C. 椰子果皮内的石细胞

石细胞单个散在，或成群包埋于薄壁组织中，有时也可连续成环分布。石细胞可见于皮层，如黄柏茎的皮层，或存在于根茎的髓部，如三角叶黄连根茎的髓部，或存在于韧皮部，如厚朴、杜仲、肉桂茎的韧皮部。

五、分泌组织

植物体内有一些特殊的细胞能够分泌挥发油、乳汁、黏液、树脂或蜜液等物质，这些细胞称为分泌细胞，由分泌细胞构成的组织称为分泌组织。

分泌组织产生的特殊物质，具有保护植物免受病虫害侵袭，防止动物吞食，或者排除植物体内废弃物的作用，有的具有吸引昆虫传粉的作用。

苏合香、乳香、没药、阿魏、血竭均是植物体产生的树脂，具有重要的药用价值；而某些科、属的药用植物具有特有的分泌组织，在鉴别药用植物时也具有重要意义。（图 4 - 12）

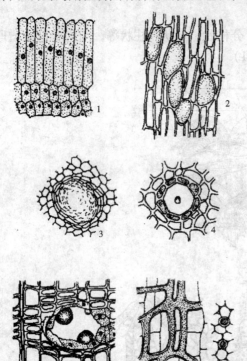

图 4 - 12　分泌组织
1. 蜜腺（大戟属）　2. 分泌细胞
3. 溶生式分泌腔（橘果皮）　4. 裂生式分泌腔（当归根）
5. 树脂道（松属木材）　6. 乳管（蒲公英根）

（一）外部的分泌组织

外部的分泌组织分布在植物的体表，将分泌物排出体外，如腺毛、蜜腺等。腺毛前面已讲过。蜜腺是能分泌蜜汁的腺体，由表皮细胞及其下面数层特化细胞组成，蜜汁通过角质层扩散或由腺体上的表皮的气孔排出。蜜腺一般存在于花萼、花瓣、子房或花柱的基部，还可存在于茎、叶、托叶和花柄等处。一般花较大的植物为虫媒花，在花部均有蜜腺。如大戟科大戟属植物的杯状花序的总苞片上就具有蜜腺。

（二）内部的分泌组织

内部的分泌组织分布在植物体内，分泌物也积存在植物体内。可分为分泌细胞、分泌腔、分泌道和乳汁管。

1. 分泌细胞

分泌细胞以单个细胞和细胞团形式包埋于各种组织中，细胞多呈圆球形、椭圆形等形状，细胞内常有分泌物积累；分泌细胞一般比周围细胞大，当分泌物充满整个细胞时，细胞壁往往木栓化。

根据贮藏的分泌物不同，可分为贮藏挥发油的油细胞，如姜、肉桂、菖蒲等，贮藏黏液的黏液细胞，如半夏、玉竹、山药、白及等。

2. 分泌腔

分泌腔由一群分泌细胞通过裂生式或溶生式方式形成的囊形结构，如果贮藏物质为挥发油则特称为油室。根据起源不同，分泌腔可分成由分泌细胞破裂形成的溶生式起源方式和由于分泌细胞细胞间隙溶解形成的裂生式起源方式。如当归、独活、川芎、藁本等伞形科植物中的油室、陈皮等芸香科药材中的油室都是这些药材的鉴别依据之一。

3. 分泌道

分泌道是由分泌细胞以裂生方式形成的管状结构。根据贮藏的分泌物质不同，分为贮藏挥发油的油管和贮藏树脂的树脂道，人参、西洋参和三七根中的分泌道是这些药材的重要鉴别依据；柴胡、白芷、防风、前胡根中的油管，小茴香果实中的油管是这些药材的鉴别依据之一。

4. 乳汁管

乳汁管是分泌乳汁的长管状的单细胞，或由一系列细胞横壁溶解连接而成的单细胞，并且在植物体中形成系统。构成乳汁管的细胞是生活细胞，细胞质稀薄，通常具多数细胞核，乳汁具有黏滞性，常呈乳白色、黄色或橙色等，如桔梗科、菊科舌状花亚科、萝藦科、桑科、罂粟科大多数植物，大戟科大多数药用植物中常有白色乳汁，罂粟科部分植物具有黄色或红色乳汁。

六、输导组织

输导组织是植物体内运输水分和养料的组织。输导组织的细胞呈管状，相互连接，贯穿于植物体内。

输导组织可分成两类，一类是导管和管胞，运输从土壤中吸收的水分和溶解其中的无机盐；另一类是筛管、伴胞和筛胞，运输叶片合成的有机营养物质。

（一）管胞和导管

1. 管胞

管胞是大多数蕨类植物和裸子植物的输水组织，同时兼有支持作用；被子植物的叶柄、叶脉中也有管胞，但数量很少。（图4-13）

管胞是一个长管状的细胞，直径较小，两端斜尖，端壁上不形成穿孔，相邻管胞通过纹孔运输水分，次生壁木质化增厚，形成环纹、螺纹、梯纹、孔纹等类型。

在被子植物中某些植物，如沉香、天冬、威灵仙、紫草等的次生木质部中存在一种介于管胞和韧型纤维之间的过渡类型的厚壁细胞，末端较尖，细胞壁上有具缘纹孔，其开口呈双凸透镜状或缝状，称为纤维管胞。

2. 导管

导管是被子植物的主要输水组织，少数被子植物（草珊瑚属）木质部无导管，而少数裸子植物（麻黄属）和蕨类植物（蕨属）木质部则具有导管。（图4-14，图4-15）

导管是由若干个长管状的细胞（导管分子）连接而成，横壁溶解形成穿孔，形成一个系统贯穿于植物体内，有的植物的导管横壁并未完全消失，在横壁上存在许多大的孔隙，或留有几条平行排列的长条，或形成许多圆形的穿孔，或形成网状，或形成一个大穿孔。

导管在形成过程中，次生壁并非平均增厚，根据增厚所形

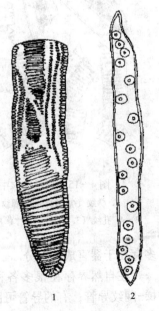

图4-13 管胞

1. 梯纹管胞 2. 具缘纹孔管胞

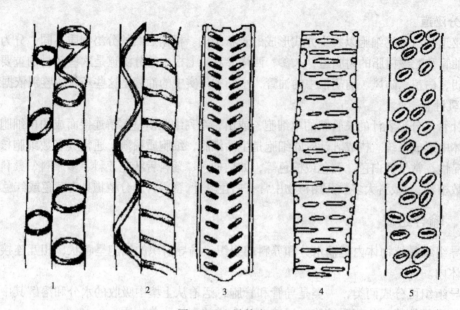

图4-14 导管类型
1. 环纹导管 2. 螺纹导管 3. 梯纹导管 4. 网纹导管 5. 具缘纹孔导管

成的纹理，可分为以下类型：

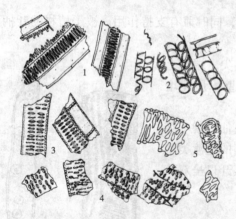

图4-15 药材粉末中的导管碎片
1. 梯纹（常山） 2. 螺纹、环纹（半夏）
3~4. 孔纹（3. 白薇、4. 甘草） 5. 网纹（大黄）

（1）环纹导管：增厚部分呈环状，大部分未增厚，导管直径较小，存在于植物幼嫩器官中。

（2）螺纹导管：增厚部分呈螺旋状，大部分未增厚，导管直径一般较小，多存在于植物幼嫩器官中。

（3）梯纹导管：增厚部分与未增厚部分间隔呈梯形，多存在于成长器官中。

（4）网纹导管：增厚部分呈网状，网孔是未增厚的细胞壁，导管直径较大，多存在于器官成熟部分。

（5）孔纹导管：细胞壁绝大部分已增厚，未增厚处为单纹孔或具缘纹孔，前者为单纹孔导管，后者为具缘纹孔导管，导管直径较大，多存在于器官成熟部分。

在自然界存在很多各种导管的过渡类型，如网纹导管的网眼横向延长，一般就称为梯-网纹导管；有的导管可同时具有环纹和螺纹导管，因此在实际观察时应根据导管特征定名，防止刻板的对号入座的方法观察导管。

（二）筛管、伴胞和筛胞

1. 筛管

筛管存在于被子植物的韧皮部中，植物叶片经过光合作用产生的有机物质，通过筛管系统运输到植物各个部分。

筛管是由一列纵行的长管状活细胞构成的，其组成的每一个细胞，称为筛管分子。筛管分子上下两端横壁由于不均匀的纤维素增厚而形成筛板，筛板上存在若干个筛域，每个筛域上有许多小孔，称为筛孔，筛管侧壁上也存在筛域，连通相邻筛管。上下相邻两筛管分子的原生质，利用一种特殊的原生质丝-联络索通过筛孔彼此相连，形成同化产物输送的通道。（图4-16）

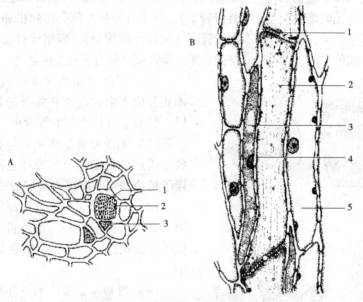

图4-16　筛管及伴胞

A. 横切面：1. 筛板　2. 孔　3. 伴胞

B. 纵切面：1. 筛板　2. 筛管　3. 伴胞　4. 白色体　5. 韧皮薄壁细胞

筛管分子一般只能生活一年，所以树木中老的筛管会不断地被新的筛管取代，而且在增粗过程中被挤压呈颓废组织。

2. 伴胞

伴胞是位于筛管分子旁侧的一个近等长、直径较小的薄壁细胞。具浓厚的细胞质和明显的细胞核，并含有多种酶，筛管的输导机能与伴胞有密切关系。伴胞为被子植物所特有，蕨类及裸子植物则不存在。

3. 筛胞

筛胞是蕨类植物韧皮部输导有机养料的分子，筛胞是单个分子，细胞狭长，直径较小，端壁斜，无筛板，但侧壁上有筛域，连通相邻细胞的原生质。

第二节　维管束及其类型

从蕨类植物开始出现维管束，因此蕨类植物、裸子植物和被子植物合称为维管植物。维管束是维管植物的输导系统，是由韧皮部与木质部构成的轴向束状结构，贯穿整个植物体内，除运输根吸收的水分及其溶解在其中的无机盐和叶片制造的光合作用产物外，还有支持作用。

韧皮部主要由筛管、伴胞、韧皮薄壁细胞与韧皮纤维组成，这部分质较柔韧，故称韧皮部，木质部主要由导管、管胞、木薄壁细胞与木纤维组成，这部分木质坚硬，故称木质部。

双子叶植物和裸子植物根和茎的维管束，在韧皮部和木质部之间有形成层存在，能继续增生长大，所以称为无限维管束（开放性维管束）。单子叶植物和蕨类植物根和茎的维管束没有形成层，不能增生长大，所以称为有限维管束（闭锁性维管束）。根据维管束中韧皮部和木质部相互间排列方式的不同，以及形成层的有无，维管束可分为下列几种类型。（图4-17）

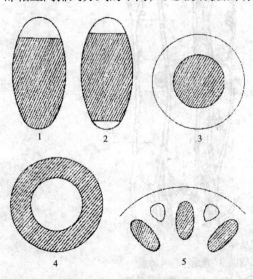

图4-17　维管束类型图解
1. 外韧维管束　2. 双韧维管束　3. 周韧维管束
4. 周木维管束　5. 辐射维管束

（1）有限外韧维管束：韧皮部位于外侧，木质部位于内侧，两者并行排列，中间无形成层，如单子叶植物茎的维管束。

（2）无限外韧维管束：与有限外韧维管束的不同点是韧皮部与木质部之间有形成层。如裸子植物和双子叶植物茎中的维管束。

（3）双韧维管束：木质部的内外两侧都有韧皮部。常见于茄科、葫芦科、萝藦科、夹竹桃科、旋花科、玄参科、桃金娘科等植物的茎中。

（4）周韧维管束：木质部在中间，韧皮部围绕在木质部的四周。常见于蕨类某些植物的茎、叶中。如贯众。

（5）周木维管束：韧皮部在中间，木质部围绕在韧皮部的四周。常见于百合科、鸢尾科、天南星科（菖蒲属）、莎草科、仙茅科等部分植物茎中。

（6）辐射维管束：韧皮部和木质部交互间隔排列，呈辐射状。存在于被子植物根的初生构造中。

蕨类植物的维管束一般称为中柱，如狗脊根茎的维管系统为双韧管状中柱，即管状木质部的内外两方均有一圈韧皮部，被内皮层包围；贯众的根茎和叶柄、骨碎补根茎的维管系统为周韧型维管束组成的分体中柱，每个维管束外有内皮层包围，因此，蕨类植物的维管束均有内皮层包围。

第五章

植物根、茎、叶的内部构造

第一节 根的内部构造

种子植物的主根是由胚根发育形成的，主根分支形成各级侧根，在主根的发育过程中，经历了根尖、初生构造和次生构造各个阶段，有时还产生异常构造。在中药材鉴定中，根的次生构造和异常构造起着重要作用。

一、根尖的构造

不论主根、侧根，还是不定根，最先端到生有根毛的部分称为根尖。根的伸长，水分的吸收，以及一切成熟组织的分化都在此进行，根尖损伤后，就影响根的生长和发育。根尖可划分为根冠、分生区（生长锥）、伸长区和根毛区。（图5-1）

根冠位于根的最先端，由多层不规则排列的薄壁细胞组成，起保护作用；分生区位于根冠上方，呈圆锥状，属于顶端分生组织；伸长区位于生长锥上方，细胞沿长轴方向伸长，细胞开始分化，初步形成不同形状的细胞；根毛区位于伸长区上方，细胞已经分化，形成各种组织，表皮细胞细胞壁向外突出形成根毛。

二、根的初生构造

根毛区主要是由初生分生组织形成的，称为根的初生组织，初生组织组成根的初生构造。根的初生构造从外到内包括表皮、皮层和维管柱三部分。（图5-2）

1. 表皮

表皮是根最外一层细胞，细胞排列紧密、整齐，无细胞间隙，细胞壁薄，不角质化，没有气孔，部分细胞向外延伸成为根毛。表皮细胞具吸收能力，所以又称为吸收薄壁组织。

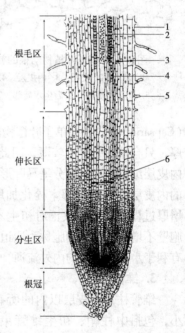

图5-1 大麦根尖纵切面
（示各分区的细胞结构）
1. 表皮 2. 导管 3. 皮层
4. 维管束鞘 5. 根毛 6. 原形成层

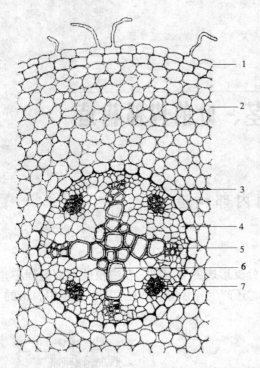

图 5-2　双子叶植物幼根的初生构造
1. 表皮　2. 皮层　3. 内皮层　4. 中柱鞘
5. 原生木质部　6. 后生木质部　7. 韧皮部

2. 皮层

皮层紧接表皮层下方，由多层排列疏松的薄壁细胞组成，包括外皮层、皮层薄壁组织和内皮层。皮层是在根的初生构造中占比例最大的部分。

外皮层：是靠近表皮层的一层细胞，通常排列较整齐紧密，当表皮层脱落后，常木栓化增厚，起保护作用。实际上，很多具有初生构造的根类药材的最外层是木栓化的外皮层，而不是表皮，如细辛的根。

皮层薄壁组织：为皮层的主要部分，排列疏松，细胞间隙通常较大，所占比例最大，具有横向运输和贮藏作用。

内皮层：为皮层最内的一层细胞，细胞排列整齐紧密，无细胞间隙。内皮层的细胞壁增厚有两种情况：双子叶植物内皮层细胞的径向壁（侧壁）和上下壁（横壁）的局部增厚（木质化或木栓化），增厚部分呈带状，环绕径向壁和上下壁而成一整圈，称凯氏带（Capsarim strip）。因增厚部分宽度远比其所在的细胞壁狭窄，故从横切面观，径向壁增厚的部分呈点状，故称凯氏点（Capsarim dots）。而单子叶植物内皮层细胞的径向壁和上下壁以及内切向壁（内壁）均显著增厚，只有外切向壁比较薄，因此，从横切面上观时，内皮层细胞壁增厚部分呈马蹄形（见图 5-3）。也有的内皮层细胞壁全部木栓化加厚。在内皮层细胞壁增厚过程中，有少数正对初生木质部角的内皮层细胞壁不增厚，这些细胞称为通道细胞（passage cell），有利于水分和养料的内外流通。

3. 维管柱

维管柱是内皮层以内的所有组织，所占比例很小，包括中柱鞘、初生维管束，有的植物还有髓部。

（1）中柱鞘：为紧靠内皮层的一层薄壁细胞（极少数为二至数层细胞），形状大小与内皮层细胞相似，但具有分生能力，在一定的时期能产生周皮、次生维管束、侧根、不定根、不定芽等。

（2）初生维管束：初生维管束位于中柱鞘内，为辐射型维管束，双子叶植物初生木质

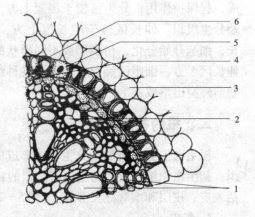

图 5-3　鸢尾属植物幼根横切面的一部分
1. 木质部　2. 韧皮部　3. 皮层薄壁组织
4. 中柱鞘　5. 通道细胞　6. 内皮层

部通常2~5束，2束称二原型，3束称三原型，依此类推；单子叶植物数目很多，称为多原型。初生木质部的束数对每一种植物具有相对的稳定性。

初生木质部的导管自外至内向心式发育，外面的称为原生木质部，细胞直径小，多为环纹和螺纹导管；里面的为后生木质部，细胞直径大，呈梯纹、网纹或孔纹导管，这种分化方式为外始式分化。

韧皮部位于辐射状排列的木质部间，紧靠中柱鞘，细胞细小，排列紧密。木质部与韧皮部间有较大的薄壁细胞，这部分细胞能够恢复分生能力，当其恢复分生能力并与本质部外侧的中柱鞘细胞同时转化成为形成层后，根的初生构造即开始转入次生构造。

一般双子叶植物的根，中心没有髓，只有少数出现髓部，如乌头、龙胆等；单子叶植物均有发达的由薄壁细胞组成的髓部。

三、根的次生构造

通常单子叶植物和蕨类植物的根终生保持初生构造，双子叶植物和裸子植物的根则可形成次生构造。次生构造是由次生分生组织（木栓形成层和形成层）分裂分化形成的次生组织构成的。（图5-4）

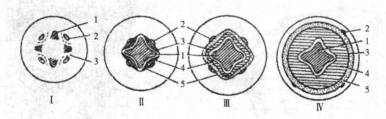

图5-4　根的次生生长示意图（横剖面示形成层的产生与发展）
Ⅰ. 幼根的情况，初生木质部在成熟中，点线示形成层起始的地方
Ⅱ. 形成层已成连续组织，初生部分已产生次生结构，初生韧皮部已受挤压
Ⅲ. 形成层全部产生次生结构，但仍为凹凸不平的形象，初生韧皮部挤压更甚
Ⅳ. 形成层已成连续的圆环　1. 初生木质部　2. 初生韧皮部　3. 形成层
4. 次生木质部　5. 次生韧皮部

在次生构造形成时，首先由初生木质部和初生韧皮部之间的薄壁细胞和中柱鞘转变成形成层，形成层细胞不断进行分裂，向内产生次生木质部，向外产生次生韧皮部，构成次生维管束，次生维管束一般为无限外韧型维管束，初生木质部依然存在于次生木质部内方，而初生维管束中的初生韧皮部被挤压成为颓废组织，因此，在根的次生构造中，次生木质部占较大的比例。形成层细胞除分裂分化形成次牛维管束外，部分形成层分裂分化为由薄壁细胞构成的次生射线，将次生维管组织分割为不同的维管束，次生射线又称维管射线，包括位于木质部的木射线和韧皮部的韧皮射线。

在形成层活动的同时，木栓形成层也开始活动，向外分裂分化形成木栓层，向内分裂分化形成栓内层，有的栓内层比较发达，称为次生皮层，通常称为皮层，成为根的保护组织。

一些药用植物的根皮入药，成为皮类药材的重要组成部分，如桑白皮、牡丹皮、白鲜皮、五加皮、香加皮、地骨皮等，这些药材指形成层以外的部分，包括韧皮部和周皮；这和植物学所指的根皮不同，植物学所指的根皮指周皮这一部分。

虽然单子叶植物没有次生构造，保护组织为表皮或外皮层，但少数单子叶植物的表皮分裂成多层细胞，细胞壁木栓化，这些木栓化的细胞称为根被，如百部、麦冬的块根具有根被。

综上所述，根的次生构造从外到内依次为木栓层、木栓形成层、皮层（栓内层）、维管束、维管射线。（图5-5、图5-6）

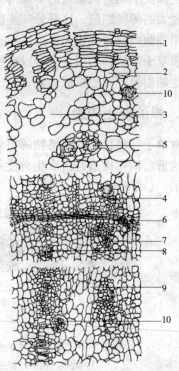

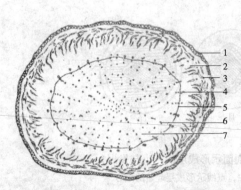

图5-5　人参（根）横切面简图
1. 木栓层　2. 韧皮部　3. 裂隙　4. 树脂道
5. 形成层　6. 导管　7. 射线

图5-6　人参（根）横切面详图
1. 木栓层　2. 皮层　3. 裂隙　4. 韧皮部
5. 树脂道　6. 形成层　7. 木质部
8. 导管　9. 射线　10. 草酸钙簇晶

四、根的异常构造

某些双子叶植物的根，除正常构造外，在植物体内还形成一些少见的结构类型，称为根的异常构造。常见的有以下类型（图5-7）：

1. 同心环状排列的异常维管组织

当正常的次生生长发育到一定阶段，由韧皮薄壁细胞和韧皮射线共同形成第一轮异常形成层，产生第一轮异常维管束，随后在次生维管束外形成多轮同心环状排列的异常维管束，这些维管束称为同心环状排列的异常维管组织。如牛膝、川牛膝、商陆的根均有同心环状排列的异常维管组织，在牛膝和川牛膝药材断面具有同心环状排列的白色点状结构，商陆药材断面具有数轮突起的同心环纹，俗称罗盘纹。

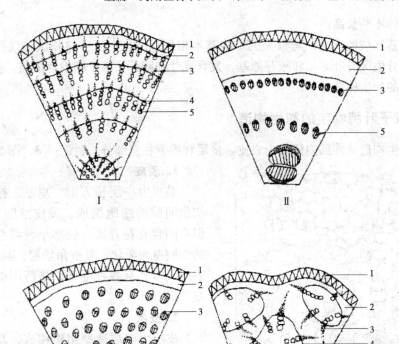

图 5 - 7 根的异常构造横切面模式简图
Ⅰ. 商陆根 Ⅱ. 牛膝根 Ⅲ. 川牛膝根 Ⅳ. 何首乌根
1. 木栓层 2. 皮层 3. 韧皮部 4. 形成层 5. 木质部

2. 附加维管柱

何首乌块根在正常次生构造发育过程中，一些初生韧皮纤维束周围的薄壁细胞脱分化，接着其中发生以纤维束为中心的细胞分裂，形成一层异常形成层，产生异常维管束，异常维管束包括单独的和复合的，其构造与正常维管束相似，表现在何首乌药材断面具有大小不等的圆圈状花纹，称为云锦花纹。

3. 木间木栓

由木薄壁细胞转化而成，在次生木质部形成木栓带，称为木间木栓。如黄芩、新疆紫草生长过程中发生的枯心现象就是木间木栓的原因，而甘松根中也有木间木栓，将维管组织分割成若干束。

第二节 茎的内部构造

种子植物的主茎是由胚芽发育而成，侧枝由腋芽发育而成，主茎和侧枝的顶端都有顶芽，使植物体不断长高。

茎尖是茎和枝的顶端，与根尖的结构基本相似，由分生区、伸长区和成熟区三部分组成，茎尖的分生区有叶原基和腋芽原基，发育成叶和腋芽，腋芽则发育成枝。茎尖的成熟区的构造即茎的初生构造。

一、双子叶植物茎的初生构造

茎的初生构造从外到内依次为表皮、皮层和维管柱三部分。（图5-8，图5-9）

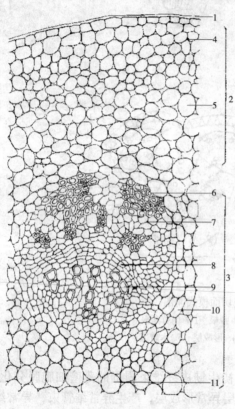

图5-8 双子叶植物茎的初生构造
1. 表皮 2. 皮层 3. 维管柱 4. 厚角组织
5. 薄壁组织 6. 韧皮纤维 7. 初生韧皮部
8. 束中形成层 9. 初生木质部 10. 髓射线 11. 髓

1. 表皮

表皮由一层长方形、扁平、排列整齐、无细胞间隙的细胞组成。表皮细胞不含叶绿体，但有的含有花青素，使茎呈紫红色；表皮细胞的细胞壁角质化，外被角质层，具有各式气孔，表皮上常具有各种毛茸，是药用植物鉴定的重要依据。

2. 皮层

皮层由多层薄壁组织构成，其细胞大、壁薄，细胞排列疏松，细胞间隙明显。靠近表皮的细胞常为厚角组织，厚角组织常排列成环形，或分布于茎的棱角处，厚角组织细胞含叶绿体，使茎呈绿色；皮层主要由薄壁细胞组成，但比根所占比例要小；在薄壁组织中常有纤维束、石细胞、油细胞等，这些特征是药用植物鉴定的重要依据；少数植物茎皮层最内一层细胞含有大量淀粉粒，称淀粉鞘，如蚕豆、蓖麻。有些植物的皮层内侧存在成环包围初生维管束的纤维束，称为周围纤维或环管纤维，如马兜铃的茎。

3. 维管柱

维管柱包括环状排列的维管束、髓部和髓射线，维管柱占茎横切面较大比例。

（1）初生维管束：初生维管束包括初生韧皮部、初生木质部和束中形成层，通常为无限外韧型维管束，少数为双韧型维管束。初生维管束环状排列，其中初生韧皮部的组成和根相同，分化成熟顺序为外始式，初生韧皮部外侧常有由韧皮部薄壁细胞发育而成的纤维束，帽状成群分布于初生韧皮部外侧，称为初生韧皮纤维；初生木质部组成和根相同，但分化顺序相反，为内始式。

（2）髓部：位于茎的中心，由基本薄壁组织组成。一般草本植物茎的髓较大，木本植物茎的髓较小。有些植物的茎髓在发育过程中消失形成中空的茎，如连翘、伞形科植物；有些植物的茎髓最外层有一层紧密的、小型的壁较厚的细胞围绕着大型的薄壁细胞，这层细胞称环髓区或髓鞘，如椴树。

有些植物的髓部发达，可作为中药使用，如通脱木的茎髓即通草，喜马拉雅旌节花、中国旌节花和青荚叶的茎髓即小通草。

（3）髓射线：也叫初生射线，是初生维管束之间的薄壁组织区域，在横切面上呈放射状，内通髓部，外达皮层，是植物体中横向运输的通道。草本植物的髓射线较宽；藤本植物髓射线也较宽，并呈喇叭状；木本植物较窄，维管束好像联成一个整体，如椴树茎。

二、双子叶植物的次生构造

初生构造形成后，接着进行次生生长，形成次生构造，使茎不断加粗。（图5－10）

1. 双子叶植物木质茎的次生构造

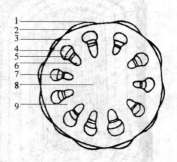

图5－9　双子叶植物茎的初生
　　　　构造简图
1. 表皮　2. 皮层厚角组织　3. 皮层
4. 初生韧皮纤维　5. 韧皮部　6. 木质部
7. 形成层　8. 髓　9. 髓射线

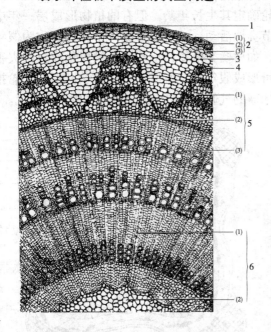

图5－10　双子叶植物茎的次生构造
1. 表皮　2. 周皮（1）木栓层（2）木栓形成层（3）栓内层
3. 皮层　4. 韧皮纤维　5. 维管束（1）韧皮部（2）形成层
（3）木质部　6. 髓部（1）髓射线（2）中髓

当茎进行次生生长时，邻接束中形成层的髓射线转变成束间形成层，使形成层成为一个圆筒形；大多数的形成层细胞向外、向内分别产生次生韧皮部和次生木质部，这部分形成层细胞呈纺锤形，称为纺锤形原始细胞。少数细胞等径，称为射线原始细胞。少数形成层细胞分裂产生维管射线，因此，形成层的活动，产生次生维管束和维管射线，其中次生木质部占较大比例。

在形成层活动的同时，木栓形成层也开始活动，多数植物由皮层薄壁组织细胞恢复分裂机能形成木栓形成层，但是木栓形成层活动时间很短，但在其内方又产生新的木栓形成层，因此木本植物茎具有多层周皮，老周皮和新周皮之间的组织逐渐死亡，这些周皮及其被它隔离的死亡组织的综合体称为落皮层。落皮层可呈鳞片状脱落，如白皮松；呈环状脱落，如白桦；呈大片脱落，如悬铃木；有的不脱落，如黄柏、杜仲、厚朴等。

树皮类药材指形成层以外的所有组织，以落皮层和次生韧皮部为主，如皮类药材厚朴、杜仲、肉桂、黄柏、秦皮、合欢皮等均包括这些部分；而狭义的树皮仅指落皮层。

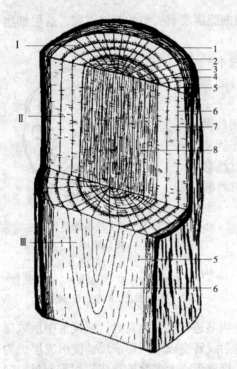

图 5 - 11　木材三种切面所显示的年轮

Ⅰ. 横切面　Ⅱ. 径向切面　Ⅲ. 切向切面

1. 外树皮　2. 内树皮　3. 形成层　4. 次生木质部
5. 射线　6. 年轮　7. 边材　8. 心材

根据形成层和木栓形成层的活动，双子叶植物木质茎的次生构造从外到内依次为木栓层、木栓形成层、皮层（栓内层）、维管束、髓部。其中次生木质部在茎木类药材鉴别中起重要作用。

次生木质部是木质茎次生构造的主要部分，由导管、管胞、木薄壁细胞、木纤维和木射线组成，导管主要是梯纹、网纹及孔纹导管。由于形成层活动的季节性，次生木质部可分为早材（春材）和晚材（秋材），早材指温带或亚热带的春季或热带的雨季形成层活动所形成的木材，早材的细胞直径大，壁薄，质体疏松，色泽较淡；晚材指温带的夏末秋初或热带的旱季形成层活动所产生的木材，晚材的细胞直径小，壁厚，质地坚实，色泽深；当年的晚材和翌年的早材之间的界线即为年轮，一般一年一个年轮，可根据树木的年轮确定其生长年龄。但有的植物形成层一年中有节奏地活动，一年可形成 3 个年轮，称为假年轮，如柑橘类植物；特殊的气候变化或自然灾害也可形成假年轮，所以，有的科学家根据年轮推测地球的气候变迁历史或自然灾害的发生情况。

除年轮变化外，木材还可分为边材和心材，靠近形成层的木材颜色浅，质地松软，称为边材；中心部位的木材颜色深，质地硬，称为心材。一般来说，心材中积累更多的代谢产物，因此很多心材可作中药使用，如降香含挥发油及黄酮；沉香含挥发油及树脂；苏木含巴西苏木素等色素。

观察木类药材时，常利用横切面、径向切面和切向切面特征，因此，应对三切面的特征有所了解。（图 5 - 11）

横切面是与纵轴垂直所做的切面，年轮呈同心圆，射线放射状排列，可见射线的长度和宽度；径向切面是提供茎的直径所做的纵切面，年轮呈垂直平行的带状，射线与年轮成直角，可见射线的高度和长度；切向切

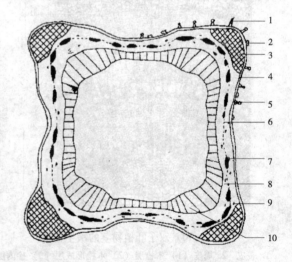

图 5 - 12　双子叶植物草质茎的横切面简图

1. 非腺毛　2. 腺鳞　3. 厚角组织　4. 表皮
5. 腺毛　6. 内皮层　7. 纤维　8. 韧皮部
9. 石细胞　10. 木质部

面是不通过茎的中心所作的纵切面，年轮呈 U 形波纹，射线不连续纵向排列，可见射线的

宽度和高度。

2. 双子叶植物草质茎的次生构造

由于草质茎的生长期短，因此次生构造不发达，总体属于茎的初生构造，但少数植物表皮下产生木栓形成层，从而形成1~2层木栓层，但表皮仍然存在；皮层常有成环或仅分别在棱角处的厚角组织；形成层不明显；但具有发达的髓部。全草类药材鉴别时，茎的构造具有一定的意义。（图5-12）

3. 双子叶植物根状茎的构造

根状茎是根茎类药材的重要组成部分，如黄连、升麻、北豆根、白术、苍术等均为其根状茎入药。

根状茎的构造和茎的构造类似，表面通常为木栓层，但有时存在鳞叶组织或表皮组织；皮层中常有根迹维管束（不定根维管束与根状茎维管束连接部分，存在于皮层）或叶迹维管束（叶柄维管束与

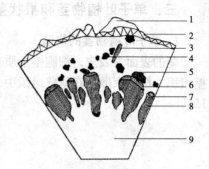

图5-13 黄连根状茎横切面简图
1. 鳞叶组织 2. 木栓层 3. 根迹维管束
4. 石细胞 5. 中柱鞘纤维 6. 韧皮部
7. 形成层 8. 木质部 9. 髓

根状茎维管束的连接部分，存在于皮层）斜向通过；髓部发达；薄壁细胞中常含有淀粉粒等贮藏营养物质。（图5-13）

4. 双子叶植物茎和根状茎的异常构造

和根一样，双子叶植物茎也可产生异常构造，常见的异常构造包括：

（1）髓维管束：指存在于茎或根状茎髓部的异常维管束。如海风藤（胡椒科植物风藤的茎）髓部、大黄根状茎髓部、红景天根状茎的髓部均有异常构造。大黄药材断面的"星点"即髓维管束，其形成层环状，外侧由几个导管组成木质部，内侧为韧皮部，射线放射状排列，一个髓维管束即一个星点，是鉴别大黄的重要依据。（图5-14）

（2）同心环状异常维管束：指次生构造形成后，在皮层形成多轮同心环状异常形成层所产生的异常维管束。如鸡血藤茎的皮层就产生数轮同心环状的异常维管束，由于韧皮部有很多分泌细胞，分泌红色汁液，使韧皮部呈红色，表现在药材断面出现与木质部相间排列的呈偏心形半圆形红褐色或黑棕色的环。

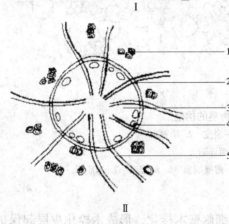

图5-14 大黄根状茎横切面简图
Ⅰ. 大黄根状茎横切面简图
1. 韧皮部 2. 形成层 3. 木质部射线 4. 星点
Ⅱ. 星点简图（放大）
1. 导管 2. 形成层 3. 韧皮部 4. 黏液腔 5. 射线

（3）木间木栓：同根的木间木栓，如甘松的根状茎产生木间木栓，将木质部和韧皮部分割成数束。

三、单子叶植物茎和根状茎的构造

1. 单子叶植物茎的构造

茎的表面为表皮，细胞壁角质化，具有角质层、气孔，有时还有毛茸存在；表皮内为薄壁组织，维管束散生在薄壁组织中，维管束为有限外韧型，由纤维束组成维管束鞘。(图5－15)

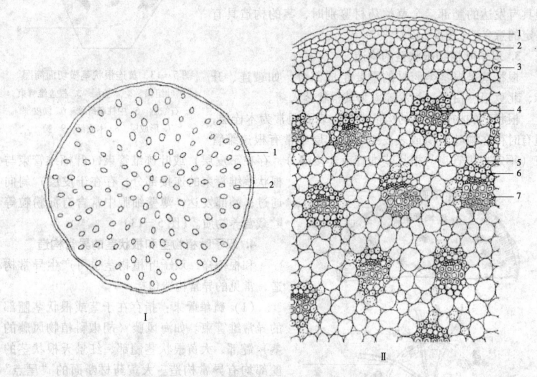

图5－15　单子叶植物茎的构造

Ⅰ. 石斛茎的横切面简图　1. 表皮　2. 维管束

Ⅱ. 石斛茎的横切面详图

1. 角质层　2. 表皮　3. 皮层　4. 韧皮部　5. 薄壁细胞　6. 纤维束　7. 木质部

2. 单子叶植物根状茎的构造

根状茎的表皮通常已经破坏，外侧皮层细胞的细胞壁木栓化，形成木栓化皮层起保护作用，如射干、仙茅、知母、莪术的根状茎，有的植物表皮仍然存在，如石菖蒲的根状茎；大多数单子叶植物根状茎的木栓化皮层之内的薄壁组织被内皮层分成两个区域，内皮层之外通常称之为皮层，通常有根迹或叶迹维管束分布其中，内皮层之内散生许多维管束，如三棱、泽泻、石菖蒲、射干、姜、莪术等植物的根茎，少数植物无内皮层，维管束散生在基本组织中，如知母；维管束通常为有限外韧型，但有的为周木型，如香附，有的二者兼有，如石菖蒲。

第三节　叶的内部构造

　　叶是由茎尖生长锥后方的叶原基发育形成，其中叶片的内部构造在药用植物鉴定中意义最大。

一、双子叶植物叶片的构造

　　双子叶植物叶片从外到内包括三个部分，表皮、叶肉、叶脉。（图5－16）

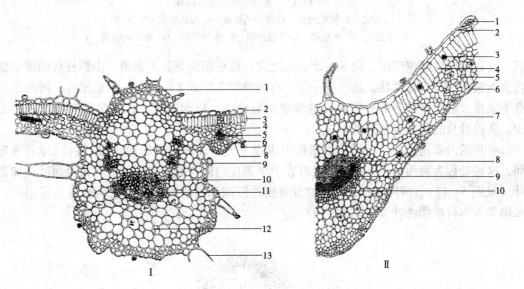

图5－16　双子叶植物叶的横切面详图

Ⅰ. 线纹香茶菜叶的组织横切面

1. 厚角组织　2. 表皮　3. 栅栏组织　4. 海绵组织　5. 侧脉维管束　6. 下表皮　7. 腺毛

8. 气孔　9. 腺鳞　10. 木质部　11. 韧皮部　12. 草酸钙结晶　13. 非腺毛

Ⅱ. 薄荷叶横切面详图

1. 腺毛　2. 上表皮　3. 橙皮苷结晶　4. 栅栏组织　5. 海绵组织　6. 下表皮　7. 气孔

8. 木质部　9. 韧皮部　10. 厚角组织

1. 表皮

　　表皮有上面（腹面）和下面（背面）之分，多为一层细胞组成，但也有由多层细胞组成的复表皮，如夹竹桃、海桐等。表皮细胞的细胞壁角质化，具角质层，有时具有毛茸等附属物，表皮上具有气孔，尤以下表皮为多；顶面观，表皮细胞的侧壁呈波浪状，相互嵌合，横切面呈方形或长方形。

2. 叶肉

　　叶肉包括栅栏组织和海绵组织，是光合作用进行的主要场所，由含叶绿体的薄壁细胞组

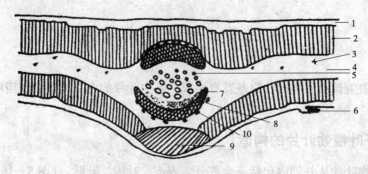

图 5-17　番泻叶横切面简图
1. 表皮　2. 栅栏组织　3. 草酸钙簇晶　4. 海绵组织　5. 导管
6. 非腺毛　7. 韧皮部　8. 厚壁组织　9. 厚角组织　10. 草酸钙簇晶

成，又称为同化薄壁组织，位于上下表皮之间。栅栏组织紧靠上表皮，由圆柱形的薄壁细胞垂直而紧密地排成栅栏状，通常呈一层，有的植物2层或2层以上，如枇杷叶。海绵组织紧靠下表皮，由不规则形的排列疏松的薄壁细胞组成，细胞间隙大，所含叶绿体比栅栏组织少，所以叶片的背面颜色较淡。

　　叶片的内部构造中，栅栏组织紧接上表皮下方，而海绵组织位于栅栏组织与下表皮之间，这种叶称为两面叶。有些植物的叶在上下表皮内侧均有栅栏组织，称为等面叶，如番泻叶（见图5-17）、桉叶等；有的植物没有栅栏组织和海绵组织的分化，也称为等面叶，如水稻等禾本科植物的叶（见图5-18）。

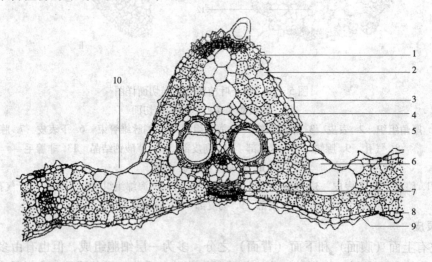

图 5-18　水稻叶片的横切面详图
1. 上表皮　2. 气孔　3. 表皮毛　4. 薄壁细胞　5. 主脉维管束
6. 泡状细胞　7. 厚壁组织　8. 下表皮　9. 角质层　10. 侧脉维管束

3. 叶脉

　　叶脉是叶片中的维管束，包括主脉和各级侧脉，主脉和较大的侧脉由维管束和机械组织构成,木质部位于向茎面,韧皮部位于背茎面,之间为形成层,但不明显,维管束上下具机械组织,背面更为发达,因此叶背面的叶脉常突起;而较小的叶脉结构逐步简化,叶脉越细,结构越简化,有的只由 1~2 个短的螺纹管胞及短的筛管和伴胞组成。主脉上下一般为机械组织或薄壁组织,但少数植物的栅栏组织通过叶脉,如番泻叶等。

二、单子叶植物叶的构造

单子叶植物叶片的形态结构复杂,现以禾本科植物为例说明其构造特征。禾本科植物的叶片也由表皮、叶肉和叶脉组成(图 5 – 18)。

(1)表皮:排列规则,由长细胞和短细胞两类构成。长细胞长方形,与叶的长轴平行,具有角质层,并含有硅质,短细胞分为硅质细胞和栓质细胞两类,硅质细胞的细胞腔内含大量硅质体。另外,上表皮还有大型的薄壁细胞,称泡状细胞或运动细胞,具有大型液泡,在横切面上呈扇形,失水时能使叶片卷缩成筒状,减少水分散失,气孔的保卫细胞呈哑铃状,副卫细胞略呈三角形。

(2)叶肉:叶肉细胞无明显的分化,属等面叶。

(3)叶脉:维管束近平行排列,主脉粗大,维管束为有限外韧型,周围具 1~2 层细胞组成的维管束鞘。主脉的上下方常有厚壁组织分布,增强机械支持作用。

三、气孔指数、栅表比和脉岛数

(1)气孔指数:为同一植物单位面积上的气孔数与表皮细胞数的比例。同种植物的气孔指数是相对恒定的,可作为叶类药材或全草类药材的依据。如欧菘蓝、蓼蓝、大青上下表皮的气孔指数分别是:16.5% ~25.8%、19% ~27%,8.4% ~11.4%、22.4% ~28.0%,0.70% ~10.2%、22.1% ~32.5%,对鉴别 3 种大青叶有一定的意义。

(2)栅表比:为一个表皮下的平均栅栏细胞数目。栅表比是相对恒定的,可作为叶类药材或全草类药材的鉴别依据之一。如尖叶番泻、狭叶番泻的栅表比分别是 4.5 ~18 和4.0 ~12.0。

(3)脉岛数:细小的叶脉将叶肉组织分成许多小块,称脉岛。每平方毫米面积上的脉岛个数称脉岛数。一般来说,双子叶植物具有网状脉,单子叶植物具有平行脉,但少数单子叶植物也具有网状脉,如天南星科、薯蓣科等,但单子叶植物的脉岛中无自由末梢,而双子叶植物脉岛中具有自由末梢,这个特征可作为鉴别双子叶植物和单子叶植物的依据;另外,同种植物的脉岛数是相对恒定的,可作为药用植物的鉴别依据,如紫珠、大叶紫珠和华紫珠的脉岛数分别是 (11.31 ±1.82) 个/mm^2、(3.82 ±1.44) 个/mm^2、(4.66 ±1.73) 个/mm^2。

第六章

植物的器官

自然界的植物种类繁多，现在已知的约有 40 万种以上。包括藻类植物、菌类植物、地衣植物、苔藓植物、蕨类植物、裸子植物和种子植物。从蕨类植物开始才出现根、茎、叶，裸子植物具有根、茎、叶、花、种子；被子植物具有根、茎、叶、花、果实和种子六个部分。根、茎、叶、花、果实、种子统称为植物的器官。

器官是具有一定的外部形态和内部结构，执行一定生理机能的植物体组成部分。被子植物器官依据它们的生理功能，通常分为两大类：一类称营养器官，包括根、茎和叶，它们共同起着吸收、制造和供给植物体所需要营养物质的作用，使植物体得以生长和发育；另一类称繁殖器官，包括花、果实和种子，它们主要起着繁殖后代、延续种族的作用；植物的各种器官在植物的生命活动中是相互依存的有机整体，它们在生理功能和形态结构上都有着密切联系。

第一节 根的形态

根通常是植物体生长在土壤中的营养器官，无节与节间，不生叶、芽和花。根主要具有吸收、输导、贮藏、固着和支持等作用。

许多药用植物以根入药，如人参、党参、三七、牛膝、当归、白头翁、桔梗等都是重要的中药。

一、根的形态和类型

（一）根的形态

裸子植物、双子叶植物的根通常呈圆柱形，越往下越细，向四周分枝，横断面通常看不到髓部；单子叶植物根呈须状，横断面具有髓部。

（二）根的类型

（1）主根和侧根：由植物种子的胚根直接发育而来，也是植物最初生长出来的根，称为主根，主根的分枝称为侧根，根据分枝的次序，还可分为一级侧根、二级侧根等。（图6－1）

（2）定根和不定根：有固定的生长部位，通常生长在土壤中，由胚根发育而来，如主根和侧根称为定根；生长在茎、叶等部位，不是由胚根发育形成，无固定的生长部位，称为不定根。如人参地下部位的主体称为主根（体）、侧根（腿）、二级侧根（须），这些都是定根，而主根顶端具有根茎（芦头），根茎上面的根称为不定根。

（3）直根系和须根系：一株植物地下部位所有的根称为根系，若主根粗大，和侧根有明显区别的根系称为直根系，如大部分双子叶植物的根系属于植根系；若根系中根的数量较多，各根无明显区别的根系称为须根系，如大多数单子叶植物的根系属于须根系。

（三）根的变态

根因受外界环境的影响，功能发生特化，常产生很多变态，常见的变态根有下列几种。（图6-2、图6-3）

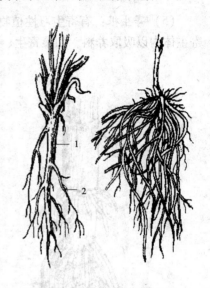

图6-1　直根系和须根系
1. 直根　2. 侧根

（1）贮藏根：根的一部分或全部肥大肉质，内含大量营养物质，这种根称为贮藏根。若主根发达，呈圆锥状、圆柱形、圆球形，这种根称为肉质直根；若根呈纺锤状、块状，由侧根或不定根肥大形成的变态根称为块根。

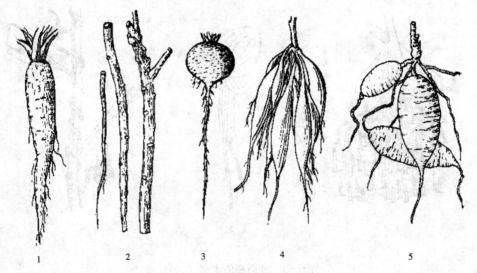

图6-2　变态根的类型（一）
1. 圆锥根　2. 圆柱根　3. 圆球根　4. 块根（纺锤状）　5. 块根（块状）

（2）支持根：自地上茎干基部长出而着生于地下，有支撑植物体直立作用的根，如薏苡。

（3）攀援根：发生于地上茎干上，并附着于其他基物上的一些不定根，如常春藤。

（4）气生根：自地上茎干上长出，或发自茎干基部而悬垂于空气之中，以吸收和贮存水分，如石斛。

（5）寄生根：有寄生习性植物的根，着生于其他寄主植物的地上茎干或根部，并深入寄主体内以吸取养料，如桑寄生、菟丝子等。

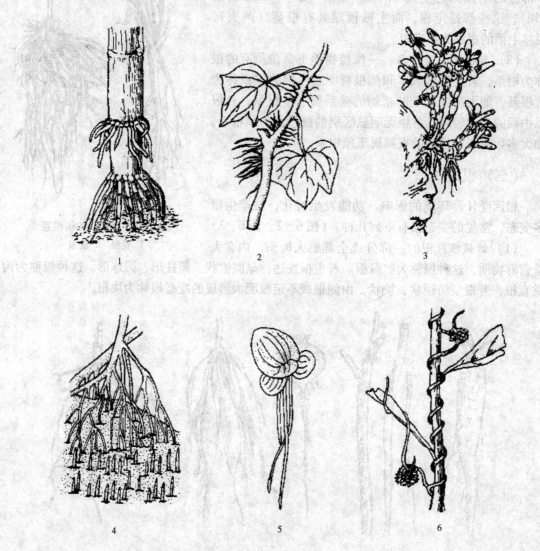

图6－3 变态根的类型（二）

1. 支柱根（玉米） 2. 攀缘根（常春藤） 3. 气生根（石斛）
4. 呼吸根（红树） 5. 水生根（青萍） 6. 寄生根（菟丝子）

第二节 茎的形态

茎为植物的主干，一般生于地上，但有的变态茎生于地下，具节与节间，生叶、芽和花。茎主要具有输导、支持作用，亦有贮藏等功能。

许多植物的茎可以入药，如海风藤、川木通、木通、鸡血藤、络石藤为藤本植物的藤茎，钩藤为带钩茎枝，苏木、降香、沉香为心材，通草为茎髓。另外，全草类药材中茎占重要比例，如薄荷、益母草等。而变态茎，如根状茎、块茎、鳞茎等也是重要的药材入药部位。

一、茎的形态

茎一般呈圆柱形，有的呈方形（益母草、薄荷等唇形科植物）、三角形（香附等莎草科植物）。茎的中心常为实心，有的为空心。（图6-4）

茎上着生叶和腋芽的部位称节，节与节之间称节间。叶和茎之间的夹角称为叶腋，茎枝的顶端具有顶芽，叶腋具有腋芽。（图6-5）

木本植物的冬枝上还分布有叶痕、托叶痕、芽鳞痕，分别是叶、托叶、芽鳞脱落后留下的痕迹，木本植物上还有隆起呈裂隙状的皮孔。这些特征常作为鉴别茎木类药材的依据。

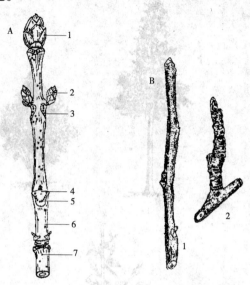

图6-4　茎的外形
A. 正常茎的外部形态：1. 顶芽　2. 侧芽　3. 节
　4. 叶痕　5. 托叶痕　6. 节间　7. 皮孔
B. 长枝和短枝：1. 苹果的长枝　2. 苹果的短枝

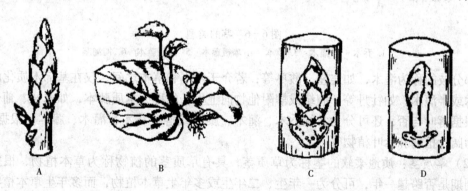

图6-5　芽的类型
A. 顶芽　B. 不定芽　C. 鳞芽　D. 裸芽

二、茎的类型

通常根据植物茎的质地或生长习性不同，可分为下列类型（图6-6）。

1. 按照茎的质地分

（1）木质茎：质地坚硬的茎称为木质茎，具有木质茎的植物称为木本植物，可分为乔木、灌木和木质藤本。其中植株高大，主干明显的称为乔木，如厚朴、杨柳等；植株矮小，

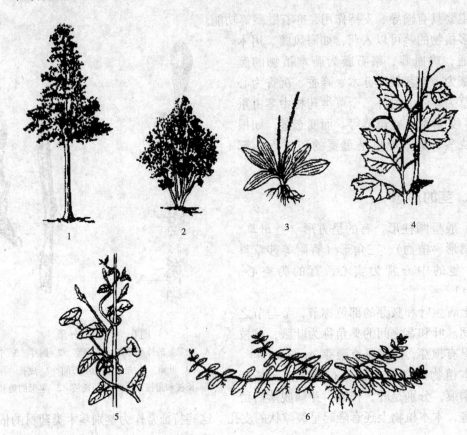

图6-6 茎的类型

1. 乔木 2. 灌木 3. 草本 4. 攀援藤本 5. 缠绕藤本 6. 匍匐茎

从基部分枝的称为灌木，如连翘、酸枣等；若介于木本和草本之间，仅在基部木质化的称为亚灌木或半灌木，如牡丹等；缠绕或攀附他物向上生长的称为木质藤本，如木通、葡萄等。

根据落叶与否，还可分为常绿乔木、灌木、藤本或落叶乔木、灌木、藤本，根据叶形，可分为阔叶植物和针叶植物等。

（2）草质茎：质地柔软的茎称为草质茎，具有草质茎的植物称为草本植物，根据完成生命周期是否跨越一年，可分为一年生、二年生或多年生草本植物，而多年生草本植物多数为宿根草本，即地上部分秋季枯萎，第二年春季萌发新芽，如人参、黄连、甘草、黄芩等，少数为常绿草本，即植物体多年常绿，如麦冬、万年青。

（3）肉质茎：质地柔软多汁的茎，如景天科植物红景天、景天三七。

2. 按茎的生长习性分

（1）直立茎：直立生长的茎，如杜仲、紫苏等。

（2）藤本茎：细长，依靠自身缠绕它物做螺旋状上升的茎称为缠绕茎，如五味子、马兜铃、何首乌等；细长，靠攀援结构依附它物上升的茎称为攀援茎，如栝楼（卷须）、常春藤（不定根）、爬山虎（吸盘）等；细长，平卧地面，沿地面蔓延生长，节上生有不定根的茎称为匍匐茎，如连钱草、红薯；细长，平卧地面，沿地面蔓延生长，节上不生不定根的茎，如蒺藜、地锦等。

三、茎的变态

由于植物长期适应于不同的生活环境，植物茎产生形态特化，称为茎的变态。茎的变态主要有下列类型。

1. 地上茎的变态（图6-7）

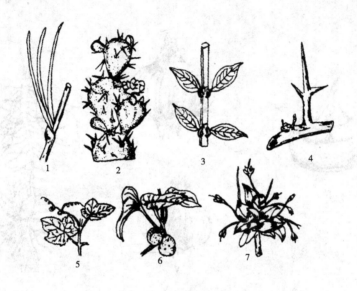

图6-7 地上茎的变态

1. 叶状枝（天门冬）　2. 叶状茎（仙人掌）　3. 钩状茎（钩藤）
4. 刺状茎（皂荚）　5. 卷须茎（葡萄）
6. 小块茎［山药的珠芽（零余子）］　7. 小鳞茎（洋葱花序）

如天门冬、仙人掌等植物，茎或枝变为绿色的扁平叶状或针叶状，叶小而不明显，为膜质鳞叶、线状或刺状，称为叶状茎或叶状枝；酸橙、山楂、木瓜、皂荚等植物的部分枝条变为坚硬的刺，分枝或不分枝，称为刺状茎；栝楼等葫芦科植物或葡萄科植物的部分枝条变成卷须，称为茎卷须；山药的叶腋或半夏的叶柄上由腋芽或不定芽形成的块状物称为小块茎；百合、小根蒜等百合科植物的叶腋或花序中由腋芽或花芽形成的鳞茎状结构称为小鳞茎。

2. 地下茎的变态（图6-8）

在长期的进化过程中，部分茎生长于土壤中，形态也发生特化，这就是地下茎的变态，地下茎具有茎的一般特征，如具有节和节间，具有退化鳞叶及芽，地下茎通常肥厚，贮藏营养物质。

（1）根状茎：如细长平卧的芦苇、竹子，肥厚肉质平卧的姜、藕、黄精等，是植物无性繁殖的重要器官，通常横卧于地下，节和节间明显，节上一般有退化的鳞片叶，前端有顶芽，旁有侧芽，向下有不定根，有的还有明显的茎痕，如黄精、人参芦头上的芦碗就是茎痕；少数根状茎呈块状，如苍术、白术，少数直立于根的顶端，如人参的芦头。

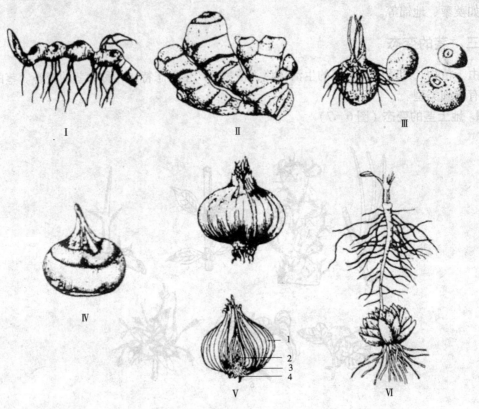

图 6-8 地下茎的变态

I. 根茎（玉竹） II. 根茎（姜） III. 块茎（半夏：左新鲜品，右除外皮的药材）
IV. 球茎（荸荠） V. 鳞茎（洋葱）1. 鳞片叶 2. 顶芽 3. 鳞茎盘 4. 不定根 VI. 鳞茎（百合）

（2）块茎：如半夏、天南星、马铃薯等的地下变态茎，是一种球状或块状的变态茎，节和节间均不明显，通常发芽时才可分辨节的位置，具有鳞叶或早期就枯萎脱落。

（3）鳞茎：如百合、贝母、洋葱等的地下茎，由肉质鳞叶和茎组成的球状结构，若鳞片较宽，层层包围的称为有被鳞茎；若鳞片狭窄，覆瓦状排列的称为无被鳞茎。

第三节 叶的形态

叶是植物的重要营养器官，具有向光性。叶的主要生理功能是进行光合作用、气体交换和蒸腾作用。

叶肉细胞中含有大量叶绿体，能进行光合作用，光合作用的结果将空气中的二氧化碳和土壤中的水分合成有机物质，同时放出氧气。光合作用产生的碳水化合物等营养物质通过植物体的输导组织（筛管或筛胞）输送到植物体各个部分；不仅供自身生长发育使用，而且一部分贮藏在果实、根、种子或根、茎等器官中。

叶片表面还有很多气孔，是气体交换的主要通道，通过气体交换，进行呼吸作用，呼吸作用的结果使植物体内的有机物质起氧化分解作用，并放出能量和二氧化碳。

植物气孔还有一个重要作用就是将植物体内的水分散发到外界，即蒸腾作用，蒸腾作用能调节体内温度，免受阳光的灼伤，还能促进水分和无机盐的吸收。

有的叶片还有贮藏作用，如贝母、百合的地下变态叶；有的具有繁殖作用，如秋海棠、落地生根的叶。

叶也具有重要的药用价值，有一类中药材称为叶类药材，如大青叶、番泻叶、枇杷叶、侧柏叶、紫苏叶、艾叶等，主要以叶片作为药用部位；还有一类称为全草类药材，如细辛、淫羊藿、鱼腥草、广藿香、益母草、薄荷等，叶片占较大比例。

一、叶的组成和形态

1. 叶的组成 （图6-9）

叶可由叶片、叶柄和托叶三部分组成，如桃、梨、山楂等；有的植物有叶柄和叶片，但无托叶，如连翘、女贞等；有的植物只有叶片，如龙胆、石竹等。因此，叶的组成是药用植物鉴定的依据之一。

（1）叶片：叶片是叶的主要部分，一般为绿色而薄的扁平体，叶片的顶端称为叶端或叶尖，基部称为叶基，周边称为叶缘，叶内分布着叶脉。

（2）叶柄：叶柄具有支持叶片的作用，叶柄一般为柱状或稍扁平，多有沟槽，但有的植物叶柄扩大成鞘包围茎，称为叶鞘，如白芷、小茴香等伞形科植物，小麦、水稻等禾本科植物；有的植物叶片退化，叶柄变态成扁平叶状，如台湾相思树。

（3）托叶：托叶通常为生于叶柄两侧细小、狭长的叶状结构。托叶的有无、形态是鉴定药用植物的依据之一，如桑科、木兰科、豆科、蔷薇科、茜草科等具有托叶，其中有的植物早期具有托叶，叶长成后脱落，如桑、玉兰，但大部分不脱落；有的植物托叶很大，呈叶片状，如茜草、豌豆等；有的植物托叶联合成鞘状，包围在茎节的基部称为托叶鞘，如大黄、何首乌等蓼科植物；有的植物托叶变成卷须，如土茯苓等。

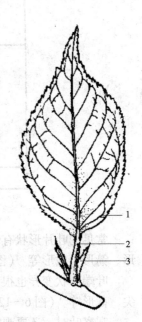

图6-9 叶的组成部分
1. 叶片 2. 叶柄 3. 托叶

2. 叶片的形状

不同种类的植物叶片的形状通常不同，如麦冬为条形叶，柳树为披针形叶，蓼兰叶（蓼大青叶）为卵形至宽椭圆形，菘蓝的基生叶（大青叶）为矩圆状椭圆形，茎生叶为矩圆形至矩圆状披针形。

叶片的形状主要根据它的长度和宽度的比例以及最宽处的位置来确定，以几何形状表达，但往往不是典型的几何形状，所以我们通常用2种以上的形状描述一枚叶片。由于叶片的形状很难用几何形状准确表达，因此当我们以叶片形状特征来鉴定药用植物或叶类药材时，要多观察、比较，在比较中掌握叶片的形状。(图6-10)

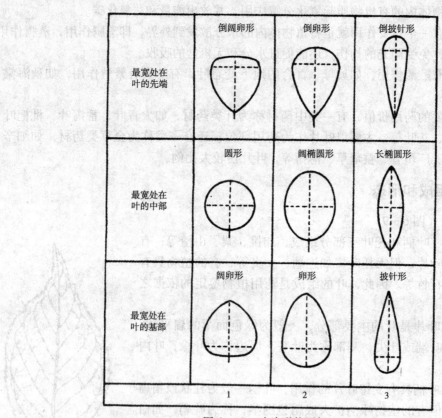

图6-10 叶片形状图解

常见的叶片形状有针形、披针形、椭圆形、卵形、心形、肾形、圆形、剑形、盾形、带形、箭形、戟形等。(图6-11)

叶端形状变异也很大，常见的有尾状、渐尖、急尖、钝形、微凹、微缺、倒心形、芒尖、截形等。(图6-12)

观察叶时，还要观察叶基的形状，常见的叶基形状有心形、楔形、渐狭、歪斜、抱茎、穿茎等。(图6-13)

不同的植物叶片可能具有不同的叶缘，常见的叶缘形状有全缘、波状、牙齿状、锯齿状、圆齿状、重锯齿状等。(图6-14)

3. 叶片的分裂（图6-15、图6-16）

根据裂片的数目和裂片的深度形容叶片的分裂，如三出浅裂、三出深裂、三出全裂；羽状浅裂、羽状深裂、羽状全裂；掌状浅裂、掌状深裂和掌状全裂。叶裂的概念如下：

浅裂：叶裂深度接近叶缘至叶基部或叶缘至主脉的四分之一。

深裂：叶裂深度超过叶缘至叶基部或叶缘至主脉的四分之一。

全裂：叶裂深达主脉或叶的基部。

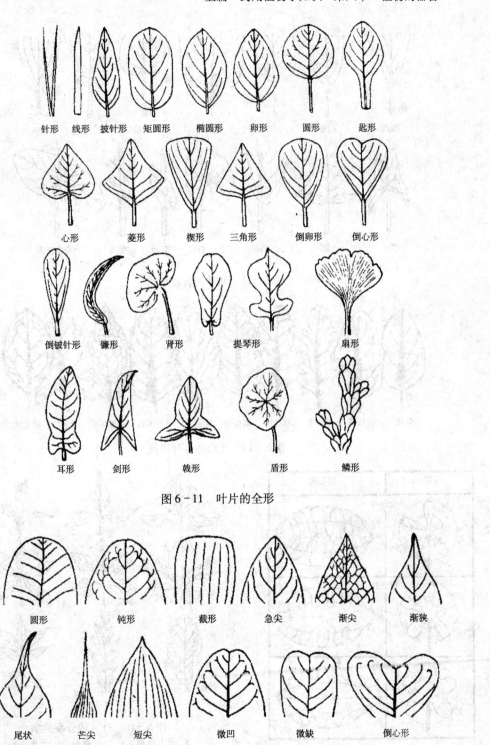

针形　线形　披针形　矩圆形　椭圆形　卵形　圆形　匙形

心形　菱形　楔形　三角形　倒卵形　倒心形

倒披针形　镰形　肾形　提琴形　扇形

耳形　剑形　戟形　盾形　鳞形

图 6 - 11　叶片的全形

圆形　钝形　截形　急尖　渐尖　渐狭

尾状　芒尖　短尖　微凹　微缺　倒心形

图 6 - 12　叶端的各种形状

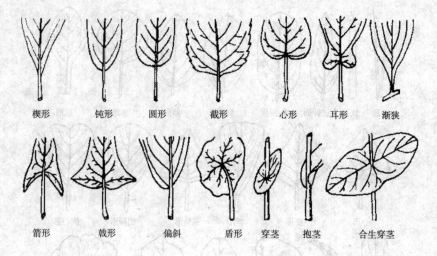

图 6-13 叶基的各种形状

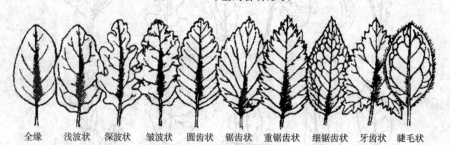

全缘　浅波状　深波状　皱波状　圆齿状　锯齿状　重锯齿状　细锯齿状　牙齿状　睫毛状

图 6-14 叶缘的各种形状

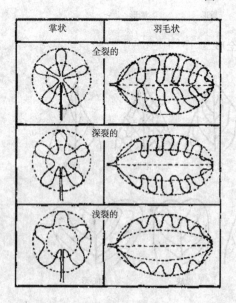

图 6-15 叶片的分裂图解

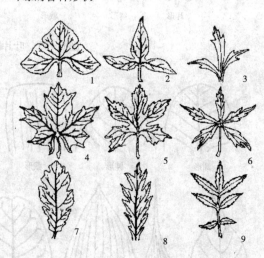

图 6-16 叶片的分裂类型

1. 三出浅裂　2. 三出深裂　3. 三出全裂
4. 掌状浅裂　5. 掌状深裂　6. 掌状全裂
7. 羽状浅裂　8. 羽状深裂　9. 羽状全裂

4. 叶脉

叶脉是叶片中的维管束，它起着运输和支持作用。叶片中大而明显的叶脉称为主脉，主脉的分枝称为侧脉，侧脉的分枝称为细脉。叶脉在叶片上的分布排列方式称为脉序，脉序是药用植物分类的重要依据。常见的脉序有（图6-17）：

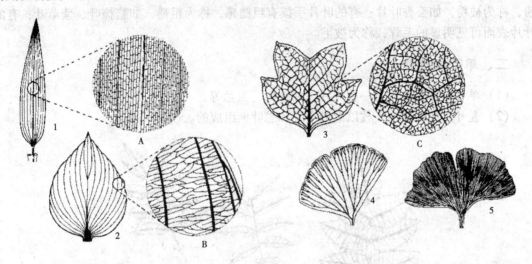

图6-17 脉序的类型

1. 淡竹叶，示平行脉序　2. 玉簪属一种，示弧形脉序　3. 北美鹅掌楸，示网状脉序
4. 铁线蕨属一种，示叉状脉序　5. 银杏，示叉状脉序　A～C为放大部分，示细脉的分布（注意脉序的区别）

（1）网状脉：主脉粗大，并分枝形成侧脉和细脉，细脉彼此联成网状。大多数双子叶植物具有网状脉。网状脉又可分为两种类型：

掌状网脉：具有数条主脉，自叶柄顶端发出，形成掌状的网状脉，如大黄、葡萄等；有的掌状网脉的主脉自中央叶柄顶端向四周放射发出，如蝙蝠葛、莲、蓖麻等，这种叶片通常为盾形叶。

羽状网脉：具有一条主脉，主脉两侧分出羽状分枝的侧脉，这种网状脉称为羽状网脉，如菘蓝的叶片（大青叶）、柳树叶片等。

（2）平行脉：叶脉不分枝，多呈平行或近平行分布。大多数单子叶植物具有平行脉。常见的平行脉包括：

直出平行脉：叶脉自叶基直达叶端，相互平行，如淡竹叶、麦冬等。

弧形脉：叶脉自叶基直达叶端，各脉的距离在叶的中部较宽，向两端渐狭窄，如黄精、玉竹、玉簪等。

横出平行脉：有一条主脉，侧脉自主脉发出，平行达到叶缘，如芭蕉等。

射出平行脉：叶片呈扇形，叶脉自叶基至叶端射出，如棕榈、蒲葵等。

另外，还有二叉分枝脉，叶脉自叶柄顶端向叶片发出，每个分叉均呈二歧分枝，如银杏叶。

5. 叶片的质地

叶的质地包括以下几种：肥厚多汁的叶片称为肉质叶，如马齿苋、红景天、芦荟等植物的叶片；厚而坚韧的叶片称为革质叶，如枇杷叶、山茶叶等；薄而柔软的叶片称为草质叶，如薄荷叶、藿香叶等；叶小，不呈绿色的叶片称为干膜质，如麻黄等的叶片。

6. 叶的表面附属物

有的叶片角质层较厚，没有毛茸或突起称为光滑，如冬青叶等；有的叶片表面有一层白粉，称为被粉，如芸香叶片；有的叶片手摸有粗糙感，称为粗糙，如腊梅叶、紫草叶；有的叶片表面可见明显的毛茸，称为被毛。

二、单叶和复叶

（1）单叶：叶柄上只有一枚叶片，如柳树、玉兰等。

（2）复叶：复叶是由 2 枚以上的小叶和总叶柄组成的。（图 6-18）

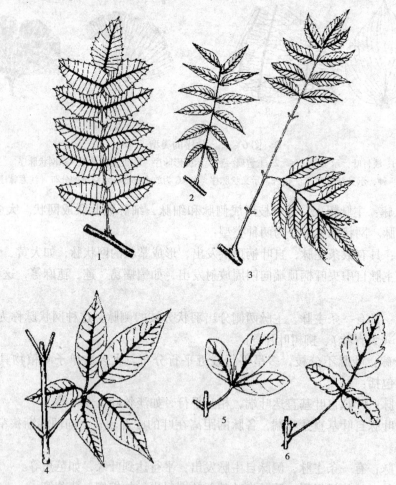

图 6-18 复叶的主要类型

1. 奇数羽状复叶　2. 偶数羽状复叶　3. 二回羽状复叶
4. 掌状复叶　5. 掌状三出复叶　6. 羽状三出复叶

有的复叶的小叶直接生长在总叶柄顶端，如：

（1）三出复叶：总叶柄顶端生长 3 枚小叶。若顶生小叶有柄称为羽状三出复叶，如大豆、胡枝子等；若顶生小叶无柄的称为掌状三出复叶，如半夏、酢浆草。

（2）掌状复叶：在总叶柄顶端生长 3 枚以上的小叶，呈掌状展开，如爬山虎、人参、西洋参的叶。

（3）单身复叶：总叶柄顶端只有一枚小叶片，总叶柄常为叶状或翼状，总叶柄与叶片之间有关节相连。一般认为，这种复叶是由三出复叶退化形成，关节是原来着生两侧小叶片的位置，芸香科柑橘属植物酸橙、柚子等具有这种叶型。

有的复叶总叶柄顶端为叶轴，小叶羽状排列在叶轴上，称为羽状复叶。

其中顶端为一枚小叶片的称为单（奇）数羽状复叶，如苦参、黄柏、槐树等；顶端具 2 枚小叶片的称为双（偶）数羽状复叶，如决明、皂荚等；叶轴羽状分枝，每个分枝上又形成羽状复叶称为二回羽状复叶，如合欢；叶轴二次羽状分枝，最后一次分枝上形成羽状复叶称为三回羽状复叶，如苦楝。

三、异形叶性

同一植株上具有不同形状的叶片称为异形叶性，如益母草基生叶的叶片呈圆形，掌状分裂，中部叶的叶片三裂，上部叶的叶片线形，无柄，不分裂；人参的叶片在不同的生长年限叶的形态也明显不同，是判断人参生长年限的重要依据；半夏一年生为单叶，二年以上叶为三出复叶。除以上由于时期不同导致的异形叶性外，有的植物由于生长环境不同，也形成异形叶性，如慈菇在水中的叶片为线形，浮水叶为肾形，挺水叶为箭形，水毛茛在水中的叶片丝状，挺水叶掌状深裂。（图 6-19、图 6-20、图 6-21）

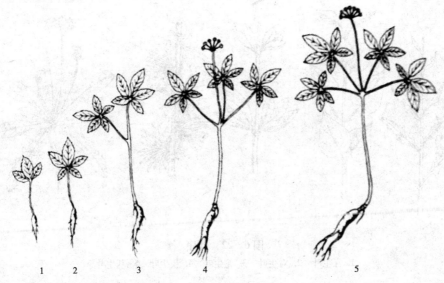

图 6-19 不同年龄人参的形态
1. 一年生 2. 二年生 3. 三年生 4. 四年生 5. 五年生

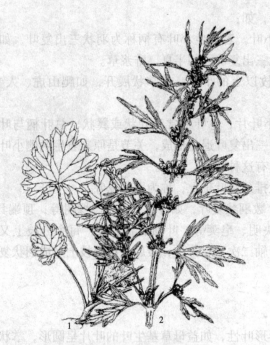
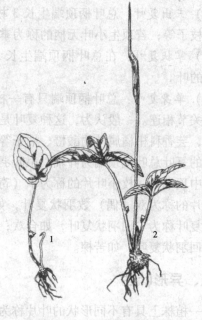

图 6-20 益母草叶的形态图   图 6-21 不同年龄半夏的形态
1. 益母草的基生叶 2. 益母草的中部叶、上部叶   1. 一年生 2. 两年以上生

四、叶序

叶在枝条上的排列方式称叶序。常见的有下列几种（图6-22）：

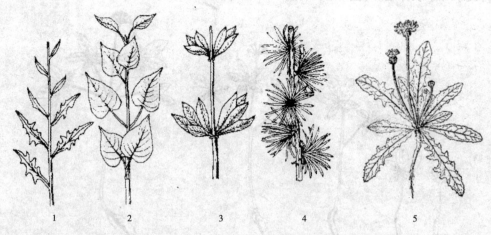

图 6-22 叶序
1. 互生叶 2. 对生叶 3. 轮生叶 4. 簇生叶 5. 基生叶

每节上有1枚叶称互生叶，常在枝条上螺旋状排列，如桑、桃等，但禾本科、姜科、兰科植物的叶呈二列排列。

每节上有 2 枚相对的叶称对生叶，有的呈交互对生，如薄荷、龙胆、忍冬等，有的呈二列状对生，如女贞、红豆杉等。

每节上有 3 枚或 3 枚以上的叶称轮生叶，如夹竹桃、直立百部、轮叶沙参等的叶序。

2 枚或 2 枚以上的叶着生在短枝上称簇生叶，如银杏、落叶松、枸杞等的叶序。有些植物的茎极为缩短，节间不明显，其叶恰如从根上长出，称基生叶，基生叶常集生而成莲座状叶丛，如蒲公英、车前等。

同一株植物可以同时存在两种或两种以上的叶序，如桔梗的叶序有互生、对生及三叶轮生，栀子的叶序有对生和三叶轮生。

第四节　花的形态

花是种子植物特有的器官，通过传粉、受精作用，产生果实和种子。裸子植物花的结构较为简单；被子植物的花常有鲜艳的颜色或特异的香气，构造比较复杂。

花的形态和构造随植物种类而异，但植物花的形态构造特征比其他器官较为稳定，变异较小，植物在长期进化过程中所发生的变化也往往从花的构造方面得到反映，因此掌握花的特征，对鉴定、辨认药用植物及花类药材或带花全草类药材具有重要意义。很多植物的花（花序）供药用，如金银花、菊花、红花、款冬花、旋覆花、辛夷、槐花等。

一、花的组成及形态构造

花一般是由花梗、花托、花被（花萼、花冠）、雄蕊群和雌蕊群组成。其中雄蕊和雌蕊是花中最重要的生殖部分，花被具有保护雄蕊和雌蕊，引诱昆虫传粉的作用，花梗和花托起支持花各部的作用。（图 6 - 23）

1. 花梗

花梗又称花柄，通常呈绿色，圆柱形，可长可短，有的植物无花柄，因此花柄的长短、有无是植物鉴定的依据之一。

2. 花托

花托是花梗顶端稍膨大的部分，为花萼、花冠、雄蕊和雌蕊的着生部分。花托一般呈平坦或稍突起的圆顶状，有时呈圆柱状、杯状、倒圆锥形等，在子房基部、顶端或在雄蕊和花冠之间，花托扩大成扁平状或垫状的盘状体，称为花盘。

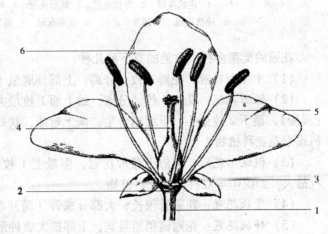

图 6 - 23　花的组成部分
1. 花梗　2. 花托　3. 花萼　4. 雌蕊　5. 雄蕊　6. 花冠

3. 花萼

花萼是一朵花中所有萼片的总称，为花的最外轮，通常绿色。花萼变异很大，如瓣状萼、离生萼、合生萼、副萼、宿存萼、早落萼、萼距、冠毛等。

4. 花冠

花冠是一朵花中所有花瓣的总称，位于花萼的内轮，花冠常有鲜艳的颜色，为花的最显著部分。花瓣一般一轮，有的植物的花瓣变化成重瓣、离瓣、合瓣、花冠距、副花冠等。（图6－24）

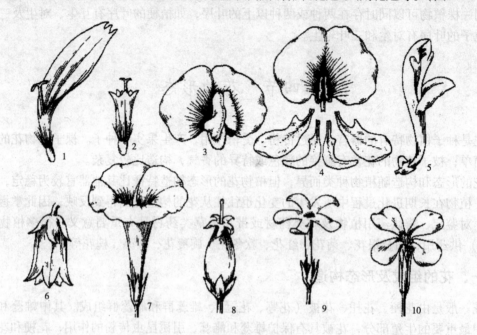

图6－24　花冠的类型
1. 舌状花冠　2. 管状花冠　3. 蝶形花冠　4. 蝶形花解剖　5. 唇形花冠
6. 钟状花冠　7. 漏斗形花冠　8. 壶形花冠　9. 高脚蝶形花冠　10. 十字形花冠

花冠的类型多样，常见的有下列几种：

（1）十字形花冠：花瓣4枚，分离，上部外展呈十字形。如菘蓝等十字花科植物。

（2）蝶形花冠：花瓣5枚，分离，最上面1枚最大，位于外方（旗瓣），侧面2枚较小（翼瓣），最下2枚最小，下缘稍合生，向上弯曲，状如龙骨（龙骨瓣）。如甘草、葛根等豆科蝶形花亚科植物。

（3）假蝶形花冠：类似于蝶形花冠，但最上1枚最小，位于内方，依次增大，最下2枚最大，如决明等豆科云实亚科植物。

（4）管状花冠：花冠管较长，大部分成管（筒）状，如菊科植物红花、菊花等植物。

（5）钟状花冠：花冠筒稍短且宽，上部扩大成钟形，如沙参等桔梗科植物。

（6）辐状花冠：花冠筒短，裂片由基部向四周扩展，形如车轮，如枸杞等茄科植物的花冠。

（7）唇形花冠：花冠下部筒状，上部二唇形，如益母草等唇形科植物。

（8）舌状花冠：花冠基部成一短筒，上部宽大，向一侧延伸成扁平舌状，如蒲公英等菊科植物。

5. 雄蕊群

雄蕊群是一朵花中所有雄蕊的总称，位于花被内方，一般直接着生在花托上，但也有的雄蕊着生在花冠上面。各类植物的雄蕊数目不同，常与花瓣同数或为其倍数。

典型的雄蕊可分成花丝和花药两部分。

（1）花丝：花丝是雄蕊基部细长部分，顶端支撑花药。

（2）花药：是花丝顶端膨大的囊状体，为雄蕊的主要部分。花药有一至数个藏有花粉粒的腔室，称药室或花粉囊。多数花药有四个药室，药室之间的部分称为药隔，其中有一条维管束。花粉粒成熟后，花粉囊壁破裂，将成熟的花粉粒散出，进行传粉。

花粉粒的形状很多，表面常有各种花纹、刺突、疣点、凹穴等，还具有长形的沟槽或圆形的萌发孔，花粉粒常为黄色；有的植物的花粉粒粘结成复合花粉（多数为4个），有的植物花粉粒粘结成块状，称为花粉块，如杠柳、白前、天麻等萝藦科或兰科植物。花粉粒的形态和表面纹饰是鉴定花类药材或带花全草类药材的重要依据之一。

花药开裂方式包括纵裂、孔裂和瓣裂。纵裂指沿花药纵轴开裂，如百合等；孔裂指在药室的顶端或近顶端开裂成一个小孔，如杜鹃等；瓣裂指花药成熟时药室掀起1~4个瓣状的盖，如淫羊藿等。

花药在花托上着生的方式也不一致，常见的有（图6-25）：

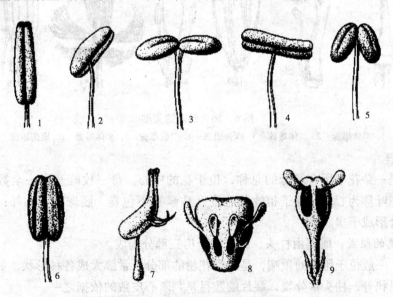

图6-25 花药的着生和开裂方式
1. 基着 2. 背着 3. 平着 4. 丁字着 5. 个字着 6. 纵裂 7. 孔裂 8、9. 瓣裂

基着：花药基部着生在花丝顶端，如樟、茄。

背着：花药的背部贴生在花丝上，如杜鹃、马鞭草。

平着：两个药室完全分离平展，几乎成一直线着生在花丝顶端，如薄荷、益母草等。

丁字着药：花药背部中央一点着生在花丝顶端，与花丝略呈丁字形，如水稻、百合等。

个字着：花药上部连合，着生在花丝上，下部分离，花药与花丝呈个字形，如泡桐、玄参等。

（3）雄蕊的类型：雄蕊在花中一般呈轮状排列，少数呈螺旋状排列；雄蕊一般是分离的，少数花丝或花药连合；花丝一般是等长的，少数植物花丝长短不一。因此根据雄蕊的变化可以鉴定植物。常见的雄蕊类型有：

①单体雄蕊：花中雄蕊多数，所有雄蕊的花丝联合成筒状，花药分离，如木槿、木芙蓉等锦葵科植物，远志等远志科植物。

②二体雄蕊：花中所有雄蕊的花丝联合成两束，花药分离，如甘草、黄芪等豆科植物花中有 10 枚雄蕊，9 枚联合成 1 束，1 枚分离，延胡索花中有 6 枚雄蕊，每 3 枚联合成 1 束。

③多体雄蕊：雄蕊多数，花丝联合成数束，花药分离，如贯叶连翘等金丝桃科植物。

④聚药雄蕊：花中有 5 枚雄蕊，花药联合成筒状，花丝分离，如菊花、蒲公英等菊科植物。

⑤二强雄蕊：花中有 4 枚雄蕊，2 枚较长，2 枚较短，如益母草、地黄等唇形科和玄参科植物。

⑥四强雄蕊：花中有 6 枚雄蕊，4 枚较长，2 枚较短，如菘蓝等十字花科植物。（图 6-26）

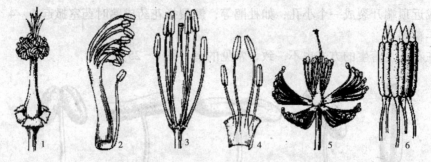

图 6-26　雄蕊的类型
1. 单体雄蕊　2. 二体雄蕊　3. 四强雄蕊　4. 二强雄蕊　5. 多体雄蕊　6. 聚药雄蕊

6. 雌蕊群

雌蕊群是一朵花中所有雌蕊的总称，位于花的中心。每一枚雌蕊由一至数枚变态叶构成，这些变态叶称为心皮，裸子植物的心皮（珠鳞）不包卷，胚珠裸露在外；被子植物的心皮边缘结合形成子房。

（1）雌蕊的组成：雌蕊由柱头、花柱和子房三部分构成。

①柱头：一般位于雌蕊的顶端，是承受花粉的部分，常膨大成各种形状，如盘状、羽毛状、头状、星状等，柱头常分裂，裂片的数目是判断心皮数的依据之一。

②花柱：是介于子房和柱头之间的细长部分，起支持柱头的作用，也是花粉管进入子房的通道。花柱可是一枚，也可是数枚，花柱的数目也是判断心皮数的依据之一。有些植物没有花柱，如罂粟、木通等。

③子房：是雌蕊基部膨大的囊状体，常呈椭圆形、卵形，有时表面具有沟槽或被毛。子房的外壁为子房壁，子房壁以内的腔室为子房室，子房室内着生胚珠，因此子房是雌蕊最重

要的部分。子房室的数目、子房上的沟槽都是判断心皮数的依据之一。

（2）雌蕊的类型：被子植物常见的雌蕊类型有：

①单雌蕊：一朵花中有一枚雌蕊，由一枚心皮构成，如桃、杏、野葛、决明等。

②离生雌蕊：一朵花中有2枚以上单雌蕊，如玉兰、八角茴香等。

③复雌蕊：一朵花中有一枚雌蕊，由2枚以上心皮彼此连接构成，如连翘由2枚心皮构成，百合由3枚心皮构成，卫矛由4枚心皮构成，苹果由5枚心皮构成。（图6-27）

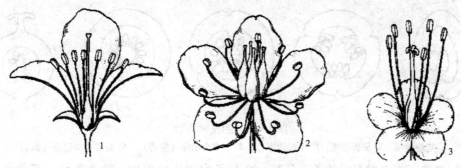

图6-27 雌蕊的类型
1. 单生单雌蕊 2. 离生单雌蕊 3. 复雌蕊

（3）子房的位置：根据子房在花托上的着生位置，子房与花托愈合的程度及其与花的各部分关系，可分为下列几类：

①上位子房（下位花）：花托扁平或突起，少数凹陷，仅子房底部与花托相连，花被、雄蕊均着生在子房下方，如菘蓝、百合等。

②下位子房（上位花）：花托凹陷而膨大，子房完全和凹陷的花托愈合，花被、雄蕊均着生在子房上方，如人参、射干等。

③半下位子房（周位花）：仅子房下半部与凹陷的花托愈合，而花的其他部分围绕子房着生于花托的周边，如桔梗等。（图6-28）

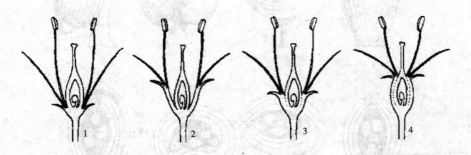

图6-28 子房与花被的相关位置
1. 子房上位（下位花） 2. 子房上位（周位花） 3. 子房半下位（周位花） 4. 子房下位（上位花）

（4）胎座：胚珠在子房内着生的位置称为胎座，胎座的排列方式称为胎座式，常见的胎座式有：

①边缘胎座：单心皮，子房一室，胚珠沿着腹缝线边缘排成一个纵行，如合欢、槐等。

②侧膜胎座：2枚以上心皮，子房一室，胚珠沿着相邻心皮结合处的边缘排列，如栝楼、龙胆等。

③中轴胎座：2枚以上心皮，子房室和心皮数同数，胚珠着生在心皮愈合的中轴上，如百合、柑橘等。

④特立中央胎座：类似于中轴胎座，但子房一室，如石竹等。

此外，还有基生胎座和顶生胎座等。（图6-29）

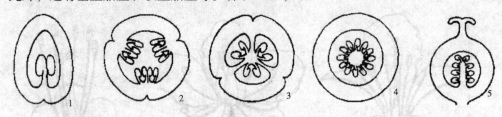

图6-29 胎座的类型

1. 边缘胎座　2. 侧膜胎座　3. 中轴胎座　4. 特立中央胎座（横切）　5. 特立中央胎座（纵切）

（6）胚珠：将来发育成种子，具有一个与子房相连的短柄，称为珠柄；胚珠外面为珠被，珠被不完全愈合，留下一个小孔称为珠孔；珠被里面是珠心，珠心中发育着胚囊，一般成熟的胚囊有8个细胞，分别是1个卵细胞、2个助细胞、2个极核细胞、3个反足细胞；珠心基部、珠被、珠柄三者的连接处称为合点，是维管束输送养料进入胚囊的通道。

由于珠柄、珠被和珠心各部分的生长速度不同，常形成直生胚珠、横生胚珠、弯生胚珠、倒生胚珠等类型，其中倒生胚珠的珠孔向下靠近珠柄基部，而合点在上，位于珠孔相对一端，珠柄很长与珠被愈合，并在珠柄外面形成一条长而明显的纵行隆起，称为珠脊，如杏、蓖麻等的胚珠。（图6-30）

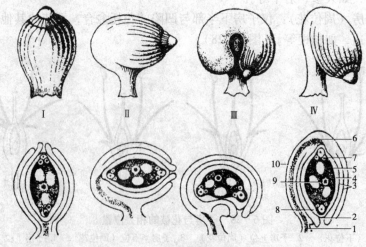

图6-30 胚珠的构造及类型

Ⅰ. 直生胚珠　Ⅱ. 横生胚珠　Ⅲ. 弯生胚珠　Ⅳ. 倒生胚珠

1. 珠柄　2. 珠孔　3. 珠被　4. 珠心　5. 胚囊　6. 合点

7. 反足细胞　8. 卵细胞和助细胞　9. 极核细胞　10. 珠脊

二、花的类型

被子植物的花在长期的演化过程中，大小、数目、形状、内部构造和其祖先相比都发生了很大的变化，归纳起来，可划分为下列不同的类型。

（一）重被花、单被花和无被花

一朵花具有花萼和花冠的称为重被花，如桃、梨等；若只有一层花被或有多层花被，但每枚花被形状、颜色相似，没有明显分化为花萼和花冠的花称为单被花，如玉兰、百合等；没有花被的花称为无被花，如杜仲、杨、柳等。（图 6 - 31）

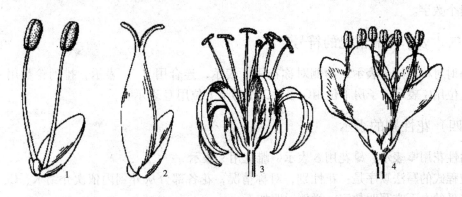

图 6 - 31 花的类型
1、2. 无被花（单性花） 3. 单被花（两性花） 4. 重被花（两性花）

（二）两性花、单性花和无性花

一朵花中既有雄蕊又有雌蕊称为两性花，如桃、桔梗等；若一朵花中只有雄蕊或雌蕊称为单性花，分别称为雄花或雌花，雄花和雌花同生于一植株上称为雌雄同株，如半夏，若二者生于不同植株上，称为雌雄异株，如天南星。若单性花和两性花生长在同一植株上称为杂性同株，若它们分别生长在不同植株上称为杂性异株。

（三）辐射对称花、两侧对称花、不对称花

通过一朵花的中心可做几个对称面的花称为辐射对称花，如十字花冠、管状花冠；若通过一朵花的中心只可做一个对称面的花称为两侧对称花，如蝶形花冠、唇形花冠；若通过花的中心不能做出对称面的花称为不对称花，如缬草。

三、花程式

花的性别、组成、排列、位置、花对称与否、花各部分彼此间的关系用文字说明比较繁琐，也不好记忆，因此可用符号和数字写成一定的公式以表示之，称为花程式。

（一）花各部分的缩写

P 表示花被，来自拉丁名词 Perianthium；K 表示花萼，来自德文 Kelch；C 表示花冠，来自拉丁文 Corolla；A 表示雄蕊，来自拉丁文 Androecium；G 表示雌蕊，来自拉丁文 Gynoecium。

（二）以数字表示花的各轮数目

花的各部分数目写在字母的右下方，若数目超过 10 枚以上或数目不定以 ∞ 表示，以 0 表示缺少或退化，G 的后面用 3 个数字分别表示心皮数、子房室数、每室的胚珠数，一般只写前两个数字。

（三）表示花的情况的符号

辐射对称花用 * 表示，两侧对称花用 ↑ 表示，连合用（ ）表示，排列轮数用 + 表示，子房上位用 $\underline{G}$ 表示，子房下位用 $\overline{G}$ 表示，子房半下位用 $\overline{\underline{G}}$ 表示。

（四）花性别的表示

两性花用 ☿ 表示，雄花用 ♂ 表示，雌花用 ♀ 表示。

花程式的写法顺序是：花性别，对称情况，花各部分从外到内依次介绍 K、C、A、G，并在字母的右下方写明数字。举例说明如下：

桔梗花 ☿ * $K_{(5)} C_{(5)} A_5 \overline{\underline{G}}_{(5;5;\infty)}$　表示两性花，辐射对称，萼片 5 枚合生，花瓣 5 枚合生，雄蕊 5 枚，分离，雌蕊为半下位子房，由 5 心皮合生成 5 室，每室胚珠 10 枚以上。

百合花 ☿ * $P_{3+3} A_{3+3} \overline{G}_{(3;3;\infty)}$　表示两性花，辐射对称，花被两轮，每轮有 3 枚花被片，分离，雄蕊两轮，每轮 3 枚，分离，雌蕊子房下位，由 3 心皮合生成 3 室，每室胚珠 10 枚以上。

桑花 ♂ $P_4 A_4$；♀ $P_4 \overline{G}_{(2;1;1)}$　表示其为单性花，雄花花被片 4 枚，分离，雄蕊 4 枚也是分离的；雌花花被片 4 枚，分离，子房下位，由 2 心皮合生成 1 室，每室 1 枚胚珠。

玉兰花 ☿ * $P_{3+3+3} A_\infty \overline{G}_{\infty;1;2}$　表示两性花，辐射对称，花被三轮，每轮有 3 枚花被片，分离，雄蕊多数，分离，雌蕊子房下位，心皮多数，分离，每室 2 枚胚珠。

贴梗海棠 ☿ * $K_{(5)} C_5 A_\infty \overline{G}_{(5;5;\infty)}$　表示两性花，辐射对称，花萼 5 枚，连合，花冠 5 枚，分离，雄蕊多数，分离，雌蕊子房下位，由 5 心皮合生，子房 5 室，每室胚珠多数。

四、花序

花在花枝或花轴上排列的方式和开放的顺序称为花序，有时一个科的植物具有相同的花序，如伞形科植物常具有复伞形花序，因此花序在某些科、属中是特异性很强的鉴定依据；也有的植物的花单生于枝顶或叶腋，称为单生花，如厚朴、芍药等。

花序中着生花的部分称为花轴或花序轴，支持整个花序的茎轴称为总花柄（梗）。

花序可分为无限花序和有限花序。

（一）无限花序

在开花期间，花轴顶端继续向上生长，并不断产生花，花由花轴下部依次向上开放，或由边缘向中心开放，这种花序称为无限花序。（图6-32）

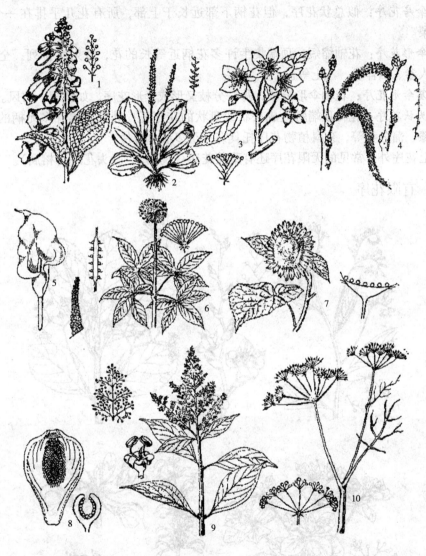

图6-32　无限花序的类型

1. 总状花序（洋地黄）　2. 穗状花序（车前）　3. 伞房花序（梨）　4. 柔荑花序（杨）
5. 肉穗花序（天南星）　6. 伞形花序（人参）　7. 头状花序（向日葵）
8. 隐头花序（无花果）　9. 复总状花序（女贞）　10. 复伞形花序（小茴香）

（1）**总状花序**：花轴较长，其上着生许多羽状排列的花，花柄近等长，如地黄、远志。

（2）**圆锥花序**：花轴羽状分枝，每一分枝又形成总状花序，如槐、女贞。

（3）穗状花序：花轴较长，其上着生许多羽状排列的花，花无柄或极短，如知母、车前。

（4）肉穗花序：似穗状花序，但花轴肉质肥大，花序外常包有一个大型的苞片（佛焰苞），如天南星、半夏。

（5）伞房花序：似总状花序，但花柄下部远长于上部，所有花几乎排在一个平面上，如山楂、梨。

（6）伞形花序：花轴缩短，顶端集生许多花柄近等长的花，放射状排列，全形如张开的伞，如人参、西洋参、三七等。

（7）复伞形花序：花轴伞形分枝，每一分枝又形成伞形花序，如柴胡、防风。

（8）头状花序：花轴顶端膨大成头状或盘状的花序托，其上密集许多无柄的花，如合欢、川牛膝、蒲公英等，菊科植物花序托具有一至多层总苞片。

除以上花序外，常见的无限花序还有葇荑花序（杨属）、隐头花序（榕属）。

（二）有限花序

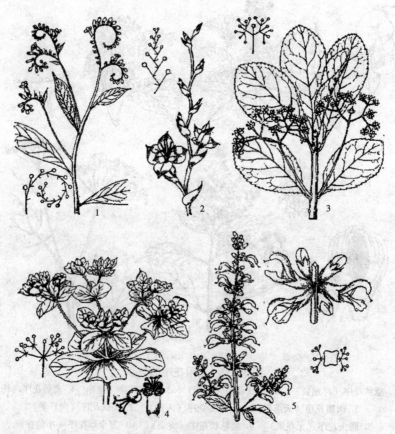

图 6-33　有限花序的类型
1. 螺旋状聚伞花序（琉璃草）　2. 蝎尾状聚伞花序（唐菖蒲）　3. 二歧聚伞花序（大叶黄杨）
4. 多歧聚伞花序（泽漆）　5. 轮伞花序（薄荷）

开花期间，花轴的顶端或中心的花先开，因而花轴不继续延长，只能在顶花下方产生侧轴，但侧轴顶端的花又先开，称为有限花序。（图6-33）

（1）单歧聚伞花序：花轴只有一个分枝，其中分枝均在同一方向的称为螺旋状单歧聚伞花序，如附地菜、紫草；分枝左右交互着生称为蝎尾状单歧聚伞花序，如姜、鸢尾。

（2）二歧聚伞花序：花轴有两个分枝，每个分枝或继续以同样的方式分枝，如石竹、卫矛。

（3）多歧聚伞花序：花轴有2个以上的分枝，分枝常较长，每个分枝也可以同样的方式继续分枝，如京大戟、甘遂。

（4）杯状聚伞花序（大戟花序）：花序外有一个肉质、杯状总苞，其中着生1枚无被雌花，子房柄极长，子房伸出总苞外，还有多数无被的雄花，如京大戟、甘遂。

（5）轮伞花序：花着生于对生叶的叶腋成轮状排列，如薄荷、益母草。

除有限花序和无限花序外，有的植物还形成混合花序，如紫丁香的花序为圆锥状聚伞花序。

五、花的生殖

花的主要功能是进行生殖，包括传粉（授粉）和受精两个步骤。

传粉（授粉）指花粉粒传送到柱头的过程，传粉的方式有自花传粉和异花传粉。自花传粉指同一花的花粉粒传送到本花的柱头上，有的花未开放前就完成了传粉的过程，如太子参；异花传粉指一朵花的花粉粒借助风力或昆虫传送到另一朵花的柱头上，包括风媒花和虫媒花。

被子植物均以双受精方式进行受精，指一个精子和卵细胞结合形成合子，然后发育成胚，另一个精子和极核细胞结合发育成胚乳。

完成受精后，子房发育成果实，胚珠发育成种子。

第五节　果实和种子

一、果实的类型

1. 根据参加果实形成的部分不同，可将果实分为真果和假果。

（1）真果：单纯由子房发育形成的果实，大多数的果实均为真果，如核果、荚果等。

（2）假果：除子房外，花托、花萼或花轴等也参与果实的形成，称为假果，如草莓、山楂、苹果（花托）、菠萝（花轴）、西瓜（胎座、花托）。

2. 根据果实的来源、结构和果皮的性质，可分为单果、聚合果和聚花果。

（1）单果：由单雌蕊和复雌蕊发育形成，一个果柄上只有一枚果实。依据单果果皮质地不同，分为肉质果和干果。（图6-34、图6-35）

①浆果：外果皮薄，中果皮和内果皮肥厚肉质，浆汁丰富，如枸杞、葡萄。

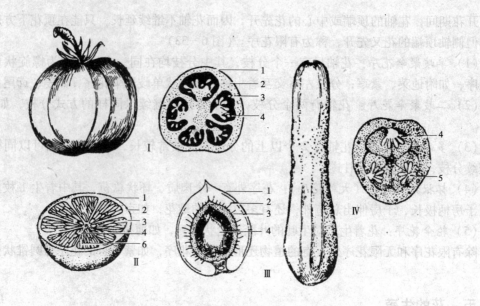

图 6-34 肉质果

I 浆果（番茄）　II 柑果　III 核果（杏）　IV 瓠果（黄瓜）

1. 外果皮　2. 中果皮　3. 内果皮　4. 种子　5. 胎座　6. 肉质毛囊

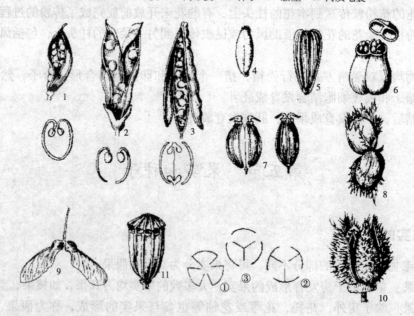

图 6-35 干果

1. 蓇葖果　2. 荚果　3. 长角果　4. 颖果　5. 瘦果　6. 蒴果（盖裂）　7. 双悬果　8. 坚果

9. 翅果　10. 蒴果（纵裂）①室间开裂　②室背开裂　③室轴开裂　11. 蒴果（孔裂）

②柑果：外果皮厚，具多数透明的腺点（油室），中果皮常为白色海绵状，内果皮膜质，多室，内壁着生许多肉质的毛囊。如酸橙、橘子。

③核果：外果皮薄，中果皮常肉质肥厚，内果皮坚硬木质，常含一粒种子，如桃、杏。

④瓠果：最外层较薄，由花托和外果皮愈合形成，中、内果皮肉质，胎座发达，种子多数，如栝楼、西瓜。

⑤梨果：肉质部分主要由花托形成，果核为真正的果实，常分成5室，每室2粒种子。如山楂、苹果、梨。

⑥蓇葖果：单心皮1室果实，成熟时沿心皮的一个缝线（背缝线或腹缝线）裂开，种子沿腹缝线排成一纵裂，如八角茴香、玉兰。

⑦荚果：单心皮1室果实，成熟时沿两条缝线（背缝线和腹缝线）裂开，种子沿腹缝线排成一纵裂，如扁豆，但也有不裂开的，如甘草（镰刀状弯曲）、槐（串珠状）。豆科植物的果实均为荚果。

⑧角果：2心皮2室果实，成熟时沿两个腹缝线裂开，种子着生在中间的假隔膜上，荚果早期为一室，后期形成假隔膜将其分成2室，如菘蓝、独行菜。

⑨蒴果：2个以上心皮，室数和心皮数相同，成熟时以瓣裂（连翘）、孔裂（罂粟）、盖裂（喷瓜）、齿裂（石竹）等方式开裂。

⑩瘦果：果实1室，种子1粒，果皮种皮分离，如向日葵、牛蒡子。

⑪颖果：果实1室，种子1粒，果皮种皮愈合难以分离，如玉米、小麦。

⑫双悬果：果实成熟时裂成两个分果，每个分果悬在中央果柄顶端，具5条主棱，如小茴香、蛇床子。

除以上果实之外，尚有坚果（板栗）、胞果（地肤子）、翅果（杜仲、白蜡树、榆树）。

（2）聚合果：由离生心皮雌蕊形成，果柄顶端具有数个果实，如聚合蓇葖果（八角茴香）、聚合瘦果（草莓）、聚合坚果（莲）、聚合浆果（五味子）、聚合核果（悬钩子）；多数骨质瘦果聚生在壶形花托里称为蔷薇果，如金樱子。（图6－36）

（3）聚花果（复果）：由一个花序发育形成的果实，总果柄顶端具有多数果实；它和单果组成的果序不同，聚花果在成熟时整体脱落，如穗状聚花果（桑椹）、隐头果（无花果）、肉质聚花

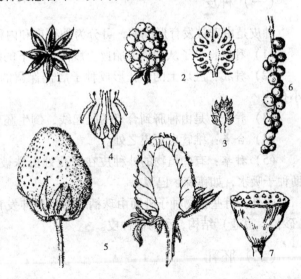

图6－36 聚合果
1. 聚合蓇葖果 2. 聚合核果
3～5. 聚合瘦果
6. 聚合浆果 7. 聚合坚果

果（菠萝、菠萝蜜）。（图6-37）

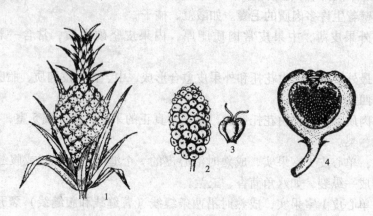

图6-37　聚花果（复果）
1. 凤梨　2. 桑椹　3. 带有花被的桑葚的一个小果实　4. 无花果

二、种子

种子的形状、大小、色泽、表面纹理等随着植物种类不同而异，大多数植物的种子是由种皮、胚和胚乳三部分构成。

（一）种皮

种皮是由珠被发育形成的，可分为外种皮和内种皮。在种皮上可见下列构造：

（1）种脐：种子从种柄或胎座上脱落后留下的痕迹，通常呈圆形或椭圆形。

（2）种孔：胚珠上的珠孔形成种子后仍保留的小孔，是种子萌发时吸水和胚根伸出的小孔。

（3）种脊：是由种脐到合点的隆起线，倒生胚珠发育的种子种脊明显。

（4）合点：维管束汇集之处。

（5）种阜：有些植物的外种皮在珠孔处由珠被扩展成海绵状突起物，将种孔掩盖，帮助种子吸水，如蓖麻、巴豆。

此外，有些植物种子外面由珠柄或胎座延伸发育形成肉质（苦瓜、龙眼、荔枝）、膜质（砂仁、豆蔻）结构，称为假种皮。

（二）胚乳

胚乳是由极核发育形成的，位于胚的周围，白色，含有大量的淀粉、蛋白、脂肪等营养物质，提供胚发育时所需要的养料。有的植物在胚形成时，胚乳被胚全部吸收，并将营养物质贮藏在子叶里，种子成熟后没有胚乳或仅留下一个薄层，称为无胚乳种子。一般无胚乳种子的子叶发达，如大豆、杏、南瓜、向日葵等；蓖麻、小麦、玉米、水稻等为有胚乳种子。（图6-38、图6-39）

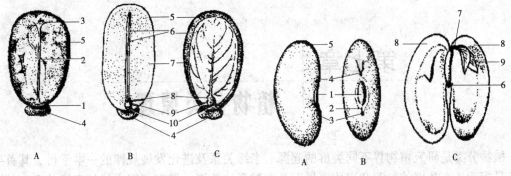

图6-38 有胚乳种子（蓖麻）

A. 外形 B. 与子叶垂直纵切面 C. 与子叶平行纵切面

1. 种脐 2. 种脊 3. 合点 4. 种阜 5. 种皮

6. 子叶 7. 胚乳 8. 胚芽 9. 胚轴 10. 胚根

图6-39 无胚乳种子（菜豆）

A～B. 菜豆外形 C. 无胚乳种子菜豆的组成部分

1. 种脐 2. 种脊 3. 合点 4. 种孔 5. 种皮

6. 胚根 7. 胚轴 8. 子叶 9. 胚芽

一般胚囊外面的珠心细胞被胚乳吸收而消失，但有的植物的珠心在种子发育过程中未被完全吸收而形成营养组织包围在胚乳外面，称外胚乳，如肉豆蔻、槟榔、胡椒、姜等。有的植物种皮内层和外胚乳（红色）不规则伸入内胚乳（白色），形成大理石样花纹，称为错入组织，如槟榔。有的外胚乳内层细胞向内伸入，与类白色的内胚乳交错亦形成错入组织，如肉豆蔻。（图6-40）

（三）胚

胚是由卵细胞受精后发育形成的，是种子中尚未发育的幼小植物体。由以下几部分组成：

胚根：正对着种孔，将来发育成植物的主根。

胚茎（胚轴）：为连接胚根和胚芽的部分，发育成为连接根与茎的部分。

胚芽：在种子萌发后发育成植物的主茎与叶。

子叶：为胚吸收和贮藏养料的器官，在种子萌发后可变绿而进行光合作用。一般，单子叶植物具一枚子叶，双子叶植物具两枚子叶，裸子植物具多枚子叶。

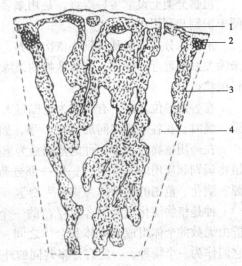

图6-40 槟榔（种子）横切面简图

1. 种皮 2. 维管束 3. 错入组织 4. 内胚乳

第七章

植物分类原理

　　植物分类是研究植物界不同类群的起源、亲缘关系及进化发展规律的一本学科，其首要任务是探索各个类群的起源和进化，界定各个类群的范围，推定它们之间的亲缘关系；其次是建立反映客观实际的植物自然分类系统，如被子植物门的克朗奎斯特系统、哈钦松系统、塔赫他间系统和恩格勒系统等。

　　分类系统是鉴定药用植物的依据，鉴定药用植物实际就是应用某种分类系统，给成千上万种药用植物定地位、取名字，也是学习药用植物学的核心内容。

第一节　植物的分类等级

　　植物分类上设立各种等级，是用来表示各种植物之间类似的程度，亲缘关系的远近，以便于识别和利用。

　　植物的分类等级从大到小依次是界、门、纲、目、科、属、种，这些等级表示植物之间亲缘关系的远近，例如，同属植物的亲缘关系比不同属植物近，同科植物的亲缘关系比不同科植物近。

　　在各级单位之间，有时因为范围过大，不能完全包括其特征或系统关系，而有必要再增设一级时，在各等级之间加"亚"字，如亚门、亚纲、亚目、亚科、亚属、亚种。

　　在药用植物应用中，种的范围最为重要，因为种不但是植物分类的基本单位，也是药用植物识别和应用的基本单位，但一部分药用植物物种的范围依然存在争议，研究物种的起源、演化、范围的学问称为物种生物学，是植物学的重要分支之一。

　　种是植物演化过程中客观存在的一个环节，种是由若干个居（种）群组成，居（种）群由无数的个体组成，个体和个体之间、居（种）群和居（种）群之间都可能有差异，但它们作为一个物种，一定有许多共同的外部特征，并且具有相当的稳定性，不因环境的变化而改变。

　　种下居（种）群根据其差异大小，又可分为亚种、变种、变型等，这些等级各有自己的含义，在外形上都有差异可以区别。

　　不同个体、居（种）群具有差异，差异达到何种程度才能成为一个物种，是植物分类学家面临的困惑；而不同个体、居（种）群的药用成分是否有差异，这种差异是否稳定，是药用植物研究者关注的问题。

　　品种通常用于栽培植物或园艺植物种下的分类，是人类为满足自己的需要（观赏、食用）而从自然居（种）群中筛选出来的，具有一定的经济意义，如果失去经济意义就被自然淘汰了。在中药研究中常用品种这个概念，是长期以来的一种约定俗成的误用，应予以纠正，实际上，中药品种目前主要指植物分类学中的种，并不等同于品种。

第二节　植物的学名

长期以来，中药材普遍存在"同名异物"和"同物异名"现象，导致中药使用的混乱，影响中药的质量。而"同名异物"和"同物异名"现象产生的主要原因是缺乏植物命名的统一规则，各地根据植物的形态特征或用途命名，如益母草，又名坤草，可能都来自于其能治疗妇女月经不调的功效。随着中医药正规教育的普及，我国常用中药名称基本趋于一致，如坤草的名称已经很少使用；但各国华人社区所用的名称和我国还有差异。另外，中药材名称在用英语交流时还没有统一的规范，但是《中华人民共和国药典》已经统一了中药材的名称，在对外交流中使用拉丁名称。植物药材拉丁名称是建立在植物学名的基础上，植物的学名是对外交流、中药材命名的基础。

植物学名采用林奈创立的双名法，即规定学名是由两个拉丁单词构成，第一个词是属的名称，第一个字母大写，第二个词是种加词，最后附以定名人的姓名缩写。例如：

人参 *Panax ginseng* C. A. Mey

薄荷 *Mentha haplocalyx* Brig.

亚种、变种、变型的学名由种名分别加上 ssp.、var.、f. 亚种、变种、变型加词和定名人组成。例如：

紫花地丁 *Viola philippica* Cav. ssp. *munda* W. Beck.

山里红 *Crataegus pinnatifida* Bge. var. *major* N. E. Br.

杭白芷 *Angelica dahurica*（Fisch. ex Hoffm.）Benth. et Hook. f. var. *formosana*（Boiss.）Shan et Yuan

附：药材的学名

药材的学名一般由两个拉丁单词构成，第一个词是药用部位，第二个词是属名（单数属格）或种加词，第一个字母均大写。例如：

Rhizoma Coptidis 黄连

Radix Astragali 黄芪

Cortex Phellodendri 黄柏

Radix Ginseng 人参

有的药材名称由三个拉丁单词构成，第三个单词是种加词或描述药材形状的单词。例如：

Radix Angelicae Sinensis 当归

Rhizoma Acori Tatarinowii 石菖蒲

Radix Paeoniae Alba 白芍

第三节 植物界的分门

在植物界各分类群中，最大的分类等级是门。由于不同的植物学家对分门有不同的观点，产生了16门、18门等不同的看法。另外，人们还习惯于将某种共同特征的门归成更大的类别，如藻类植物、菌类植物、颈卵器植物、维管植物、孢子植物、种子植物、低等植物、高等植物等。

根据目前植物学常用的分类法，将药用植物的门排列如下：

植物界的分门

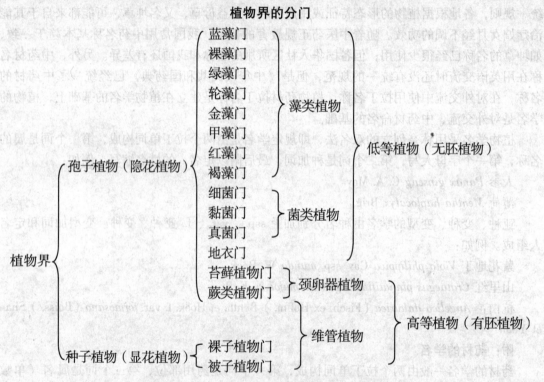

孢子植物（spore plant）和种子植物（seed plant）：在植物界，藻类、菌类、地衣门、苔藓植物门、蕨类植物门的植物都用孢子进行有性生殖，不开花结果，因而称为孢子植物或隐花植物（cryptogamia）；裸子植物门和被子植物门的植物有性生殖开花并形成种子，所以称种子植物或显花植物（planerogams）。

颈卵器植物（archegoniatae）和维管植物（vascular plant）：在高等植物中，苔藓植物门和蕨类植物门的植物在有性生殖过程中，在配子体上产生多细胞构成的精子器和颈卵器，因而将这两类植物称为颈卵器植物；从蕨类植物门开始，包括裸子植物门和被子植物门植物，植物体内有维管系统，其他植物则无维管系统，故称具维管系统的植物为维管植物（vascular plant），不具维管系统的植物为非维管植物（non - vascular plant）。

低等植物（lower plant）和高等植物（higher plant）：在植物界，藻类、菌类及地衣门的植物在形态上无根、茎和叶的分化，构造上一般无组织的分化，生殖器官是单细胞，合子发育时离开母体，不形成胚，称为低等植物或无胚植物。自苔藓植物门开始，包括蕨类植物门、裸子植物门和被子植物门的植物在形态上有根、茎和叶的分化，构造上有组织的分化，生殖器官是多细胞，合子在母体内发育成胚，称为高等植物或有胚植物。

第四节　植物分类检索表

一、检索表的类型和编制

检索表是鉴定植物的一种工具，一般植物志、植物学教材都有检索表，以便鉴定植物时使用。

检索表的编制采用"由一般到特殊"和"由特殊到一般"的原则编制。首先将准备列入编制的植物类群进行详细的特征观察和研究，然后进行汇同辨异，找出显著对立的一个或数个特征，将拟编制的植物类群分成两群，这样不断重复，直至能够检索出所有类群。

按照编排方式，检索表可分为定距式检索表、平行式检索表和连续平行式检索表，按照检索内容，检索表可分为分科检索表、分属检索表和分种检索表等。本书重点介绍定距式检索表。

定距式检索表是将一组互相对立的特征分开间隔在一定的距离处，并且注明相同的号码。例如：

1. 植物无根茎叶的分化，没有胚胎
　2. 植物体不为藻类和真菌组成的共生体
　　3. 植物体内有叶绿素或其他光合作用色素，为自养的生活方式 ………… 藻类植物
　　3. 植物体内无叶绿素或其他光合作用色素，为异养的生活方式 ………… 菌类植物
　2. 植物体为藻类和真菌组成的共生体 ………………………………………… 地衣植物
1. 植物有根茎叶的分化，有胚胎
　4. 植物体有茎叶，而无真根 ……………………………………………………… 苔藓植物
　4. 植物体有茎叶，真根也有
　　5. 不产生种子，依靠孢子繁殖 ……………………………………………… 蕨类植物
　　5. 产生种子，依靠种子繁殖 ………………………………………………… 种子植物

二、植物的鉴定方法

在应用检索表鉴定植物时，首先要详细观察待鉴定植物的形态特征，对被子植物来说，花的构造更要详细观察；了解所要鉴定植物的特征后，沿着纲、目、科、属、种的顺序进行检索，初步确定其科、属、种；再用植物志等工具书，核对其地理分布、生态习性、形态特征，最终得到准确的结果；遇到疑难种类，还可和已经鉴定的标本核对。

　　植物的鉴定是一个复杂的工作，由于植物在不同环境下的变异、个体的差异，我们不能按照植物志等工具书按图索骥，找到和所鉴定植物完全一致的植物描述，因此我们只能多看标本，多到实践中去观察，准确地把握各种植物的变异幅度，达到准确地鉴定、识别药用植物；在植物鉴定中要克服机械唯物主义的思维方式，坚持辩证唯物主义的观点，在实践中不断学习，坚持理论-实践-理论的学习方法，掌握药用植物分类鉴定的技能。

第八章

药用植物的分类

第一节　藻类植物

藻类植物约有 25800 种，广布全世界，大多数生于海水，是浅海的优势生物，有的生于淡水中，少数生于潮湿的土壤、树皮或石头上。中国藻类植物估计有数千种，其中药用藻类资源共 42 科、53 属、114 种。药用藻类中较重要的是红藻、绿藻和褐藻，占种数的 88%，蓝藻门因是原核细胞或由原核细胞构成，在分类上具有特殊的地位。

【主要形态特征】

藻类植物属于低等植物，植物体构造简单，没有根、茎、叶的分化，有的为单细胞生物，如螺旋藻，有的为丝状，如水绵，有的为叶状，如海带、昆布，有的为茎叶状，如海蒿子、羊栖菜。

藻类植物细胞含有叶绿素、胡萝卜素和叶黄素，此外还含有藻蓝素、藻红素、藻褐素等，因此，不同的藻类具有不同的颜色。由于含有光合色素，藻类植物是自养植物，其光合产物因种类而异，如蓝藻的光合产物为蓝藻淀粉、蛋白质，绿藻为淀粉、脂肪，褐藻为褐藻淀粉、甘露醇，红藻为红藻淀粉。

藻类通常分为八个门，包括裸藻门、绿藻门、轮藻门、金藻门、甲藻门、褐藻门、红藻门和蓝藻门。

【主要化学特征】

一般大型藻类以多糖和藻胶为主，微型藻类主要含蛋白质、脂肪、维生素和色素类，如 β-胡萝卜素、花青素、藻蓝素等。

【主要药用植物】

海带 *Laminaria japonica* Aresch

海带为褐藻门海带科植物，药用干燥叶状体（昆布），能软坚散结，消痰利水。分布于辽东和山东半岛的浅海区，人工培育量非常大。海带含有丰富的碘，除入药外，主要用于食品工业。

海蒿子 *Sargassum pallidum*（Turn.）C. Ag.

海蒿子为褐藻门马尾藻科植物，药用干燥藻体（大叶海藻），能软坚散结，消痰利水。分布于黄海、渤海沿岸。海蒿子主干圆柱形，两侧有羽状分枝，叶状体变异很大，倒卵形、披针形或丝状。（图 8-1）

羊栖菜 *S. fusiforma* (Harv.) Setch.

羊栖菜似海蒿子，叶状体常呈棒状，干燥藻体习称小叶海藻，功效同海蒿子。（图8-2）

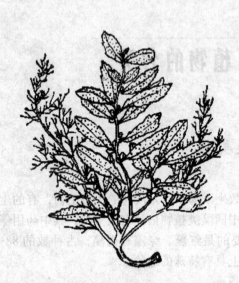

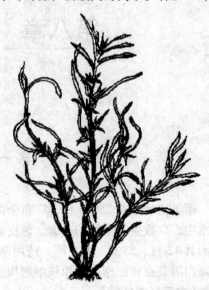

图8-1　海蒿子　　　　　　　　　　　　　图8-2　羊栖菜

藻类药用植物还有：发菜 *Nostoc flagilliforme* Born. et Flah.，是我国西北地区可供食用的一种蓝藻。螺旋藻 *Spirulina platensis* (Nordst.) Geitl.，藻体富含蛋白质、维生素等多种营养物质，能治营养不良症，能增强免疫力。石花菜 *Gelidium amansii* Lamouroux，分布于渤海、黄海、台湾北部，入药有清热解毒和缓泻作用，可供提取琼脂，用于医药、食品工业，可作细菌培养基，也可食用。

第二节　菌类植物

中药资源所涉及的菌类只限于真菌，是药用低等植物中种数最多的一类。

真菌种类很多，分布广泛，陆地、水中、大气中都有，土壤中最多。通常认为有12万~15万种，也有人认为可达40万种。我国有真菌约4万种，已经定名的有近万种，我国药用真菌有41科、110属、298种，比较重要的是子囊菌和担子菌两个亚门。担子菌亚门尤为突出，药用种数约占药用真菌的90%。

70%的药用担子菌集中在6个较大的科，即多孔菌科、口蘑科、红菇科、牛肝菌科、马勃科和蘑菇科。主要药用属有多孔菌属、羊肚菌属、红菇属、侧耳属等。担子菌中常用药材有茯苓、猪苓、灵芝、紫芝、雷丸、马勃、银耳等，其他还有猴头菌、云芝、竹黄、侧耳、木耳、香菇、竹荪、树舌等。

药用子囊菌主要集中在麦角菌科、肉座菌科。属于子囊菌亚门的主要药用种有虫草菌、玉米黑粉菌、小麦散黑粉菌、谷子黑粉菌、麦角菌、稻曲菌、高粱黑粉菌等。真菌的药用历史较久，古代本草多有收载，但种类不多。

菌类植物和藻类植物一样，都是没有根、茎、叶分化的低等植物。但菌类植物和藻类植物又不同，菌类植物不含光合色素，不能进行光合作用，所以菌类植物一般只能利用现成的有机物质，进行异养的生活方式。

菌类植物通常分为三个门，细菌门、黏菌门和真菌门。本书重点介绍真菌门。

【主要形态特征】

除少数真菌为单细胞外，大多数真菌为菌丝交织在一起组成的菌丝体。有些菌丝平行结合成绳索状，称为菌索。有些菌丝组成坚硬的休眠体，称为菌核。很多高等真菌在生殖期间形成具有一定形状和结构，能产生孢子的菌丝体，称为子实体。真菌的细胞除少数原始种类外都有细胞壁，细胞壁一般含几丁质，少数含纤维素，细胞内不含叶绿素，多为寄生和腐生的生活方式，真菌贮藏的营养物质是肝糖、脂肪和蛋白质，不含淀粉。

真菌的生殖分为有性和无性两种，无性生殖产生孢囊孢子、分生孢子等；有性生殖产生子囊孢子、担孢子等。

【主要化学特征】

子囊菌亚门的虫草菌核及子座中含氨基酸、脂肪、虫草酸、虫草素、胆甾醇、麦角甾醇、甘露醇、虫草多糖等，麦角含有多种生物碱类成分；担子菌亚门含有多种具有生物活性的多糖，如香菇、灵芝、猪苓等，此外还含有倍半萜、二萜和三萜类化合物，担子菌亚门还含有生物碱类化合物，如白蘑、香菇、灵芝等，香菇中的香菇嘌呤能显著降低胆固醇。

【分类】

真菌根据菌丝体的结构和有性生殖器官的形态，可分为鞭毛菌亚门、接合菌亚门、子囊菌亚门、担子菌亚门和半知菌亚门，本书主要介绍子囊菌亚门和担子菌亚门，其主要区别如下：

1. 有性阶段孢子为子囊孢子 ………………………………… 子囊菌亚门 Ascomycotina
1. 有性阶段孢子为担孢子 …………………………………… 担子菌亚门 Basidiomycotina

【主要药用植物】

冬虫夏草菌 *Cordyceps sinensis* (Berk.) Sacc.

冬虫夏草菌属于子囊菌亚门麦角菌科虫草属，分布于甘肃、青海、四川、云南和西藏的高寒山区，是名贵药材冬虫夏草的基原真菌。虫草形成过程如下：冬季菌丝侵入虫体，吸取其养分，致使幼虫全体充满菌丝形成菌核而死亡；夏季自虫体头部生出子座，细长如棍棒状，头部稍膨大，露出土外，柄基部留在土中与幼虫头部相连。幼虫细长圆柱形，环节明显，腹部有足八对，中间四对明显。子座及幼虫尸体的复合体药用，能补肺益肾、止血化痰。（图 8-3）

注：虫草属是较重要的属，中国共有该属植物 58 种。据报道，本属有药用价值并已利用或研究开发的有 20 种（包括无性型），主要有冬虫夏草、蛹虫草（北冬虫夏草）、蝉花、大蝉草等。中国台湾（22 种）、广东（17 种）、云南（13 种）等地虫草种类较多，资源较丰富。冬虫夏草主产于中国西南高海拔地区。虫草主要靠采挖野生资源提供药用。

灵芝 *Ganoderma lucidum* (Leyss. ex Fr.) Karst.

灵芝为担子菌亚门多孔菌科真菌，我国许多省区都有分布，生于栎树等阔叶树的腐木桩

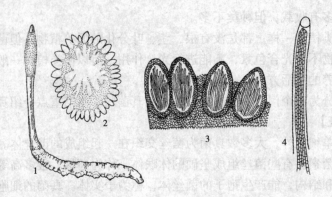

图 8-3　冬虫夏草
1. 全形（上部为子座，下部为已死幼虫）　2. 子座横切面，示子囊壳
3. 子囊壳放大，示子囊　4. 子囊放大，示子囊孢子

上，整个子实体入药，用于治疗神经衰弱、冠心病、肝炎、白细胞减少症等。菌盖半圆形或肾形，幼嫩时淡黄色，渐变为红褐色，表面具环纹和辐射状皱纹，菌盖下密布细孔，白色或淡褐色；菌柄侧生，紫褐色，整个菌体木栓质，有漆样光泽；担孢子褐色，卵形，顶端平截，孢子内壁有很多小疣。同属真菌紫芝 G. japonicum（Fr.）Lloyd 的整个菌体呈黑色，主产于长江以南，同灵芝入药，灵芝孢子粉可用于肿瘤的辅助治疗。（图 8-4）

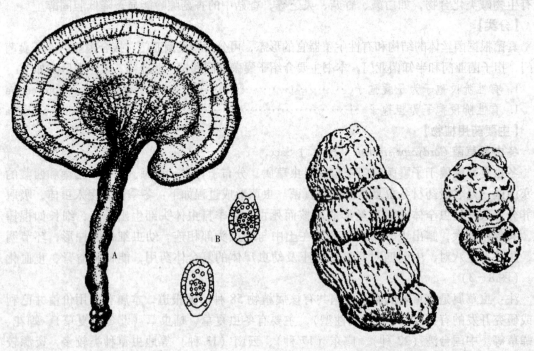

图 8-4　灵芝
A. 子实体　B. 孢子

图 8-5　茯苓（菌核）

注：灵芝属植物全世界有 100 余种，中国有 73 种，是世界上灵芝种数最多的国家，海

南省是中国的"灵芝王国"，有 50 余种。本属可药用的有 7 种。

茯苓 *Poria cocos*（Schw.）Wolf.

茯苓为担子菌亚门多孔菌科真菌，我国各地均有分布，生于松属植物的根部，菌核入药。能健脾补中，利水渗湿，宁心安神。菌核略近球形或长圆形，大小不等，表面粗糙，具皱纹或瘤状皱缩，灰黄色或黑褐色，内部白色或稍带粉红色，埋于土中；子实体无柄，平伏，伞形，生于菌核表面成一薄层。（图 8-5）

常见的真菌类药用植物还有：银耳（白木耳）*Tremella fuciformis* Berk.，分布于福建、四川、贵州、江苏、浙江等地。生于阴湿山区栎属及其他阔叶树木上。各地多栽培。能滋阴、养胃、润肺、生津、益气和血、补脑强心。木耳（黑木耳）*Auricularia auricula*（L. ex Hook）Underw.，分布于全国各地。腐生于柞、槭、榆、榕树等砍伐段木和树桩上，也有人工栽培。能补气益血、润肺止血。脱皮马勃 *Lasiosphaera fenzlii* Reich.，分布于西北、华北、华中、西南等地。生于山地腐殖质丰富的草地上。子实体入药，能清热、利咽、止血；外用可消炎止血。猴头菌 *Hericium erinaceus*（Bull.）Pers.，分布于黑龙江至广西等十余省区。生于栎、胡桃等立木及腐木上，也有栽培。入药有利五脏、助消化、滋补和抗癌作用。猪苓 *Polyporis umbellatus*（Pers.）Frise.，我国许多省区有分布，主产于山西及陕西。寄生于枫、槭、柞、桦、柳及山毛榉等树木的根上。菌核入药，能利水渗湿。猪苓含多糖，有抗癌作用。紫芝 *Ganoderma japonicum*（Fr.）Lloyd，分布于浙江、江西、福建、湖南、广东、广西等省区。生于腐木桩上。子实体入药，亦作灵芝用。香菇 *Lentius edodes*（Berk.）Sing.，含丰富蛋白质、脂肪和 B 族维生素，具香味。常食用可降低胆固醇。还含有香菇多糖，具有抗癌活性。

第三节 地衣植物门

中国地衣植物有 200 属、2000 种。《中国药用地衣》收载药用地衣植物 9 科、17 属、71 种。《中国中药资源志要》收载 9 科、15 属、55 种。地衣对空气污染，尤其是二氧化硫污染非常敏感，是鉴别大气污染的灵敏指示植物。地衣生长缓慢，随着人类生活圈的不断扩大，种类、储藏量逐步减少，资源的保护十分迫切。

药用地衣种数较多的有梅衣科、松萝科和石蕊科，约占药用地衣种数的 77%。常用药用地衣类有破茎松萝、长松萝、石蕊、亚洲树发等，还有细石蕊（大白鹿角）、雀石蕊（太白花）、石茸、皱梅衣（地花）、肺衣、指状珊枝（石寄生）、岩石赤量衣（石花）等。不完全地衣类中的两个药用种为地茶科的雪茶和地茶。

【主要形态特征】

地衣是一类特殊植物，它不是单一植物体，而是由真菌和藻类高度结合的共生复合体，组成地衣的藻类和真菌关系十分密切，使地衣在形态、构造、生理上成为一个单位，在分类上自成一个系统。

参与地衣共生的真菌主要是子囊菌，藻类则全为单细胞或丝状的蓝藻或绿藻。通常真菌在地衣中是主体，占地衣的大部分；表层的菌丝紧密，中部疏松，藻类在地衣中成一层或若干团块。

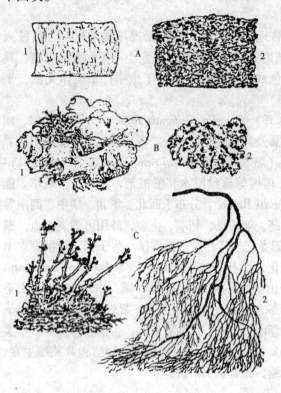

图 8-6 地衣的形态

A. 壳状地衣 1. 文字衣属 2. 茶渍衣属 B. 叶状地衣
1. 地卷属 2. 梅衣属 C. 枝状地衣 1. 石蕊属 2. 松萝属

藻类进行光合作用，为地衣制造食物，真菌负责吸收水分和无机盐，并保护藻细胞，它们相互配合，互相依存。

按照形态特征，地衣主要有三种：松萝为枝状地衣，具直立、悬垂的丝状分枝；石耳为叶状地衣，扁平铺地，以假根或脐固着在基物上，易于基物分离；文字衣为壳状地衣，聚贴在树干或石壁上不易分离。（图 8-6）

按照内部构造，地衣可分为同层地衣和异层地衣。以叶状地衣为例，地衣的表面菌丝密集交织的部分称为皮层，皮层之内为髓层，若藻细胞在上皮层以下密集分布成一层，其下由疏松的菌丝和稀疏的藻细胞构成，最下面为下皮层，这种结构称为异层地衣，如梅衣属地衣；有的地衣的藻细胞散生于髓部称为同层地衣，如猫耳衣属。（图 8-7）

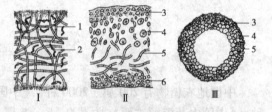

图 8-7 地衣的构造

Ⅰ. 同层地衣（胶质衣属）　Ⅱ、Ⅲ. 异层地衣
（Ⅱ. 蜈蚣衣属　Ⅲ. 地茶属）1. 菌丝
2. 念珠藻 3. 上皮层 4. 藻胞层
5. 髓层 6. 下皮层

【主要化学特征】

地衣植物门含有地衣多糖、异地衣多糖、地衣酸等成分，地衣普遍含有地衣酸，地衣酸可形成各种结晶，结晶的形态是鉴别地衣的重要特征。如松萝中含有的松萝酸为间苯三酚类地衣酸，具有高度抗结核杆菌活性。地衣酸和地衣多糖是地衣抗菌、抗辐射和抗肿瘤的重要活性成分。

【主要药用植物】

松萝 *Usnea diffracta* Vain.

松萝为松萝科地衣，枝状分枝，基部着生在潮湿山林老树干或沟谷的岩壁上，下垂。表面黄绿色，有明显的环状裂沟，中央的韧性中轴易与皮部剥离。含松萝酸，全株入药，部分地区作海风藤使用，有小毒，能祛风湿、通经络、止咳平喘、清热解毒。同属长松萝 *U. longissima* Ach. 细长不分枝，主枝两侧密布细而短的小分枝，功效同松萝。（图 8-8）

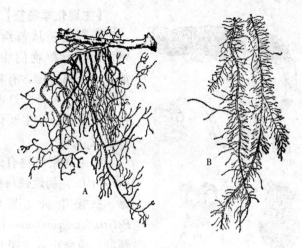

图 8-8　两种松萝
A. 松萝　B. 长松萝

石耳 *Gyrophora esculenta* Miyoshi

石耳为石耳科地衣，扁平叶状，呈不规则的圆形，上面褐色，下面被黑毛，短柄着生于下面中央，着生于岩石上。分布于我国中南各省的深山石壁上。全株能清热解毒、止咳祛痰、平喘、利尿、降血压。

第四节　苔藓植物门

中国有苔藓植物 108 科、494 属、2181 种。药用资源有 21 科、33 属、43 种（包括 2 个变种）。其中，苔类 4 科、5 属、6 种，藓类 17 科、28 属、37 种。苔藓类是各类药用植物资源中唯一缺乏商品药材的一类。古代本草记载的药用苔藓植物仅有 1 种，即宋代《嘉祐补注本草》所载的"土马踪"，其基原为大金发藓。

【主要形态特征】

苔藓植物属于高等植物，是绿色自养性的陆生植物，它和其他高等植物不同，常见的植物体是配子体而非孢子体。

苔藓植物的根为假根，假根为表皮突起的单细胞或多细胞丝状物，没有维管束；苔藓植物可分成两类，其中苔类为叶状体，藓类为茎叶体。

在苔藓植物的生活史中，既有孢子体，又有配子体，孢子体不能独立生活，寄生在配子体上，配子体占优势；从孢子萌发形成配子体，配子体产生雌雄配子（精子、卵子），称为有性世代；雌雄配子结合形成受精卵，从受精卵发育成孢子体，称为无性世代；无性世代和有性世代相互交替形成了世代交替。

苔藓植物一般生活在潮湿和阴湿的环境中，是植物从水生到陆生过渡形式的代表。

根据营养体的形态结构，通常分为苔纲和藓纲，但有的学者将其分为苔纲、角苔纲和藓纲。

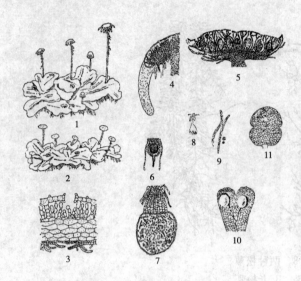

【主要化学特征】

角苔纲是从苔纲中独立出来的一个纲，是苔藓植物门中最小的纲，不含精油，而苔纲植物含有精油，角苔纲也不含黄酮类和半月苔酸这两种在苔纲中普遍存在的化合物，从主要化学特征角度支持角苔纲成立。

常见药用植物有地钱 *Marchantia polymorpha* L.，属地钱科植物，全株能清热解毒、祛瘀生肌（图 8 - 9）；大金发藓 *Polytrichum commune* Hedw.，全株能清热解毒、凉血止血（图 8 - 10）。

图 8 - 9　地钱

1. 雌株　2. 雄株　3. 配子体切面　4. 颈卵器托切面

5. 精子器托切面　6. 孢子体　7. 孢子体切面　8. 孢子囊破裂

9. 孢子弹丝　10. 孢芽杯　11. 孢芽

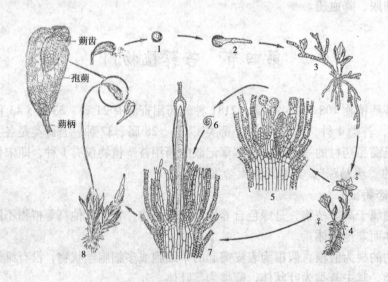

图 8 - 10　藓的生活史

1. 孢子　2. 孢子萌发　3. 原丝体上有芽及假根　4. 配子体上的雌雄生殖枝

5. 雄器孢纵剖切面（示精子器和隔丝，外有孢叶）　6. 精子

7. 雌器孢纵切面（示颈卵器和正在发育的孢子体）

8. 成熟的孢子体仍生于配子体上

第五节　蕨类植物门

中国有蕨类植物52科、204属、2600种。药用蕨类资源有49科、117属、455种，包括12个变种、5个变型。蕨类药用资源居孢子植物之首，药用蕨类中较重要的是真蕨亚门和石松亚门，占药用种数的98%。

真蕨亚门的药用种类达蕨类总数的87%，其中水龙骨科和鳞毛蕨科药用植物较多。蕨类中的商品药材大多属于大型真蕨，主要有紫萁、粗茎鳞毛蕨（贯众）、单芽狗脊、乌毛蕨、金毛狗脊、槲蕨（骨碎补）、庐山石韦和海金沙等。

石松亚门均为小型叶蕨，其中卷柏科药用植物较多，常用的有卷柏、江南卷柏、翠云草和卷柏（九死还魂草）。

【主要形态特征】

蕨类植物多为陆生、附生草本植物，只有树蕨为高大的乔木状；通常具有根状茎而无地上茎，根状茎通常肥厚，直立、斜升或具细长横走根状茎，通常被各种形态的鳞片；具有维管系统，输送水分、无机盐或营养物质。

茎或根的维管组织和维管组织内的所有组织称为中柱，中柱有多种类型，这些类型可用于判断植物类群间的亲缘关系，蕨类植物的中柱主要有原生中柱、管状中柱、网状中柱和真中柱。原生中柱又分为单中柱、星状中柱和编织中柱；管状中柱又分为外韧管状中柱和双韧管状中柱；这两类中柱在蕨类植物中普遍存在。（图8-11）

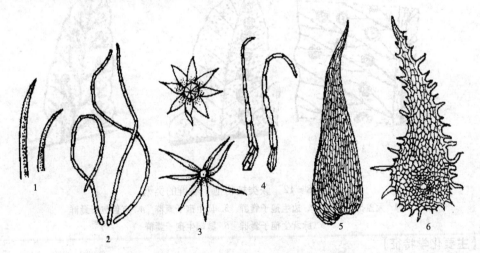

图8-11　蕨类植物的毛和鳞片

1. 单细胞毛　2. 节状毛　3. 星状毛　4. 鳞毛　5. 细筛孔鳞片　6. 粗筛孔鳞片

蕨类植物的叶幼时通常是拳曲的，叶簇生、近生或远生，叶片一型或二型，二型时，生孢子囊的叶称为孢子叶（能育叶），不生孢子囊的叶称为营养叶（不育叶）；单叶或各式复叶。

　　孢子囊单生或聚生成孢子囊群，布于叶下，或生于叶缘，有时在枝顶形成孢子囊穗，或生于特化的叶或叶片上，形成穗状或圆锥状的囊序。孢子囊群呈圆形、长圆形、肾形、线形等，有膜质盖或无，孢子囊由单层（薄囊蕨类）或多层（厚囊蕨类）细胞组成，这层细胞中有些细胞壁不均匀增厚，形成环带，孢子常为两面形、四面形或球状四面形，大多数为一型，少数为二型而有大小之分。（图8-12）

　　孢子在适宜环境下萌发成一片很小的、形状多样的绿色叶状体，称为配子体，它能独立生活，配子体可产生精子和卵细胞，精卵结合形成受精卵，最终发育成胚，由胚发育成孢子体。

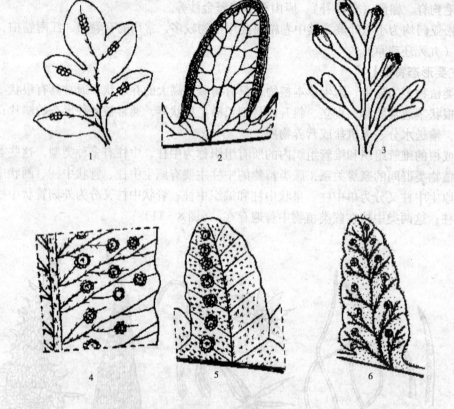

图8-12　蕨类植物孢子囊群的类型

1. 无盖孢子囊群　2. 边生孢子囊群　3. 顶生孢子囊群　4. 有盖孢子囊群

5. 脉背生孢子囊群　6. 脉端生孢子囊群

【主要化学特征】

　　黄酮类、二氢黄酮类、三萜类、羟基芳香酸类化合物在蕨类植物中普遍存在，羟基芳香酸类化合物中如阿魏酸、原儿茶酸等常具抗菌活性；大叶型蕨类植物中普遍存在黄酮醇类化合物，但在小叶型蕨类植物中仅存在于木贼科植物中；小叶型蕨类植物中普遍存在双黄酮类化合物，而在大叶型蕨类植物中仅存在于紫萁科和桫椤科植物中；生物碱类广泛存在于小叶型蕨类植物中，如从石杉科植物中分离出来的石杉碱甲是一种乙酰胆碱酯酶抑制剂，对老年痴呆和重症肌无力有较好疗效；鳞毛蕨属植物中普遍存在间苯三酚类衍生物，此类化合物具有强烈的驱虫活性，但毒性较大，如东北贯众等；蕨属植物具有很强的致癌作用，但在酸性或碱性环境中室温就能分解致癌化合物。

【分类】

蕨类植物门可粗略分为小叶型蕨类和大叶型蕨类两大类，小叶型的叶由茎的表皮突出形成，无叶隙和叶柄，叶脉无分枝，大叶型的叶有叶柄，叶脉多分枝，叶隙有或无。我国植物学家秦仁昌先生将蕨类植物门分成松叶蕨亚门、石松亚门、水韭亚门、楔叶蕨亚门和真蕨亚门，其中松叶蕨亚门、石松亚门、水韭亚门、楔叶蕨亚门属于小叶型蕨类，真蕨亚门属于大叶型蕨类。

【主要药用植物】

卷柏（九死还魂草） *Selaginella tamariscina* (Beauv.) Spring.

卷柏为石松亚门卷柏科植物，分布全国各地，生于向阳山坡或岩石上，全草能活血通经。卷柏为常绿草本，全株莲座状，干燥后枝叶向顶上卷缩。主茎短，下生多数须根，上部分枝多而丛生。叶鳞片状，有中叶和侧叶之分，覆瓦状排成四列，孢子囊穗着生于茎顶，四棱形，孢子囊圆肾形，孢子二型。（图8-13）

海金沙 *Lygodium japonicum* (Thunb.) Sw.

海金沙为海金沙科植物，分布于长江流域以南，生于山坡林边、灌丛草地。孢子（海金沙）为利水渗湿药，能清热解毒、利湿热、通

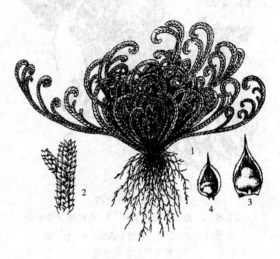

图8-13 卷柏
1. 植株　2. 分枝一段，示中叶和侧叶
3. 大孢子叶和大孢子囊　4. 小孢子叶和小孢子囊

淋。为缠绕草质藤本。根茎横走，叶片近二型，不育叶二至三回羽状复叶，边缘有不整齐的浅锯齿。孢子囊穗生于能育叶片边缘的顶端，暗褐色。孢子表面有瘤状突起。（图8-14）

粗茎鳞毛蕨 *Dryopteris crassirhizoma* Nakai

粗茎鳞毛蕨为真蕨亚门鳞毛蕨科植物，分布于东北及河北东北部的林下湿地。根茎及叶柄残基入药称为贯众，能清热解毒、驱虫、止血。根茎直立，连同叶柄基部密生棕褐色、卵状披针形的大鳞片，叶柄横切面具有5~7~13个网状中柱；叶簇生，二回羽状分裂，裂片紧密，短圆形，圆头，叶轴上被有黄褐色鳞片，侧脉羽状分叉，孢子囊分布于叶片中部以上，生于小脉中部以下，每裂片1~4对，囊群盖圆肾形。（图8-15）

金毛狗脊 *Cibotium barometz* (L.) J. Sm.

金毛狗脊为真蕨亚门蚌壳蕨科植物，分布于华东、华南、西南地区的山脚沟边及林下阴处酸性土壤，根茎称为狗脊，能补肝肾、强腰膝、祛风湿。根状茎粗壮，木质，密生黄色有光泽的长柔毛，断面有一突起的木质部环；叶柄粗壮，叶片三回羽状分裂，革质，孢子囊群

生于小脉顶端，每裂片 1～5 对，囊群盖二瓣，形如蚌壳。（图 8 - 16）

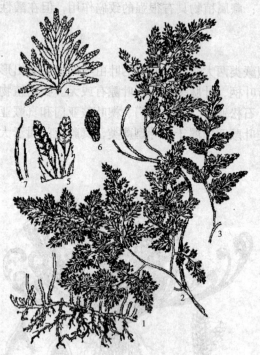

图 8 - 14　海金沙
1. 地下茎　2. 地上茎及孢子叶　3. 不育叶（营养叶）
4. 孢子叶放大　5. 示孢子囊盖　6. 孢子囊
7. 地下茎所生的节毛

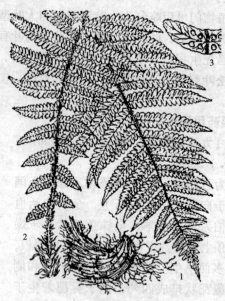

图 8 - 15　粗茎鳞毛蕨
1. 根状茎　2. 叶
3. 羽片一部分，示孢子囊群

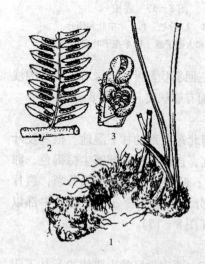

图 8 - 16　金毛狗脊
1. 根茎及叶柄的一部分　2. 羽片的一部分，
示孢子囊堆着生部位　3. 孢子囊群及盖

石韦 *Pyrrosia lingua* (Thunb.) Farwell

石韦为真蕨亚门水龙骨科植物，分布于长江以南各省区，生于岩石或树干上。叶片能利尿通淋、清热止血。石韦为多年生常绿草本，根茎长而横走，密生褐色针形鳞片；叶远生，叶片披针形，下面密被灰棕色星状毛，叶柄基部有关节。（图 8 - 17）

槲蕨 *Drynaria fortunei* (Kze.) J. Sm.

槲蕨为真蕨亚门水龙骨科植物，分布于西南、中南及台湾、福建、浙江等省区，附生于岩石或树干上，根茎（骨碎补）能补肝肾、续筋骨、祛风湿、活血止痛。槲蕨的根茎肉质，粗壮，长而横走，密生钻状披针形鳞片，边缘流苏状；叶二型，营养叶枯黄色，革质，上部羽状浅裂，卵圆形，无柄，覆瓦状排列在孢子叶柄的基部，孢子叶绿色，羽状深裂，裂片 7～13 对，叶柄短，有耳翅。（图 8 - 18）

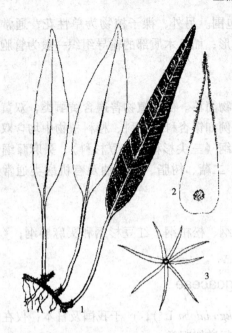

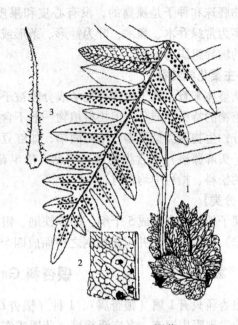

图 8-17 石韦
1. 植株 2. 鳞片 3. 星状毛

图 8-18 槲蕨
1. 植株全形 2. 叶片的一部分,示叶脉及孢子囊群位置
3. 地上茎的鳞片

第六节 裸子植物

中国有裸子植物11科、42属、243种,其中药用种类有10科、27属、126种,包括13个变种、4个变型。目前,只有引进的南洋杉科中尚未见药用记载,其余各科均含药用植物。

裸子植物药用资源近80%的种属于针叶树种,其中最重要的是松科。中国有松科植物10属、113种、29变种,药用种数占40%。松属是个较大的属,含20种药用植物。

中国有柏科植物8属、29种、7变种,其中药用资源以圆柏属居多,共有10种、1变种,主要有圆柏、叉子圆柏和兴安圆柏,以及柏木、朝鲜崖柏、刺柏等。柏科的常用药材为侧柏叶等。

红豆杉科中常用药材为榧(榧子),其他可供药用的有东北红豆杉、南方红豆杉(血榧)、云南红豆杉和穗花杉等。

裸子植物的4个非针叶类型的科中,麻黄科的药用种最多,共有11种、3变种、1变型。其中,草麻黄、中麻黄和木贼麻黄为《中国药典》收载种,属于地方习用品的有丽江麻黄、山岭麻黄、单子麻黄、双穗麻黄和藏麻黄等。

【主要形态特征】

在植物系统发育史上,裸子植物是介于蕨类植物和被子植物之间的一个自然类群,裸子植物具有颈卵器,与蕨类植物相同;形成种子,与被子植物一致,与被子植物不同的是,裸子植物胚珠和种子是裸露的，没有心皮和果皮包围。另外，裸子植物为单性花，通常无花被，多为常绿乔木、灌木，叶为针形、条形或鳞形；而且木质部的输导组织一般为管胞，韧皮部的输导组织为筛胞。

【主要化学特征】

从整体来看，裸子植物的化学成分较被子植物简单。裸子植物普遍含黄酮类，双黄酮是裸子植物的特征性成分，但松科植物一般不含，例如银杏科、柏科、杉科植物中均含双黄酮类成分；生物碱类型不多，结构简单，如红豆杉纲（三尖杉科、红豆杉科）、买麻藤纲（麻黄科、买麻藤科）均含生物碱；单萜、倍半萜、二萜、树脂、挥发油及有机酸类通常在松柏纲的松科、柏科中均含有。

【分类】

裸子植物通常分成5个纲，即苏铁纲、银杏纲、松柏纲、红豆杉纲和买麻藤纲；《中国植物志》将红豆杉纲并于松柏纲之中而成四个纲。

银杏科 Ginkgoaceae

银杏科只有1属（银杏属）、1种（银杏 *Ginkgo biloba* L.），产于我国及日本，仅在浙江天目山发现野生银杏，多广泛栽培，药用或作为行道树观赏。

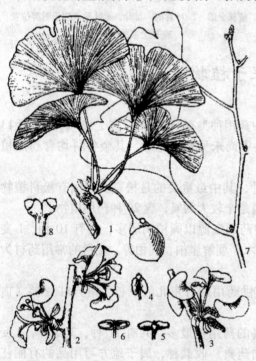

图8-19 银杏
1. 着生种子的枝 2. 具雌花的枝 3. 具雄花序的枝
4. 雄蕊 5. 雄蕊正面 6. 雄蕊背面 7. 具冬芽的长枝
8. 胚珠生于珠座上

【主要形态特征】

银杏为落叶乔木。单叶，扇形，叶脉二叉分枝状。球花单性异株，雄球花柔荑花序状，雌花有长梗，顶端生有两个杯状心皮；种子核果状。

【主要化学特征】

银杏叶的有效成分为多种黄酮及双黄酮，还含有内酯类和倍半萜成分等；银杏外种皮含白果酸、白果二酚等，对皮肤有毒，可引起皮炎，种仁含少量氰苷。

【药用植物】

银杏 *Ginkgo biloba* L.

我国特产。多为栽培，北自辽宁，南自广东，东起浙江，西南至贵州、云南。种子（药材名：白果）为止咳平喘药，能敛肺定喘、止带浊、缩小便；叶能益气敛肺、化湿止咳、止痢。从叶中提取的双黄酮能扩张动脉血管，用于治疗冠心病。乔木，有长、短枝之分；叶在长枝上散生，在短枝上簇生，银杏的叶形特殊，为扇形，单叶，顶端有时二浅裂，叶脉二叉分枝；雄花集成柔荑花序，雌花有长梗，顶端生有两个杯状心皮；种子核果状，外种皮肉质，橙黄色，内种皮骨质，白色，内种皮红色，胚乳丰富，子叶2枚。（图8-19）

注：银杏的种子入药，能润肺定喘、涩精止带；但目前银杏叶的药用更为广泛，银杏叶标准化提取物主要用于退化性和血管性老年痴呆的治疗，主要成分是黄酮类化合物，银杏叶中的黄酮含量以春季为高，银杏叶的另一类特征性成分是由倍半萜和二萜为主的萜内酯，含量和树龄、季节有关，幼叶含量高于老叶；但其中的酚类成分银杏酸必须控制在5ppm以下，银杏酸有皮肤过敏等副作用。银杏叶不能与茶叶和菊花一同泡茶喝。

红豆杉科 Taxaceae

红豆杉科有5属、23种，我国有4属（红豆杉属、榧树属、白豆杉属和穗花杉属）12种。

【主要形态特征】

常绿乔木或灌木。叶条形或披针形，叶柄扭转而多少成2列，叶背中脉突起，两侧各有一条气孔带。雄球花通常单生，花粉粒无气囊，雌球花单生或成对生于叶腋，基部具多数覆瓦状或交互对生的苞片，顶端具1枚直立胚珠，着生于盘状或漏斗状的珠托。种子核果状或浆果状，部分或全部包于肉质鲜艳的假种皮中。

【主要化学特征】

红豆杉属植物含紫杉烷二萜类化合物，如紫杉醇等，具有抗肿瘤活性，适用于卵巢癌、乳腺癌的治疗，对食道癌和肺癌也有一定疗效；还含有双黄酮类化合物。白豆杉属植物主要含有精油及γ-吡喃酮类成分。穗花杉属植物含有蒽醌类和甾体类化合物。榧树属主要含有双黄酮类成分，如榧黄素，还含有精油。

【主要药用植物】

红豆杉属药用植物是本科的重要药用植物，其主要鉴别特征是假种皮杯状、肉质、红色，我国有4种、1变种（红豆杉、西藏红豆杉、云南红豆杉、南方红豆杉、东北红豆杉），目前还引种曼地亚红豆杉。

红豆杉 *Taxus chinensis* (Pilger) Rehd.

红豆杉为我国特有种，生于石山杂木林中。常绿乔木。叶条形，微弯或直，排成一列，先端具微突尖头，上面绿色，下面淡黄色，有2条气孔带。种子卵圆形，上部渐窄，先端微具2钝纵棱，先端有突起的短尖头，种脐近圆形或宽椭圆形，生于杯状红色肉质的假种皮中。（图8-20）

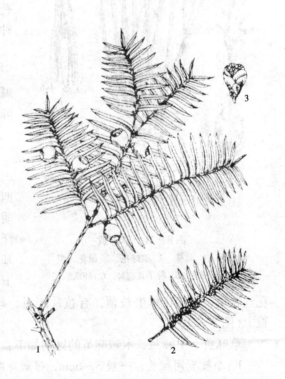

图8-20　红豆杉
1. 种子枝　2. 雄球花枝　3. 雄球花

注：由于本属植物的树皮和枝叶含具有抗肿瘤作用的紫杉醇，经济价值非常高，但紫杉醇的含量很低，大量砍伐对各种红豆杉造成毁灭性的破坏，目前人们正试图采用人工栽培、细胞工程等方法生产紫杉醇，已经取得一定的成果。

麻黄科 Ephedraceae

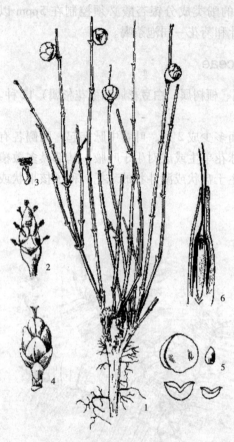

图 8-21 草麻黄
1. 雌株 2. 雄球花 3. 雄花
4. 雌球花 5. 种子及苞片 6. 胚珠纵切

麻黄科只有一属（麻黄属）约 40 种，我国有 12 种、4 变种，分布于西北各省区及内蒙、四川、云南等地，生于干旱、荒漠地区。该属植物均可药用，《中国药典》收载草麻黄、中麻黄和木贼麻黄三种。

【主要形态特征】

亚灌木。叶退化成鳞片状，基部合生，对生或 3 枚轮生。球花单性异株，雄球花由数对苞片组成，每苞片中有雄花 1 朵，每花有雄蕊 2～8 枚，基部包有膜质的假花被；雌球花由 2～8 对苞片组成，每雌花外包有革质、囊状的假花被。种子浆果状，肉质，红色。

【主要化学特征】

麻黄属植物含麻黄碱类生物碱，如左旋麻黄碱、右旋伪麻黄碱。木贼麻黄含麻黄碱最高，草麻黄次之，中麻黄最低。

【主要药用植物】

草麻黄 *Ephedra sinica* Stapf.

草麻黄分布于东北及内蒙、河北、山西、陕西等地，生于干燥荒漠，是典型的旱生植物。草质茎（麻黄）能发汗平喘、利水消肿。根能止汗。草麻黄为草本状灌木，木质茎横卧，小枝从基部丛生，草质。叶鳞片状，膜质，基部鞘状，下部合生，上部 2 裂。雄球花有 7～8 枚雄蕊，花丝合生，雌球花单生枝顶，有苞片 4 对，雌花 2 朵。成熟时苞片肉质红色，内含种子 2 粒。（图 8-21）

草麻黄、中麻黄、木贼麻黄的区别如下：

1. 小枝节间粗长，一般 3～6cm，每雌球花有 2～3 枚雌花，草本状灌木或灌木

　2. 草本状灌木，高 20～40cm，节间直径 1.2～2cm，叶 2 裂，雌花 2 朵，种子 2 枚
·· 草麻黄 *Ephedra sinica* Stapf.

　2. 小灌木，高达 1m 以上，节间直径 2～3mm，叶 3 裂，雌花 3 朵，种子 3 枚
·· 中麻黄 *E. intermedia* Schr. et Mey.

1. 小枝节间短而纤细，一般不超过 3cm，雌花 1 朵（稀 2），种子 1 枚（稀 2）
•• 木贼麻黄 *E. equisetina* Bge.

第七节 被子植物

被子植物和裸子植物相比，除有乔木、灌木之外，尚有草本；韧皮部的主要输导组织是筛管，木质部的主要输导组织是导管；具有真正的花，心皮形成子房，胚珠包于子房之内；具有双受精现象，胚和胚乳都具有双亲的遗传特征；子房壁发育成果皮，胚珠发育成种子，并被包围在密闭的果皮之中。

按照恩格勒系统，被子植物分成两个纲，即双子叶植物纲和单子叶植物纲，主要特征如下：

双子叶植物纲：该纲植物常为直根系，脉序为网状脉，花为 4～5 基数花，茎的维管束环列，具有束中形成层，花粉粒多为三沟，约 50% 为木本植物，胚一般具有 2 枚子叶。

单子叶植物纲：该纲植物常为须根系，脉序为平状脉，花为 3 基数花，茎的维管束散生，没有束中形成层，花粉粒多为单沟，约 10% 为木本植物，胚通常具有 1 枚子叶。

由于植物进化的不等速进化或其他更复杂的原因，这些性状在不同纲中可能具有交叉，如毛茛虽为双子叶植物纲，但具有须根系，天南星虽为单子叶植物纲，但具有网状脉，因此在判断某植物的归属时，不能仅根据一个特征，应综合判断。

植物分类系统是根据植物系统发育和植物之间的亲缘关系编排的，但由于植物界在长期的历史发展过程中许多植物类群或种类已经灭绝，能证实其曾经存在的依据只能是化石，但化石证据残缺不全，很难发现连续性的、反映其系统发育的完整化石材料，因此建立合乎自然规律的植物自然分类系统非常困难。到目前为止，已经建立了很多分类系统，并根据分类资料的充实而不断修订，影响比较大的分类系统有恩格勒系统、哈钦松系统、塔赫他间系统和克朗奎斯特系统。

目前全世界的被子植物有 1 万多属、20 多万种，我国有 2700 多属，约 3 万种。不同的分类系统对被子植物科的划分意见还不一致，因此，在不同的分类系统中科的数目有一定的差异。如五味子在恩格勒系统中属于木兰科植物，在克郎奎斯特系统中属于五味子科。

所有分类系统的理论基础是假花学说或是真花学说。

恩格勒系统的理论基础是假花学说，假花学说认为被子植物的花是由裸子植物的单性球花简化而成，因此现代被子植物的原始类群是具有单性花的葇荑花序类植物，如木麻黄目、胡椒目、杨柳目等植物，木兰科、毛茛科等植物类群属于较进化的类群，列于无被花和单被花之后，单子叶植物列于双子叶植物之前。

哈钦松系统、塔赫他间系统和克朗奎斯特系统的理论基础是真花学说，真花学说认为被子植物的花是由已经灭绝的具有两性孢子叶球的本内苏铁目中的拟苏铁类植物演化而成，因此认为，现代被子植物的多心皮类，如木兰目、毛茛目应为较原始类群，单子叶植物起源于毛茛目，应列于双子叶植物之后。

本书采用修改了的恩格勒系统，最大的修改是把单子叶植物列于双子叶植物之后。

一、双子叶植物纲 Dicotyledoneae

在恩格勒系统中，双子叶植物纲包括48个目、291个科。其中药用植物179科、1606属、8598种，药用种类较多的为菊科、豆科、唇形科、毛茛科、蔷薇科、伞形科、玄参科、茜草科、大戟科、虎耳草科、罂粟科、杜鹃花科、蓼科、报春花科、小檗科、荨麻科、苦苣苔科、樟科、五加科、萝藦科、桔梗科、龙胆科、葡萄科、忍冬科、马鞭草科和芸香科。根据花瓣的联合与否，将双子叶植物纲分为离瓣花亚纲和合瓣花亚纲。

（一）离瓣花亚纲 Choripetalae

离瓣花亚纲的花无花被、单被或重被，花瓣通常分离。包括37个目、227个科。离瓣花亚纲中药用种类超过100种的有豆科、毛茛科、蔷薇科、伞形科、大戟科、虎耳草科、罂粟科、蓼科、小檗科、荨麻科、苦苣苔科、樟科、五加科、葡萄科、芸香科。药用植物种类较多的还有卫矛科、鼠李科、十字花科、景天科、防己科、马兜铃科、堇菜科等。

桑科 Moraceae

桑科约53属、1400种，我国有12属、153种，药用15属，约80种，以桑属、榕属药用种类较多。

【主要形态特征】

桑科木本植物较多，常有白色乳汁。单叶互生，托叶早落。花小，单性，单被，花被片常4~6，雄蕊与花被片同数且对生，子房上位，2心皮合生。常为聚花果。

榕属为隐头花序，形成隐头聚花果；桑属植物为葇荑花序，形成葇荑状聚花果；构属为头状花序，形成头状聚花果；大麻属是桑科特殊的一个属，为草本植物，无白色乳汁，含有酚类成分，有的系统将其独立为大麻科。

【主要化学特征】

桑属植物主要含黄酮类、生物碱、酚类化合物，如桑素、桑色素等；见血封喉属含强心苷类成分，如见血封喉苷；榕属植物常含生物碱类成分，如榕碱等；大麻属常含酚类成分，如大麻酚等。此外还含昆虫变态激素，如脱皮甾酮、牛膝甾酮等。

【主要药用植物】

桑 *Morus alba* L.

桑分布全国，根皮（桑白皮）为止咳平喘药，能泻肺平喘、利水消肿；嫩枝（桑枝）为祛风湿药，能祛风湿、通经络、行水气；叶（桑叶）为解表药，能疏散风热、清肺明目；果实（桑葚）为滋阴药，能滋阴养血、生津润肠。为落叶乔木，纤维性强，有白色乳汁。单叶互生，卵形，托叶早落。花单性，雌雄异株，葇荑花序；花被片、雄蕊均为4枚，雌花2心皮。花被片宿存，肉质，黑色或白色，包围瘦果，形成聚花果。（图8-22）

注：桑属约12种植物，我国有9种，各地均产，除摘取其嫩叶饲蚕外，果味鲜甜，可生食或榨取其汁作饮料；纤维可为制纸的原料；材质坚韧，色淡褐，纹理通直，可制作家

具、农具、船等。

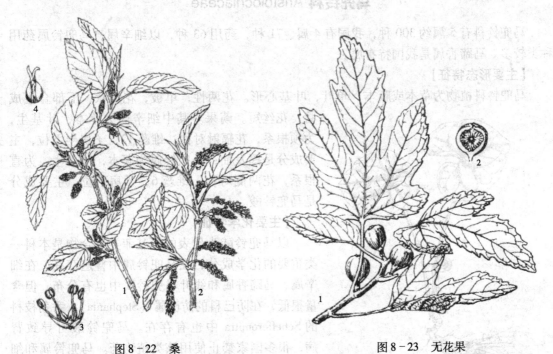

图8-22 桑
1. 雌花枝 2. 雄花枝 3. 雄花 4. 雌花

图8-23 无花果
1. 果枝 2. 隐头花序纵切面

无花果 Ficus carica L.

无花果各地均能栽培，果实能清热生津、健脾开胃、解毒消肿。落叶灌木。叶互生，厚革质，广椭圆形，3~5裂。雌雄异株，隐头花序。隐头果单生于叶腋，梨形。（图8-23）

注：榕属约1000种，我国约有120种，产西南至东部，南部尤盛，其中无花果为一种果树，原产地中海，我国有栽培；印度胶树为一有名的橡胶植物，原产印度，我国南部有栽培，供庭园观赏用。

大麻 Cannabis sativa L.

大麻原产亚洲西部，现我国各地均有栽培。果实能润燥滑肠、利水通淋、活血；雌花序及幼嫩果序能祛风镇痛、定惊安神；热带品种的幼嫩果序有致幻作用，为毒品之一。为一年生高大草本。叶下部对生，上部互生，掌状全裂。花单性异株；雄花排成圆锥花序，花被5，雄蕊5；雌花丛生叶腋，苞片1，卵形，花被1，雌蕊1，花柱2。瘦果扁卵状。

桑科常用药用植物还有：薜荔 Ficus pumila L.，分布于华东、华南和西南。果实（木馒头）补肾固精，活血，催乳；茎叶（薜荔络石藤）祛风利湿、活血解毒。柘树 Muchura tri-cuspidata Carr.，分布黄河流域及以南各地；根皮和树皮（柘木白皮）清热凉血、通络。葎草 Humulus sandens（Lour.）Merr.，分布于全国各地；全草（葎草）清热解毒、利尿消肿；根用于石淋、疝气、疸病。啤酒花（忽布）H. lupulus L.，分布于新疆，东北、华北、华东多为栽培；未成熟绿色果穗（啤酒花）健胃消食、安神、利尿。

马兜铃科 Aristolochiaceae

马兜铃科有5属约300种，我国有4属、71种，药用63种，以细辛属、马兜铃属药用种类较多。马蹄香属是我国特有属。

【主要形态特征】

马兜铃科植物为草本或藤本，单叶，叶基心形。花两性，单被，花瓣状，下部合生成管，花丝短。蒴果。其中细辛属为草本，叶基生，为须根系，花辐射对称，雄蕊12，子房半下位，主要成分是挥发油；马兜铃属为藤本，叶互生，为直根系，花两侧对称，雄蕊6，子房下位，主要成分是马兜铃酸。

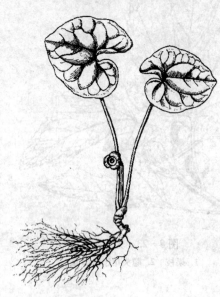

图 8 - 24　北细辛

【主要化学特征】

以马兜铃酸为代表的硝基菲类化合物是本科一类重要的化学成分，在马兜铃属中普遍存在，在细辛属、马蹄香属和线叶马兜铃属中也有分布，但含量很低，在防己科的防己属（Stephania）、番荔枝科的 Schefferomitra 中也有存在。马兜铃酸可导致肾病，很多国家禁止使用该类植物药。马兜铃属和细辛属广泛存在挥发油，油中主要含有单萜和倍半萜类。马兜铃科植物还含有以异喹啉类为主的生物碱。

【主要药用植物】

北细辛 Asarum heterotropoids Fr. Schmidt. var. mandshuricum（Maxim.）Kitag.

北细辛分布东北各省，生于林下阴湿处。全草能发表散寒、通窍止痛、温肺止咳。为多年生草本。叶1~2枚，肾状心形，叶片先端急尖或钝，叶面仅叶脉有毛，叶背密生短毛，叶柄无毛。花辐射对称，顶端3裂，花被裂片反折下贴。蒴果肉质，半球形。（图8-24）

细辛属植物约70种，分布于北温带，我国约有30种，广布于长江以南各省，中南和西南尤盛，喜生于山间湿地上，其地下茎均纤细而有辛味，故有细辛之名。《中国药典》收载了北细辛、华细辛和汉城细辛，全草入药，但由于形态相似，其他种类在各地常作为土细辛使用。

类似植物区别如下：

1. 花被裂片反折下贴，分布于东北地区

········ 北细辛 Asarum heterotropides Fr. Schmidt var. mandshuricum（Maxim.）kitagawa.

1. 花被裂片水平开展或直立

　2. 叶柄有毛，叶下面密生较长的毛，分布于东北地区

　　·· 汉城细辛 Asarum sieboldii Miq. var. seoulense Nakai

　2. 叶上面散生短毛，下面仅叶脉有毛和疏被毛，分布于陕西、河南、山东、浙江等省

　　·· 华细辛 Asarum sieboldii Miq.

马兜铃 *Aristolochia debilis* Sieb. et Zucc.

马兜铃分布于河南、山东及长江流域和以南地区，生于山坡丛林中。根（青木香）能平肝止痛、行气消肿；茎（天仙藤）能行气活血、利水消肿；果实（马兜铃）能清肺化痰、止咳平喘。为草质藤本。叶互生，三角状卵形，基部心形。花单生叶腋，花被基部球状，中部管状，上部成一偏斜的舌片；雄蕊6，贴生于花柱顶端；子房下位。蒴果近球形，基部室间开裂。种子三角形，有宽翅。（图8-25）

马兜铃属的药用种类也较多，《中国药典》收载马兜铃属的马兜铃和北马兜铃，其果实（马兜铃）和茎藤（天仙藤）入药。

马兜铃科常用药用植物还有杜衡 *Asarum forbesii* Maxim.，其分布于江苏、安徽、河南、浙江、江西、湖北、福建、湖南、广东、广西等地；全草（杜衡）祛风散寒，消痰行水，活血止痛。

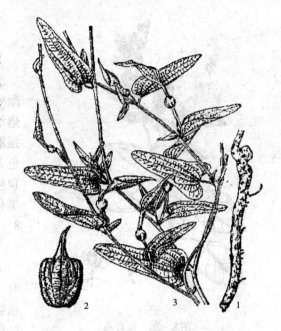

图 8-25　马兜铃
1. 根　2. 果实　3. 花枝

蓼科 Polygonaceae

蓼科有约30属、800余种，我国有14属、200余种，其中药用植物有123种（包括104种、18变种、1变型）。本科约92%的药用种类都包含在蓼属、大黄属和酸模属。

【主要形态特征】

蓼科植物为草本植物。单叶互生，有托叶鞘。花常两性，辐射对称，单被花，宿存，子房上位。瘦果，三棱形或两面凸起，多包于宿存的花被内。

蓼科药用植物较重要或较多的属包括大黄属、蓼属和酸模属，区别如下：

1. 瘦果不具翅
　　2. 花被片6，果时内轮花被增大 ·············· 酸模属 *Rumex*
　　2. 花被片5，果时通常不增大，或增大但背部生翅 ············ 蓼属 *Polygonum*
1. 瘦果具翅，花被片6，果时不增大 ··············· 大黄属 *Rheum*

【主要化学特征】

蓼属植物主要含有蒽醌类、黄酮类、酚酸类、苷类化合物；大黄属含蒽醌及其苷类、鞣质、苷类、苯丁酮苷类化合物；酸模属植物含有蒽醌类、1,8 二羟基萘类及其衍生物。

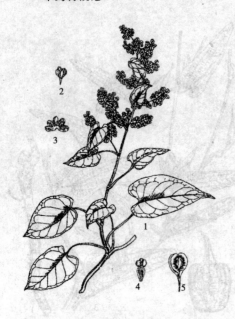

图 8-26 何首乌

1. 花枝 2. 花被展开，示雄蕊 3. 花的侧面
4. 包被在花被内的果实 5. 果实

【主要药用植物】

蓼属

何首乌 *Polygonum multiflorum* Thunb.

何首乌全国广布，生于灌丛、石隙或山坡阴湿处。块根（何首乌）能解毒消痈、润肠通便。炮制后（制首乌）能补肝肾、益精血、乌须发、强筋骨。何首乌为多年生缠绕草本。块根红褐色，断面有云锦状花纹。叶卵状心形。圆锥花序顶生或腋生；花小，白色。瘦果具三棱。含蒽醌类化合物、二苯乙烯类化合物及卵磷脂等。（图8-26）

蓼蓝 *Polygonum tinctorium* Ait.

蓼蓝分布于河北、山东、辽宁、陕西等省，叶（蓼大青叶）能清热解毒，凉血消斑。为草本植物。茎节膨大，节处带紫红色。单叶互生，托叶鞘具长睫毛，叶片卵形至宽椭圆形，先端圆钝，基部渐狭，全缘，蓝绿色，干后蓝黑色。穗状花序；花小，淡红色，两性，辐射对称，花被片 5 枚。瘦果卵形，具 3 棱，包于宿存的花被内。

我国有蓼属（广义属）植物 120 种，其中药用 81 种，常用药材有何首乌、拳参、红蓼（水红花子）、蓝蓼（蓼大青叶）、萹蓄和虎杖等。但有的系统将何首乌、虎杖从蓼属中独立出来，成立何首乌属（Fallopia）和虎杖属（Reynoutria）。

大黄属

掌叶大黄 *Rheum palmatum* L.

掌叶大黄分布于甘肃、青海、西藏、四川，多为栽培。根茎及根茎（大黄）能泻热攻下，行瘀消积。掌叶大黄为多年生草本。叶片宽卵形，掌状 3~5 半裂。花两性，辐射对称，花被 6，雄蕊 9，花柱 3。瘦果有 3 棱翅。

大黄属约有 50 种植物，我国有 30 余种，产西南部至东北部，其中药用的有 14 种（含 1 变种）。大黄属比较重要的是掌叶组植物，主要有掌叶大黄、药用大黄及唐古特大黄，含有游离型和结合型蒽醌类化合物，具有清热解毒和泻下作用。同属波叶组植物作为土大黄或山大黄入药，主要有华北大黄、河套大黄和波叶大黄等，含有游离型蒽醌类化合物

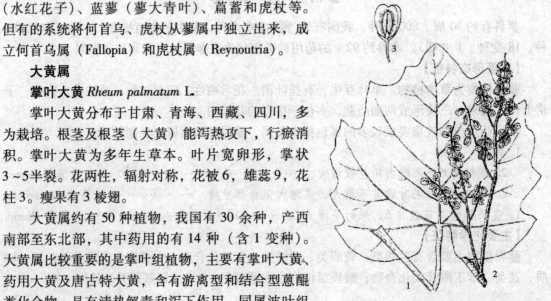

图 8-27 大黄（药用大黄）

1. 叶 2. 果枝 3. 瘦果

和芪类化合物，具有清热解毒作用，现代研究认为芪类化合物如土大黄苷具有降血脂作用。《中国药典》收载的是掌叶大黄、药用大黄及唐古特大黄。大黄是一味世界性药物，现已被近20个国家的药典收载。

相似植物区别如下：

1. 叶片掌状深裂，裂片狭长，再羽状分裂

    ···························· 唐古特大黄 *Rheum tanguticum* Maxim. ex Balf.

1. 叶片掌状浅裂或半裂，裂片通常不再分裂

  2. 叶片卵状心形，掌状浅裂，瘦果边缘不透明 ······ 药用大黄 *Rheum officinale* Baill.

  2. 叶片卵状心形，掌状半裂，瘦果边缘半透明 ········ 掌叶大黄 *Rheum palmatum* L.

蓼科药用植物还有：红蓼 *Polygonum orientale* L.，分布全国（除西藏外），果实（水红花子）散血消瘀、消积止痛，全草（荭草）祛风利湿、活血止痛。拳参 *P. bostorta* L.，分布于东北、华北、华东、华中等地，根茎（拳参）清热解毒、消肿止血。水蓼（辣蓼）*P. hydropiper* L.，全草清热解毒、利尿、止痢。蓼蓝 *P tinctorium* Ait.，我国南北各省区有栽培，或为半野生状态，茎、叶加工品（青黛）清热、解毒、凉血定惊，叶（蓼大青叶）清热解毒、凉血消斑。羊蹄 *Rumex japonicus* Houtt.，分布于长江以南各省区，根清热解毒、凉血止血、通便。萹蓄 *Polygonum aviculare* L，分布于全国，全草（萹蓄）为利水通淋药，能利水通淋、杀虫止痒。金荞麦（野荞麦）*Fagopyrum dibotrys*（D. Don）Hara，分布于陕西及华东、华中、华南、西南，根状茎（金荞麦）能清热解毒、活血消痈、祛风除湿。

毛茛科 Ranunculaceae

毛茛科植物约50属、2000种，我国有42属，约720种，其中药用植物有420种（含329种、1亚种、85变种、5变型），药用种数占全科种数的58%，其中乌头属、铁线莲属、翠雀属、唐松草属、银莲花属包含了本科72%的药用种类。此外，较重要的属还有毛茛属、耧斗菜属和金莲花属。

【主要形态特征】

毛茛科植物为多年生草本。花托多少伸长，雄蕊多数，离生心皮雌蕊螺旋状排列在花托上。聚合蓇葖果或聚合瘦果。

【主要化学特征】

毛茛科植物的特征性成分是毛茛苷，可分解成原白头翁素，再聚合成白头翁素；苄基异喹啉类生物碱也是本科的一类重要成分，如黄连属、唐松草属含有小檗碱；翠雀属和乌头属含有二萜类生物碱，如剧毒的双酯类二萜生物碱；三萜及其苷类成分在本科中也普遍存在，主要为齐墩果烷型的五环三萜及环菠萝蜜烷型的四环三萜类化合物；强心苷存在于铁筷子属和侧金盏花属植物中。

【主要药用植物】

乌头 *Aconitum carmichaeli* Debx.

乌头分布于长江中下游，北达秦岭和山东东部，南达广西北部。生于山地草坡、灌丛中。母根（川乌）能搜风燥湿、祛寒止痛；子根（附子）能回阳救逆、温中散寒、止痛。

为多年生草本。块根黑色，圆锥形，如乌鸦头。叶3深裂，中央裂片近羽毛状分裂，顶端3裂；侧生裂片2深裂。总状花序狭长，密生反曲微柔毛；萼片5，蓝紫色，上萼片盔帽状；花瓣2；雄蕊多数；心皮3~5。聚合蓇葖果。（图8-28）

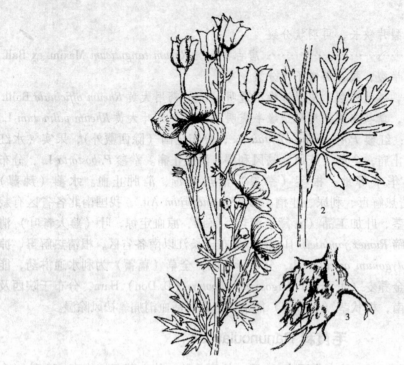

图8-28 北乌头
1. 带花果的地上部分 2. 叶 3. 块根

类似植物区别如下：

1. 花淡黄色，叶3~5掌状全裂，分布于东北和河北北部
·····································黄花乌头 Acotitum coreanum（Levl.）Rapaics

1. 花蓝紫色

    2. 花序轴上密被反曲微柔毛，分布于长江中下游······ 乌头 Acotitum carmichaeli Debx.

    2. 花序轴光滑，分布于东北、华北 ·············· 北乌头 Acotitum kusnezoffii Reichb.

注：乌头属约350种植物，我国有165种，其中药用103种，常见于东北和西南。本属植物含有剧毒的二萜生物碱，如乌头碱、中乌头碱、次乌头碱等，全株有剧毒，是被子植物中最大的一个药用属。该属的常用药材主要有乌头（川乌）、北乌头（草乌）、黄花乌头（关白附）、短柄乌头（雪上一枝蒿）。地方和民间习用的药用种主要有铁棒锤、伏毛铁棒锤、黄草乌、瓜叶乌头和聚叶花莛乌头（活血莲）等。

威灵仙 Clematis chinensis Osbeck.

威灵仙分布于长江中下游及以南各省，生于山区林边或灌木丛中。根（威灵仙）能祛风除湿、活血通络、止痛。威灵仙具有须根系，为草质藤本，干后茎叶变成黑色。叶对生，

羽状复叶，小叶5枚，狭卵形。花序圆锥状；萼片4枚，白色；无花瓣。聚合瘦果，宿存花柱羽毛状。（图8-29）

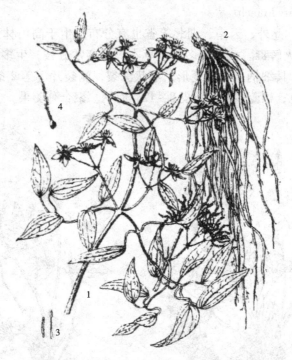

图8-29 威灵仙
1. 花枝 2. 根 3. 雄蕊 4. 雌蕊

类似植物区别如下：

1. 直立草本，羽状复叶，革质，萼片6枚 ········ 棉团铁线莲 *Clematis hexapetala* Pall.

1. 藤本

  2. 三出复叶，木质藤本

    3. 叶草质，小叶3浅裂，边缘有锯齿，萼片4，花白色，瘦果无毛，卵形
    ··· 绣球藤 *Clematis Montana* Buch-Ham.

    3. 叶革质，小叶全缘，萼片4，花白色，瘦果有毛，纺锤形
    ·· 小木通 *Clematis armandii* Franch.

  2. 羽状复叶，草质藤本

    4. 小叶5枚，茎叶干后变黑，分布于长江中下游及以南地区
    ·· 威灵仙 *Clematis chinensis* Osbeck

    4. 小叶常7枚，茎叶干后不变黑，分布于东北
    ·· 东北铁线莲 *Clematis manshurica* Rupr.

铁线莲属约300种，我国约110种，分布甚广，西南尤盛。铁线莲属常用药材可分为两类：一类是威灵仙，主要来源有棉团铁线莲、东北铁线莲和威灵仙等；另一类是川木通，主要来源有小木通，绣球藤和钝齿铁线莲等。铁线莲属地方习用种有柱果铁线莲、圆锥铁线莲

（铜灵仙）、须蕊铁线莲和黄花铁线莲（铁线透骨草）等。毛茛苷和三萜皂苷在本属普遍存在，三萜皂苷元为齐墩果酸、常春藤皂苷元和表常春藤皂苷元。

黄连 *Coptis chinensis* Franch.

黄连主产于四川，此外，云南、湖北等省也有分布。生于高山林下阴湿处。根茎（味连）能清热燥湿、泻火解毒。黄连为多年生草本。根茎常分枝，生多数须根，均黄色。叶基生，3 全裂，中裂片具细柄，卵状菱形，羽状深裂，侧裂片不等 2 裂。聚伞花序有 3 ~ 8 朵花；萼片 5，黄绿色；雄蕊多数；心皮 8 ~ 12，有柄。聚合蓇葖果。（图 8 - 30）

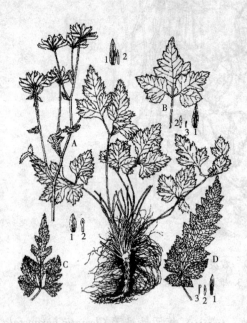

图 8 - 30　黄连
A. 黄连　B. 三角叶黄连　C. 云南黄连
D. 峨眉野连　1. 萼片　2. 花瓣　3. 雄蕊

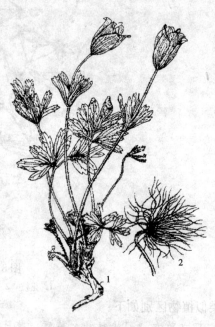

图 8 - 31　白头翁
1. 植株　2. 聚合瘦果及宿存的羽毛状花柱

相似植物区别如下：

1. 中央裂片三角状卵形，羽状深裂，裂片互相邻接，雄蕊长为花瓣的一半，根茎皮层和髓部均有石细胞‥‥‥‥‥‥‥‥‥‥‥‥ 三角叶黄连 *Coptis deltoidea* C. Y. Cheng et Hsiao

1. 中央裂片菱状狭卵形或菱状披针形，羽状深裂，裂片彼此疏离

  2. 花瓣匙形或长圆形，先端钝，雄蕊长为花瓣一半，根茎皮层及髓部均无石细胞
‥‥‥‥‥‥‥‥‥‥‥‥ 云南黄连 *Coptis teetoides* C. Y. Cheng（*C. teeta* Wall.）

  2. 花瓣线形或线状披针形，先端尖，外轮雄蕊比花瓣稍短或近等长，根茎皮层有石细胞，髓部无石细胞 ‥‥‥‥‥‥‥‥‥‥‥‥ 黄连 *Coptis chinensis* Franch.

黄连属 16 种，我国有 6 种，产长江以南各省区。黄连属的种数虽不多，但药用价值较高；我国黄连属 6 个种均可药用，《中国药典》收载的黄连、三角叶黄连和云连，都是重要的商品药材。本属植物含小檗碱、黄连碱等多种异喹啉类生物碱。

白头翁 *Pulsatilla chinensis*（Bge.）Regel.

白头翁分布于东北、华北等长江以北地区，生山坡草地或平原。根（白头翁）能清热解毒、凉血止痢。为多年生草本，全体密生白色长柔毛。叶基生，3 全裂。花由叶丛抽出，花顶生，萼片 6，紫色，无花瓣。瘦果密集成头状，宿存花柱羽毛状，下垂如白发。（图 8-31）（彩图 8-1）

白头翁属约 43 种，我国有 10 种，产北部及东北和西北，西南仅 1 种。

毛茛科常用药用植物还有：升麻（川升麻，西升麻）*Cimicifuga foetida* L.，分布于甘肃、青海、四川和云南，根状茎（升麻）清热解毒、升阳透疹。金莲花 *Trollius chinensis* Bge.，花能清热解毒。毛茛 *Ranunculus japonicus* Thunb.，分布全国，全草外用治跌打损伤，又作发泡药。冰凉花 *Adomis amurensis* Regel et Radde，分布东北及山东、江苏，根、全草有大毒，含强心苷，能强心、利尿、镇静。阿尔泰银莲花 *Anemone altaica* Fisch.，分布于山西、陕西、河南、河北，根状茎能化痰开窍、安神、化湿醒脾、解毒。多被银莲花 *A. raddeana* Regal.，分布于东北及山东，根状茎（竹节香附）有毒，能驱风湿、散寒止痛、消痈肿。天葵 *Semiaquilegia adoxoides*（DC.）Makino，分布于陕西及华东、华南，块根（天葵子）能清热解毒、消肿散结、利水通淋。金丝马尾莲 *Thalictrum glandulosissimum*（Finet et agnep.）W. T. Wang et S. H. Wang（分布于云南）、高原唐松草 *T. cultratum* Wall.（分布于甘肃、四川、云南、西藏）、多叶唐松草 *T. foliolosum* DC.（分布于甘肃、云南、西藏）等的根及根茎（马尾莲）能清热燥湿、泻火解毒。

芍药科 Paeoniaceae

芍药科 30 余种，我国有 11 种，产西南、西北、华北和东北，为著名观赏植物，牡丹、芍药在我国已有悠久的栽培历史，驰名中外。

《中国药典》使用的恩格勒系统，认为芍药类植物属于毛茛科的一个属，但成立芍药科（Paeoniaceae）的观点已经得到植物学家的公认。依据是芍药科花大，雄蕊离心式发育，花粉粒大，外壁具网状纹饰而无小刺状或颗粒状雕纹，有花盘，胚在发育早期有一游离核阶段，染色体基数为 5，茎的维管束周韧型，含有芍药苷、牡丹酚苷等特征性成分，前者在芍药科中普遍存在，而丹皮酚是芍药属牡丹组的特征性成分，该成分尚存在于萝藦科徐长卿的根和根茎中。

【主要形态特征】

芍药科和毛茛科相似，二科的雄蕊均多数，离生心皮雌蕊，聚合蓇葖果，但芍药科的花均具有花萼和花冠，萼片宿存，花瓣 5~10，栽培品种常为重瓣，雄蕊多数，离心发育，心皮 2~5，具有花盘。

【主要化学特征】

芍药苷及丹皮酚是芍药科的两种主要成分，芍药苷在芍药科植物中普遍存在，是芍药科的特征性成分，丹皮酚类成分是芍药属牡丹组的另一主要成分，是牡丹组的特征性成分。

【主要药用植物】

芍药 *Paeonia lactiflora* Pall.

芍药分布于东北、华北以及甘肃、陕西、四川、浙江等省，生于山坡草丛。栽培品蒸煮后刮去栓皮称为白芍，为补血药，能养血调经、平肝止痛、敛阴止汗。野生品晒干后称为赤芍，为清热药，能清热凉血、活血化瘀。为草本植物，根肉质、粗壮。二回三出复叶，小叶窄卵形。花数朵生于茎顶或叶腋，花大，单瓣或重瓣，色泽艳丽，花盘肉质，仅包裹心皮基部。聚合蓇葖果，先端钩状弯曲。（图8-32）（彩图8-2）

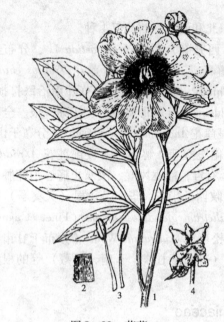 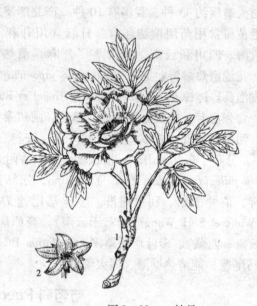

图8-32 芍药
1. 植株 2. 小叶边缘部分放大
3. 雄蕊 4. 蓇葖果

图8-33 牡丹
1. 花果枝 2. 果枝

芍药可分为药用和观赏两大类。药用类多为原种型、碗型，花色较单调，主要取其根；观赏类以观花为主，品种多，色彩十分丰富，是我国名花之一，名贵品种很多，如红色类的冠群芳、醉娇红、点妆红、红云映日等，黄色类的金带围、御衣黄、妒鹅黄等，白色类的玉盘托翠、玉逍遥等，浅红色类的胭脂点玉、金玉交辉、醉西施、怨春红等，紫色类的乌龙捧盛、宝妆成、楼紫等。

牡丹 *Paeonia suffruticosa* Andr.

牡丹为栽培植物，根皮（丹皮）为清热药，能清热凉血、活血化瘀。落叶灌木，根粗壮，根皮厚。二回三出复叶，顶端小叶三裂，侧生小叶不等二浅裂。花单生枝顶，萼片5，宿存，花瓣5或重瓣，花盘杯状，包住心皮。蓇葖果，密生褐黄色毛。（图8-33）

中国牡丹栽培类群的起源较为复杂，大多为多元起源，由单种起源的纯系已经很少。其原因一是牡丹产区有多种野生牡丹同时存在，如陕西延安及其周围可见到有矮牡丹、紫斑牡丹，湖北保康至神农架一带则同时见到卵叶牡丹、紫斑牡丹、杨山牡丹；二是由于各地牡丹品种有着频繁的交流，使得不同遗传背景的品种间基因交流与重新组合频繁。现在各个品种群与野生原种的关系已基本清楚。中原牡丹主要表现出矮牡丹的性状特征。西北（甘肃）牡丹主要表现出紫斑牡丹的性状特征。江南品种群中，凤丹系列直接表现出杨山牡丹的基本特征，小叶多为 15 枚，卵状披针形，全缘；柱头、花盘、花丝紫红色；株高多在 1.2m 以上。另一部分品种则是中原品种南移后，经驯化或经杂交改良后的产物，有着复杂的遗传背景。西南品种群主要是中原牡丹西移、甘肃牡丹南移，经长期驯化或杂交改良的产物。上述结论近年来已得到细胞遗传学、孢粉学、分子生物学研究结果的证实。

有学者认为，道地药材牡丹皮的原植物为凤丹 *Paeonia ostii* T. Hong et J. X. Zhang，但《中国药典》记载牡丹皮的原植物为牡丹 *Paeonia suffuriticosa* Andr.，凤丹和牡丹在芍药苷、丹皮酚含量和各种成分构成上无明显差异。

芍药科药用植物还有川赤芍 *P. veitchii* Lynch，根亦作药材赤芍入药。

小檗科 Berberidaceae

小檗科约 14 属，600 余种，我国有 11 属，约 280 余种，南北均产，有些供药用或观赏用，其中药用 11 属、140 余种，集中在小檗属、十大功劳属和淫羊藿属。有人主张将本科分为 3 个科，另两个科为鬼臼科（Podophyllaceae）、牡丹草科（Leonticaceae）。

【主要形态特征】

小檗科植物花两性，辐射对称，萼片与花瓣相似，各 2 至多轮，每轮常 3 枚，雄蕊与花瓣对生，花药瓣裂或纵裂，子房上位，常为单雌蕊，花柱缺或极短，柱头常盾形。

【主要化学特征】

小檗科木本类群多含苄基异喹啉类生物碱，如小檗属、十大功劳属和南天竹属，草本类型无或少；草本类淫羊藿属含黄酮类化合物，如淫羊藿苷，八角莲属含有木脂素类，如鬼臼毒素、去甲鬼臼毒素等。

【主要药用植物】

箭叶淫羊藿 *Epimedium sagittatum* (Sieb. et Zucc.) Maxim.

分布于长江流域及西南各省，生于竹林下及路边岩石缝中。全草（淫羊藿）能补肾阳、强筋骨、祛风湿。箭叶淫羊藿为常绿草本，有结节状根茎。茎生叶 1~3 枚，三出复叶，小叶长卵形，基部呈不对称的箭状心形，边缘具细刺毛。圆锥花序或总状花序。花两性，萼片 8 枚，2 轮，外轮早落，内轮花瓣状；花瓣 4，黄色，有短距；雄蕊 4，花药瓣裂；单雌蕊。蓇葖果。（图 8-34）

淫羊藿属 23 种，我国有 13 种，以西南为多，分布 10 种以上的省区有贵州、四川，10 种以下的有湖北、湖南、陕西等省。该属植物具有调节机体免疫功能，能增加冠脉血流量，改善心、脑、肾血液循环，促进核酸代谢及抗癌，抗衰老，促进骨生长。淫羊藿药用历史悠久，现代研究也较深入，开发应用前景广阔。

常用的淫羊藿属药用植物区别如下：

1. 叶为一回三出复叶

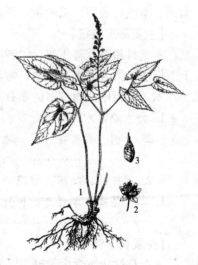

图 8-34 箭叶淫羊藿
1. 植物全形 2. 花 3. 果实

2. 花瓣距比萼片短

   3. 小叶长卵形至卵状披针形，上面无毛，下面疏生短硬毛

    ···················· 箭叶淫羊藿 *Eptimedium sagittatum*（sieb. Et Zucc.）Maxim.

   3. 小叶卵形或卵状披针形，下面灰色，密被白色网状茸毛，叶脉和叶柄更多

    ························· 柔毛淫羊藿 *Eptimedium pubescens* Maxim.

2. 花瓣距较内轮萼片长，小叶披针形或狭披针形，长为宽的 3～5 倍，叶背面被柔毛或近无毛 ·············· 巫山淫羊藿 *Eptimedium wushanense* T. S. Ying

1. 叶为二回三出复叶

   4. 叶柄、花轴无关节，分布于安徽、湖南、山西、广西和西北

    ······················· 淫羊藿 *Eptimedium brevicornum* Maxim.

   4. 叶柄、花轴具有关节，分布于东北地区 ··· 朝鲜淫羊藿 *Eptimedium koreanum* Nakai

小檗科常用药用植物还有：阔叶十大功劳 *Mahonia bealei*（Fort.）Carr.，分布于长江流域及陕西、河南、福建；茎（功劳木）能清热、燥湿、解毒；叶（十大功劳叶）能清虚热、燥湿、解毒。南天竹 *Nandina domestica* Thunb.，分布于陕西及长江流域以南各地；果实（南天竹子）能敛肺止咳、平喘；根、茎、叶均能清热利湿、解毒。

木兰科 Magnoliaceae

木兰科一直被公认为较原始或最原始的类群，现多采用狭义的木兰科概念，即早期归入木兰科的领春木科、八角科、五味子科、水青树科、昆栏树科均独立成科，但《中国药典》采用广义的木兰科，五味子类、八角类植物均归入木兰科。狭义的木兰科约15属，250种，我国有11属，约100种，大部产西南部；八角科我国30种；五味子科包括南五味子属和五味子属2属，50种，我国2属均产，约30余种，产西南部至东北部，主产地为西南部和中南部。本教材采用广义的木兰科。

【主要形态特征】

木兰科和毛茛科相似，二者的雄蕊和雌蕊均为多数，分离，常螺旋状排列在突起的花托上。但木兰科为乔木或灌木，常具油细胞，植株有香味；毛茛科植物多为草本，无油细胞。木兰科药用植物较多的属有木兰属、八角属和五味子属，三属的主要区别如下：

1. 乔木或灌木，常两性花，植物体有明显香味，挥发油含量较高。

  2. 叶柄上具有托叶痕，雄蕊、雌蕊螺旋状排列在伸长的花托上，聚合蓇葖果

    ······················· 木兰属 *Magnolia*

  2. 无托叶，雄蕊、雌蕊轮状排列，聚合蓇葖果·········· 八角属 *Illicium*

1. 木质藤本，单性花，挥发油含量较低，含五味子素等木脂素类成分

    ······················· 五味子属 *Schisandra*

【主要化学特征】

木兰科植物富含生物碱，苄基异喹啉类生物碱是本科的化学特征之一，还含木脂素类化合物，厚朴酚、和厚朴酚均属于此类化合物，富含挥发油，但无三萜类化合物；五味子属主要含有挥发油，但无生物碱，联苯环辛烯类木脂素是本属特征性成分，南五味子属含有更进

化的螺苯并呋喃型联苯环辛烯类木脂素，除此之外，还含三萜类化合物，南五味子属种类较多，五味子属较少；八角属植物富含挥发油，不含生物碱，莽草毒素型等倍半萜为该属的特征性成分。

【主要药用植物】

厚朴 *Magnolia officinalis* Rehd. et Wils.

厚朴分布于浙江、广西、江西、湖南、湖北、四川、贵州、云南、陕西、甘肃等地，多为栽培。根皮、干皮和枝皮（厚朴）能燥湿消痰、下气除满。花蕾（厚朴花）能行气宽中、开郁化湿。落叶乔木。树皮紫褐色，枝开展，有显著环状托叶痕。叶大，革质，密集于小枝顶端。花大，与叶同时开放，白色，芳香，单生枝顶，花被9~12片，雄蕊、心皮均多数，分离，螺旋状排列于伸长的花托上。蓇葖果木质，长椭圆状卵形。（图8-35）

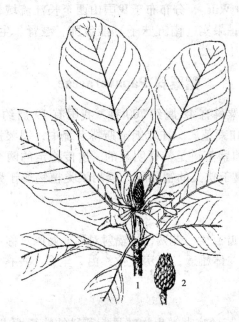 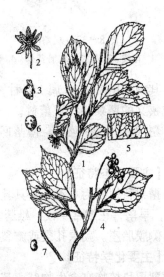

图8-35 厚朴	图8-36 五味子
1. 花枝 2. 蓇葖果	1. 雌花枝 2. 雌花 3. 心皮 4. 果枝
	5. 叶缘放大，示腺状小齿 6. 果实 7. 种子

五味子 *Schisandra chinensis*（Turcz.）Baill.

五味子分布于东北、华北及湖北、湖南、江西、四川等地，生于沟谷、溪边及山坡。果实（五味子、北五味子）能敛肺、滋肾、生津、收涩。落叶木质藤本。茎细长。叶互生，在短枝上簇生，膜质，椭圆形或倒卵状长椭圆形，边缘具腺齿。花橙黄色，单性同株，单生于叶腋，有长花梗，花被片6~9，乳白色至粉红色；雄蕊5，心皮多数，分离。聚合浆果伸长成串，下垂，熟时红色。（图8-36）

八角茴香 *Illicium verum* Hook. F.

八角茴香分布于广西，其他地区有引种。果实（八角）能散寒、理气、止痛。常绿小乔木。叶互生，革质，椭圆状披针形或长披针形，全缘。花粉红色至深红色，单生叶腋或近

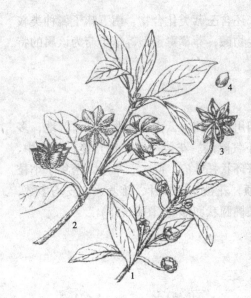

图 8-37　八角茴香

1. 花枝　2. 果枝　3. 蓇葖果　4. 种子

顶生；花被片 7~12；雄蕊多数；心皮通常 8，排成一轮，分离。聚合蓇葖果排成星状。（图 8-37）

木兰科常用药用植物还有：地枫皮 *Illicium difengpi* K. I. B. et K. I. M.，分布于广西；茎皮（地枫皮）祛风除湿，行气止痛。南五味子 *Kadsura longipedunculata* Finet et Gagn.，分布于长江流域及以南各地；根或根皮（红木香）能理气止痛，活血消肿。望春花 *Magnolia biondii* Pamp，分布于陕西、甘肃、河南、湖北、四川等省；花蕾（辛夷）能散风寒、通鼻窍。华中五味子 *Schisandra. sphenanthera* Rehd. et Wils.，分布布于我国山西至长江流域、云南等地；果实（南五味子）能敛肺、滋肾、生津、收敛。

罂粟科 Papaveraceae

罂粟科有 42 属约 700 种，我国有 19 属约 300 种，其中药用植物 15 属 136 种，集中在罂粟属和紫堇属。在克朗奎斯特系统中，罂粟科被分成狭义的罂粟科和紫堇科，一般认为罂粟科和紫堇科是特征明显的、遗传稳定的两个类群，罂粟属、白屈菜属、博落回属、角茴香属属于狭义的罂粟科，延胡索类植物属于紫堇科。

【主要形态特征】

罂粟科植物为草本。常具乳汁或有色汁液。叶互生。花两性，辐射对称或两侧对称；萼片 2，早落，花瓣常 4 枚；雄蕊多数或 6 枚，成二体雄蕊；子房上位，由 2 至多心皮构成 1 室，侧膜胎座。蒴果孔裂或瓣裂。

【主要化学特征】

罂粟科植物富含生物碱，其中库拉林型、螺苄异喹啉类生物碱是紫堇科的特征性成分，库拉林型异喹啉类生物碱是紫堇属的特征性成分；狭义的罂粟科含苄基异喹啉类生物碱，具抑菌、止咳和抗肿瘤活性，吗啡烷型生物碱是罂粟属的特征性成分，具有镇痛、镇咳活性，但有成瘾性，如罂粟壳中含吗啡、罂粟碱，白屈菜中含白屈菜碱，延胡索中含延胡索乙素。

【主要药用植物】

罂粟 *Papaver somniferum* L.

罂粟未成熟果实中割取的乳汁，制后称鸦片，进一步精制后称海洛因，含吗啡等生物碱。罂粟壳能镇痛、止咳、止泻，具有成瘾性。二年生草本，具乳汁。叶基部抱茎，边缘具缺刻。花大，单生，蕾时弯曲，萼片 2，早落，花瓣 4，白、红、淡紫等色，雄蕊多数，子房上位，由多心皮组成 1 室，侧膜胎座，柱头具 8~12 辐射状分枝，无花柱。蒴果近球形，孔裂。（图 8-38）

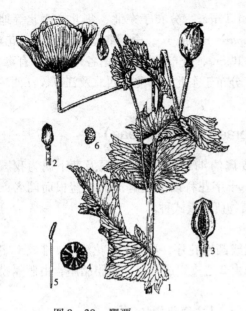

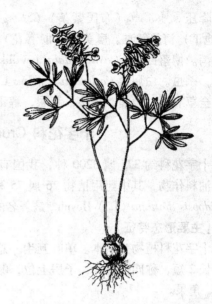

图 8-38　罂粟　　　　　　　　　　　　　　　图 8-39　延胡索

1. 植株上部　2. 雌蕊　3. 雌蕊纵切

4. 子房横切　5. 雄蕊　6. 种子

延胡索 *Corydalis yanhusuo* W. T. Wang

延胡索分布于江苏、浙江等地，生于丘陵草地。块茎能行气止痛、活血散瘀。近年来，有关延胡索戒毒作用的研究有较大进展，该药对阿片类药物依赖的戒断综合征有较明显的治疗作用。延胡索乙素，能有效降低患者对毒品的渴求。延胡索为多年生草本。块茎球状。叶二回三出全裂，末回裂片披针形。总状花序，苞片全缘或有少数牙齿，花萼2，较小，早落，花瓣4，紫红色，外面1片基部有长距，雄蕊6，成2束，2心皮组成侧膜胎座。蒴果条形。(图 8-39)

相似植物区别如下：

1. 果卵形至长卵形，不含延胡索乙素，分布于东北及河北、山东等地

　　　　………………………………… 全叶延胡索 *Corydalis repens* Mandl et Muhldorb

1. 果条形

　　2. 叶第一回五出羽状，末回裂片先端具3裂，含延胡索乙素，分布于东北

　　　　　　……………………………… 齿瓣延胡索 *Corydalis turtschaninovii* Bess.

　　2. 叶第一回三出复叶

　　　3. 果条形，略串珠状，叶末回裂片长椭圆形至倒卵形，分布丁东北，不含延胡索

　　　　乙素 …………………………… 东北延胡索 *Corydalis ambigua* Cham. et Schlecht

　　　3. 果条形，不呈串珠状，叶末回裂片披针形，分布于江苏、浙江，含延胡索乙素

　　　　…………………………………… 延胡索 *Corydalis yanhusuo* W. T. Wang

罂粟科常用药用植物还有：伏生紫堇 *Corydalis decumbens* (Thunb.) Pers.，分布于江苏、安徽、浙江、福建、江西、湖北、湖南、台湾等地；块茎（夏天无）祛风湿，行气活血，

止痛降压。地丁草（布氏紫堇）*C. bengeana* Turcz.，分布于东北、华北、西北等地；全草（苦地丁）清热解毒。虞美人（丽春花）*Papaver rhoeas* L.，全国各地庭院栽培，花瓣镇咳，果止泻。博落回 *Macleaya cordata*（Willd.）R. Sr.，分布于长江以南各地；全草有毒，消肿，止痛，杀虫。白屈菜 *Chelidonium majus* L.，分布于东北、华北、西北及江苏、江西、四川等地；全草有毒，镇痛，止咳，利尿，解毒。

十字花科 Cruciferae（Brassicaceae）

十字花科约 375 属 3200 种，我国有 96 属约 411 余种，芸苔属及萝卜属为我国主要蔬菜、油料作物，其中药用植物 26 属 75 种。十字花科以清热解毒的板蓝根而闻名；拟南芥 *Arabidopsis thaliana*（L.）Heynh. 是著名的植物研究模式种。

【主要形态特征】

十字花科植物为草本。单叶互生。总状或圆锥花序；萼片 4，花瓣 4，排成十字形；雄蕊 4 长 2 短，称四强雄蕊；子房上位，雌蕊由 2 心皮组成 1 室，侧膜胎座，由假隔膜分割成 2 室。角果。

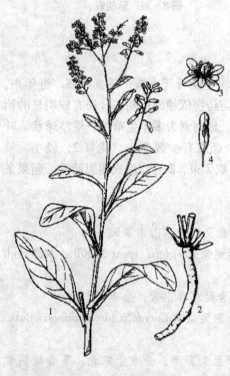

图 8-40 菘蓝
1. 花果枝 2. 根 3. 花 4. 果实

【主要化学特征】

十字花科植物含有葡萄糖异硫氰酸酯类化合物，如白芥子含白芥子苷，板蓝根、黄芥子和北葶苈子含芥子苷，葡萄糖异硫氰酸酯类化合物的酶解产物是十字花科植物的香味成分之一；本科植物的种子中含油脂类成分；还含有吲哚苷，如大青叶含菘蓝苷，菘蓝苷进一步分解形成靛蓝、靛玉红；另外，一些种类含有强心苷，如独行菜属、播娘蒿属。

【主要药用植物】

菘蓝 *Isatis indigotica* Fort.

菘蓝全国栽培。根（板蓝根）、叶（大青叶）能清热解毒、凉血消斑；叶可加工成青黛，能清热解毒、凉血定惊。菘蓝为草本。主根圆柱形，灰黄色。基生叶有柄，长圆状椭圆形；茎生叶长圆状披针形，基部叶耳圆形，半抱茎。圆锥花序；花黄色，花萼、花瓣 4 枚；四强雄蕊。角果紫色，长圆形，边缘有翅。（图 8-40）

菘蓝属约 30 种，我国有 5 种，产辽宁、内蒙古、甘肃、新疆等地。

播娘蒿 *Descurainia Sophia*（L.）Webb ex Prantl

播娘蒿分布于华北、东北，种子（南葶苈子）能祛痰平喘、利水消肿。草本，全株灰白色。叶二至三回羽状全裂或深裂，最终裂片条状。总状花序顶生；花瓣黄色。长角果圆桶状。种子多数，长圆形，稍扁，淡红褐色。（图8-41）

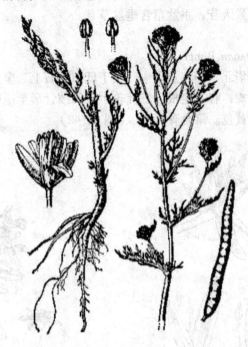

图8-41 播娘蒿

葶苈子的基原植物为播娘蒿和葶苈子，它们的区别如下：

1. 茎生叶二回羽状分裂，果实线形，分布于华东、中南

　　　　　　　　　　　　　　　　　　　……………… 播娘蒿 *Descurainia sophia*（L.）Webb ex Prantl

1. 基生叶不裂，边缘具稀疏齿状缺裂，果实卵状椭圆形，分布于东北、华北

　　　　　　　　　　　　　　　　　　　……………… 独行菜 *Lepidium apetalum* Willd.

十字花科常用药用植物还有：萝卜 *Raphanus sativus* L.，全国各地均有栽培；鲜根（莱菔）能消食下气，化痰利尿；老根（地骷髅）能消食利气，清肺利咽；种子（莱菔子）能消食导气，降气化痰。白芥 *Sinapis alba* L.，原产于欧洲，我国有栽培；种子（白芥子）能化痰逐饮，散结消肿。荠菜 *Capsella bursapastoris*（L）Medic.，分布全国；全草能凉肝止血，清热利湿。蔊菜 *Rorippa indica*（L.）Hiern，分布于陕西、甘肃及华东、华中、华南、西南等地；全草能祛痰止咳，利湿退黄。

景天科 Crassulaceae

景天科有35属、1600种，我国约10属、247种，全国均产。此外，观赏植物也很多，药用植物8属、67种。红景天为著名藏药，地下茎常有异型维管束；垂盆草能降低谷丙转氨酶。

【主要形态特征】

景天科植物为多年生肉质草本。单叶。花两性，萼片和花瓣4～5；雄蕊常为花瓣的2

倍；子房上位，离生心皮4~5，每个心皮基部有一小鳞片。聚合蓇葖果。

【主要化学特征】

苷类：如红景天含红景天苷，垂盆草含垂盆草苷。

【主要药用植物】

垂盆草 *Sedum sarmentesum* Bunge.

垂盆草分布于东北、华北、华东及华中，生于低山阴石上。全草能利湿热、解毒。多年生肉质草本，枝细弱，匍匐，有不定根。三叶轮生，倒披针形至矩圆形，顶端急尖，基部有距。聚伞花序；花无梗，黄色。聚合蓇葖果。(图8-42)

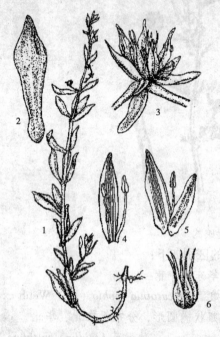

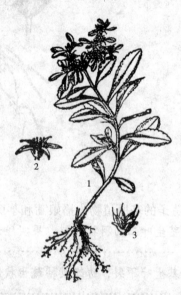

图8-42　垂盆草
1. 植株全形　2. 叶　3. 花　4. 花瓣与雄蕊
5. 花瓣、雄蕊与萼片　6. 雌蕊，示5个分叉心皮

图8-43　景天三七
1. 植株全形　2. 花瓣及雄蕊　3. 果实

景天三七 *Sedum aizoon* L.

景天三七分布于东北、华北、西北至长江流域，生于山地阴湿处或石质山坡、灌丛间。全草入药能止血、散瘀、消肿、止痛。多年生草本。叶互生，无柄，叶片椭圆状披针形至卵状披针形。聚伞花序，萼片5，花瓣5，黄色，雄蕊10，心皮5。蓇葖果，星芒状排列。(图8-43)

景天属约600种，我国约140种，南北均产，以西南高山为多，很多种类供观赏。

红景天属约90种，我国有73种。亦有人将其归入 Sedum 属内的1个组。我国对于红景天的使用历史悠久，康熙皇帝在平息阿拉布坦分裂祖国叛乱中，用红景天来消除军人疲劳；乾隆年间，蒙古土尔扈特部落从前苏联伏尔加河流域回归祖国时给乾隆皇帝的贡品中就有红景天。在东北部分地区，民间常用其作为补品及治疗疾病，消除重体力劳动带来的疲劳，抵抗高寒山区的冬季寒冷。藏族人民利用红景天的历史更早，在《晶珠本草》、《藏药图鉴》

中均有记载，常用红景天来治疗咳血、咯血、肺炎咳嗽和妇女白带等。

景天科常用药用植物还有：瓦松 *Orostachys fanbriatus*（Turcz.）Berger，分布于东北、华北、西北、华东等地；全草有毒，能清热解毒，凉血止血。

蔷薇科 Rosaceae

蔷薇科约124属，3300种，我国有51属1000余种，其中有360种药用植物（包括301种、1亚种、53变种、5变型）。蔷薇属、悬钩子属、委陵菜属及绣线菊属包括了本科47%的药用种，药用种数较多的属还有栒子属、梨属、山楂属、樱桃属和苹果属等。本科常用药用种多为木本植物，主要有梅、杏、桃、郁李、贴梗海棠、枇杷、金樱子、玫瑰及山楂等；草本植物中常用的有掌叶悬钩子、地榆和龙牙草等。

【主要形态特征】

蔷薇科植物常有托叶，花两性，辐射对称，花托凸隆或凹陷，与花被和雄蕊愈合成一碟形、钟状、杯状、坛状或圆筒状的花筒，花萼、花冠和雄蕊均着生在花筒上部边缘，萼片5，花瓣5，分离，雄蕊多数，心皮1至多数，单雌蕊、复雌蕊或离生心皮雌蕊。

根据花和果实的结构，本科分为四个亚科。它们的区别如下（图8-44）：

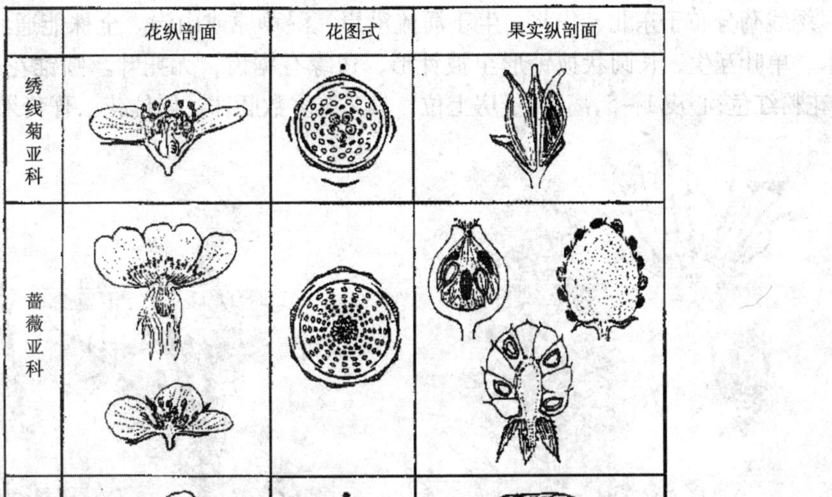

图8-44 蔷薇科四亚科花、果比较

1. 果实开裂，蓇葖果，稀蒴果；单叶多无托叶 · · · · · · · · · · · · · · · 绣线菊亚科 Spiraeoideae
1. 果实不开裂；具有托叶
　2. 子房上位
　　3. 心皮多数，分离，聚合瘦果、蔷薇果或聚合核果；常为复叶 · · · 蔷薇亚科 Rosoideae
　　3. 心皮1枚，核果；单叶 · 梅亚科 Prunoideae
　2. 子房下位或半下位；梨果 · 苹果亚科 Maloidea

【主要化学特征】

蔷薇科植物含有酚类化合物，如地榆属含有地榆鞣质，仙鹤草属含仙鹤草酚，蔷薇属除含鞣质类化合物外，还含有黄酮类、三萜类成分；黄酮类化合物、有机酸普遍分布，如山楂属含多种黄酮，具有降压、扩冠、缓解心绞痛等作用，还含有枸橼酸、苹果酸等；三萜类化合物存在于地榆属、龙牙草属、蔷薇属、悬钩子属、山楂属，多为乌苏烷型和齐墩果烷型五环三萜；生物碱仅见于绣线菊亚科的绣线菊属，主要为二萜生物碱；氰苷在蔷薇科的木本类型中多有分布，如枇杷属、樱桃属和梨属中含苦杏仁苷，具有镇咳祛痰活性。

【主要药用植物】

绣线菊亚科

绣线菊 *Spiraea salicifolia* L.

绣线菊分布于东北、华北，生于河流沿岸、湿草原或山沟。全株能通经活血、通便利水。灌木。单叶互生，长圆状披针形至披针形，边缘有锯齿，无托叶。圆锥花序长圆形或金字塔形；花粉红色；心皮1~5，离生；子房上位，具2至多数胚珠；周位花。蓇葖果直立。(图8-45)

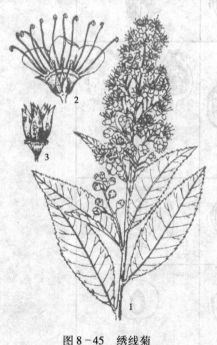
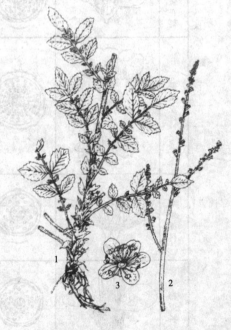

图8-45　绣线菊　　　　　　　　　　　图8-46　龙牙草
1. 花枝 2. 花纵剖面 3. 果实　　　　　1、2. 植株全形 3. 花

蔷薇亚科

龙牙草 *Agrimonia pilosa* Ledeb.

龙牙草分布于全国各地，生于山坡、路旁、草地。全草（仙鹤草）能收敛止血、截疟止痢、解毒；鹤草芽能驱绦虫。龙牙草为多年生草本。全体密生长柔毛。单数羽状复叶，小叶5~7枚，杂有小型叶。顶生总状花序，花黄色，心皮2枚。瘦果2枚，生于杯状花托内，外有钩状刚毛。（图8-46）

蔷薇亚科重要药用植物还有：掌叶覆盆子 *Rubus chingii* Hu，果实（覆盆子）能益肾、固精、缩尿；金樱子 *Rosa laevigata* Michx.，果实（金樱子）能收敛涩精、固肠止泻；地榆 *Sanguisorba officinalis* L.，根（地榆）能凉血止血、解毒敛疮；委陵菜 *Potentilla chinensis* Ser.，根能清热解毒、止血止痢。主要区别如下：

1. 聚合核果，红色，下垂；花单生，白色；落叶灌木，掌状5深裂
   ………………………………………………… 掌叶覆盆子 *Rubus chingii* Hu

1. 聚合瘦果或蔷薇果
   2. 蔷薇果，倒卵形，有刺，萼宿存；花单生，白色；落叶灌木，有刺，羽状复叶
      ………………………………………………… 金樱子 *Rosa laevigata* Michx.

   2. 聚合瘦果
      3. 花黄色，有副萼，心皮多数，多数瘦果聚生在突起的花托上，羽状深裂，叶背密生白色绵毛 …………………… 委陵菜 *Potentilla chinensis* Ser.
      3. 花暗紫红色，萼片4，无花瓣，心皮1~2，瘦果1枚埋藏于萼筒内，奇数羽状复叶 ………………………………… 地榆 *Sanguisorba officinalis* L.

梅亚科

杏 *Prunus armeniaca* L.

杏分布于我国北部，均为栽培。种子（苦杏仁）能祛痰止咳、平喘、润肠通便。杏为小乔木，小枝棕色。叶卵形，边缘圆钝锯齿，叶柄近顶端有2腺体。花单生，先叶开放，花白色或带红色。核果球形，核平滑。（图8-47）

梅亚科药用植物主要为桃属，除杏之外，还有：桃 *P. persica*（L.）Batsch.，种子（桃仁）能活血化瘀、润肠通便；梅 *P. mume*（Sieb.）S. et Z.，未成熟的果实（乌梅）能敛肺涩肠、生津止咳、驱蛔。

主要区别如下：

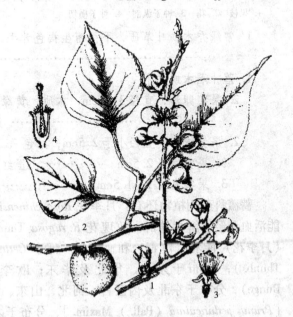

图8-47　杏
1. 花枝　2. 果枝　3. 花　4. 花纵切，示杯状花托

　　1. 果核表面凹凸不平

　　　2. 小枝绿色，叶片狭卵形至宽椭圆形，先端尾状渐尖 …… 梅 *Armeniaca mume* Sieb.

　　　2. 小枝褐色，叶片椭圆状披针形或长圆状披针形，先端渐尖

　　　　…………………………………………………… 桃 *Amygdalus persica* L.

　　1. 果核表面光滑………………………………………………… 杏 *Armeniaca vulgaris* Lam.

苹果亚科

山楂 *Crataegus pinnatifida* Bge.

山楂主产于辽宁、河北、河南、山东，均为栽培。果实（北山楂）能消食化滞、破气行瘀，可降血脂；山楂叶能活血化瘀、理气通脉。山楂为落叶乔木，无刺或有短刺。叶宽卵形至菱状卵形，边缘具有3～5羽状深裂，裂片边缘具有尖锐重锯齿，托叶大，镰形。花白色或带红色，伞房花序。果实直径1～1.5cm，球形，深红色，密布白色小点。（图8－48）

苹果亚科药用植物还有：山里红 *Crataegus pinnatifida* Bge. var. *major* N. E. Br.，果实功效同山楂；贴梗海棠 *Chaenomeles speciosa*（Sweet）Nakai，果实（木瓜）能平肝舒筋、和胃化湿；枇杷 *Eriobotrya japonica*（Thunb.）Lindl.，叶片（枇杷叶）能清肺止咳、降逆止呕。主要区别如下：

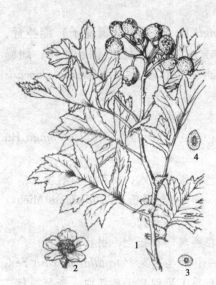

图8－48　山楂
1. 果枝　2. 花　3. 种子纵剖　4. 种子横切

　　1. 常绿乔木，叶革质，下面密生褐色茸毛，顶生圆锥花序

　　　………………………………… 枇杷 *Eriobotrya japonica*（Thunb.）Lindl.

　　1. 落叶灌木或乔木

　　　2. 果实卵形，直径3～5cm，木质，黄绿色，芳香，干后表面皱缩

　　　………………………… 贴梗海棠 *Chanenomeles speciosa*（Sweet）Nakai

　　　2. 果实球形，直径小于2.5cm，红色

　　　　3. 果实直径2.5cm ………… 山里红 *Crataegus pinnatifida* Bunge var. *major* N. E. Br.

　　　　3. 果实直径1～1.5cm ……………………… 山楂 *Crataegus pinnatifida* Bunge

蔷薇科药用植物还有：月季花 *Rosa chinensis* Jacq.，全国各地普遍栽培；花（月季花）能活血调经、解毒消肿。玫瑰花 *R. rugosa* Thunb.，分布于我国北部，各地均有栽培；花（月季花）能利气解毒、和血调经。郁李 *Cerasus japonica*（Thunb.）Lois（*Prunus japonica* Thunb.），分布于东北、华北及华东；欧李 *C. humilis*（Bunge）Sok.（*Prunus humilis* Bunge），分布于东北及内蒙古、河北、山东、河南；长梗扁桃 *Amygdalus pedunculata* Pall. [*Prunus pedunculata*（Pall.）Maxim.]，分布于内蒙古、宁夏。三者的种子（郁李仁）能润燥滑肠、下气利水。木瓜 *Chaenomeles. sinensis*（Thouin）Koehne，分布于长江流域及以南各地；果实（光皮木瓜）能和胃舒筋、消痰止咳。

豆科 Leguminosae（Fabaceae）

豆科有约 700 属 1700 种，我国有约 160 属 1300 种，可药用的有 490 种（含 461 种、1 亚种、23 变种、5 变型），仅次于菊科，居第二位。豆科较大的药用属除紫云英属外，还有槐蓝属、锦鸡儿属、崖豆藤属、棘豆属、山蚂蝗属、岩黄芪属、胡枝子属和决明属等。

本科重要的药用植物有甘草、胀果甘草、光果甘草、膜荚黄芪和蒙古黄芪等；常用的有苦参、槐、补骨脂、葛、儿茶、密花豆（鸡血藤）、合欢、小决明、广金钱草、白扁豆、多序岩黄芪（红芪）和皂荚等。

【主要形态特征】

豆科植物叶多为复叶，具托叶。花两性，萼片和花瓣均 5 枚，分离，多为蝶形花冠，雄蕊常 10 枚，多成两体雄蕊，单雌蕊，子房上位，边缘胎座。荚果。种子无胚乳。（彩图 8-3）

本科根据花冠类型、雄蕊类型分成含羞草亚科、云实亚科和蝶形花亚科，区别如下：

1. 花辐射对称，花瓣镊合状排列，中下部常合生，雄蕊多数或有定数

　　·· 含羞草亚科 *Mimosoideae*

1. 花两侧对称，蝶形花冠或假蝶形花冠，分离，雄蕊 10 枚

　　2. 花冠为假蝶形花冠，旗瓣位于最内方，雄蕊分离 ········· 云实亚科 *Caesacpinioideae*

　　2. 花冠为蝶形花冠，旗瓣位于最外方，二体雄蕊 ············ 蝶形花亚科 *Papilionoideae*

【主要化学特征】

豆科植物普遍含有黄酮类化合物，其中黄酮醇类成分是木本植物的特征性成分，如在木本植物占优势的云实亚科、含羞草亚科中黄酮醇类成分比草本植物占优势的蝶形花亚科更为丰富，蝶形花亚科以异黄酮为特征性成分。豆科植物的黄酮类成分不仅资源丰富，而且具有较强的药理活性，如葛根素具有保护心脏、扩冠、抗血栓、降血脂、抗心率失常等活性，紫檀素具有抗肿瘤、抗真菌活性，鱼藤酮具有杀虫活性，异甘草苷元具有解痉活性。生物碱主要存在于蝶形花亚科，以喹诺里西啶类生物碱为主；三萜类成分在 3 个亚科中均有分布，含羞草亚科和云实亚科多为齐墩果烷型五环三萜，蝶形花亚科植物除含齐墩果烷型五环三萜外，还含有环阿尔廷型四环三萜，环阿尔廷型四环三萜是黄芪属的特征性成分；香豆素在蝶形花亚科的补骨脂属、黄芪属、岩黄芪属、甘草属、大豆属、羽扇豆属等属植物中存在，但仅存在于含羞草亚科的金合欢属，在云实亚科中未发现；蒽醌类化合物存在于云实亚科的决明属，但近来在黄芪属植物中也发现了该类成分。

【主要药用植物】

含羞草亚科 Momosoideae

含羞草亚科有 56 属、280 种，我国连引入栽培的有 17 属、63 种，主产于南部和西南部。

合欢 *Albizia julibrissin* Duraz.

合欢分布于全国。野生或栽培。树皮（合欢皮）能安神解郁、活血消痈；花或花蕾（合欢花）能解郁安神、理气开胃、消风明目、活血止痛。落叶乔木，树皮灰棕色，有密生椭圆形横向皮孔。二回偶数羽状复叶，小叶镰刀状，主脉偏向一侧。头状花序呈伞房状排列；花淡红色；花萼小，筒状；花冠漏斗状；雄蕊多数，花丝细长，淡红色。荚果扁条形。（图 8-49）

含羞草亚科常用药用植物还有：含羞草 *Mimosa pudica* L.，分布于华东、华南与西南；全草散瘀止痛，安神。儿茶 *Acacia catechu*（L. f.）Willd.，浙江、台湾、广东、广西、云南有栽培；心材或去皮枝干煎制的浸膏（孩儿茶）能收湿敛疮、止血定痛。

云实亚科 Caesalpinioideae

我国云实亚科植物连引入的有 22 属 92 种，南北均有分布，但主产地为西南，其中有经济价值的甚多，最主要的为木材，有些入药或供观赏用。

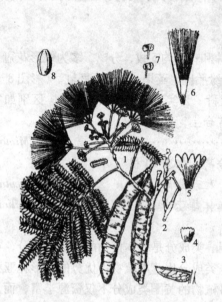

图 8-49　合欢
1. 花枝　2. 果枝　3. 小叶下面　4. 花萼
5. 花冠　6. 雄蕊和雌蕊　7. 花粉囊　8. 种子

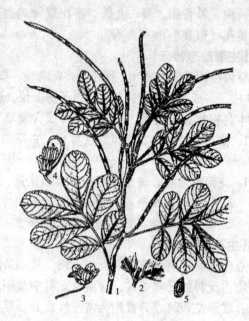

图 8-50　决明
1. 果枝　2. 复叶的一部分，
示二小叶间的钻状腺体
3. 花　4. 雄蕊和雌蕊　5. 种子

决明 *Cassia tora* L.

全国分布，各地均有栽培或野生。种子（决明子）能清肝明目、利水通便。一年生半灌木状草本。上部多分枝。叶互生；偶数羽状复叶；小叶 3 对，叶片倒卵形或倒卵状长圆形；叶轴上第一对小叶间或在第一对和第二对小叶间各有一对长约 2mm 的针刺状腺体。花成对腋生；花冠黄色；雄蕊 10，仅 7 枚发育。荚果细长，近四棱形，长 15～20cm。种子多数，菱柱形，淡褐色，光亮。（图 8-50）

云实亚科常用药用植物还有：皂荚 *Gleditsia sinensis* Lam.，分布于东北、华北、华东、华南及四川、贵州等地；生于路边、沟边和村庄附近。果实（皂荚）、不育果实（猪牙皂）能祛痰止咳、开窍通闭、杀虫散结；棘刺（皂角刺）能消肿托毒、排脓、杀虫。狭叶番泻 *Cercis angustifolia* Vahl. 和尖叶番泻 *C. acutifolia* Delile，分布于热带非洲及埃及，我国南方有引种；小叶（番泻叶）能泻热通便、消积导滞。苏木 *Caesalpinia sappan* L.，分布于云南，福建、台湾、广东、海南、广西、贵州、四川等地有栽培；心材（苏木）行血祛瘀，消肿止痛。云实 *C. decapetala*（Roth）Alston，分布于河北、陕西、甘肃及华东、中南及西南等地；种子（云实）能解毒除积、止咳化痰。紫荆 *Cercis chinensis* Bunge，分布于华北、华东、中南、西南及陕西、甘肃等地；树皮（紫荆皮）行气活血，消肿止痛。

蝶形花亚科 Papilionoideae

蝶形花亚科有植物约 480 余属、12000 种，我国连引入的有 118 属、1097 种，各省均有分布。

膜荚黄芪 *Astragalus membranaceus*（Fisch）Bge.

分布于东北、华北、西北及四川、西藏等省区，生于向阳山坡、草丛或灌丛中。根（黄芪）能补中益气、固表止汗、利水排脓。高大草本。羽状复叶，小叶 6～13 对，椭圆形或长卵形，两面有白色长柔毛。总状花序腋生；花蝶形，黄白色，子房有毛。荚果膨胀，卵状矩圆形，有长柄，被黑色短柔毛。含黄芪甲苷等三萜皂苷类化合物。

黄芪属约 1600 种，我国有 130 种以上，主产于东北、西北、西南，其中紫云英 *A. sinicus* L. 为很好的绿肥植物。

类似植物区别如下：

1. 茎丛生，稍扁，常平卧，叶片下面有白色短柔毛，果实纺锤形，顶端有尖喙

　　……………………………………………… 扁茎黄芪 *Astragalus complanatus* R. Br

1. 高大直立草本，果实卵状矩圆形

　　2. 子房被毛，果实被黑色短柔毛，叶片两面被白色长柔毛，小叶少

　　………………………………… 膜荚黄芪 *Astragalus membranaceus*（Fisch.）Bunge

　　2. 子房和果实均无毛，叶片下面密被短柔毛，小叶多

　　… 蒙古黄芪 *Astragalus membranaceus*（Fisch.）Bunge var. *monghocicus*（Bunge.）Hsiao

甘草 *Glycyrrhiza uralensis* Fisch.

甘草分布于东北、西北、华北，生于干旱草原及向阳山坡。根和根茎（甘草）能清热解毒、补脾润肺、调和诸药。多年生草本。全株密被短毛或刺毛状腺体。羽状复叶，卵形或宽卵形。总状花序腋生；花蝶形，密集。果实镰刀状弯曲，密被刺毛状腺体和短毛。含甘草酸等三萜皂苷类化合物和甘草苷等黄酮类化合物。（图 8-51）

甘草属有植物 30 种，我国有 8 种，产西南、西北至东北，其中甘草 *G. uralensis* Fisch. 为大宗药材，在很多国家药典中均有记载，因其用量大，有"十方九草"之称。

类似植物区别如下：

1. 果实镰刀状弯曲，密被刺毛状腺体和短毛，小叶通常 7～11 枚

　　…………………………………………………… 甘草 *Glycyrrihiza uralensis* Fisch.

1. 果实不呈镰刀状弯曲

　　2. 果实短小而直，膨胀成圆柱形，小叶通常 5 枚…胀果甘草 *Glycyrrhiza inflata* Bat.

　　2. 果实扁长圆形，小叶较多，常 19 枚 ……………… 光果甘草 *Glycyrrhiza glabra* L.

豆科其他药用植物还有槐树 *Sophora japonica* L.，花蕾（槐米）、果实（槐角）能凉血止血、清肝泻火；苦参 *Sophora flavescens* Ait.，根（苦参）能清热燥湿、杀虫，含苦参碱等生物碱；野葛 *Pueraria lobata*（Wild.）Ohwi，根（葛根）能解肌透热、生津、透疹、升阳止

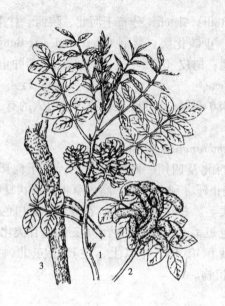

图 8-51 甘草
1. 花枝　2. 果序　3. 根

泻，含葛根素等黄酮类化合物，葛花能解酒毒、生津；密花豆 *Spatholobus suberectus* Dunn.，藤茎（鸡血藤）能活血通络、补血，含黄酮类化合物；补骨脂 *Psoralea corylifolia* L.，种子（补骨脂）能温肾壮阳，含补骨脂素等香豆素类化合物。

主要区别如下：

1. 果实串珠状，不开裂
　2. 乔木，羽状复叶，小叶卵状矩圆形 ………………………… 槐树 *Sophora japonica* L.
　2. 灌木状草本，根皮黄色，味苦，小叶片披针形 ……… 苦参 *Sophora flarescens* Ait.
1. 果实不为串珠状
　3. 藤本，小叶 3 枚
　　4. 草质藤本，全株被黄色长柔毛，果实条形扁平，密生黄色长硬毛
　　　……………………………………… 野葛 *Pueraria lobata*（Willd.）Ohwi
　　4. 木质藤本，具红色汁液，横断面有数轮偏心环，果实舌形，有黄色茸毛
　　　……………………………………… 密花豆 *Spatholobus suberectus* Dunn
　3. 草本，单叶，全株有白色柔毛和黑褐色腺点，果实卵形，不开裂
　　　……………………………………… 补骨脂 *Psoralea corylifolia* L.

蝶形花亚科常用药用植物还有：广东相思子 *Abrus cantoniensis* Hance，分布于广东、广西等地；全草（鸡骨草）清热解毒，利湿止痛；种子有毒，故用全草时须除去果实。刀豆 *Canavalia gladiata*（Jacq）DC.，全国各地常见栽培；种子（刀豆）能温中下气、益肾补元。降香檀 *Dalbergia odorifera* T. Chen，树干及根的心材（降香）行气止痛，活血化瘀。扁豆 *Dolichos lablab* L.，全国各地均有栽培；白色种子（白扁豆）补脾止泻，和中化湿，消暑。胡芦巴 *Trigonella foenum-graecum* L.，分布全国大部分地区；种子（胡芦巴）为补阳药，能

温肾阳、逐寒湿。金钱草 *Desmodium styracifolium*（Osbeck）Merr.，分布于福建、湖南、广东、广西、四川、云南等地；枝叶（广金钱草）能清热利湿、通淋排石。

芸香科 Rutaceae

芸香科有植物150属约900种，我国连引入栽培的有28属154种，其中药用23属105种，南北均产。其中柑橘类为著名的果品，黄柏可为染料，花椒入药或作香料，有些种类供观赏用。

【主要形态特征】

芸香科植物为灌木或乔木，有时具刺。叶常有透明的腺点。花萼、花瓣4～5，分离；雄蕊与花瓣同数或为其2倍，稀多数，着生于花盘的基部；雌蕊的胎座为中轴胎座。柑果、核果或蒴果状。

【主要化学特征】

异喹啉类生物碱常含于花椒属、吴茱萸属、黄柏属、柑橘属植物中；柑橘属植物还含有黄酮类化合物。本科植物的果实中含有挥发油，如花椒属、柑橘属、吴茱萸属等。

【主要药用植物】

酸橙 *Citrus aurantium* L.

酸橙主产于四川、江西及南方各省，栽培。幼果（枳实）能破气泻痰、消积除痞，未成熟的果实（枳壳）能理气宽胸、行滞消积。常绿小乔木。枝三棱状，有刺。单身复叶，互生，卵状矩圆形或倒卵形，近全缘，有透明的腺点；叶柄具狭长形或倒心形的翅。花单生，或数朵聚生当年新枝叶腋，白色，芳香，雄蕊约25枚，花丝基部部分愈合。柑果球形或稍扁，熟时橙黄色，果皮粗糙，外层果皮不易剥离。（图8–52）

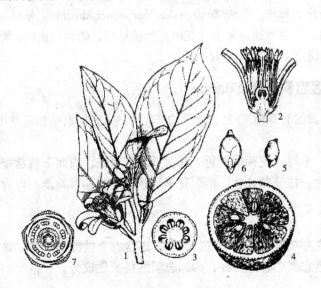

图8–52 酸橙

1. 花枝　2. 花纵剖，示雄蕊和雌蕊　3. 子房横切

4. 果横切　5. 种子　6. 种子纵切，示折叠的子叶

7. 花图式

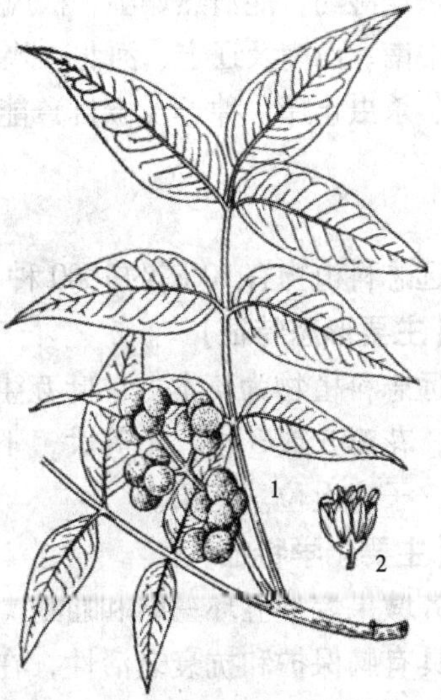

图8–53 黄柏

1. 果枝　2. 雄花

柑橘属有植物约 20 种，我国连引入栽培的约 15 种，其中如柚、柠檬、柑、橙、橘等为我国很重要的果树，长江以南各省广为栽植。橘 *C. reticulata* Blanco. 的果皮（陈皮）为理气药，能理气化痰、和胃降逆。

黄檗 *Phellodendron amurense* Rupr.

黄檗主产于东北和华北各省，生于山区杂木林中。树皮（关黄柏）为清热药，能清热燥湿、泻火解毒。落叶乔木，木栓质发达，内皮鲜黄色。单数羽状复叶，对生，小叶通常 7～13，长卵形至披针状长圆形。花小，雌雄异株，排成顶生聚圆锥花序。果为浆果状核果，黑色，密集成团。（图 8-53）

黄檗属有植物 10 种，我国有 2 种，产西南至东北。除黄檗外，黄皮树 *P. chinense* Schneid. 的树皮（川黄柏）功效同关黄柏，但小檗碱含量差异较大，川黄柏含量较关黄柏含量高，目前《中国药典》已将二者作为两种药材使用。

芸香科常用药用植物还有：橘 *Citrus reticulata* Blanco.，分布于长江流域及以南地区；广泛栽培。成熟果皮（陈皮）为理气药，能理气降逆、调中开胃、燥湿化痰。幼果或未成熟果皮（青皮）为理气药，能疏肝破气、消积化滞；外层果皮（橘红）能散寒燥湿、理气化痰、宽中健胃；中果皮及内果皮间的维管束群（橘络）通络化痰；种子（橘核）理气、止痛、散结；叶（橘叶）能疏肝行气、化痰散结。佛手柑 *C. medica* L. var. *sarcodactylis* (Noot.) Swingle，我国浙江、江西、福建、广东、广西、四川、云南等地有栽培；果实（佛手）为理气药，能舒肝理气、和胃化痰。吴茱萸 *Evodia rutaecarpa* (Juss.) Benth.，分布华东、中南、西南等地区；未成熟果实（吴茱萸）为温里药，有小毒，能散寒止痛、疏肝下气、温中燥湿。白鲜 *Dictanmnus dasycarpus* Turcz. 分布于东北、华北及陕西、甘肃、河南、四川、贵州等地；根皮（白鲜皮）为清热燥湿药，能清热燥湿、祛风止痒、解毒。花椒 *Zanthoxylum bungeaum* Maxim.，分布于华东、中南、西南及辽宁、河北、陕西、甘肃等地；果皮（花椒）为温里药，能温中止痛、除湿止泻、杀虫止痒；种子（椒目）能利水消肿、祛痰平喘。

远志科 Polygalaceae

远志科植物有 10 属约 1000 种，我国有 5 属 47 种，全国均产，有些入药，有些供观赏用。

【主要形态特征】

远志科植物为草本。单叶互生，全缘。花两侧对称，萼片 5，不等长，内面 2 枚常呈花瓣状，花瓣 5 或 3 枚，不等大，下面一枚呈龙骨状，顶端有鸡冠状的附属体，雄蕊花丝合生成鞘，子房上位。蒴果。

【主要化学特征】

齐墩果烷型五环三萜和𠮷酮类成分在本科植物中普遍存在；还含有寡糖酯类成分，该类成分具有脑保护和抗衰老活性，在远志属中普遍存在，为远志属的特征性成分。

【主要药用植物】

远志 *Polygala tenuifolia* Willd.

远志主产于山西、陕西、河北、河南，生于山坡草丛、路旁或河岸。根（远志）为养心安神药，能宁心安神、祛痰开窍、解毒消肿。多年生草本。叶互生，线形至狭线形，先端尖,基部渐狭成短柄,全缘。总状花序,花稀疏,绿白色带紫,萼片5,外轮3片小,内轮2片,花瓣状;花瓣3,中央花瓣较大,龙骨状,顶端有流苏状附属物;雄蕊8,花丝愈合成鞘状,近上端分离;子房上位,柱头2裂。蒴果扁卵圆形,翅宽0.1cm以上。(图8-54)

远志属有植物约600种,我国有40种,各省均有分布,同属植物卵叶远志 *P. sibirica* L. 的根同作远志入药。加工时将根的木部除去,称"远志筒"或"远志肉"。

常用的药用植物还有:荷包山桂花 *Polygala arillata* Buch. – Ham. ,分布于西南及陕西、安徽、浙江、江西、福建、湖北、广东、广西等地;根(鸡根)能祛痰除湿、补虚健脾、宁心活血。黄花倒水莲 *P. fallax* Hemsl. ,分布于江西及福建、湖南、广东、广西等地;根或茎叶能补虚健脾、散瘀通络。瓜子金 *P. japonica* Houtt. ,分布于东北、华北、西北、华东、中南、西南和台湾等地;根及全草能祛痰止咳、散瘀止血、宁心安神。

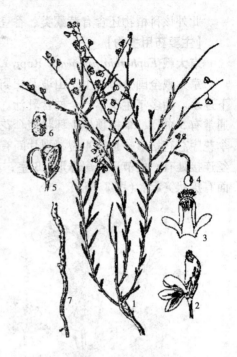

图 8-54 远志
1. 果枝 2. 花的侧面观
3. 花冠剖开,示雄蕊(花丝部分愈合)
4. 雌蕊 5. 果实(具宿存萼),示一侧开裂
6. 种子 7. 根

大戟科 Euphorbiaceae

大戟科有约300属8000种以上植物,我国有66属864种,各地均产,主产于西南至台湾,大部分有毒。该科以盛产橡胶、油料、药材、鞣料、淀粉、木材等重要经济植物著称。橡胶树属是主要产橡胶的植物;油桐属产最好的干性油;乌桕产蜡和油;木薯是热带重要的食用植物之一,有肥厚的块状根,极富淀粉,是工业用淀粉主要原料之一;余甘子的果可食,维生素C含量高。有些供药用,如甘遂、京大戟、千金子、巴豆、蓖麻子。本科多数种类有毒,南非产的好望角毒漆是已知有毒植物中最毒的一种。变叶木属、叶下珠属、麻风树属及大戟属等植物广泛栽培,作观赏植物。

【主要形态特征】

大戟科植物为草本、灌木或乔木,常有白色乳汁。叶互生,单叶,有托叶。花单性,花盘常存在,子房上位,3心皮形成3室,中轴胎座。蒴果、浆果状或核果状。

【主要化学特征】

大戟科含有二萜类化合物,如大戟属、巴豆属、乌桕属等,该类化合物具有抗肿瘤、引产、强刺激性、毒性活性,部分化合物还有致癌作用,其中大戟烷型二萜具有多羟基四环结构,是许多大戟科植物的毒性成分,具有促癌和促炎作用。TPA(12-十四烷酯大戟醇-13-乙酸酯)在药理实验中常作为研究体内外促癌的工具。另外,还含有鞣质类化合物,如老鹳草素,它在牻牛儿苗科植物中也存在,是大戟科和牻牛儿苗科均为牻牛儿苗目的依据之一。此外该科植物还含有黄酮类、香豆素类化合物等。

【主要药用植物】

京大戟 *Euphorbia pekinensis* Rupr.

京大戟全国分布，生于山坡及田野阴湿处。根（京大戟）有毒，为峻下逐水药，能峻下逐水。为多年生草本，全株含乳汁。叶互生，长圆状披针形，全缘。伞形聚伞花序顶生，通常有5伞梗，伞梗顶生1杯状聚伞花序，其基部轮生5枚卵形或卵状披针形苞片，杯状聚伞花序总苞坛形，顶端4裂，裂片间有4个椭圆形腺体；雄花多数，仅1枚雄蕊，花梗和花丝连接处有一关节；子房球形，3室，花柱3，顶端2裂，伸出杯状总苞外。蒴果球形，表面有疣状突起。（图8-55）

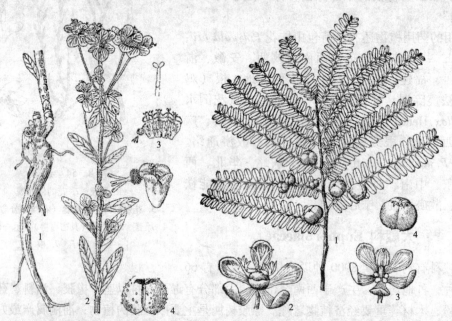

图8-55　京大戟　　　　　　　　　　　图8-56　余甘子
1. 根　2. 花枝　3. 总苞，示腺体、雄蕊及雌蕊　4. 果实　　　　1. 果枝　2. 雄花　3. 雌花　4. 果实

大戟属有植物约2000种，我国有60种以上，广布于全国，有些种类有毒，有些可供庭园观赏用。

余甘子 *Phyllanthus emblica* L.

余甘子为乔木。单叶，排成二列，线状长圆形，托叶三角形，褐红色，边缘有睫毛。单性花，雌雄同株；聚伞花序腋生；花被片6；雄花的雄蕊3，花盘由6腺体组成；雌花花盘杯状，包围子房达一半以上；子房3室，花柱3，顶端2裂。蒴果核果状，圆球形，外果皮肉质，绿白色或淡黄白色，内果皮硬壳质；种子略带红色。（图8-56）

叶下珠属有植物约600种，我国有叶下珠属植物33种、4个变种，主要分布于长江以南各省区，其中余甘子是藏药，苦味叶下珠和叶下珠是傣药。本属植物如叶下珠（珍珠草）*Phyllanthus urinaria*、苦味叶下珠 *P. amarus* 等均具有一定的抗病毒作用，其中叶下珠对 HB-sAg 抑制活性较强。但越分离纯化，其活性越低，提示叶下珠灭活 HBV 抗原可能是多种成分的协同作用。

常用的药用植物还有：甘遂 *Euphorbia kansui* T. N. Liou ex S. H. Ho，有毒，功效同大戟。地锦 *E. humifusa* Steud.，全草（地锦草）为清热解毒药，能清热解毒、凉血止血。巴豆 *Croton tigtium* L.，分布于长江以南，栽培或野生；种子（巴豆）有大毒，能峻下逐水；外用蚀疮；其炮制品巴豆霜能峻下积滞、逐水消肿。蓖麻 *Ricinum communis* L.，全国均有栽培；种子（蓖麻子）有毒，能消肿拔毒、泻下通滞；蓖麻油为刺激性泻药。一叶萩 *Securinega suffruticosa* (Pall.) Rehd.，分布于黑龙江、吉林、辽宁、河北、陕西、山东、河南、江西、湖北、台湾、广西、广东等省区，枝条、根、叶和花能活血通络。

五加科 Araliaceae

五加科植物有80属900种，我国连引入的南洋参属共有23属160种，主产地为西南部，其中5属延伸至黄河以北，有些更远达东北，药用植物有112种（包括88种、23变种、1变型）。主要药用属有五加属、楤木属、鹅掌柴属及人参属等。人参、西洋参、三七、细柱五加、刺五加等均可药用。有些种类可供庭园观赏用。

【主要形态特征】

五加科植物为灌木或草本。伞形花序。花两性，辐射对称，萼齿5，小型，花瓣5~10，雄蕊5~10，生于花盘边缘，子房下位，顶端具有花盘。浆果或核果。

【主要化学特征】

人参属植物富含三萜皂苷成分，达玛烷型四环三萜是人参属最具有特征性的化学成分，人参和西洋参以达玛烷型四环三萜为主，也是主要生理活性成分。除三七外，人参属所有种均含齐墩果烷型五环三萜皂苷。人参属植物各个种的皂苷组成各异，可作为物种鉴定的依据，如人参根中以人参皂苷 Rb_1 和 Rg_1 为主，西洋参根中人参皂苷 Rb_1 和 Re 的含量达到总皂苷的50%以上，三七根中 Rb_1 和 Rg_1 占总皂苷的80%左右；楤木属富含三萜皂苷，以齐墩果烷型五环三萜为主，还含有乌苏烷型五环三萜，该属草本类中，如食用土当归还含有二萜类化合物；鹅掌柴属含齐墩果烷型、熊果烷型及羽扇豆烷型五环三萜；五加属普遍存在齐墩果烷型五环三萜，还含羽扇豆烷型五环三萜；聚炔类化合物在五加科普遍存在，如人参属含有的人参炔三醇，这类化合物具有显著的抗菌和细胞毒活性，并有局麻、抗血小板积聚、抗肿瘤活性。

【主要药用植物】

人参 *Panax ginseng* C. A. Mey.

人参分布于东北，常栽培。根和根茎（人参）能大补元气、复脉固脱、生津安神、补气益血；人参叶能清肺、生津、止咳；花有兴奋作用。人参为多年生草本。主根肉质，根茎直立，根茎上具有茎痕。茎单一。掌状复叶，具长柄，1~6枚轮生于茎顶，小叶常5枚，中央一片较大，上面脉上疏生刚毛，下面无毛。花小，淡黄绿色。浆果状核果，扁球形，熟时红色。（图8-57）

人参属有8种植物，我国连引入的西洋参共有7种。人参属植物起源于第三纪古热带山区东亚-北美分布的植物区系，该属植物的现代分布中心在我国西南部。其中人参、三七对环境的适应能力很低，可能是过度采挖及森林破坏等因素导致它们的野生种群的濒危或灭绝，野生人参在野外已经很难发现，野生三七已经灭绝。

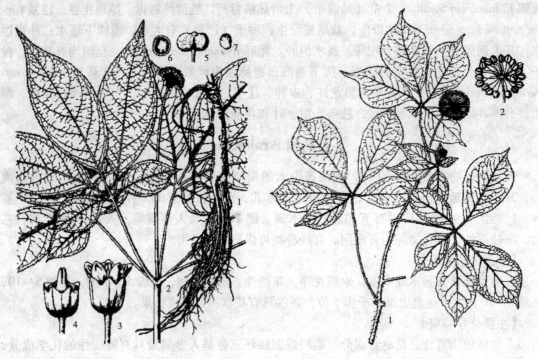

图 8 - 57　人参
1. 根的全形　2. 花枝　3. 花　4. 去花瓣及雄蕊后，
示花柱及花盘　5. 果实　6. 种子　7. 胚体

图 8 - 58　刺五加
1. 花枝　2. 果序

相似植物区别如下：

1. 小叶长椭圆形至倒卵状长椭圆形，两面脉上密生刚毛，主产于云南、广西
　·······························　三七 *Panax notoginseng*（Burk.）F. H. Chen

1. 小叶疏生刚毛或近无毛
　2. 总花梗比叶柄长，小叶片椭圆形或卵形，上面脉上疏生刚毛，下面无毛，叶缘
　　为锯齿，主产于东北　·······························　人参 *Panax ginseng* C. A. Mey
　2. 总花梗和叶柄近等长，小叶片倒卵状矩圆形，小叶片几乎无毛，叶缘为不
　　规则锯齿，我国引种 ·······························　西洋参 *Panax quinquefolium* L.

刺五加 *Acanthopanax senticosus*（Rupr. et Maxim.）Harms.

刺五加分布于河北、山西及东北，生于林缘、灌丛中。根及根茎能益气健脾、补肾安神。刺五加为灌木，小枝密生针刺。掌状复叶，小叶 5 枚，椭圆状倒卵形，幼叶下面沿脉密生黄褐色毛。伞形花序单生或 2～4 个丛生茎顶；花瓣黄绿色，花柱 5，合生成柱状，子房 5室。浆果状核果，球形，有 5 棱，黑色。（图 8 - 58）

五加属约 35 种，我国 27 种，广布于南北各省，长江流域最多。亦有人主张将五加属细分成 *Eleutherococcus*、*Evodiopanax* 和 *Acanthopanax*. 3 属，在此系统中刺五加学名为 *Eleuthero-*

coccus senticosus Maxim.

类似植物有：无梗五加 *Acanthopanax sessiliflorus*（Rupr. Et Maxim.）Seem.、细柱五加 *Acanthopanax gracilistylus* W. W. Smith.，二者的根皮（五加皮）能祛风湿、补肝肾、强筋骨。区别如下：

1. 花柱5，子房5室，小枝密生针刺，分布于东北、华北及陕西、四川等地
    ·················· 刺五加 *Acanthopanax senticosus*（Rupr. Et Maxim.）Harms.

1. 花柱2，子房2室，无刺或刺较少
  2. 具花柄，花黄绿色，分布于南方各省区
      ·················· 细柱五加 *Acanthopanax gracilistylus* W. W. Smith.
  2. 花无柄，花浓紫色，分布于东北及河北等地
      ·················· 无梗五加 *Acanthopanax sessliflorus*（Rupr. et Maxim.）Seem.

常用的药用植物还有：土当归（九眼独活）*Aralia cordata* Thunb.，分布于我国中部以南的各省区；根状茎称"九眼独活"，能祛风燥湿、活血止通、消肿。楤木 *A. chinensis* L.，分布于华北、华中、华东和西南；根皮为活血化瘀药，能活血散瘀、健胃利尿。通脱木 *Tetrapanax papyrifera*（Hook）K. Koch.，分布于长江以南及陕西；茎髓（通草）为利水渗湿药，并有清热解毒、消肿、通乳的功效。刺楸 *Kalopanax septemlobus*（Thunb.）Koida.，分布于我国南北各省区；根皮及枝能祛风除湿、解毒杀虫。

伞形科 Umbelliferae（Apiaceae）

伞形科有275属2900种植物，我国有95属540种，可分为天胡荽亚科、变豆菜亚科和芹亚科。药用植物有234种（包括197种、25变种、9变型及3个栽培种）。主要药用属除柴胡属和当归属外，还有独活属和藁本属。上述4个属的药用种数占本科药用种数的38%。另外，本科植物很多作为香料植物使用，如小茴香、白芷、孜然、香菜等；可作蔬菜的有胡萝卜、芹菜。

本科常用药材主要有当归、白芷、重齿毛当归（独活）、辽藁本、川芎、羌活、珊瑚菜（北沙参）、明党参、新疆阿魏、白花前胡、蛇床子和茴香等。本科主要药用植物还有芫荽、窃衣、野胡萝卜（南鹤虱）、天胡荽、积雪草和葛缕子（藏茴香）等。

【主要形态特征】

伞形科植物为草本，茎常中空，植株含挥发油，具有芳香气味。叶柄基部扩大成鞘状。花小，两性，辐射对称，常为复伞形花序，花萼5齿或不明显，花瓣和雄蕊均为5枚，子房下位，由2心皮构成2室，花盘生于子房顶端。果实为双悬果。（图8-59、图8-60）

【主要化学特征】

伞形科植物化学成分类型较为复杂，具有明显分类意义的是聚炔类、三萜皂苷类、黄酮类和香豆素类。聚炔类化合物在伞形科中普遍存在，但有的毒性极大，如毒芹属、水芹属一些植物，该类化合物在五加科、海桐花科、菊科、桔梗科和伞形科中均有分布，而伞形科、五加科、海桐花科中的聚炔类化合物结构一致并且简单，以脂肪族的碳氢化合物、醇、酮为基础，因此支持将伞形科、五加科、海桐花科组成五加目；三萜类化合物主要分布在天胡荽

亚科和变豆菜亚科，芹亚科中只有柴胡属含有三萜皂苷，多为香树酯醇型五环三萜皂苷；分布在天胡荽亚科和变豆菜亚科中的黄酮类化合物均为黄酮醇，芹亚科主要含黄酮类化合物；香豆素类化合物分布在芹亚科，在天胡荽亚科和变豆菜亚科中未发现；几乎所有的伞形科植物均为芳香植物，其分泌道中富含挥发油、树脂；少数植物还含有生物碱，如川芎等。

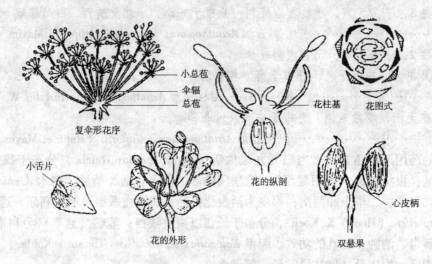

图 8 - 59　伞形科花果模式图

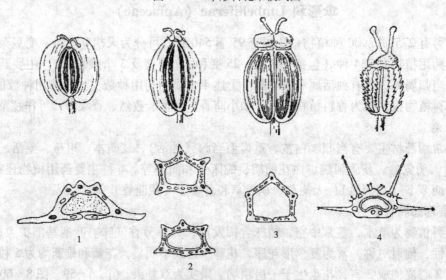

图 8 - 60　伞形科几属植物果实横切
1. 当归属　2. 藁本属　3. 柴胡属　4. 胡萝卜属

【主要药用植物】

当归 *Angelica sinensis* (Oliv.) Diels.

当归分布于西北、西南地区，多为栽培。草本，茎带紫色。叶 2 ~ 3 回三出式羽状全裂，最终裂片卵形或狭卵形。复伞形花序，伞辐 9 ~ 30，小总苞片 2 ~ 4；花白色。双悬果椭圆

形，侧棱有宽翅，每棱槽有 1 个油管，合生面有 2 个油管。（图 8-61）

我国有当归属植物 26 种，药用 22 种，其中重要药用植物有：当归 *Angelica sinensis* (Oliv.) Diels.，根（当归）能补血活血、调经止痛、润肠通便；白芷 *A. dahurica* (Fisch. ex Hoffm.) Benth. et Hook. f.、杭白芷 *A. dahurica* (Fisch. ex Hoffm.) Benth. et Hook. f. var. *formosana* (Boiss.) Shan et Yuan，二者根（白芷）能散风除湿，通窍止痛，消肿排脓；重齿毛当归 *A. pubescens* Maxim. f. biserrata Shan et Yuan，根（独活）能祛风除湿、通痹止痛。

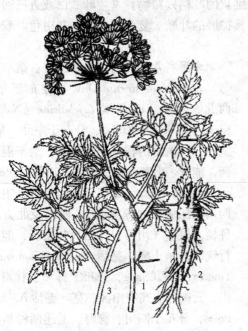

图 8-61　当归
1. 果枝　2. 根　3. 叶

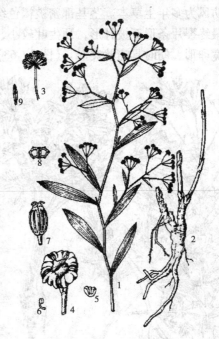

图 8-62　柴胡（北柴胡）
1. 花枝　2. 地下部分　3. 小花序　4. 花
5. 花瓣　6. 雄蕊　7. 果实　8. 果实横切面　9. 小总苞

柴胡 *Bupleurum chinense* DC.

柴胡分布于东北、华北、华东、中南、西南及陕西、甘肃等地，生于较干燥的山坡。根（柴胡）能发表退热、疏肝解郁、升阳。草本植物。主根粗大，坚硬。茎上部多分枝，稍成之字形。叶片倒披针形或狭椭圆形，宽 6mm 以上，有 7~9 条平行脉，下面具粉霜。复伞形花序有 5 枚小总苞片。花黄色。双悬果宽椭圆形，棱狭翅状，棱槽中通常具 3 个油管，结合面有 4 个油管。（图 8-62）

柴胡是常用大宗药材，中国共有柴胡属植物 36 种、17 变种，其中可供药用的 41 种（含变种），普遍应用的是北柴胡和狭叶柴胡。此外，地方药用的主要有银州柴胡、锥叶柴胡、密花柴胡、金黄柴胡、汶川柴胡、马尔康柴胡、膜缘柴胡、长白柴胡及云南柴胡等。我国西北地区柴胡资源较为集中，共有 42 种（含变种），据报道，其中可供药用的有 21 种，另外，虽然大叶柴胡中柴胡皂苷含量较高，但含有乙酰柴胡毒素，有毒。

柴胡和狭叶柴胡 *B. scorzonerifolium* Wild. 主要区别如下：

1. 叶片倒披针形或狭椭圆形，宽6mm以上，有7~9条平行脉，根木质部的纤维束排列成断续的环状 ························· 柴胡 *Buplrurum chinense* DC.

1. 叶片条形至条状披针形，宽2~6mm，有3~5条平行脉，根木质部的纤维束散列，皮层油管多而大 ················· 狭叶柴胡 *Bupleurum scorzonerifolium* Willd.

防风 *Saposhnikovia divaricata* (Turcz.) Schischk.

防风分布于东北、华北、西北，生于草原或干旱山坡。根（防风）能解表祛风、胜湿、止痉。防风为多年生草本。茎基部密被褐色纤维状的叶柄残留物。基生叶二回或近三回羽状全裂，最终裂片条形至披针形，顶生叶较小，具扩展的叶鞘。复伞形花序，花白色。双悬果矩圆状宽卵形，幼时具瘤状突起。（图8-63）

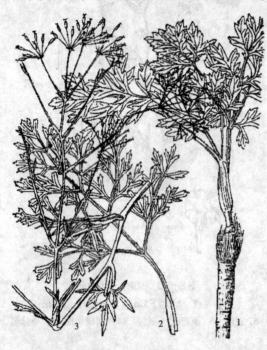

图8-63 防风
1. 根和茎下部茎叶 2. 叶 3. 果枝

伞形科常用的药用植物还有：藁本（西芎）*Ligusticum sinense* Oliv.，分布于华中、西北、西南。辽藁本 *L. jeholense*（Nakai et Kitag.）Nakai et Kitag.，分布于东北、华北。上述二种植物的根茎通称藁本，为辛温解表药，能发表散寒、祛湿止痛。川芎 *Ligusticum chuanxiong* Hort.，分布于西南地区，主产于四川都江堰市（原灌县），西南及北方均有种植，根茎（川芎）为活血祛瘀药，能活血行气、祛风止痛。羌活 *Notopterygium incisum* Ting ex H. T. Chang，分布于青海、甘肃、四川、云南等省高寒山区。宽叶羌活 *N. forbess* Boiss，分布于四川、青海。上述两种植物的根茎及根统称羌活，为辛温解表药，能解表散寒、除湿止痛。珊瑚菜（北沙参）*Glehnia littoralis* Fr. Schmidt et. Miq.，主要分布于山东半岛、辽东半岛，根（北沙参）为补阴药，能润肺止咳、养胃生津。明党参 *Changium smyrnioides* Wolff.，分布于长江流域各省；根（明党参）能润肺、和胃。白花前胡 *Peucedanum praeruptorum* Dunn.，主产于湖南、浙江、江西、四川等省，根（前胡）为化痰止咳平喘药，能化痰止咳、发散风热。蛇床子 *Cnidium monnieri*（L.）Cuss.，分布于全国各地，果实（蛇床子）为兴奋强壮药，能温肾壮阳、祛风、燥湿、杀虫。小茴香 *Foeniculum vulgare* Mill.，各地栽培，果实（小茴香）为温里药，能理气开胃、祛寒疗疝。芫荽 *Coriandrum sativum* L.，全国各地广为栽培，全草或果实能发表透疹、健胃。窃衣 *Torilia scabra*（Thunb.）DC.，分布于华东、中南及陕西、甘肃、青海、四川、贵州，果实（窃衣）能活血消肿、收敛、杀虫。野胡萝卜 *Daucus carota* L.，全国各地均产，果实（南鹤虱）有小毒，为驱虫药，能消炎、驱虫。积雪草 *Centella asiatica*（L.）Urban.，分布于华东、中南、西南及陕西，全草（积雪草）能清热利湿、解毒消肿。

（二）合瓣花亚纲 Sympetalae

合瓣花亚纲的花瓣多少联合成合瓣花冠，花冠成辐状、漏斗状、钟状、唇形、管状、舌状等，由辐射对称发展到两侧对称，雄蕊常生于花冠筒上。包括11个目，64个科。

合瓣花亚纲中含100种以上药用植物的科有菊科、唇形科、玄参科、茜草科、杜鹃花科、报春花科、萝藦科、桔梗科、龙胆科、忍冬科、马鞭草科和芸香科。药用植物种数接近100种的科有夹竹桃科、葫芦科、茄科、木犀科、爵床科、紫金牛科、紫草科等。

杜鹃花科 Ericaceae

杜鹃花科有78属1350种植物，我国有20属700余种，南北均产，以西南山区种类最为丰富，其中药用12属、127种，多为杜鹃花属（Rhododendron）植物。杜鹃花属为著名的观赏植物；一些越橘属（Vaccinium）植物的果实味甜、可食；地桂属（Chamaedaphne）、叶子属（Craibiodendron）、木藜芦属（Leucothoe）、米饭花属（Lyonia）、马醉木属（Pieris）、杜鹃花属的一些种类含有毒性二萜，毒性较大。

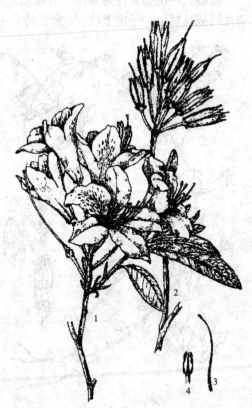

图8-64　羊踯躅
1. 花枝　2. 果枝　3. 雄蕊
4. 花药，示顶孔开裂

【主要形态特征】

杜鹃花科植物为灌木或亚灌木。叶互生，单叶。花两性，花萼宿存；花冠合瓣，4～5裂，雄蕊为花冠裂片数的2倍，很少同数，花药常有芒，顶孔开裂；子房上位，中轴胎座。蒴果、浆果或核果。

【主要化学特征】

杜鹃花属富含黄酮醇类化合物；还含挥发油，是治疗慢性气管炎的活性成分；该属植物含有梫木烷类毒性成分，属于心脏-神经系统毒素，直接作用于心脏，导致心动过速、心失常率以至抑制心脏跳动而死亡，如闹羊花含闹羊花毒素、团花毒素和日本杜鹃毒素等。越橘属含有花青苷，大量的黄酮类化合物，还含有香豆素和酚类化合物。

【主要药用植物】

羊踯躅 *Rhododendron molle* G. Don.

羊踯躅为落叶灌木，嫩枝有毛，冬芽、叶、花梗、花萼、花冠、花丝中部以下及子房都有灰色柔毛。叶常簇生枝端，矩圆形或矩圆状倒披针形，边缘有睫毛。伞形总状花序顶生，先花后叶或同时开放；花萼5裂，宿存；花冠黄色，5裂，有绿色斑点，上面1枚裂片较大；雄

蕊 5；子房上位。蒴果长椭圆形。（图 8 - 64）

本属（杜鹃花属）有约 800 种植物，分布于北温带，我国约有 650 种，除新疆外，各省均有分布，西南部和西部最盛，为世界著名的观赏植物。

常用的药用植物还有：兴安杜鹃（满山红）*Rhododendron dahuricum* L.，分布于东北、西北及内蒙；叶能祛痰止咳；根能治肠炎痢疾。照白杜鹃（照山白）*R. micranthum* Turcz.，分布于东北、华北及甘肃、四川、湖北、山东等地；有大毒，叶、枝能祛风、通络、止痛、化痰止咳。杜鹃（映山红）*R. simii* Planch.，分布于长江流域各省及四川、贵州、云南、台湾等地；根有毒，能活血、止血、祛风、止痛；叶能止血、清热解毒；花、果能活血、调经、祛风湿。

报春花科 Primulaceae

报春花科有约 22 属 800 种植物，我国有 11 属约 498 种，全国皆产，但大部分产西南部，其中很多有观赏价值，少数入药，其中有药用植物的有 7 属 119 种，重要中药材有金钱草。

【主要形态特征】

报春花科植物为常为草本，有腺点。花两性，辐射对称，花萼、花冠 5 裂，雄蕊与花冠裂片同数且对生，子房上位，1 室，特立中央胎座。蒴果。

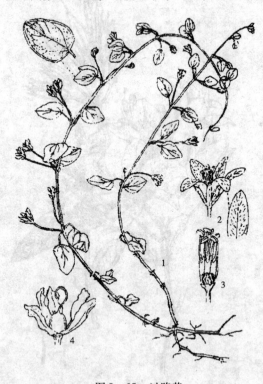

图 8 - 65　过路黄
1. 植株　2. 花　3. 雄蕊和雌蕊　4. 未成熟果实

【主要化学特征】

报春花科植物含黄酮类化合物，如槲皮素、山柰酚等；另外，还含三萜皂苷，如报春花皂苷等。

【主要药用植物】

过路黄（金钱草） *Lysimachia christinae* Hance

过路黄分布于长江流域至南部各省区，北至陕西、山西。生于山坡、疏林、沟边阴湿处。全草（金钱草）能清热解毒、利尿排石、活血散瘀。多年生草本，茎匍匐地面，节上常生根，茎带紫红色，叶、花萼、花冠均具点状或条状黑色条纹。叶对生，心形或阔卵形，鲜时透光可见密布透明腺条，干时变成紫黑色，先端钝尖，基部截形或心形，全缘。花腋生，两朵相对，花冠黄色，先端 5 裂，雄蕊 5 枚，与花瓣对生；子房上位，1 室，胚珠多数。蒴果球形。（图 8 - 65）

常用的药用植物还有：灵香草 *Lysimachia foenumgraecum* Hance，分布于华南及云南；带根全草（灵香草）能祛风寒、辟秽浊。细梗香草 *L. capillipes* Hemsl.，分布于福建、湖北、台湾及华南、西南；全草亦作药材灵香草药用。点地梅（喉咙草）*Androsace umbellate*

（Lour.）Merr.，分布于东北、华北、秦岭及东南各省区；全草能清热解毒、消肿止痛。聚花过路黄 *Lysimachia congestiflora* Hemsl.，分布于华东、中南、西南及陕西、甘肃等地；全草治疗风寒感冒。

（附）紫金牛科 Myrsinaceae

紫金牛科和报春花科相似，均为单叶，有腺点，雄蕊和花冠裂片同数且对生，特立中央胎座。但报春花科多为草本，叶对生、互生、轮生或基生，蒴果；而紫金牛科多为木本，叶常互生，核果或浆果，主要含有羟基苯醌及香豆素类化合物，如紫金牛属所含的岩白菜素是镇咳的有效成分，另外还含有黄酮类化合物。紫金牛科重要药用植物有紫金牛 *Ardisia japonica* （Thunb.）Bl.，全株能祛痰止咳、利湿退黄、止血止痛；朱砂根 *A. crenata* Sims.，全株能活血化瘀、止痛、祛风除湿。

常用的药用植物还有：百两金 *Ardisia crispa* （Thunb.）A. DC.，分布于长江流域各省及广西、贵州等省区；根、叶能清热利咽、祛痰止咳、舒筋活血。虎舌红（红毛走马胎、老虎舌）*A. mamillata* Hance，分布于江西、福建、广东、广西、贵州、云南等省区；全株用于祛风除湿、活血止血、清热利湿。

木犀科 Oleaceae

木犀科有约 29 属 600 种植物，我国有 12 属约 176 种，其中药用 8 属 89 种。南北各省均有分布，相当多的植物大部供观赏用，有些种类做木材用。白蜡树属可饲养白蜡虫以取白蜡，桂花和茉莉的花很芳香，作调味品增加香味，如茉莉花茶。

【主要形态特征】

木犀科植物为乔木或灌木。叶对生。花萼、花冠 4 裂，雄蕊 2 枚，子房上位，2 心皮 2 室。女贞属为核果，连翘属为蒴果，梣属为翅果。

【主要化学特征】

酚类：如连翘属含连翘酚；木脂素类：如连翘属含连翘脂素、连翘苷等；苦味素类：如素馨苦苷、丁香苦苷等；苷类：如丁香苷；香豆素类：如梣属含秦皮苷、秦皮乙素、秦皮甲素等。此外，尚含挥发油。

【主要药用植物】

连翘 *Forsythia suspensa* （Thunb.）Vahl.

连翘分布于东北、华北，生于荒野山坡。果实（青翘：未熟绿色果实；黄翘或老翘：成熟果实）为清热药，能清热解毒、消痈散结，为疮家之圣药。灌木，茎直立，枝条通常下垂，髓中空。叶对生，卵形、宽卵形或椭圆状卵形或 3 全裂。花黄色，花萼、花冠均 4 裂，雄蕊 2，着生在花冠筒基部，子房上位，2 室。蒴果卵球状，表面散生瘤点。（图 8 - 66）

连翘属有 7 种植物，我国有连翘、金钟花 *F. viridissima* Lindl. 和秦翘 *F. giraldiana* Lingelsh. 等 4 种，分布于西北至东北和东部，为庭园观赏植物。

女贞 *Ligustrum lucidum* Ait.

女贞分布于长江流域以南，生于混交林、林缘或作为行道树。果实（女贞子）为滋阴药，能补肾滋阴、养肝明目。常绿乔木。叶对生，革质，卵形至卵状披针形，全缘，上面深绿色，有光泽，下面淡绿色，密布细小的透明腺点，主脉明显。圆锥花序顶生，花萼钟状，4 浅裂，花冠裂片 4，白色；雄蕊 2，着生于花冠管喉部，花丝细，伸出花冠外，子房上位，2 室，柱头 2 浅裂。浆果状核果，矩圆形，微弯曲，幼时绿色，熟时蓝黑色，被白粉。（图 8-67）

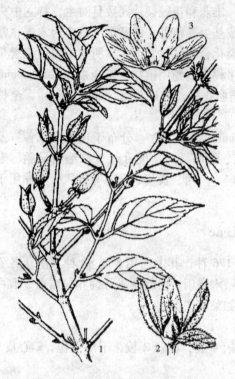
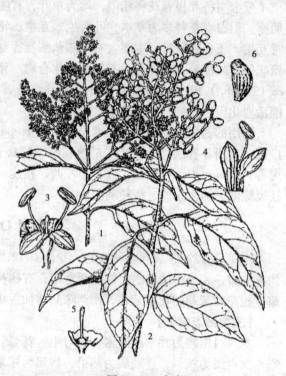

图 8-66 连翘
1. 果枝 2. 花萼展开，示雌蕊 3. 花冠展开示雄蕊

图 8-67 女贞
1. 花枝 2. 果枝 3. 花 4. 部分花冠
5. 花萼展开，示雌蕊 6. 种子

女贞属有 50 余种植物，我国约 38 种，多分布于南部和西南部，有些种类可作绿篱或供观赏用。

常用的药用植物还有：梣（白蜡树）*Fraxinus chinensis* Roxb.，分布于中国南北大部分省区，并有栽培，以养殖白蜡虫，生产白蜡；茎皮（秦皮）能清热燥湿、清肝明目。大叶梣（苦枥白蜡树、花曲柳）*F. rhynchophylla* Hance、尖叶梣 *F. szaboana* Lingelsh. 分布于长江流域以南各省区，宿主梣 *F. stylosa* Lingelsh.，分布于陕西省等；它们的树皮亦作秦皮入药。

龙胆科 Gentianaceae

龙胆科有 80 属、700 种植物，我国有 20 属约 700 种，各省均产，西南部最盛。有些种类供庭园观赏用，少数入药，药用 15 属、108 种。

【主要形态特征】

龙胆科植物为草本。叶对生，全缘。花萼管状，花冠 4～5 裂，裂片间具褶或裂片基部有大型腺体或腺窝，雄蕊与花冠裂片同数互生，着生于花冠管上，子房上位，2心皮，侧膜胎座。蒴果，开裂为2个果瓣。

【主要化学特征】

　　獐牙菜属（Swertia）植物含有叫酮类化合物，如在抱茎獐牙菜（*Swertia franchetiana* H. Sm）中发现的 swertifrancheside 具有抑制艾滋病毒逆转录酶活性；还含环烯醚萜类化合物，以裂环环烯醚萜类多见，如獐牙菜苦苷；亦可见黄酮类、三萜类、生物碱类化合物。以叫酮类、环烯醚萜、黄酮类化合物为其化学特征。龙胆属（Gentiana）植物主要含环烯醚萜类化合物，以裂环环烯醚萜苷为主，如龙胆苦苷；普遍存在叫酮类化合物；还含单萜生物碱及黄酮类化合物。环烯醚萜类和叫酮类为本科特征性成分。

【主要药用植物】

龙胆 *Gentiana scabra* Bge.

　　龙胆主产于东北地区，生于草地、灌丛及林缘。根及根茎（关龙胆）为清热药，能清热燥湿、泻肝胆火。龙胆为草本植物。根茎短粗，须根系，有数条至数十条细长的淡黄褐色根。单叶对生，无柄，叶片卵状披针形或宽披针形，全缘，常具3~5条明显主脉。聚伞花序密集茎的顶部或上部叶腋中；花萼绿色，先端5裂；花冠深蓝色至蓝紫色，筒状钟形，先端5裂，裂片间有褶；雄蕊5，子房上位，柱头2裂。蒴果长圆形，成熟时2瓣裂。种子细小，褐色，扁长圆形，边缘有翅。（图8-68）

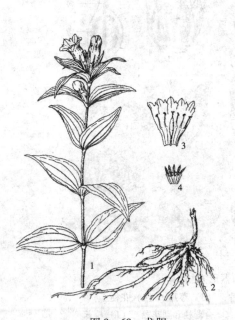

图8-68 龙胆
1. 植株上部　2. 植株下部　3. 花冠纵剖　4. 花萼

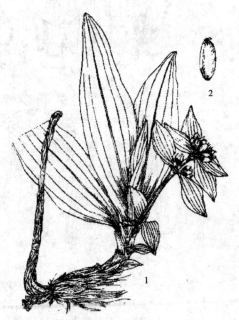

图8-69 秦艽
1. 植株　2. 果实

秦艽 *Gentiana macrophylla* Pall.

　　秦艽分布于我国东北、华北、西北及四川，生于山地草甸、林缘、灌丛与沟谷中。根（秦艽）为祛风湿药，能祛风除湿、退虚热、舒筋止痛。秦艽为草本植物。根粗壮，黄棕色。基生叶较大，矩圆状披针形，全缘，茎生叶对生，具明显的5条脉。聚伞花序，由多数花簇生枝头或腋生作轮状，花萼一侧开裂，花冠蓝色或蓝紫色，先端5裂，雄蕊5。蒴果长椭圆形。(图8-69)

秦艽属植物约500种，我国有230种以上，各地均产，但主产地为西南部，大部供观赏用，有些入药。

常用的药用植物还有：青叶胆 *Swertia mileensis* T. N. Ho. et W. L. Shi，分布于云南；全草能利肝胆湿热，对病毒性肝炎有较好疗效。瘤毛獐牙菜 *S. pseudochinensis* Hara.，分布于东北、华北及山东等地；全草能清热利湿、健脾。双蝴蝶 *Tripterospermum chinensis*（Migo）H. Smith，分布于西南、华东及陕西、湖南、福建等地；全草能清肺止咳、解毒消肿。

萝藦科 Asclepiadaceae

萝藦科有约180属2200种植物，我国约有45属245种，药用33属112种，全国均产，西南和东南部最盛，有些种类的纤维有用，有些供观赏，有些种类的种毛可为填充物。如萝藦的种毛可为棉的代用品或治皮肤创伤，茎的纤维可束物，嫩叶供食用。萝藦科有些属具有肉质茎或肉质叶，常被栽培作为观赏植物，例如，星钟花属、魔星花属等。毯兰属可以作盆花，吊灯花属的爱之蔓和风不动属的巴西之吻可以作观叶植物供观赏。

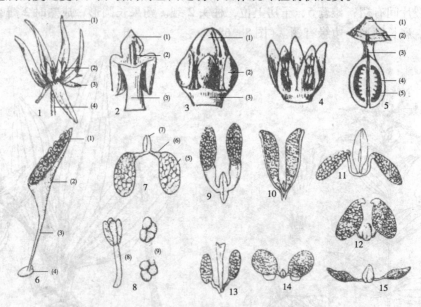

图8-70 萝藦科的花粉器形态结构
1. 花　(1) 花冠裂片　(2) 副花冠裂片　(3) 萼片　(4) 花梗
2. 雄蕊　(1) 膜片　(2) 药隔　(3) 花丝　3. 合蕊柱和副花冠　(1) 雄蕊
(2) 副花冠裂片　(3) 合蕊冠　4. 副花冠　5. 雌蕊　(1) 柱头
(2) 柱基盘　(3) 花柱　(4) 子房纵切面　(5) 胚珠
6. 杠柳亚科的花粉器 (1) 四合花粉　(2) 载粉器　(3) 载粉器柄
(4) 粘盘　7~15. 萝藦科其他亚科的花粉器　(5) 花粉块　(6) 花粉块柄
(7) 着粉腺　(8) 载粉器　(9) 四合花粉

【主要形态特征】

萝藦科植物有白色乳汁；叶对生，有时轮生或互生，叶柄顶端通常具有丛生的腺体。花5基数，花萼5裂，内面通常有腺体，花冠合瓣，顶端5裂，裂片覆瓦状或镊合状排列，副花冠通常为5枚离生或基部合生的裂片或鳞片所组成，生于花冠筒上或雄蕊背部或合蕊冠上，雄蕊5，与雌蕊黏生成合蕊柱，花丝合生成一个有蜜腺的筒，称合蕊冠，或花丝离生；花药连生成一环而腹部贴生于柱头基部的膨大处，药隔顶端通常具有阔卵形而内弯的膜片，花粉粒联合，包在1层柔韧的薄膜内而成块状，称花粉块，通过花粉块柄而系结于着粉腺上，每花药有花粉块2个或4个，或花粉器通常为匙形，直立，其上部为载粉器，内藏四合花粉，载粉器下面有1载粉器柄，基部有1粘盘，粘于柱头上，与花药互生，雌蕊由2个分离的心皮组成，花柱2，合生。聚合蓇葖果，种子有种毛。（图8-70）

【主要化学特征】

萝藦科植物化学成分研究以马利筋亚科和水柳亚科为多。化学成分主要有C_{21}甾体、强心苷类、生物碱类、三萜类和黄酮等类型。C_{21}甾体是萝藦科分布最普遍的一类成分，包括典型的孕甾烷类衍生物和变型孕甾烷衍生物，但马利筋亚科植物中的该类成分多具有8、12羟基，杠柳亚科没有或极少有，杠柳亚科不含有马利筋亚科所具有的变型孕甾烷类衍生物；强心苷类成分主要分布在杠柳亚科和马利筋亚科，但杠柳亚科不含马利筋亚科所具有的以二氧六环缩合结构为特征的强心苷；生物碱类成分主要存在于杠柳亚科的白叶藤属和马利筋亚科的鹅绒藤属、娃儿藤属，杠柳亚科主要为吲哚并喹啉类生物碱，马利筋亚科主要为菲并吲哚里西啶类生物碱；此外还含有五环三萜类成分和丹皮酚。

【主要药用植物】

杠柳 *Periploca sepium* Bge.

杠柳分布于长江以北及西南，生于平原、低山丘、林缘。根皮（香加皮）为祛风湿药，能祛风除湿、强壮筋骨、利水消肿。落叶蔓性灌木，有白色乳汁。叶卵状披针形。聚伞花序腋生；夏季开紫红色花，花冠筒短，裂片反折，副花冠环状，10裂；雄蕊着生于副花冠内面，花粉器匙形，四合花粉藏于载粉器内，黏盘粘连在柱头上。蓇葖果2，圆柱状。（图8-71）

杠柳属（Periploca）有植物10~12种，我国有4种，产西南部、西北部至东北部，本属亦有人认为应隶属于杠柳科 Periplocaceae。

徐长卿 *Cynanchum paniculatum*（Bunge）Kitag.

徐长卿全国分布，生于山地阳坡草丛中。

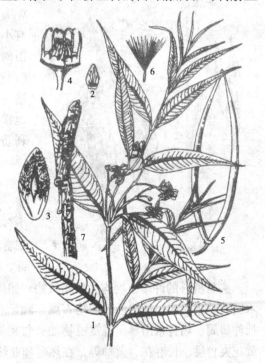

图8-71 杠柳

1. 花枝 2. 花萼裂片，示基部两侧腺体 3. 花冠裂片
4. 副花冠和雄蕊 5. 果实 6. 种子 7. 根皮

根及根茎（徐长卿）为祛风湿药，能通经活络、止痛、解毒消肿。徐长卿为多年生草本，有不明显的白色乳汁，根茎短，须根系，有香气。叶对生，有短柄或近于无柄，叶片披针形或条形，全缘。伞形状总状花序，顶生或腋生，花淡黄绿色，萼片5，花冠5深裂，裂片向外反卷；副花冠5，黄色，肾形，基部与雄蕊合生，雄蕊5枚，花丝连合成一短管，上端有1膜片；子房上位，花柱2，分离，柱头扁平，有5棱角，顶端略突起。蓇葖果卵形，种子边缘呈翅状，顶端有白色长毛。（图8-72）

鹅绒藤属（Cynanchum）有植物约200种，我国约53种，全国均产，其中不少种类可供药用，如白薇、白前、白首乌等。

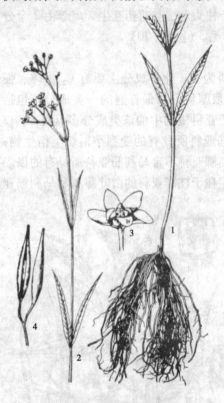

图8-72 徐长卿
1. 植株 2. 花枝 3. 花 4. 果实

常见的药用植物还有：白薇 *Cynanchum atratum* Bunge，分布于南北各省；根及根状茎（白薇）能清热、凉血、利尿。蔓生白薇 *C. versicolor* Bunge，根及根状茎作药材白薇入药。柳叶白前（白前、鹅管白前）*Cynanchum stauntonii*（Decne.）Schltr. ex Levl.，分布于长江流域及西南各省；根及根状茎（白前、鹅管白前）能泻肺降气、化痰止咳、平喘。同属植物芫花白前 *C. glaucescens*（Decne.）Hand. - Mazz.，根及根状茎亦作白前入药。耳叶牛皮消 *C. auriculatum* Royle ex Weight，分布于除新疆以外的各省区；块根（隔山消）有小毒，能健脾益气、补肝肾、益精血、强筋骨。泰山何首乌 *C. bungei* Decne，分布于长江以北；块根（白首乌）能补肝肾、益精血、强筋骨、止心痛。马利筋（莲生桂子花）*Asclepias curassavica* L.，我国南北各地常有栽培，在南方也有野生的；全株含强心苷（马利筋苷），有毒；可退虚热、利尿、消炎散肿、止痛。

（附）夹竹桃科 Apocynaceae

夹竹桃科有约250属2000余种植物，我国有46属、157种，其中药用35属、95种。主产于长江以南各省区及台湾，少数分布于北部及西北部，有些供观赏用，有些产橡胶，有些供药用。本科植物一般有毒，尤以种子和乳汁毒性最烈。

夹竹桃科的许多植物均为药用植物，如抗癌的长春花属，降血压的萝芙木属，止痢的止泻木属、鸡蛋花属，通络活血的络石属、狗牙花属等。野生橡胶植物如花皮胶藤属、鹿角藤属、杜仲藤属、鸡骨常山属。观赏植物如夹竹桃属。纤维植物如罗布麻属等。观赏植物如夹竹桃、黄花夹竹桃、长春花、黄蝉等，在热带和亚热带地区的各地庭园绿化中占有重要位置。

夹竹桃科植物富含生物碱，鸡蛋花亚科主要为吲哚类生物碱，夹竹桃亚科主要为甾胺类生物碱，另外还含强心苷类化合物。

萝藦科和夹竹桃科植物特征很相近，但萝藦科植物具花粉块、合蕊柱，夹竹桃科无以上特征，萝藦科叶柄顶端有丛生腺体，夹竹桃科的腺体在叶腋内或叶腋间。

夹竹桃科常用的药用植物还有：萝芙木 *Rauwolfia vertiacillata*（Lour.）Baill.、络石 *Trachelospermum jasminoides*（Lindl.）Lem.、长春花 *Catharanthus roseus*（L.）G. Don、罗布麻 *Apocynum venetum* L.、杜仲藤 *Parabarium micranthum*（A. DC.）Pierre、黄花夹竹桃、杜仲藤分布于广东、广西、四川、云南等省区；树皮（红杜仲）能祛风活络、强筋壮骨。黄花夹竹桃中国南部各省有栽培；种子有大毒，能强心、利尿、消肿，可提取黄夹苷（强心灵）。

唇形科 Labiatae（Lamiaceae）

唇形科有约 220 属 3500 种植物，我国有约 99 属 808 种，436 种药用植物（含 355 种、72 变种、9 变型）。其中比较重要的有鼠尾草属、黄芩属、香茶菜属、香薷属、青兰属、筋骨草属等，常用药材主要有丹参、黄芩、藿香、广藿香、紫苏、益母草、薄荷、毛叶地笋（泽兰）、荆芥和夏枯草等。其他常见种类有金疮小草、筋骨草、风轮菜、活血丹、夏至草、罗勒、糙苏、毛水苏、香薷、百里香和牛至等。中国引进的唇形科植物薰衣草和留兰香均作药用。唇形科香料植物有罗勒、薰衣草、百里香、留兰香；还有一些植物为著名的观赏植物，如一串红、彩叶苏、朱唇等；苏叶还常用于韩国菜肴中。

【主要形态特征】

唇形科植物为草本植物，多含挥发油。茎四方形。叶对生。轮伞花序或总状花序；花两性，两侧对称，花萼 5 裂，宿存；花冠 5 裂，唇形花冠；雄蕊 4 枚，二强，或仅二枚发育；雌蕊由 2 心皮组成，子房上位，通常 4 深裂，花柱基底着生，具有花盘。果实由 4 枚小坚果组成，包围在宿存的花萼内。

【主要化学特征】

唇形科植物所含化学成分类型多样。黄酮类化合物在唇形科植物中普遍存在；酚酸类成分在不同亚科中有明显差异，如荆芥亚科普遍含量较多的挥发油和迷迭香酸，缺乏环烯醚萜苷，而野芝麻亚科则含有环烯醚萜苷和苯乙醇苷；唇形科植物萜类化合物很多，以二萜类化合物最为突出，和菊科植物并列为被子植物富含二萜的主要科，如野芝麻亚科主要为半日花烷型的二萜，黄芩亚科、筋骨草亚科、石蚕亚科含克罗烷型二萜，荆芥亚科含松香烷型和贝壳杉烷型二萜。唇形科植物所含化学成分在不同属中有明显差异，如筋骨草属植物富含昆虫变态激素、新克罗烷型二萜及环烯醚萜；黄芩属富含黄酮类化合物，还含有二萜类化合物；菲醌类化合物仅见于鼠尾草属，该属植物还含邻苯型二萜醌，是唇形科较特殊的一个属；含呋喃环的单萜（紫苏酮、香薷酮），仅见于紫苏属和香薷属；益母草属含有多种生物碱，还含有苯丙醇苷类成分；夏枯草属含有三萜类化合物和苯丙素类成分；薄荷属富含挥发油、黄酮类化合物，根据挥发油成分，薄荷属可分为两大类，一类富含薄荷醇的薄荷类，另一类含香片酮的留兰香类。挥发油普遍存在于本科植物中，含量较高的药材有薄荷、香薷、荆芥、紫苏、夏枯草、藿香等，是这些药材的主要活性成分。

【主要药用植物】

益母草 *Leonurus japonicus* Houtt.

益母草全国分布，生于旷野向阳处。全草能活血调经，利尿消肿；果实（茺蔚子）能

清肝明目、活血调经。一年生或二年生草本。茎方形。基生叶有长柄，叶片近圆形，边缘
5~9浅裂；茎下部叶卵形，掌状3裂；顶部叶（苞片）近于无柄，线形或线状披针形，不
分裂。轮伞花序腋生；花萼5齿，花冠唇形，淡紫红色，上唇外被柔毛，全缘，下唇3裂，
中裂片倒心形。小坚果长圆状三棱形。（图8-73）

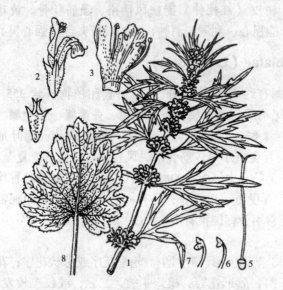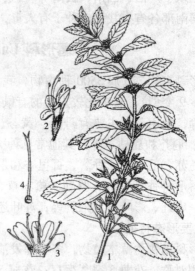

图8-73 益母草
1. 花枝 2. 花 3. 花的解剖
4. 花萼 5. 雌蕊 6、7. 雄蕊 8. 基生叶

图8-74 薄荷
1. 植物上部 2. 花
3. 花冠展开示雄蕊 4. 雄蕊

益母草属有约20种植物，我国有12种，分布广，除益母草外，常见种类还有细叶益母
草 *L. sibiricus* L.、白花益母草 *L. herterophyllus* Sweet var. *albiflorus*（Migo）S. Y. Hu。

益母草属相似植物区别如下：

1. 花紫红色

  2. 顶部叶（苞片）不分裂，花较小，全国广布

      ················· 益母草 *Leonurus herterophyllus* Sweet ［*L. artemisia*（Lour.）S. Y. Hu］

  2. 顶部叶（苞片）3深裂，花较大，分布于东北及内蒙、河北、陕西、山西

      ··· 细叶益母草 *Leonurus sibiricus* L.

1. 花白色 ······ 白花益母草 *Leonurus herterophyllus* Sweet var. *albiflorus*（Migo）S. Y. Hu.

薄荷 *Mentha haplocalyx* Briq.

薄荷全国广布，生于潮湿地方，根据其成分变化，分为许多化学型，以江苏出产者质量
好（苏薄荷）。多年生草本。有薄荷特有的清凉浓香气，具逆生的长柔毛及腺点。茎方形。
叶对生，长圆状披针形，两面具有腺鳞，叶脉密生柔毛。轮伞花序腋生；萼5裂，外具柔
毛，花冠淡紫色至白色，上唇2裂片大于下唇3裂片；雄蕊4枚，前对较长。小坚果椭圆
形。（图8-74）

薄荷属有植物约30种，我国有12种，其中6种野生，6种引进栽培。该属富含挥发油，

多含于叶的腺毛中。由于薄荷属植物容易杂交和变异，因香料植物生产的需要又引进了很多国外品种，导致类似植物种类繁多。

常见的薄荷类似植物区别如下：

1. 茎基部呈匍匐状，全株无毛，叶表面平滑，轮伞花序集生成顶生的穗状花序状，
   油中主要为香芹酮 ························· 留兰香 *Mentha spicata* L.
1. 茎直立，具长柔毛，叶表面皱褶，轮伞花序腋生，油中主要为薄荷醇
   ························· 薄荷 *Mentha haplacalyx* Briq.

广藿香（刺蕊草） *Pogostemon cablin*（Blanco）Benth.

广藿香原产菲律宾，我国广东、海南有栽培。茎叶能芳香化湿、健胃止呕、发表解暑。广藿香为多年生草本或半灌木，具香气。茎方形。叶对生，密被灰黄色绒毛。叶片宽卵形或卵形，常浅裂，两面密被灰白色短毛，在我国不开花结果，通过无性繁殖，种质退化严重，目前可通过脱毒苗复壮。

刺蕊草属有植物60种以上，主要分布于热带至亚热带亚洲，热带非洲仅有2种，我国有16种，产江西、福建、台湾、广东、广西及云南，其中广藿香为引进栽培种，我国台湾、广东、海南、广西、福建等地栽培，以广东和海南为多。

裂叶荆芥 *Schizonepeta tenuifolia*（Benth.）Briq.

荆芥分布于东北、华北及四川、贵州等省区，生于山坡、路边、山谷、林缘。茎叶或花序能辛温解表、祛风发汗、透疹。荆芥为一年生草本，具香气，全体具柔毛。茎方形。叶对生，通常掌状三裂，裂片披针形，具短柔毛和腺点。轮伞花序成假穗状间断排列，顶生。花冠蓝紫色，唇形。小坚果长圆状三棱形。（图8-75）

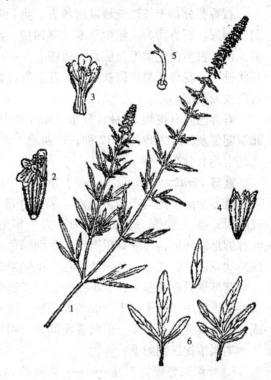

图8-75　裂叶荆芥

1. 着花的枝　2. 花　3. 花冠下唇内面
4. 花萼　5. 雌蕊　6. 各种形状的叶

本属（裂叶荆芥属）有植物3种，我国均产，产西南、西北至东北，荆芥属（Nepeta）种类多，但药用少，中药荆芥为裂叶荆芥属而非荆芥属。

相似植物区别如下：

1. 叶为一回羽状深裂或分裂，裂片卵形或卵状披针形，假穗状花序连续，很少
   间断 ························· 荆芥 *Nepeta tenuifolia* Benth.
1. 叶掌状三裂，裂片披针形，假穗状花序间断排列
   ························· 裂叶荆芥 *Schizonepeta tenuifolia*（Benth.）Briq.

地瓜儿苗 *Lycopus lucidus* Turcz.

地瓜儿苗分布于东北、西南及陕西、河北，生于山野低洼地、溪边潮湿地。全草（泽兰）能活血化瘀、利水消肿。地瓜儿苗为多年生草本，根茎横走肥厚，白色。茎方形，中空。叶对生，几无柄，矩圆状披针形，叶缘有粗锯齿。轮伞花序；花小，白色，不明显唇形，前对雄蕊可育，后对雄蕊退化为棒状假雄蕊。小坚果倒卵状三棱形。

地笋属有植物约 10 种，广布于东半球温带及北美，我国有 4 种，分布颇广，但以东北最盛，本属植物富含酚酸类成分。

石香薷 *Mosla chinensis* Maxim.

石香薷分布于长江流域以南各省，生丘陵荒地、山坡草丛中。全草能发汗解表、祛暑利湿、利尿。石香薷为一年生草本。茎四棱，红褐色，被逆生长柔毛。叶片披针形或条状披针形，两面密生白色柔毛及腺点，边缘有 5～9 个锐浅齿。轮伞花序排成假穗状花序，苞片覆瓦状排列，花萼 5 裂，密被茸毛，花冠紫红色或白色。小坚果圆球形，在放大镜下可见其具有网纹及下凹小点。

石荠苎属有植物 22 种，分布自印度经中南半岛、马来西亚，南至印度尼西亚及菲律宾，北至朝鲜及日本，我国有 12 种，产西北、西南、华中、中南、华东至台湾，北经山东至东北辽宁均有分布。

紫苏 *Perilla frutescens* (Linn.) Britt.

紫苏全国各地均产，多栽培。果实（苏子）能降气消痰；叶（苏叶）能解表散寒，行气和胃；茎（苏梗）能理气宽中。为一年生草本，具香气。茎方形，绿色或紫色，有毛。叶宽卵形或圆形，边缘具粗锯齿，两面绿色或紫色，或仅下面紫色，两面有毛。轮伞花序集成总状花序状，花冠白色至紫红色。小坚果球形，灰褐色。

紫苏属只有紫苏 1 种及 3 变种，产亚洲东部，我国均产。紫苏在我国栽培极广，供药用或调味香料用，种子榨出的油名苏子油。紫苏变异极大，原将叶全绿的称为白苏，两面紫色或背面绿紫的称为紫苏，但两者实同为一物，变异或由栽培而起。

类似植物区别如下：

1. 叶缘深锯齿或条裂 ········· 鸡冠苏 *Perilla frutescens* var. *crispa* (Thub.) Hand. – Mazz.

1. 叶缘具粗锯齿 ··· 紫苏 *Perilla frutescens* (L.) Bvitt.

夏枯草 *Prunella vulgaris* L.

夏枯草我国大部分地区分布，生于路旁、草地、林缘湿润处，夏末全株枯萎。全草或果穗能清肝火、散郁结、降压。为多年生草本。叶对生，卵形。轮伞花序常密生成顶生的假穗状花序；苞片心形，具骤尖头；花紫红色，上唇帽状，2 裂，下唇 3 裂。小坚果三棱形。

夏枯草属有 15 种植物，广泛分布于欧亚温带地区，非洲也有分布，我国产 4 种、3 变种。夏枯草主要含有三萜及其苷类、苯丙素类、甾醇及其苷类、黄酮类、香豆素、有机酸、挥发油及糖类等。

黄芩 *Scutellaria baicalensis* Georgi

黄芩分布于河北、山西、内蒙、辽宁、吉林等地，生于向阳山坡、草原。根能清热燥湿、泻火解毒、安胎。河北承德为道地药材产区，质量较佳。黄芩为多年生草本。根肉质肥厚，断面黄色。叶对生，具短柄，披针形至线状披针形，下面被凹陷的腺点。总状花序顶生，花偏向一侧，苞片叶状；花萼上唇有一盾片；花冠蓝紫色，上唇盔状，花盘环状。小坚果卵球形。（图8－76）

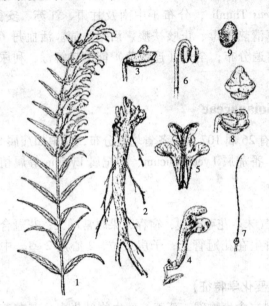

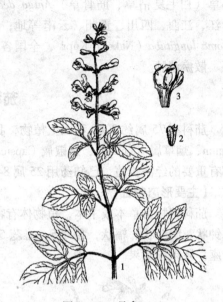

图8－76 黄芩

1. 植株上部 2. 根 3. 花萼侧面观 4. 花冠侧面观
和苞片 5. 花冠展开示雄蕊 6. 雄蕊 7. 雌蕊
8. 果时花萼 9. 果实

图8－77 丹参

1. 植株上部 2. 花萼 3. 花解剖

黄芩属有植物约300余种，世界广布，但热带非洲少见，非洲南部全无，我国约100余种，南北均产，其中药用43种。

相似植物区别如下：

1. 叶三角状卵形或卵圆状披针形，总状花序偏向一侧，分布于华北、华中及长江
   流域以南 ·················· 半枝莲 *Scutellaria barbata* D. Don
1. 叶披针形至线状披针形，总状花序偏向一侧，分布于河北、山西、内蒙、辽宁、
   吉林等地 ·················· 黄芩 *Scutellaria baicalensis* Georgi

丹参 *Salvia miltiorrhiza* Bunge.

丹参全国大部分地区有分布，生于向阳山坡、草丛、沟边、林缘。全草能活血调经、祛瘀生新、清心除烦。丹参为多年生草本，全株密被长柔毛及腺毛，触之有黏性。根肥壮，外皮转红色。羽状复叶对生；小叶3～5片，卵圆形或椭圆状卵形，上面有皱，下面毛较密。花紫色，花冠管内有毛环，上唇略呈盔状，下唇3裂，能育雄蕊2枚，药室被一长而柔软的药隔隔开，上端的药室发育，下端药室不育。小坚果长圆形。（图8－77）

鼠尾草属有植物约700（～1050）余种，分布于热带和温带，我国有79种，产全国各地，尤以西南为最多。除药用植物之外，供观赏的种类如一串红 *S. splendens* KerGawl.，原产巴西，我国庭园中广为栽培，花有各种颜色，由大红至紫，甚至有白色。该属有药用植物

53 种。

唇形科常用的药用植物还有：藿香（土藿香）*Agastache rugosa*（Fisch. Et Meyer）O. Ktze.，全国广布，多有栽培；茎叶（土藿香）能芳香化湿、健胃止呕、发表解暑。金疮小草（白毛夏枯草、筋骨草）*Ajuga decumbens* Thunb.，分布于中南及甘肃、江苏、安徽、浙江、江西、四川、贵州、云南等地；全草清热解毒、止咳祛痰、活络止痛。活血丹 *Glechoma longituba*（Nakai）Kupr.，全国各地普遍分布；全草（连钱草）能清热解毒、利尿排石、散瘀消肿。

茄科 Solanaceae

茄科有 75 属约 2000 种以上植物，我国有 26 属 107 种，各省均有分布，其中如茄属 Solanum、烟草属 Nicotiana、辣椒属 Capsicum、番茄属 Lycopersicum、枸杞属 Lycium 等属植物都有重要的经济价值，已知药用 25 属 84 种。

【主要形态特征】

茄科植物为草本或木本，植物体有特殊气味。花萼 5 裂，宿存，果时常增大；花冠合瓣成钟状、漏斗状、辐状，裂片 5；雄蕊 5，着生在花冠管上；子房上位，2 心皮 2 室，中轴胎座。浆果或蒴果。

【主要化学特征】

茄科富含生物碱，莨菪烷型生物碱集中分布在茄族的天仙子亚族及曼陀罗族，如莨菪属、曼陀罗属、山莨菪属等；另外还含吡啶类生物碱，如茄属、烟草属等所含的胡芦巴碱、烟台林等。甾体化合物也是茄科植物所含的重要化合物，如茄属、辣椒属、番茄属植物所含的龙葵碱、蜀羊泉次碱、蜀羊泉碱等，这些化合物是甾体药物合成的重要原料。茄科植物是镇痛药、解痉药、麻醉药及甾体药物原料的重要资源。

【主要药用植物】

宁夏枸杞 *Lycium barbarum* L.

宁夏枸杞分布于西北和华北，生于向阳潮湿沟边。果实（枸杞）为滋阴药，能滋补肝肾、益精明目，根皮（地骨皮）能凉血除蒸、清肺降火。宁夏枸杞为灌木，枝条披散，有棘刺。叶互生或丛生，叶片狭倒披针形、卵状披针形或卵状长圆形，全缘。花腋生，通常 1~2 朵簇生，或 2~5 朵簇生于短枝上，花萼先端 2~3 深裂；花冠漏斗

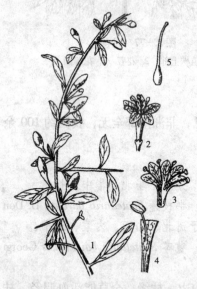

图 8-78　宁夏枸杞

1. 果枝　2. 花　3. 花冠展开，示雄蕊
4. 雄蕊　5. 雌蕊

状，先端 5 裂，粉红色或淡紫红色，具暗紫色脉纹，管内雄蕊着生处之上方有一轮柔毛；雄蕊 5；子房上位，2 心皮 2 室。浆果卵圆形、椭圆形或阔卵形，红色或橘红色。（图 8-78）

茄科常见的药用植物还有：洋金花（白花曼陀罗）*Datura metel* L.，分布于华东和华南，多为栽培；花（洋金花）有毒，能平喘止咳、镇痛、解痉。莨菪（天仙子）*Hyoscyamus niger* L.，分布于华北、西北和西南，亦有栽培；种子（天仙子）能定惊止痛，根、茎、叶多为提取莨菪碱和东莨菪碱的原料。华山参（漏斗泡囊草）*Physochlaina infuchibularis* Kuang，分布于陕西秦岭、河南、山西；根（华山参）有毒，能温中、安神、补虚、定喘；为提取阿托品类生物碱的原料。龙葵 *Solanum nigrum* L.，全国各地均有分布；全草能清热解毒、活血消肿。白英 *S. lyratum* Thunb.，分布于华东、中南及河北、陕西、山西、甘肃、青海、四川、贵州、云南等地；全草有小毒，能清热解毒、熄风、利湿。颠茄 *Atropa belladonna* L.，原产于欧洲，中国有栽培；叶及根为抗胆碱药，也是提取阿托品的原料。酸浆 *Physalis alkekengi* L. var. *franchetii*（Mast.）Makino，广布于全国各省区；宿萼或带果实的宿萼（锦灯笼）、根及全草能清热、利咽、化痰、利尿。马尿泡 *Przewalskia tangutica* Maxim.，分布于甘肃、青海、四川、西藏等省区；根能解痉、镇痛和解毒消肿，也是提取阿托品类生物碱的重要原料。

玄参科 Scrophullariaceae

玄参科有 200 属约 3000 种以上植物，广布于全球，我国约 60 属 634 种，全国均产，西南部尤盛，很多供观赏用，药用 45 属，233 种。

【主要形态特征】

玄参科和唇形科形态相似，都有草本、对生叶的植物，花萼宿存，花冠唇形，雄蕊 2 强，具有花盘，2 心皮。但玄参科还有乔木等木本植物；叶序除对生外，还有互生、轮生叶序；花序不为轮伞花序；子房完整不裂，果实为蒴果。

【主要化学特征】

玄参科植物主要含环烯醚萜苷类化合物，如玄参苷、桃叶珊瑚苷、胡黄连苷，是这些植物干后变黑的主要原因，环烯醚萜苷和苯丙素苷类是玄参科特征性化学成分，个别属还含有强心苷，如毛地黄属含洋地黄毒苷、地高辛等，另外还含有黄酮类化合物。

【主要药用植物】

地黄 *Rehmannia glutinosa* Libosch.

地黄多为栽培，一般野生地黄不药用。有学者认为，栽培地黄为野生地黄的变型或栽培品种。河南为地黄道地药材产地。根茎（生地）能清热凉血、养阴生津，加工炮制后的熟地能滋阴补肾、补血调经。地黄为多年生草本，全株密被灰白色长柔毛及腺毛。根茎肥大呈块状。叶基生，倒卵形或长椭圆形，上面多皱，下面带紫色。总状花序顶生；花冠管稍弯曲，紫红色，里面常有黄色带紫的条纹，上端 5 浅裂，略呈二唇形；雄蕊 4，二强；子房上位，2 室。蒴果卵形。（图 8－79）（彩图 8－4）

玄参 *Scrophularia ningpoensis* Hemsl.

玄参分布于长江流域和贵州、福建等省，生于溪边、丛林及高草丛中。根（玄参）能滋阴降火、生津、消肿散结、解毒。入药主要用栽培品，为浙八味之一。玄参为多年生草本。根圆锥形或纺锤形，干后变黑。茎方形，下部对生，上部有时互生；叶片卵形至卵状披针形。圆锥花序大而疏散；花紫褐色，管部壶状，上唇长于下唇，雄蕊 4，二强。蒴果卵形。（图8－80）

玄参科常用的药用植物还有：胡黄连 *Picrorhiza scrophulariiflora* Pennell，分布于四川西部、云南西北部、西藏南部；根状茎（胡黄连）能清虚热、燥湿、消疳。阴行草 *Siphonastegia chinensis* Benth.，分布于东北、华北、华东、中南、西南及陕西、甘肃、宁夏等地；全草（北刘寄奴）能清热利湿、凉血止血、祛痰止痛。紫花洋地黄（洋地黄）*Digitalis purpurea* L.、毛花洋地黄（狭叶洋地黄）*D. lanata* Ehrh. 叶含洋地黄苷，有兴奋心肌、增强心肌收缩力、使收缩期的血液输出量明显增加、改善血液循环的作用。

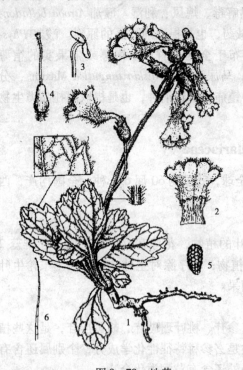

图 8-79 地黄
1. 带花植株 2. 花冠展开示雄蕊 3. 雄蕊
4. 雌蕊 5. 种子 6. 腺毛

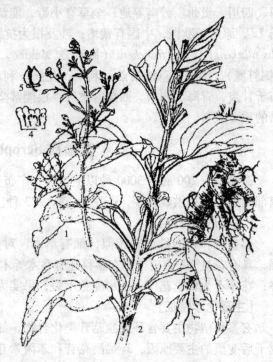

图 8-80 玄参
1. 花枝 2. 植株 3. 根
4. 花冠展开示雄蕊 5. 果实

茜草科 Rubiaceae

茜草科有 450 属约 6500 种植物，我国有 98 属 676 种，其中药用植物 59 属 213 种，如茜草、栀子、红大戟、钩藤、巴戟天、白花蛇舌草等。

【主要形态特征】

茜草科植物单叶对生或轮生，全缘，具托叶。花两性，辐射对称，花萼、花冠 4~5 裂，雄蕊与花冠裂片同数，子房下位，2 心皮合生成 2 室。栀子属、钩藤属为蒴果，茜草属为浆果，巴戟天属为核果。

【主要化学特征】

生物碱类成分，如金鸡纳树含奎宁（抗疟），钩藤属植物含钩藤碱（降压），咖啡含咖啡碱（兴奋）；蒽醌类存在于茜草根、巴戟天根中，如茜草素、羟基茜草素等；环烯醚萜苷类化合物存在于栀子果实中，如栀子苷、羟基栀子苷（利胆）。

【主要药用植物】

栀子 *Gardenia jasminoides* Ellis

栀子分布于我国南部和中部，生山坡杂林中。果实能清热利湿，凉血解毒。栀子为常绿灌木。叶革质，椭圆状倒卵形至阔披针形，上面光亮，下面脉腋簇生短毛，托叶鞘状，对生或3叶轮生。花大，白色，芳香，单生枝顶，萼筒有翅状直棱；花冠高脚碟状，雄蕊无花丝，子房下位。果实肉质，2.5～4.5cm，外果皮略带革质，熟时黄色，外有翅状直棱5～8条。（图8－81）

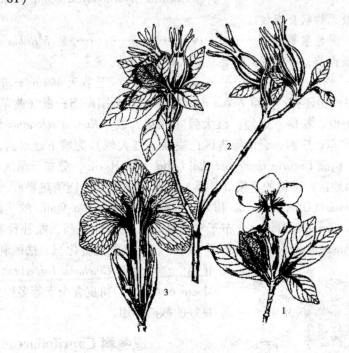

图8－81 栀子
1. 花枝 2. 果枝 3. 花纵剖面

相似植物区别：

1. 果实较大，长3～6cm ……… 大花栀子 *Gardenia jasminoides* Ellis var. *grandiflora* Nakai.

1. 果实较小，长2.5～4.5cm ……………………… 栀子 *Garadenia jasminoides* Ellis

白花蛇舌草 *Hedyotis diffusa* Willd.

白花蛇舌草分布于东南至西南，生于旷野、沟边。全草能清热解毒、活血散瘀。据报道，具有抗肿瘤活性。白花蛇舌草为一年生小草本。茎扁圆柱形，从基部分枝。叶条形，对生，托叶2枚，与叶基相连。花小，单生或成对生于叶腋，柄极短或无柄，花后果柄稍伸长，花白色，4数，子房下位，2室。蒴果近球形。

相似植物区别：

1. 全株被黄色毛，叶卵状椭圆形，花淡紫色，数朵簇生

………………………… 金毛耳草 *Hedyotis chrysotricha*（Palib.）Merr.

1. 全株不被黄色毛

2. 叶略呈革质，1~3 朵花簇生叶腋 ················ 纤花耳草 *Hedyotis tenelliflora* Blume

2. 叶不呈革质

　　3. 托叶与叶基相连 ················ 白花蛇舌草 *Hedyotis diffusa* Willd.

　　3. 托叶合生成鞘状，顶端有刚毛数枚 ················ 伞房花耳草 *Hedyotis corymbosa*

茜草科其他重要药用植物区别如下：

1. 常绿木质藤本，叶腋有钩状变态枝，蒴果

　　················ 钩藤 *Uncaria rhynchophylla*（Miq.）Miq. ex Havil.

1. 草质藤本，叶腋无钩状变态枝

　　2. 托叶叶片状，黑色浆果 ················ 茜草 *Rubia cordifolia* L.

　　2. 托叶鞘状，根肉质，具不规则的连续膨大部分，红色核果

　　················ 巴戟天 *Morinda officinalis* How

茜草科常见的药用植物还有：茜草 *Rubia cordifolia* L.，全国广布；根（茜草或小活血）为止血药，能凉血、止血、祛瘀、通经。红大戟（红芽大戟）*Knoxia velerianoides* Thorel et Pitard，分布于福建、广东、广西、云南等省区；块根（红大戟）为峻下逐水药，能泻水逐饮、攻毒、消肿散结。钩藤 *Uncaria rhynchophylla*（Miq.）ex Havil.，分布于湖南、江西、福建、广东、广西及西南地区；带钩的茎枝（钩藤）为平肝熄风药，能清热平肝、熄风定惊。同属植物华钩藤 *U. sinensis*（Oliv.）Havil. 和大叶钩藤 *U. macrophylla* Wall. 的茎枝亦作钩藤入药。巴戟天 *Morinda officinalis* How，分布于华南地区；根为补阳药，能补肾壮阳、强筋骨、祛风湿。鸡矢藤 *Paederia scandens*（Lour.）Merr.，全草能消食化积、祛风利湿、止咳、止痛。金鸡纳树 *Cinchona ledgeriana*（Howard）Moens ex Trim.，树皮含奎宁等多种生物碱，有良好的截疟作用。

忍冬科 Caprifoliaceae

忍冬科有 15 属约 450 种植物，我国有 12 属 207 种，其中药用植物 9 属 100 种。广布于全国，很多种类供观赏用，如六道木、金银木、锦带花等。

【主要形态特征】

忍冬科和茜草科相似，常为单叶对生，花两性，雄蕊和花冠裂片同数，子房下位，均有浆果、核果或蒴果。但忍冬科常无托叶，花有时二唇形，子房通常 3 室。

【主要化学特征】

忍冬科植物含环烯醚萜类、黄酮类、酚类化合物。

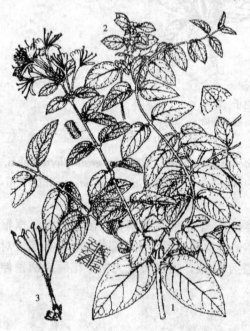

图 8-82　忍冬

1. 花枝　2. 果枝　3. 花展开，示雄蕊和雌蕊

【主要药用植物】

忍冬 *Lonicera japonica* Thunb.

忍冬除新疆外，全国均产。生山坡、路旁灌丛中。花蕾（金银花）和茎藤（忍冬藤）能清热解毒，忍冬藤还能通络。忍冬为半常绿缠绕藤本，老茎木质，嫩茎草质，密生短柔毛和腺毛。单叶对生，卵形至长卵状椭圆形，叶面被短毛。花成对生于叶腋，苞片叶状，萼5裂，无毛，花冠白色，后转金黄色，芳香，外有柔毛和腺毛，上唇4裂，下唇反卷不裂，雄蕊5，子房下位，无毛。浆果球形，熟时黑色。（图8-82）

相似植物区别如下：

1. 子房有毛，花萼密被柔毛 ·· 山银花 *Lonicera confusa* Dc.

1. 子房无毛

  2. 苞片钻形

    3. 花柱、花萼无毛，小枝、叶背有明显柔毛及橘黄色或橘红色短柄腺毛

    ·· 红腺忍冬 *Lonicera hypoglauca* Miq.

    3. 花柱多少被毛，幼枝、叶柄、总花梗均密被白色柔毛

    ·· 毛花柱忍冬 *Lonicera dasystyla* Rehd.

  2. 苞片叶状而远比叶小 ·· 忍冬 *Lonicera japonica* Thunb.

常用的药用植物还有：山忍冬（山银花）*L. confusa*（Sweet）DC.，红腺忍冬 *L. hypoglauca* Miq.，《中国药典》收载上述三种忍冬的干燥花蕾或刚开的花作中药金银花使用。陆英（接骨木）*Sambucus chinensis* Lindl.，分布于江苏、浙江、安徽、江西、湖北、湖南、福建、台湾、广东、广西、贵州、云南、四川等省区；全草能散瘀消肿、祛风通络、续骨止痛。接骨木 *S. williamsii* Hance，分布于东北、华东、中南及河北、山西、陕西、甘肃、四川、贵州、云南等省区；全株能接骨续筋、活血止血、祛风利湿。

葫芦科 Cucurbitaceae

葫芦科有110属700种植物，我国有29属约142种，南北均有分布，其中有些栽培供食用，如西瓜、黄瓜、西葫芦、冬瓜、南瓜、苦瓜、丝瓜等，药用25属92种，如栝楼属、绞股蓝属、雪胆属等。

【主要形态特征】

葫芦科植物为草质藤本，有卷须，常腋生。叶互生。花单性，花萼、花瓣5裂，雄蕊3枚，是由5枚中的2对合生而形成，子房下位，侧膜胎座。瓠果。

【主要化学特征】

本科植物含有葫芦素类四环三萜、达玛烷型四环三萜、齐墩果烷型五环三萜。绞股蓝属含丰富的达玛烷型五环三萜，如人参皂苷 Rb_1、Rb_3、Rd 等。栝楼属含葫芦素类四环三萜及齐墩果烷型五环三萜，天花粉蛋白是避孕药，还具有抗艾滋病活性。

【主要药用植物】

栝楼 *Trichosanthes kirilowii* Maxim.

栝楼分布于长江以北，江苏、浙江亦产，生于山坡、林缘。果实（瓜蒌）为化痰药，

能清热涤痰、宽胸散结、润燥滑肠；果皮（瓜蒌皮）能清肺化痰、利气宽胸；种子（瓜蒌子）能润肺化痰、润肠通便；块根（天花粉）为清热泻火药，能生津止渴、降火润燥。栝楼为草质藤本，块根肥厚，圆柱状。卷须腋生，细长，顶端2～5裂。叶互生，通常5～7掌状浅裂或中裂，很少深裂或不分裂。雌雄异株，雄花排列成总状花序；花萼5裂，花冠裂片5，白色，中部以上细裂成流苏状；雄蕊3，花药靠合；雌花单生，子房卵形，花柱3裂。果实近球形，熟时橙红色，光滑。（图8-83）

栝楼属有约60种植物，我国有55种，广布于南北各地，大部分供药用。栝楼属的红花栝楼 *Trichosanthes rubriflos* Thorel ex Cayla、糙点栝楼 *T. dunniana* Levl. 及长萼栝楼 *T. laceribractea* Hayata 的果实能引起腹痛、腹泻、呕吐等中毒症状，不能代栝楼药用。

绞股蓝 *Gynostemma pentaphyllum* (Thunb.) Makino

绞股蓝分布于长江以南及陕西南部，生于林下、沟旁。全草（绞股蓝）能清热解毒、祛痰止咳。绞股蓝为草质藤本，卷须常2裂或不分裂。叶鸟足状，常由5～7小叶组成，有柔毛，小叶片长椭圆状披针形至卵形，有小叶柄。圆锥花序，花小，单性，花萼、花冠裂片均5，雄蕊5枚。果球形，成熟时黑色，直径5～8mm。（图8-84）

绞股蓝属有约13种植物，我国有11种、2变种，产中部、西南部至东部，以西南为多；绞股蓝在我国民间具有悠久的用药历史，近几年来国内外用作滋补强壮药。

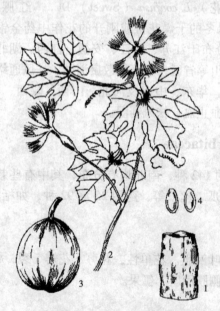

图8-83　栝楼
1. 根　2. 花枝　3. 果实　4. 种子

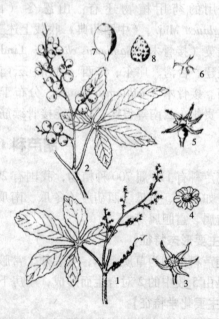

图8-84　绞股蓝
1. 雄花枝　2. 果枝　3. 雄花　4. 雄蕊
5. 雌花　6. 柱头　7. 果　8. 种子

葫芦科常用的药用植物还有：中华栝楼（双边栝楼）*Trichosanthes rosthornii* Harms，分布于华中、西南及陕西、甘肃，也常栽培；入药部位、功效与栝楼相同。雪胆 *Hemsleya chinensis* Cogn. ex Forbes et Hemsl.，分布于浙江、湖北、湖南、广西、四川、广西等省区；块根具小毒，能清热利湿、解毒、消肿、止痛。罗汉果 *Siraitis grosvenorii*（Swingle）C. Jeffrey ex Lu et Z. Y. Zhang（*Momordica grosvenorii* Swingle），分布于广东、海南、广西及江西；干燥果实（罗汉果）能清热凉血、润肺止咳、润肠通便，块根能清热利湿、解毒。木鳖 *Momordica cochinchinensis*（Lour）Spreng.，分布于广东、广西、江西、湖南、四川等省区；种子（木鳖子）能化积利肠，有小毒，外用能消肿、透毒生肌。丝瓜 *Benincasa hispida*（Thunb.）Cogn.，我国普遍栽培；干燥成熟果实的维管束（丝瓜络）能通络、清热化痰，根能通络消肿，果能清热化痰、凉血、解毒。冬瓜 *Benincasa hispida*（Thunb.）Cogn.，我国各地均有栽培；干燥的外层果皮（冬瓜皮）为利水消肿药，能清热利尿、消肿，种子（冬瓜子）为化痰药，能清热利湿、排脓消肿。王瓜 *Trichosanthes cucumeroides*（Ser.）Maxim.，分布于长江以南各省区；块根具小毒，能清热利尿、解毒消肿、散瘀止痛，果实（王瓜）能清热、生津、消瘀、通乳，种子能清热凉血。

桔梗科 Campanulaceae

桔梗科有 60 属约 1500 种植物，我国有 16 属约 170 种，西南最盛，花大部美丽，供庭园观赏，有些种类入药，其中药用植物 13 属 111 种。半边莲属 Lobelia 的花唇形，花丝分离而花药合生环绕花柱，与桔梗科其他属不同，有人主张将其分出成立半边莲科。

【主要鉴别要点】

桔梗科植物为草本，常具乳汁。单叶。花两性，辐射对称；花萼 5 裂，宿存，花冠钟形，5 裂；雄蕊 5；子房通常下位，多为 3 心皮合生成 3 室。蒴果。

【主要化学特征】

桔梗科植物普遍含有三萜类化合物，桔梗属主要为齐墩果烷型五环三萜，沙参属主要为羽扇豆烷型五环三萜，党参属含蒲公英烷类五环三萜，党参属含菠甾醇，沙参属含谷甾醇棕榈酸酯，可将二属分开；本科植物还普遍含有菊糖，根用酒精浸泡后切片，置显微镜下观察可见菊糖结晶；还普遍含多炔类化合物；曾经认为生物碱是半边莲属的特征性成分，近来发现沙参属、党参属也含生物碱，从植物化学分类角度不支持半边莲科成立。

【主要药用植物】

桔梗 *Platycodon grandiflorum*（Jacq.）A. DC.

桔梗全国广布；根（桔梗）为化痰药，能宣肺祛痰、排脓消肿。桔梗为多年生草本，具白色乳汁。根肉质，长圆锥状，折断面白色或淡黄色，味苦。茎通常直立。叶对生、互生或轮生，近于无柄。花单生或数朵生于枝顶；紫色或白色；花萼钟状，5 裂；花冠钟状，5 裂；雄蕊 5 枚，花丝基部扩大；子房下位，5 心皮 5 室，中轴胎座。蒴果椭圆形，熟时顶部

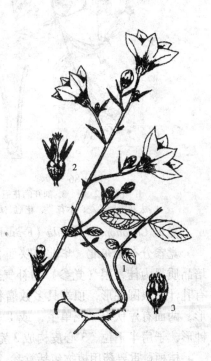

图 8-85 桔梗
1. 植株 2. 雄蕊和雌蕊 3. 蒴果

5 裂。(图 8-85)(彩图 8-5)

沙参 *Adenophora stricta* Miq.

沙参分布于四川、贵州、广西、湖南、湖北、河南、陕西、江西、浙江、安徽、江苏；根（南沙参）为补阴药，能养阴清肺、祛痰止咳。沙参为多年生草本，具白色乳汁。根肥厚，长圆锥形。茎直立，单一或基部分枝。茎生叶互生，无柄，狭卵形。茎、叶、花萼均被短硬毛。花序狭长；花 5 数；花萼 5 裂；花冠钟状，下垂，蓝紫色，5 裂；雄蕊 5 枚，花丝基部扩大，边缘被毛；花盘宽圆筒状；雌蕊 1 枚，子房下位。蒴果球形。(图 8-86)

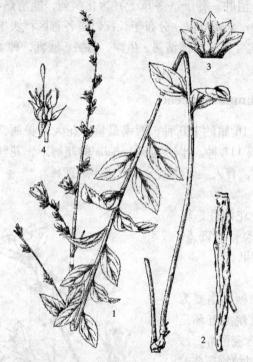

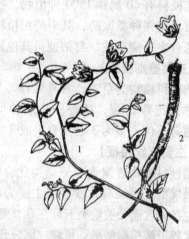

图 8-86 沙参
1. 花枝 2. 根 3. 剖开的花冠
4. 去花冠后的花，示花萼、花冠、雌蕊

图 8-87 党参
1. 花枝 2. 根

党参 *Codonopsis pilosula* (Franch.) Nannf.

党参分布于东北、华北及陕西、甘肃、河南、四川等地，生于林边或灌丛中，以山西栽培品质量为佳，根（党参）为补气药，能补脾、益气、生津。党参为多年生缠绕草质藤本，有乳汁。根圆柱形，顶端具多数瘤状茎痕。幼茎有毛。叶互生，常为卵形，基部截形或微心形，两面有短伏毛。花单生，或 1~3 朵生分枝顶端；两性，5 数，淡绿色，略带紫晕，阔钟形，子房半下位，3 心皮构成 3 室。蒴果 3 瓣裂。(图 8-87)

桔梗科重要药用植物包括党参、素花党参、川党参、沙参、轮叶沙参、桔梗。主要区别如下：

1. 5 心皮合生成 5 室 ······································· 桔梗属 Platycodom

1. 3 心皮合生成 3 室

  2. 具有花盘 ·· 沙参属 Adenophora

　　3. 叶互生，无柄，狭卵形，分布于西南、华中、华东等地
　　·· 沙参 *Adenophora stricta* Miq.
　　3. 叶轮生，叶片卵形、披针形或倒卵形，分布于除西北外的多数省区
　　················· 轮叶沙参 *Adenophora tetraphylla*（Thunb.）Fisch.
　　2. 无花盘 ··· 党参属 Codonopsis
　　　　4. 下部的叶基深心形至浅心形
　　　　　　5. 叶明显被毛，幼嫩时上面被毛更多
　　　　　　·············· 党参 *Codonopsis pilosula*（Franch.）Nannf.
　　　　　　5. 叶近于无毛，或幼时上面有疏毛
　　　　　　···素花党参 *Codonopsis pilosula*（Franch.）Nannf. var. *modesta*（Nannf.）L. T. Shen
　　　　4. 茎下部叶基部楔形或圆钝，稀心脏形 ········· 川党参 *Codonopsis tangshen* Oliv.
　　桔梗科的轮叶沙参 *A. tetraphylla*（Thunb.）Fisch（*A. verticllata* Fisch）、杏叶沙参 *A. hunanensis* Nannf. 等的根亦作药材沙参用。半边莲 *Lobelia Chinensis* Lour.，分布于长江中下游及以南地区；全草（半边莲）为清热解毒药，能清热解毒、消瘀排脓、利尿及治蛇伤。羊乳（四叶参）*Codonopsis lanceolata*（Sieb. Et Zucc.），分布于黑龙江、山西、内蒙古、山东、江西、安徽、江苏、福建、浙江、湖南、贵州等地；根（羊乳）能补虚通乳、排脓解毒。

菊科 Compositae（Asteraceae）

　　菊科有 1000 属 25000～30000 种植物，我国有 227 属 2323 种。菊科是中国被子植物第一大科，其中药用植物 778 种（包括 724 种，7 亚种、44 变种、3 变型），药用的属数和种数分别占我国菊科植物的 68% 和 33%。主要药用属除蒿属、风毛菊属、紫菀属和橐吾属外，还有蒲公英属、火绒草属、兔儿风属、香青属、千里光属、艾纳香属、斑鸠菊属、蟹甲草属、旋覆花属、蓟属和苦荬菜属等。

　　菊科商品药材较多，其中术类有白术和苍术；木香类有云木香和川木香；蒿类又可分为艾类和茵陈类；蓟类的刺儿菜和刻叶刺儿菜均作小蓟用，作大蓟用的主要有蓟、野蓟、两面蓟和烟管蓟等。菊科常用药材还有菊花、红花、旋覆花、款冬花、紫菀、漏芦、天名精、佩兰、牛蒡子、苍耳子、蒲公英和鳢肠（墨旱莲）等。此外，石胡荽、除虫菊、雪莲花、豨莶草、千里光、水飞蓟、甜叶菊、火绒草和鬼针草等亦可供药用。

【主要鉴别要点】
　　菊科植物为草本，有些种类具乳汁或有特异的气味。单叶互生。头状花序为总苞所围绕。头状花序由舌状花或管状花组成或二者兼有，萼片常变为冠毛，雄蕊 5 枚，合生成聚药雄蕊，雌蕊由 2 心皮组成 1 室，子房下位。瘦果。

　　菊科可分成两个亚科，主要区别如下：
1. 头状花序全为管状花，或兼有舌状花，植物体不含乳汁 ······ 管状花亚科 Tubuliflorae
1. 头状花序仅有舌状花，植物体无乳汁 ·············· 舌状花亚科 Liguliflorae

【主要化学特征】
　　菊科植物含倍半萜内酯，如青蒿中含有的青蒿素，泽兰中含有的泽兰苦内酯等，该类成

分的生物活性显著,如苦堆心菊内酯的镇痛作用强于吗啡;黄酮类化合物存在于除金盏花族和帚菊木族的其他菊科植物中,如水飞蓟中的水飞蓟素具有保肝作用,新疆雪莲中的雪莲黄酮具有抗肿瘤作用;生物碱分布不广,如千里光属含吡咯里西啶类生物碱,是该属的特征性成分,具有一定的抗肿瘤作用,但具肝毒活性,并有致癌作用;聚炔类化合物存在于管状花亚科中,如茵陈蒿中的茵陈二炔、茵陈素;挥发油也普遍存在于管状花亚科中,集中于蒿属、泽兰属、木香属、苍术属、紫菀属等;香豆素,如茵陈蒿中的蒿属香豆素、茵陈色原酮,具有降压、促进胆汁分泌活性;皂苷类,如紫菀含紫菀皂苷。本科植物普遍含有菊糖。

【主要药用植物】

管状花亚科

菊花 *Dendranthema morifolium* (Ramat.) Tzyel. (*Chrysanthemum morifolium* Ramat.)

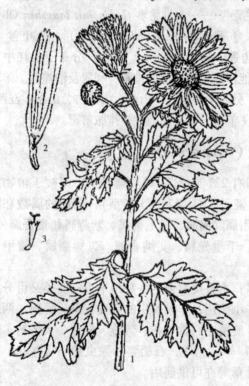

图 8-88 菊
1. 花枝　2. 舌状花　3. 管状花

菊花为栽培植物,根据产地和加工方法不同,分为亳菊(安徽亳县、涡阳)、滁菊(安徽滁县)、贡菊(安徽歙县、浙江德清)、杭菊(浙江嘉兴、桐乡)、怀菊(河南)。花序能疏散风热、解毒明目。为多年生草本,基部木质,全体被白色绒毛。叶互生,叶片卵圆形至披针形,边缘有粗大锯齿或羽状分裂。头状花序较大,总苞片多层,舌状花雌性,黄、白、红、紫,花色多样,管状花两性,黄色。瘦果无冠毛。(图 8-88)

黄花蒿 *Artemisia annua* L.

黄花蒿全国均有广布,生于旷野、山坡。全草能退虚热,凉血,解暑。为一年生草本,全株具强烈气味。叶通常三回羽状深裂,小裂片矩圆形或倒卵形。头状花序多数,细小,排成圆锥状;小花黄色,全为管状花,外层雌性,内层两性。

蒿属有植物有 350 种以上,我国有 170 种以上,各地均产,以西北、东北、华北及西南省区为多,黄花蒿、青蒿、茵陈蒿和艾等入药,青蒿素的衍生物能用于治疗疟疾,多数蒿属植物含挥发油、脂肪、有机酸和生物碱,主要成分为聚乙烯类、黄酮类、萜类等,倍半萜类化合物是该属的特征性成分。

相似植物区别如下:

1. 茎生叶下面密生灰白色绒毛,一回羽状深裂 ············ 艾 *Artemisia argyi* Levl . et Vant

1. 茎生叶下面无灰白色绒毛

　2. 叶裂片毛发状,幼苗密被灰白色柔毛,成长后无毛

3. 头状花序常向一侧下垂，成疏散圆锥花序 ··· 茵陈蒿 *Artemisia capillaries* Thunb.

   3. 头状花序下垂，成密集圆锥花序 ············ 滨蒿 *Artemisia scoparia* Waldst. et Kit.

2. 叶裂片不为毛发状，较宽，幼苗无灰白色柔毛

    4. 叶三回羽状分裂，含青蒿素 ························ 黄花蒿 *Artemisia annua* L.

    4. 叶二回羽状分裂，羽轴有栉齿状小裂片，不含青蒿素

    ·················· 青蒿 *Artemisia caruifolia* Buch. – Ham

苍术 *Atractylodes lancea*（Thunb.）DC.

苍术分布于江苏、浙江、安徽、江西，生于山坡灌丛、草丛中，根茎能燥湿健脾，祛风除湿。苍术为多年生草本。块状根状茎，断面有红棕色油点，有香气。叶互生，无柄，卵状披针形，下部叶常 3 裂，边缘有刺状锯齿。头状花序顶生，花冠白色稍带紫红色，叶状苞片1 列，羽状深裂，瘦果有柔毛。冠毛羽状。（图 8 – 89）

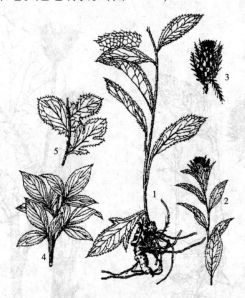

图 8 – 89　苍术
1. 植株下部，带根　2. 花枝　3. 花序，示总苞　4. 关苍术的茎叶　5. 北苍术的茎叶

植物学家认为，苍术和北苍术之间存在大量过渡类型，因此北苍术应归并入苍术，不承认北苍术存在。但显微观察发现，北苍术根茎的皮层有纤维束，木质部纤维束较大，和导管群相间排列，此种变化是否由于植物对环境的应答造成，还需进一步考察。

相似植物区别如下：

1. 叶有长柄

   2. 3～5 深裂或几全裂，上部叶不裂，花白色，分布于东北

    ·················· 关苍术 *Atractylodes japonica* Koidz. ex Kitam

   2. 3 深裂，偶为 5 深裂，上部叶不裂，花紫红色，分布于浙江、江西、湖南、湖北、

    陕西 ·················· 白术 *Atractylodes macrocephala* Koidz.

1. 叶无柄或柄极短

3. 下部叶 3 裂，上部叶不裂，花白色，稍带红色，分布于华东及四川、湖北等省区 ···························· 苍术 *Atractylodes lancea* (Thunb.) DC.

3. 羽状 5 深裂，上部叶 3~5 羽状浅裂或不裂，花白色，分布于东北、华北及山东、河南、陕西···北苍术 *Atractylodes lancea* (Thunb.) DC. var. *chinensis* (Bunge) Kitam

红花 *Carthamus tinctorius* L.

红花为栽培植物，主产于河南、河北、浙江、四川。花能活血通经，散瘀止痛。红花为一年生草本，叶互生，无柄，稍抱茎，叶缘有不规则的锐锯齿，齿端有尖刺。头状花序顶生，外层总苞片边缘有锐刺，中层无刺，内层条形，透明，全为管状花，初开时淡黄色（主要含新红花苷），后变黄色（主要含红花苷），最后变为红色（主要含红花苷和红花醌苷）。瘦果无冠毛。（图 8-90）

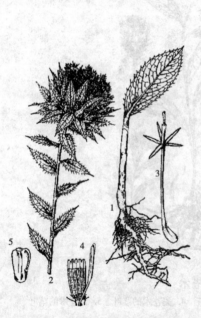

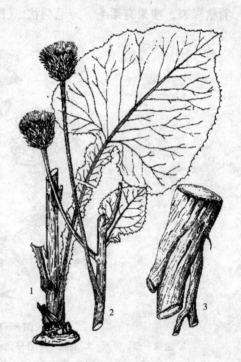

图 8-90 红花
1. 根 2. 花枝 3. 花 4. 雄蕊和雌蕊 5. 瘦果

图 8-91 木香（云木香）
1. 茎下部的叶 2. 花枝 3. 根

旋覆花 *Inula japonica* Thunb.

旋覆花分布于我国东北部、北部、中部、东部及四川、广东，生于河边、湿地、沼泽地。花序能降气消痰、行气止呕。为多年生草本，被细毛。叶互生，无柄，长椭圆状披针形，半抱茎，两面有毛和腺点。外层一轮为舌状花，中央为管状花。瘦果具 10 棱，冠毛白色。

佩兰 *Eupatorium fortunei* Turcz.

佩兰分布于华北、华东、西南及河南和陕西，生于荒地、林边。全草能化湿醒脾、祛暑湿。佩兰为多年生草本。茎被柔毛。叶对生，有柄，多为 3 全裂，边缘有锯齿，无毛。头状花序排成复伞房状，每花序有花 5 朵，全为管状花，红紫色。瘦果 5 棱，顶生冠毛。

祁州漏芦 *Rhaponticum uniflorum*（L.）DC.

祁州漏芦分布于东北、华北，生于向阳、干燥山坡。根能清热解毒、消痈下乳。祁州漏芦为多年生草本，主根上部密被叶柄残基。叶羽状浅裂至深裂。头状花序单生茎顶，全为管状花，淡红紫色。

紫菀 *Aster tataricus* L. f.

紫菀分布于东北、华北和西北，生于山坡或河边草地。根和根茎能润肺下气、消痰止咳。紫菀为多年生草本。根茎粗短，簇生多数须根。头状花序排成复伞房状，边花舌状，蓝紫色，雌性，盘花管状，黄色，两性。

木香 *Aucklandia lappa* Ling（*Saussurea lappa* C. B. Clarke）.

木香主产于云南，四川、西藏亦产，生于高山草原。根能行气止痛，健脾消食。木香为多年生高大草本，高达2m。叶大，基生叶三角形，茎生叶卵形，不裂，叶基部下延成翅。全为管状花，暗紫色。瘦果，具两层深棕色冠毛。（图8-91）

相似植物区别如下：

1. 叶呈莲座状，叶柄无翅，羽状中裂，花全部管状，紫色，分布于四川西部
·· 川木香 *Vladimiria souliei*（Franch.）Ling.

1. 具基生叶，也具茎生叶

  2. 全部为管状花，高大草本，基生叶巨大，叶柄具翅，不裂
·································· 木香 *Aucklandia lappa* Ling（*Saussurea lappa* C. B. Clarke）

  2. 既有管状花也有舌状花

    3. 头状花序排成伞房状，分布于我国北部 ················ 土木香 *Inula helenium* L.

    3. 头状花序排成总状，分布于西藏、新疆······ 总状土木香 *Inula racemosa* Hook. F.

舌状花亚科

蒲公英 *Taraxacum mongolicum* Hand. – Mazz.

蒲公英全国均有分布，生于山坡、草地、田野。全草能清热解毒，消肿散结。蒲公英为多年生草本，有乳汁。叶基生，莲座状，叶片倒披针形，多呈不规则羽状深裂。花序中全为舌状花，黄色。瘦果顶端具细长的喙，冠毛白色。（图8-92）

常用的药用植物还有：苍耳 *Xanthium sibiricum* Patr. ex Widder，全国各地均有分布；果实（苍耳子）为辛温解表药，能祛风湿、止痛、通鼻窍；有毒。牛蒡（恶实）*Arctium lappa* L.，种子（大力子、牛蒡子）为辛凉解表药，能疏散风热、宣肺透疹、利咽消肿，根、茎、叶入药，能祛风热、活血

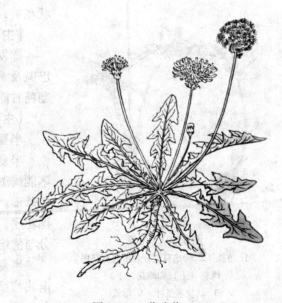

图8-92 蒲公英

止痛。豨莶草 *Siegesbeckia orienthalis* L.，秦岭及长江以南广布；全草（豨莶草）为祛风湿药，能祛风湿、利关节、解毒。同属植物还有腺梗豨莶草 *S. pubescens*（Makino）Makino、毛梗豨莶草 *S. glabrescens* Makino。大蓟 *Cirsium japonicum* Fisch ex DC.，分布于河北、陕西、内蒙古、山东、江苏、安徽、浙江、江西、福建、湖北、河南、湖南、四川、贵州等省区；全草（大蓟）为止血药，能散瘀消痈、凉血止血。小蓟 *Cirsium setosum*（Wild.）Bieb.，分布于全国各地，全草（小蓟）为止血药，能凉血止血、消散痈肿。千里光 *Senecio scandens* Buch. – Ham. et D. Don，分布于华东、中南、西南及河北、陕西、河北等地，全草能清热解毒、明目、杀虫。

二、单子叶植物纲 Monocotyledoneae

在恩格勒系统中，单子叶植物不分亚纲，包括 14 个目 53 个科。其中药用 34 科、351 属、1429 种，百合科、兰科、禾本科、莎草科、天南星科和姜科的药用种类较多。

天南星科 Araceae

天南星科有 115 属 2000 余种植物，92% 以上产于热带，我国有 35 属、206 种（其中有 4 属、20 种系引种栽培的），南北均有分布，其中药用植物 22 属、106 种。有些种类的块茎含丰富的淀粉，供食用，有些供观赏用。

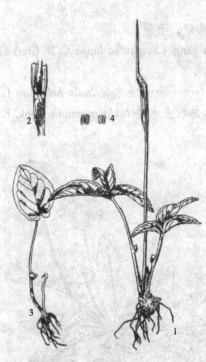

图 8 – 93　半夏
1. 植株　2. 佛焰苞剖开后示肉穗花序
雄花（上）和雌花（下）
3. 幼块茎及叶　4. 雄蕊

【主要形态特征】

天南星科植物为草本，具块茎或根茎。叶常基生，多为网状脉，有叶鞘。肉穗花序，外包有佛焰苞；花小，两性或单性，辐射对称，无花被或具鳞片状花被，子房上位。浆果，密集生于果轴上。

【主要化学特征】

挥发油：如菖蒲属、千年健属；生物碱：如胡芦巴碱及掌叶半夏碱甲、丙等；聚糖：如甘露聚糖、葡萄糖甘露聚糖。

【主要药用植物】

半夏 *Pinellia ternata*（Thunb.）Breit.

半夏全国均有分布，生于屋旁、田野或林下。块茎能燥湿化痰、降逆止呕。半夏为多年生草本。块茎扁球形。叶基生，叶柄基部有珠芽。花单性同株，肉穗花序，佛焰苞下部闭合成管状，花序下部的雌花部分与佛焰苞贴生，单侧着花。（图 8 – 93）

半夏属有 6 种植物，分布于东亚，我国有 5 种，南北均产。含挥发油、黄酮、生物碱、脂肪酸等类成分。

相似植物区别如下：

1. 花序上雄花和雌花紧接，花序下部的雌花部分与佛焰苞贴生，单侧着花
   .... 半夏属 Pinellia

   2. 叶鸟足状分裂，裂片 7 ~ 13，块茎大，直径达 4cm，分布于华北、华中及
      西南 .... 掌叶半夏 Pinellia pedatisecta Schott

   2. 叶 3 全裂，全国广布 .... 半夏 Pinellia ternata（Thunb.）Breit.

1. 花序上雄花和雌花被中性花分开 .... 犁头尖属 Typhonium

   3. 叶片戟形，分布于广东、广西、云南
      .... 鞭檐犁头尖 Typhonium flagelliforme（Lodd.）Bl.

   3. 叶片三角状卵形，基部箭形，分布于华北及甘肃、湖北、四川
      .... 独角莲 Typhonium giganteum Engl.

天南星 Arisaema erubescens（Wall.）Schott.

天南星全国均有分布，生于山沟、林下阴湿处。块茎能燥湿化痰、祛风定惊、消肿散结。天南星为多年生草本，块茎扁球形。叶基生，有长柄，叶片辐射状全裂，裂片 7 ~ 23，披针形，顶端延伸成丝状。佛焰苞顶端细丝状，花序轴附属体棒状，花单性异株。浆果红色，聚生如玉米棒状。（图 8 - 94）

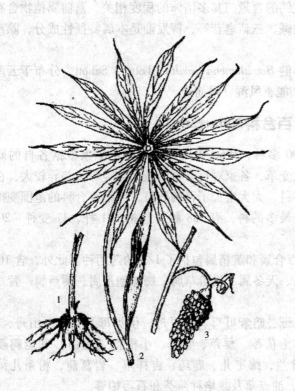

图 8 - 94 天南星
1. 块茎 2. 带花植株 3. 果序

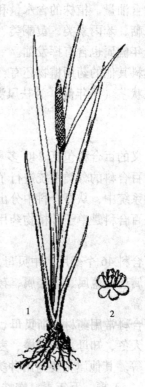

图 8 - 95 石菖蒲
1. 植株 2. 花

天南星属约150余种植物，分布于热带和温带亚洲，北美亦有数种，我国有82种，分布于南北各省，但主产地为西南。本属植物含脂肪酸及甾醇类化合物、生物碱，还从该属植物中发现多种凝集素，包括血液凝集素、淋巴凝集素和精液凝集素。

相似植物区别如下：

1. 叶裂片3~5，倒卵形或卵状披针形 ············· 东北天南星 *Arisaema amurense* Maxim.

1. 叶裂片5片以上

   2. 叶片辐射状全裂，裂片7~23，肉穗花序的附属体棒状

      ············· 天南星 *Arisaema erubescens*（Wall.）Schott［*A. consanguineum* Schott.］

   2. 叶片鸟趾状全裂，裂片13~21，中间一片较相邻者小，花序轴的附属体鼠尾状

      ············· 异叶天南星 *Arisaema heterophyllum* Blume

石菖蒲 *Acorus tatarinowii* Schott.

分布于华东、华中、华南、西南，生于山谷溪边。根茎能化湿开胃、开窍豁痰、醒神益智。草本。全株具强烈的香味。根茎横走。叶基生，狭条形，无中脉。佛焰苞叶片状，花两性，辐射对称，花被片6；雄蕊6，与花被片对生。（图8-95）

注：菖蒲属在天南星科分类中的地位比较特殊，而且分类也比较困难。细胞学和其他学科的研究结果认为，菖蒲属植物的各种性状，如叶片长和宽的比例、肉穗花序着生的角度、根茎的含油量、植株的含水量和草酸钙的含量与其多倍体的程度相关。菖蒲属植物含有挥发油、二萜、苯丙素类、黄酮类、生物碱、三萜皂苷等，挥发油是本属特征性成分，除菖蒲属外，千年健属也含有挥发油。

本科其他的药用植物还有：千年健 *Homalomena occulta*（Lour.）Schott，分布于云南、广西；根状茎（千年健）为祛风湿药，能驱风湿、强筋骨。

百合科 Liliaceae

广义的百合科包括240多属4000多种，1960年以来，一些科学家根据各自的研究结果，对百合科的分类系统进行了重大变革，各家对百合科涵盖的分类等级差异较大，在近年出现的系统中，从百合科中分出许多科，大大增加了科的数目，而把百合科的范围变得越来越小。百合科是单子叶植物药用种类最多的科，有358种（包括301种、37变种、20个栽培种）。

百合科46个药用属中贝母属、百合属和黄精属包括了1/3的药用种。此外，含10种以上药用属还有葱属、重楼属、菝葜属、天冬属、沿阶草属、蜘蛛抱蛋属、藜芦属、萱草属和鹿药属等。

百合科常用药材有浙贝母、川贝母、暗紫贝母、平贝母、伊贝母及百合、山丹、黄精、玉竹、天冬、知母、华重楼、麦冬、土茯苓、藜芦、萱草、小根蒜（薤白）和老鸦瓣（光慈菇）等。其他属主要药用种类有铃兰，绵枣儿、鹿药、吉祥草、岩菖蒲、粉条儿菜（小肺筋草）、玉簪、万年青、蜘蛛抱蛋、油点草及栽培种芦荟和石刁柏等。

除药用外，百合科植物中的郁金香、百合、玉簪为著名的观赏植物；葱、韭菜、蒜、洋葱及黄花菜为蔬菜植物；蒜已被开发成多种保健食品。

【主要形态特征】

百合科植物为草本，具根茎、鳞茎、球茎，有的植物为须根系，形成块根。单叶。花多两性，辐射对称，花被片 6，常为 2 轮，花瓣状，雄蕊 6，雌蕊由 3 心皮组成 3 室，中轴胎座，子房上位。蒴果或浆果。

【主要化学特征】

百合科植物的化学成分复杂。重楼属、菝葜属以甾体皂苷为特征性成分，知母、麦冬、天冬也含此类成分；藜芦属以甾体生物碱为特征性成分，该属植物含的白藜芦醇具有抗肿瘤等生物活性；贝母属含生物碱类成分，以异甾生物碱为特征性成分；铃兰属含甾体强心苷类成分；芦荟属、萱草属含蒽醌类化合物，如芦荟含芦荟苷，萱草含萱草根素；知母属、沿阶草属、藜芦、百合属等含黄酮类化合物；多糖类在知母、天冬、玉竹、黄精中普遍存在，是其滋阴的重要物质基础；含硫化合物主要存在于葱属植物中。

【主要药用植物】

百合 *Lilium brownii* F. E. Brown var. *viridulum* Backer

百合分布于华北、东南、西南，生于山坡。鳞茎能润肺止咳、清心安神。百合为多年生草本。鳞茎球形，白色。叶互生，披针形至椭圆状披针形。花大，喇叭形，单生茎顶，花被 6，乳白色，背面带紫褐色，顶端向外张开或稍外卷，雄蕊 6，花药丁字着生，子房上位，圆柱形，3 室，柱头膨大，盾状。蒴果。（图 8-96）

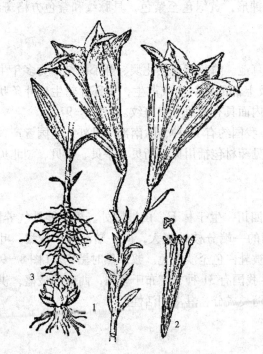

图 8-96　百合
1. 植株上部，带花　2. 雄蕊和雌蕊
3. 植株基部示鳞茎

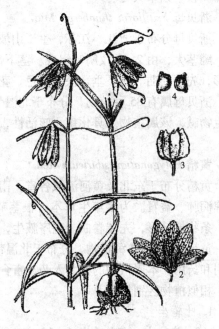

图 8-97　浙贝母
1. 植株　2. 花展开，示花被、雄蕊和雌蕊
3. 果实　4. 种子

百合属约有 100 种植物，分布于北温带，我国约有 85 种，全国均有分布，尤以西南和中部最多，大部分供观赏用，有些种类的鳞茎的鳞叶供食用或药用。

相似植物区别如下：

1. 花红色、橘红色、橙黄色
 2. 花直立，花被片不反卷，鲜红色或橘红色，具斑点
 ······························ 有斑百合 *Lilium concolor* salisb . var . *pulchellum*（Fisch.）Regel
 2. 花下垂或倾斜，花被片反卷
  3. 叶狭线形，上部叶腋无珠芽，花鲜红色，无斑点 ······ 山丹 *Lilium pumilum* DC.
  3. 叶披针形，上部叶腋具珠芽，花橙黄色，具紫红色斑点
  ·· 卷丹 *Lilium lancifolium* Thunb.

1. 花白色
  4. 叶披针形，花被筒外面带绿色 ············· 麝香百合 *Lilium longiflorum* Thunb.
  4. 叶倒披针形，花被筒外面带紫色
  ···················· 百合 *Lilium brownii* F. E. Brown var. *viridulum* Baker

川贝母 *Fritillaria cirrhosa* D. Don

川贝母分布于四川、云南、西藏，生于高山草地或灌丛下，鳞茎能清热润肺、化痰止咳。为多年生草本。鳞茎白色，圆锥形。叶 2～3 对，上部叶多轮生，先端微卷曲，下部叶对生，披针形至条形。花单生茎顶，下垂，钟形，黄绿色至紫色，具脉纹和紫色方格斑纹，雄蕊 6 枚。蒴果具翅。

浙贝母 *Fritillaria thunbergii* Miq.

浙贝母分布于浙江、江苏，生于山坡、草地。鳞茎能清热化痰、开郁散结。为多年生草本。鳞茎大，由 2～3 枚鳞叶组成。茎下部及上部的叶对生或散生，中部叶轮生，叶条状披针形，先端卷曲。花下垂，淡黄绿色，花被内面具有紫色方格斑纹。（图 8-97）

浙贝母属有 85 种植物，分布于北温带，我国约有 16 种，除南部未见外，全国皆产，富含生物碱，该属植物多具化痰止咳活性，常见药材包括川贝、浙贝、平贝、伊贝、湖北贝母等。

黄精 *Polygonatum sibiricum* Red.

黄精分布于东北及黄河流域各省，南达四川，生于林下、山坡阴处。根茎能补气养阴、健脾润肺、益肾。为多年生草本。根茎节间的一端分枝处膨大，向一端渐细，味甜。叶轮生，条状披针形，先端卷曲。花序腋生，花被乳白色至淡黄色。浆果熟时黑色。（图 8-98）

黄精属约有 50 种植物，分布于北温带，我国有 31 种，广布于全国，西南部最盛，供观赏用和药用，本属植物的根茎入药，富含多糖类成分，具滋阴活性。

相似植物区别如下：

1. 叶轮生
 2. 花较大，花被全长 6～12mm，常带粉红色，分布于云南、贵州、四川、广西
 ···················· 滇黄精 *Polygonatum kingianum* Coll . et Hemsl.
 2. 花较小，花被全长 6～12mm，乳白色，根茎节间一端粗，分布于东北及黄河流域

各省 ···································· 黄精 *Polygonatum sibiricum* Delar . ex Red.

1. 叶互生

　　3. 花序通常具花 3～7 朵，根茎连珠状或结节成块，分布于河南以南和长江流域

　　　···································· 多花黄精 *Polygonatum cyrtomema* Hua

　　3. 花序通常具花 1～2 朵，根茎圆柱形，地上茎具棱，分布于东北、华北、华东

　　　································ 玉竹 *Polygonatum odoratum*（Mill.）Druce

麦冬 *Ophiopogon japonicus*（Thunb.）Ker. – Gaw.

　　分布于华东、华南、西南等地区，生于山野较阴湿处，多栽培，主产于浙江（杭麦冬）、四川（川麦冬）。块根能清热生津、润肺止咳。为多年生草本。须根先端常形成纺锤形块根。叶基生，线形，宽 1～4mm。花茎比叶短，总状花序，花小，淡紫色。浆果球形，蓝黑色。（图 8 - 99）

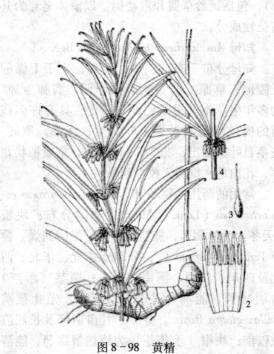

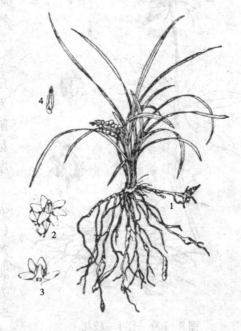

图 8 - 98　黄精　　　　　　　　　　　图 8 - 99　麦冬

1. 果枝　2. 根茎　3. 花被　4. 花序　　　1. 植株　2. 花　3. 花纵切　4. 雄蕊

　　本属（沿阶草属）约有 50 种植物，分布于亚洲东部及南部，我国有 33 种，分布甚广，西南尤盛，植物块根入药。

　　相似植物区别如下：

　　1. 花俯垂，子房半下位，花丝极短，花药锐头，花茎通常稍短于叶或近等长

　　　···································· 麦冬 *Ophiopogon japonicus*（L . f）Ker – Gawl.

　　1. 花直立，子房上位，花丝明显，花药钝头

　　　2. 植株无地下横走根茎，叶宽 8～22mm，具叶脉 9～11

·· 阔叶山麦冬 *Ciriope platphylla* Wang et Tang

2. 植株具地下横走根茎，叶宽4~6mm，具脉5条，花茎长于或几等于叶

·· 山麦冬 *Liriope spicata*（Thunb.）Lour.

七叶一枝花 *Paris polylla* Sm.

七叶一枝花分布于长江流域至南部和西南各省。根茎能清热解毒、散瘀消肿。为多年生草本。根茎短而肥厚，有斜向环节。茎单一。叶4~9，通常7，有柄，轮生于茎顶，叶片长卵形，有柄。花柄自轮生叶的中心抽出，顶生一花，花两性，外轮花被片绿色，叶状，内轮花被片丝状黄色或黄绿色，雄蕊与花被片同数，花药线形，金黄色，子房近球形，带紫色，花柱直而短，先端4~7裂。蒴果球形，内含多数红色种子。（图8-100）

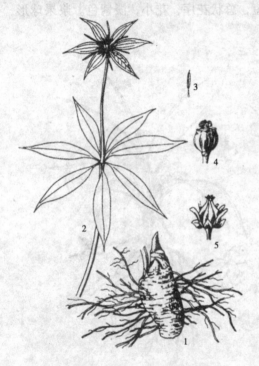

图8-100 七叶一枝花
1. 根状茎 2. 花枝 3. 雄蕊
4. 雌蕊 5. 果实

在塔赫他间等系统中将重楼属和延龄草属从百合科独立出来，称为延龄草科（Trilliaceae），包括延龄草属和重楼属，以甾体皂苷为其特征性成分。

知母 *Anemarrhena asphodeloides* Bge.

知母分布于东北、华北等地，生于干燥的丘陵地、草原。根茎能清热养阴、润肺生津。为多年生草本。根茎肥厚，横走，具有许多残留的褐色纤维状叶鞘。叶基生，线形，质硬。花茎自叶丛抽出，花2~3朵簇生，集成穗状花序，花白色，雄蕊3枚。蒴果。

常用的药用植物还有：天门冬 *Asparagus cochinchinensis*（Lour.）Merr.，全国分布；块根（天冬）为滋阴药，能清肺降火、滋阴润燥。藜芦 *Veratrum nigrum* L.，分布于东北、华北、西北及四川、江西、河南、山东；鳞茎（藜芦）为涌吐药，能涌吐、杀虫，有毒。光叶菝葜 *Smilax glabra* Roxb.，分布于甘肃南部及长江流域以南；块根（土茯苓）为清热解毒药，能清热解毒、通利关节、除湿。芦荟 *Aloe vera* L. var. *chinensis*（Haw.）Berger，多温室栽培；叶或叶汁干燥品（芦荟）为泻下药，能清热解毒、清肝、杀虫。铃兰 *Convallaria majalis* L.，分布于东北、华北、西北及山东、河南、湖南、浙江等省区；全草能强心利尿，有毒。

薯蓣科 Dioscoreaceae

薯蓣科有10属650种植物，广布于全球的温带和热带地区，我国有薯蓣属 Dioscorea 1属，约80种，其中药用37种。除穿龙薯蓣、山药分布在长江以北外，其余种类多分布在长江以南；该属植物分6组，除药用外，可作为合成激素类药物的原料药及提取烤胶的原料。

【主要形态特征】

薯蓣为多年生缠绕草本；有块茎或根茎。花单性，组成穗状、总状或圆锥花序；花被片6；雄蕊6，有时3枚发育；雌花子房下位，3心皮3室。蒴果具3棱形翅，种子常具翅。

【主要化学特征】

薯蓣科植物可分为6组，其中根茎组含有甾体皂苷，是提取薯蓣皂苷元的原料药；基生翅组块茎中含二萜内酯类成分黄药子乙素，为该组的特征性成分；复叶组的白薯莨含薯蓣碱；周生翅组的山药多糖、缩合鞣质为该组的特征性成分，如山药含多糖，薯莨富含鞣质。

【主要药用植物】

薯蓣 *Dioscorea opposita* Thunb.

薯蓣全国分布，生于向阳山坡及灌丛。根茎（山药）为补气药，能益气养阴、补脾肺肾。为草质藤本。根茎直生，肥厚。茎带紫色。单叶，三角形至三角状卵形，基部宽心形，叶脉7~9条，基部叶互生，中部叶对生。穗状花序腋生，花小，雌雄异株，辐射对称，花被6，绿白色，雄蕊6，雌花子房下位，柱头3裂。蒴果具3翅，被白粉，种子具宽翅。（图8-101）

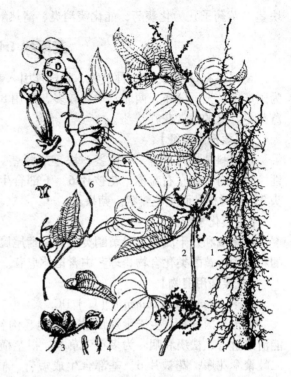

图8-101 薯蓣
1. 块茎 2. 雄枝 3. 雌花序一部分
4. 雄蕊 5. 雌花 6. 果枝 7. 果实剖开示种子

盾叶薯蓣 *Dioscorea zingiberensis* C. H. Wright

盾叶薯蓣分布于陕西、江西、湖北、湖南、四川、云南、贵州等地，生于杂木林或林缘的路旁、沟边。根茎（黄姜）被誉为"药用黄金"，是开发激素类药物的重要原料。为草质藤本。根茎横生。叶互生，盾形；叶片三角状卵形或长卵形，边缘浅波状，基部心形或近于截形，通常3裂，中央裂片先端渐尖，两侧裂片圆耳状；叶柄短于叶片。花单性，花被片6，紫红色，雄蕊6；雌花子房长圆柱形。蒴果干后蓝黑色，表面附有白色粉状物，翅近半月形。

盾叶薯蓣又名黄姜、穿地龙、哑边姜等，根茎中薯蓣皂苷元含量较高，具有较高的药用和化工价值，可提取薯蓣皂苷等医药、化工用原料，是激素类药物必不可少的成分，被喻为"激素之母"，可合成可的松、强的松、黄体酮、性激素等激素类药物。

薯蓣属有250种植物，分布于热带和亚热带地区，我国有80种，主产于西南至东南，西北和北部较少，其中参薯 *D. alata* L. 和甜薯 *D. esculeata*（Lour.）Burkill 在两广栽培，可供食用，山药根茎除入药外，还是一种常见蔬菜。

常用的药用植物还有：穿龙薯蓣 *D. nipponica* Makino，分布于东北、华北及中部各省；根状茎（穿山龙）能疏筋活血、祛风止痛。黄独 *D. bulbifera* L.，分布于华东、西南及广东；

块茎（黄药子）为化痰药，能化痰消炎、清热解毒、凉血止血。

鸢尾科 Iridaceae

鸢尾科有60属约800种植物，我国连引入栽培的有9属50余种，其中射干属和鸢尾属为国产属，全国分布，西北、华北较多，药用8属39种，其中藏红花为名贵中药之一，唐菖蒲是常见的观赏花卉。

【主要形态特征】

鸢尾科植物为草本，有根茎、块茎或鳞茎。叶常基生而套叠，剑形或线形。花大，两性，辐射对称或左右对称，花被片6，下部合生成管，雄蕊3，子房下位，3心皮3室，柱头3，有时扩大而呈花瓣状。蒴果。

【主要化学特征】

鸢尾属和射干属均含异黄酮类成分，鸢尾属还含呫酮类、苯醌类化合物；番红花属植物的花瓣中含黄酮类化合物，球茎中含甾体皂苷。

【主要药用植物】

射干 *Belamcanda chinensis*（L.）DC.

射干全国分布；生于干燥山坡、草地、沟谷及滩地。根状茎（射干）为清热解毒药，能清热解毒、祛痰利咽。为多年生草本。根茎横走，断面黄色。叶2列，叶片对折，剑形。二歧聚伞花序；花被片6，基部合生成短管，橘黄色，散生红色斑点；子房下位，花柱棒状，3浅裂。蒴果倒卵圆形。（图8-102）（彩图8-6）

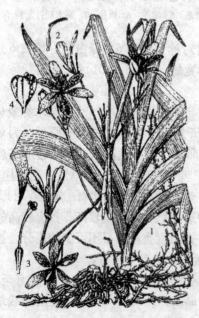

图8-102 射干

1. 植株　2. 雄蕊　3. 雌蕊　4. 果实

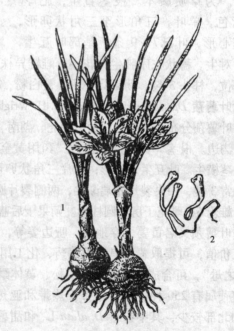

图8-103 番红花

1. 植株　2. 柱头

马蔺 *Iris lacteal* Pall. var. *chinensis*（Fisch.）Koidz.

马蔺全国广布；生于山坡草地、灌丛。种子（马蔺子）能凉血止血、清热利湿，具抗肿瘤作用。草本。根状茎粗壮，外面残留纤维状叶鞘残基。叶条形，基生。花两性，辐射对称；花被6，花蓝紫色，2轮，外轮中部有黄色条纹；花柱分叉3，花瓣状。蒴果。

番红花 *Crocus sativus* L.

番红花原产欧洲，我国引种栽培；花柱（西红花）为活血化瘀药，能活血通经、祛瘀止痛、凉血解毒。草本。具球茎，外被褐色膜质鳞片。叶基生，条形。花自球茎发出；花两性，辐射对称；花被6，白色、紫色、蓝色，花被管细管状；雄蕊3；子房下位，花柱细长，顶端3深裂，柱头略膨大成喇叭状，顶端边缘有不整齐锯齿，一侧具1裂隙。蒴果。（图8-103）

常用的药用植物还有：鸢尾 *Iris tectorum* Maxim.，几乎分布全国；根状茎（川射干）能活血化瘀、祛风利湿。

姜科 Zingiberaceae

姜科有51属约1500种植物，我国有26属约200种，主要分布于西南、华南至东南，已知药用15属103种，本科中包含有很多著名的药材，如砂仁、益智、草果、草豆蔻、姜、高良姜、姜黄、郁金、莪术等。姜科植物很多也是花卉，如姜荷花、姜花、红丝姜花、红姜花、郁金、红花月桃、瓷玫瑰等，在园林绿化、盆栽观赏、切花中应用很广。姜黄中的姜黄素是重要的天然食用色素。

【主要形态特征】

姜科植物为草本。具根状茎、块茎或块根，通常有芳香或辛辣味。单叶，茎生者通常2列，常有叶鞘和叶舌，羽状平行脉。总状花序具明显苞片；花两侧对称，花被片6，2轮，外轮常合生成管，一侧开裂，内轮花冠状，上部3裂；雄蕊变异很大，内轮2枚联合成显著而美丽的唇瓣，能育雄蕊1枚，花丝具槽；子房下位，3心皮，花柱细长，着生于花丝槽中，柱头漏斗状。蒴果，种子具假种皮。（图8-104）

【主要化学特征】

二芳基庚烷类、半日花烷型二萜、倍半萜和黄酮类是姜科的特征性成分。姜科植物普遍含有挥发油，各属植物化学成分存在明显差异，姜属、姜黄属和山姜属均含有二芳基庚烷类成分和倍半萜类成分，但姜黄属多含两个芳环上均有或均无取代基的化合物，不存在单个芳环取代的化合物，如姜黄素，倍半萜类型为吉玛烷型、没药烷型；姜属含两个芳环均有取代基的化合物，还含葎草烷型倍半萜和姜辣素类成分；山姜属多为单个芳环有取代或两个芳环均无取代的化合物，如含去甲氧基姜黄素，不含姜黄素，倍半萜类型为 agarofuran 型和桉叶烷型等。闭鞘姜属含甾体皂苷，苷元主要为薯蓣皂苷元。

【主要药用植物】

蓬莪术 *Curcuma phaeocaulis* Val.

蓬莪术分布于四川、福建、广东等省。根状茎（莪术）为活血化瘀药，能破血行气、消积止痛。根状茎肉质块状，侧根茎圆柱状。叶片椭圆状矩圆形，两面无毛。穗状花序，苞片下部绿色，上部紫色，顶端红色，花冠黄色，侧生退化雄蕊比唇瓣小，唇瓣黄色，花药基

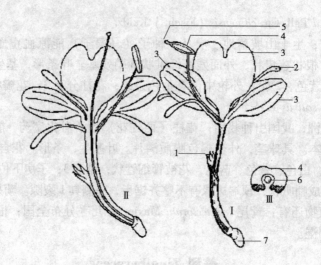

图 8 - 104　姜科植物花的外形及解剖

Ⅰ. 花的全形　Ⅱ. 花的总剖　Ⅲ. 过花药横切

1. 萼裂片　2. 花冠裂片　3. 侧生退化雄蕊（最大一片为唇瓣）

4. 发育雄蕊之花药　5. 柱头　6. 花柱　7. 子房

部有叉开的距。（图 8 - 105）

　　姜黄属有 50 余种植物，分布于亚洲东南部，我国有 5 种。本属植物的根茎及膨大的块根都可药用，根茎为中药材"姜黄"或"莪术"的商品来源，块根则为"郁金"的来源，有行气解郁、破瘀止痛的功用。

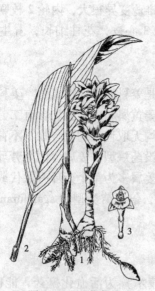

图 8 - 105　蓬莪术

1～2. 植物全株　3. 花

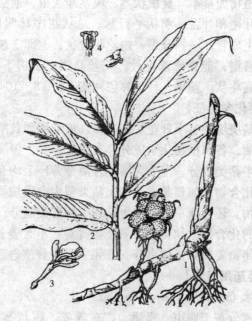

图 8 - 106　阳春砂

1. 根茎及果序　2. 叶枝　3. 花　4. 雌蕊

相似植物的主要区别如下：

1. 花葶自叶鞘内抽出，秋季开花
　2. 叶无毛，叶片主脉两侧无紫斑，根状茎断面深黄色至黄红色
　　·································· 姜黄 *Curcuma longa* L.
　2. 叶两面密被粗柔毛，主脉两侧常有紫斑，根状茎断面白色
　　························· 广西莪术 *Curcum kwangsiensis* S . Lee et C . F . Liang
1. 花葶自根状茎抽出，春季开花
　3. 叶两面无毛，叶片主脉两侧有紫斑；花冠裂片淡黄色；根状茎断面黄绿色
　　··································· 蓬莪术 *Curcum phaeocaulis* Val.
　3. 叶背面被短柔毛，叶片主脉两侧无紫斑；花冠裂片白色；根状茎断面黄色
　　································· 温郁金 *Curcum wenyujin* Y . H . Chen et C . Ling

阳春砂 *Amomum villosum* Lour**.**

　　阳春砂分布于华南及云南、福建；生于山谷林下阴湿地，多栽培。果实（砂仁）为芳香化湿药，能化湿行气、温中止泻、安胎。草本。根状茎细长横走。叶条状披针形或长椭圆形，全缘，尾尖，叶鞘上有凹陷的方格状网纹，叶舌半圆形。花冠白色，唇瓣白色，中间有淡黄色或红色斑点，圆匙形，先端 2 裂，药隔附属体 3 裂。果实红棕色，卵圆形，不裂，有刺状突起；种子多数，极芳香。（图 8－106）

　　阳春砂属植物有约 150 余种，分布于亚洲、大洋洲的热带地区，我国有 24 种，在西南部至东南部，许多本属植物能祛风止痛、健胃消食。

　　常用的药用植物还有：姜 *Zingiber officinale* Rosc.，原产太平洋群岛，我国广为栽培；根状茎（生姜、干姜）入药，干姜为温里药，能温中回阳、温肺化饮，生姜为解表药，能发汗解表、温胃止呕、化痰止咳。白豆蔻 *A. kravanh* Pierre ex Gagnep.，原产柬埔寨、泰国等，我国云南、海南有栽培；果实（豆蔻）为芳香化湿药，能化湿行气、温中止呕。草果 *A. tsao-ko* Crevost et Lemarie，分布于云南、广西、贵州，栽培或野生；果实（草果）为芳香化湿药，能燥湿散寒、除痰截疟。大高良姜 *A. galana*（L.）Willd.，分布于华南及云南、台湾；根状茎（大高良姜）为温里药，能散寒、暖胃、止痛；果实（红豆蔻）能燥湿散寒、醒脾消食。高良姜 *A. officinarum* Hance，分布于广东、广西、云南；根状茎（高良姜）为温里药，能散寒、暖胃、止痛。益智 *A. axyphylla* Miq.，主产于海南和广东南部；果实（益智仁）为补阳药，能温脾开胃、暖肾固精缩尿。草豆蔻 *A. katsumadai* Hayata，种子团（草豆蔻）为芳香化湿药，能燥湿散寒、温中止呕。

兰科 Orchidaceae

　　兰科有约 600 属 15000 种植物，我国有 166 属 1000 余种，南北均产，以云南、海南、台湾种类丰富，已知药用 76 属 287 种。该科除药用植物外，兰花是著名的观赏植物。兰花通常分为中国兰和洋兰两种，中国兰产于亚洲的亚热带，主产于我国长江流域各省山区，西南、华南和台湾各地亦有分布；洋兰大多产在热带和亚热带林区。兰花约有一百多个品种。依开花的时间分，有春兰、夏兰、秋兰、寒兰、报岁兰。兰花极具观赏价值，其朴实无华，

叶色长青，叶质柔中有刚，花开幽香清远，居"花草四雅"之首。因此人们将兰花尊为"香祖"、"国香"、"天下第一香"。兰花生于深山幽谷之中，不为无人而不芳，不因清寒而萎缩，故有"花中君子"之誉。

【主要形态特征】

兰科植物为草本。单叶互生，常排成2列，有叶鞘。花两侧对称，花被6，2轮，花瓣状，外轮3，上方中央1片称中萼片，下方两侧的2片称侧萼片；内轮3，侧生的2片称花瓣，中间的1片常有艳丽的颜色，称为唇瓣，雄蕊和雌蕊合生成合蕊柱，花药通常1枚，位于合蕊柱顶端，花粉粒常粘合成花粉块，在花药与柱头之间有一舌状突起为蕊喙，子房下位，3心皮组成1室，侧膜胎座。蒴果，种子极小而多，无胚乳。（图8-107）

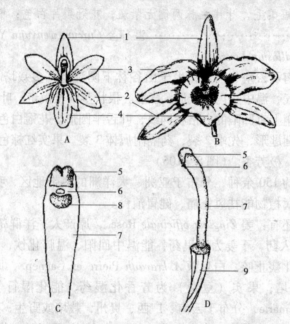

图8-107 兰科植物花的构造

A. 兰花的花被片各部分示意图　B. 石斛的花被片示意图　C. 合蕊柱　D. 子房和合蕊柱

1. 中萼片　2. 侧萼片　3. 花瓣　4. 唇瓣　5. 花药　6. 蕊喙　7. 合蕊柱　8. 柱头　9. 子房

【主要化学特征】

生物碱类：石斛属含倍半萜类生物碱；隐柱兰属含异喹啉类生物碱；天麻属含酚苷类化合物，如天麻苷等；虾脊兰属、鹤顶兰属含吲哚苷；白及中含白及胶质。

【主要药用植物】

天麻 *Gastrodia elata* Bl.

天麻主产于西南，生于林下阴湿处，现多栽培，块茎（天麻）为平肝熄风药，能熄风止痉、平肝潜阳、祛风除痹。附生草本，与白蘑科密环菌共生。块茎椭圆形或卵圆形，有均匀的环节，节上有膜质鳞叶。茎黄褐色或带红色，叶退化成膜质鳞片，颜色与茎色相同，下部鞘状抱茎。花淡绿黄色或橙红色，花被合生，下部壶状，上部歪斜，唇瓣白色，先端3裂。（图

8 - 108）

石斛 *Dendrobium nobile* Lindl.

石斛分布于长江以南；生于密林老树干或潮湿岩石上。全草（金钗石斛）为滋阴药，能养胃生津、滋阴除热。附生草本。**茎**丛生，上部稍扁平而微弯，下部圆柱形，具纵沟，黄绿色。叶互生，矩圆形，顶端钝，无柄，叶鞘紧抱节间。总状花序有花 2~3 朵；花直径 5~10cm，下垂，花被白色，先端粉红色，唇瓣近基部中央有一深紫色斑块。（图 8 - 109）

常用的药用植物还有：白及 *Bletilla striata*（Thunb.）Reichb. f.，广布于长江流域；块茎（白及）为止血药，能收敛止血、消肿生肌。手参 *Gymnadenia conopsea*（L.）R. Br.，分布于东北、华北、西北及川西北；块茎能补益气血，生津止咳。盘龙参 *Spiranthes sinensis*（Pers.）Ames，分布于全国大部分省区；根及全草入药，能益气养阴，清热解毒。

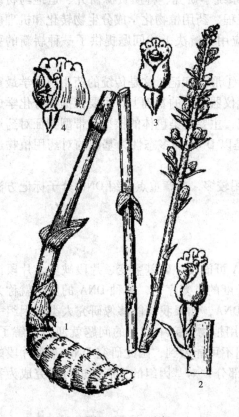

图 8 - 108　天麻

1. 植株　2. 花及苞片　3. 花　4. 花被展开，示唇瓣和合蕊柱

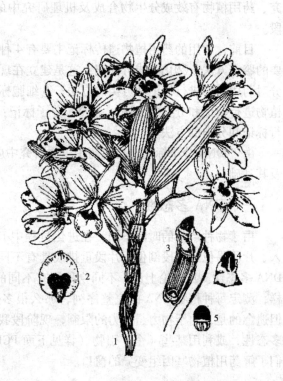

图 8 - 109　石斛

1. 植株　2. 唇瓣　3. 合蕊柱剖面
4. 合蕊柱背面　5. 合蕊柱正面（示雄蕊）

第九章
药用植物研究方法及研究进展

目前药用植物的研究和应用中主要存在以下问题：①药用植物资源减少或逐渐濒危，生物多样性受到严重破坏；②药用植物种质资源混乱，道地药材的鉴定困难；③重要活性物质代谢过程的基础研究相对薄弱，其产生、调节的基本过程以及在此过程中的关键酶和关键基因不明。而 DNA 分子标记方法可在药用植物分子系统学研究、种质资源研究、道地药材研究、濒危药用植物保护研究、药用植物抗性基因工程、药用植物化学成分生物转化和机理研究、药用植物有效成分生物合成及机理研究中的应用为解决上述问题提供了一种崭新的手段。

目前，常用的药用植物遗传标记主要有4种：①形态标记：这是传统的药用植物学最重要的鉴定方法；②化学成分标记：这是建立在现代仪器分析的基础上，主要依据部分化学成分对药用植物进行标记和分类的方法；③细胞标记：主要指染色体的核型和带型特征对药用植物进行标记和分类的方法；④DNA 分子标记：是以 DNA 的多态性为基础的对药用植物进行标记和分类的方法。

由于 DNA 分子标记在目前药用植物研究中应用较多，本章重点介绍 DNA 分子标记方法及其基础。

一、DNA 多态性

由于物种产生的时间不同，在进化过程中 DNA 可能发生碱基突变、片段缺失、片段插入、片段易位、片段倒位、片段重排或具有不同长度的重复序列，这种 DNA 的变化就称为 DNA 多态性。从理论上说，不同物种具有不同的 DNA，如果我们能够像研究人类基因组一样，测定每种植物 DNA 的完整序列，那么很多药用植物研究中存在的问题就迎刃而解了，但遗憾的是，由于物力、财力的限制，现阶段我们不可能做到，因此研究 DNA 某个片段的多态性，或利用某些（个）引物（详见下面 PCR 部分）对基因组的多态性进行研究成为我们了解药用植物基因组变异的窗口。

二、PCR 技术

PCR（polymerase chain reaction）是将所要研究的 DNA 片段在数小时内扩增到肉眼能直接观察和判断的技术，包括变性、复性（退火）、延伸3个步骤，完成这三个步骤称为一个循环，一般要进行35个循环左右。

PCR 扩增需在 PCR 仪中进行，反应体系由模板 DNA、dNTPs、Taq DNA 聚合酶、镁离子、引物组成。在进行 PCR 时，首先 DNA 双链要解链形成单链，以便它与引物结合，为下轮反应做好准备，这个过程称为变性，然后两个引物分别在两条 DNA 链上分别找到结合位点并与之结合，这个过程称为退火（复性），最后模板-引物结合物在 DNA 聚合酶的作用下，以 dNTPs 为原料，与 DNA 模板进行碱基配对，合成一条新的与模板 DNA 链互补的新链，这个过程称为延伸。

基因组的任何一个片段，只有知道两端序列，才能利用 PCR 技术对其进行扩增、测序，通过分析软件进行排序、比较。PCR 技术还可和电泳技术结合，对基因组 DNA 多态性进行研究，目前常用的有 RAPD（random amplified polymorphism DNA）、AFLP（amplified restriction fragment polymorphism）、SSR（length polymorphism of simple sequence repeat）等。

三、DNA 标记方法的类型

DNA 标记方法可分为三类：①以电泳技术和分子杂交技术为核心的方法，其代表性技术有 RFLP；②以电泳技术和 PCR 技术为核心的方法，其代表性技术有 RAPD、SSR、AFLP 等；③以 DNA 序列分析为核心的方法，如 ITS 序列等。现将三类代表性的方法的特点总结如下：

类型	多态性水平	核心技术	技术难度	可靠性
DNA 片段测序	中	PCR 技术，测序技术	中	较高
RAPD	较高	电泳技术，PCR 技术	低	较低
AFLP	高	电泳技术，PCR 技术	较高	较高
SSR	高	电泳技术，PCR 技术	中	较高
ISSR	高	电泳技术，PCR 技术	较低	较高

1. DNA 片段序列多态性

（1）叶绿体基因组：被子植物的叶绿体基因组的大小、组成是相当一致的。叶绿体基因组由很多基因组成，其中一些基因可以用作分类群之间亲缘关系的研究。如 rbcL 基因和 matK 基因等。

rbcL 基因是编码 1,5 - 二磷酸核酮糖羧化酶大亚基的基因，适用于科及科级以上、属、亚属、种间的研究。例如基于 rbcL 基因序列对约 265 科 499 种种子植物的 rbcL 基因序列进行研究，重建了种子植物系统发育分支图，这一研究被认为是植物系统学研究的里程碑；又如基于 rbcL 基因序列对甘草属进行分析，发现该基因的变异和甘草酸的有无具有相关性，可将甘草属植物分为含甘草酸组和不含甘草酸组。

matK 基因位于 trnK 基因的内含子中，是叶绿体基因组中进化速率最快的基因之一，具有重要的系统学价值，常用于科内、属内，甚至种间亲缘关系研究。例如基于 matK 基因对虎耳草属进行系统发育重建，发现虎耳草属由分化极为清楚的两支组成，对形态分类的组、种具有较好的分辨率。

（2）核基因组：常用于植物系统学研究的核基因组基因或基因间区有很多，如 18S 基因、5S 基因、ITS 序列等。

核基因组的内转录间隔区（internal transcribed spacer，ITS）位于 18S - 26S rRNA 基因之间，被 5.8SrRNA 基因分为两段，即 ITS1 和 ITS2，ITS 区适用于被子植物分类研究，适用于科内，尤其是近缘属间及种间关系的分类研究。例如利用 ITS 序列对甘草属植物进行分类研究，发现甘草属植物可以被划分为两个分支，和形态分类结果一致，而且支持黄甘草、蜜腺甘草分别和胀果甘草、光果甘草归并；再如对人参属的 ITS 序列进行分析，结果发现美洲分布的两个种（西洋参和 *Panax trifolius*）中，西洋参和东亚分布的人参、三七的亲缘关系更为接近。

2. 基因组多态性

（1）RAPD（random amplification of polymorphic DNA）：RAPD 是利用一个 10 个碱基的随机引物，通过 PCR 扩增来检测 DNA 多态性的技术。RAPD 只需一个引物，长度为 10 个核苷酸，扩增时引物必须在两条链上都能找到结合位点，并且这两个结合位点之间的距离在 PCR 扩增范围之内（Taq DNA 聚合酶通常为 1kb 左右），这段 DNA 片段才能被扩增出来。如果这段 DNA 片段出现大片段的缺失、插入，那么这段 DNA 的长度就会发生变化，如果引物结合处的序列发生变异，会导致引物结合位点消失，从而扩增出的片段数目会产生变化。所以，如果研究对象的 DNA 发生变异，则会在电泳图谱上出现数目、位置的变化。

RAPD 适用于近缘属、种间以及种下等级的分类学研究。例如，利用 RAPD 技术对 22 个类型的药用菊花种质资源进行研究，结果表明不同的药用菊花种质资源在分子水平上确实存在较大差异；药用菊花栽培类型间的差异与环境因素有关，但更大程度上由其遗传因素决定，该结论为菊花的优良品种选育提供了依据；再如利用 RAPD 分析不同种源的盾叶薯蓣，发现 DNA 多态性与薯蓣皂苷元含量差异具有相关性，盾叶薯蓣的 DNA 多态性可能对薯蓣皂苷元的形成和积累有显著的影响。

（2）AFLP（amplification fragment length polymorphism）：AFLP 是利用限制性内切酶对基因组 DNA 进行酶切，然后对酶切片段进行选择性扩增，以检测 DNA 多态性的方法。进行 AFLP 时，首先用限制性内切酶将基因组 DNA 切割成长短不一的片段，但由于片段太多，所以看不到能够分开的谱带，为将谱带分开，利用连接酶将这些片段和接头（一段人工合成的 DNA）连接，根据接头序列和酶切位点序列，再加上 1~3 个选择性碱基设计引物，选择性扩增这些酶切片段，这样由于是选择性扩增，使谱带的数目明显减少，扩增产物通过变性聚丙酰胺凝胶电泳检测 DNA 的多态性。AFLP 技术可以进行种间、居群、品种的分类学研究。

例如，利用 AFLP 方法对全国 10 个主要产地的野生或栽培半夏进行研究，结果发现 AFLP 产生的谱带在不同的半夏种源中存在差异，不同种源之间遗传关系的远近与总生物碱含量差异趋势一致，实验结果为半夏的道地性研究、种质资源鉴定、品种选育提供了分子水平的依据。

3. SSR（simple sequence repeat）

SSR 也被称为微卫星（microsatellite）DNA，是植物基因组中由 1~6 个核苷酸为基本单元组成的串联重复序列，常见的是由 2 个核苷酸组成的串连重复序列，如（AT）$_n$。因为不同物种的 SSR 长度和重复的单位数都不同，可根据不同物种的 SSR 指纹图谱进行分类学研究。SSR 研究中的关键是引物的设计，由于微卫星的两端序列比较保守，可以根据保守区域设计引物，利用设计好的引物进行 PCR，将微卫星序列扩增出来，以反映不同研究对象的 SSR 多态性。SSR 技术在药用植物研究中尚处于起步阶段，但由于其高分辨率等特点，在药用植物品种选育、种质资源研究中具有较大的潜力。

4. ISSR（inter simple sequence repeat）

ISSR 是利用在 SSR 序列的 3′ 端或 5′ 端加上 2～4 个随机核苷酸作为引物，选择性地扩增 SSR 之间 DNA 的技术。由于药用植物基因组中 SSR 非常多，改变引物中选择性碱基的数目，可调节谱带数目，以增加或减少多态性。ISSR 结合了 RAPD 和 SSR 的优点，引物设计简单，重复性好，多态性高，是药用植物品种选育、种质资源研究的有力工具。

例如，利用 ISSR 技术对怀地黄的 8 个品种和 2 个茎尖培养脱毒系进行了遗传多样性分析，可将怀地黄的 8 个品种和 2 个茎尖培养脱毒系分为 2 类，利用其中一个引物可将 10 个供试地黄材料区分开来，实验结果为构建怀地黄的 DNA 指纹图谱、品种鉴定和遗传多样性分析提供了依据。

除此之外，还有基于杂交的 RFLP（restriction fragment length polymorphic DNA），适用于研究属间、种间、居群水平甚至品种间遗传分化研究。

下篇 中药材鉴定

总 论

中药材的概念、品种质量与资源

第一节 中药材的概念、品种与质量

一、中药材的概念和在中医药中的位置

中药材是中药的一部分，中药包括中药材、饮片和中成药，中药材是饮片和中成药的原料。中药是在中医药理论指导下用来防治疾病的药物，来源于植物、动物和矿物，根据用药要求，采收的药用部位经产地加工后，即为药材，其中植物药占绝大多数。

中药材是中药的源头，中药材的产量和质量直接影响中医药行业的兴亡和中医临床用药的安全有效，中药材在中医药行业中占有重要地位。

二、中药材品种与质量

中药材的品种是指中药材来源的多样性，中药材的品种来源符合国家药品标准的，如《中华人民共和国药典》品种，为真，即正品，正品来源中有的为多来源，有的为单一品种；中药材品种来源符合省市地区标准的，为地区用药；不符合以上两种标准的是伪品或混淆品种，或民间用药。

中药材的真伪是指品种的真伪，中药的优劣是指质量的优劣。"优"是指质量符合国家药品标准规定的中药；"劣"是指质量不符合国家药品标准规定的中药。

中药材的真伪优劣直接影响临床用药的安全有效，因此必须加强对中药材真伪优劣的鉴定，采取有效措施，防止伪品的混入，重视药材的质量。

中药材品种混乱的主要原因有：①各地区用药名称不尽相同，同物异名和异物同名现象普遍存在。同一种药材有不同的中文名，如益母草，在东北称坤草。同一个中文名的药材是不同的物种，如商品透骨草有数种基原植物。②本草记载不详，传之有误。如白头翁。③地方用药习惯不同，一药多基原情况较为普遍。据调查，沙参类有 36 种，石斛有 48 种，贯众达 31 种。④历代品种变化，据考证，阿胶的原料在唐以前主要是牛皮，宋、明代是牛、驴皮并用，清代以后用驴皮，至今沿用驴皮。⑤有意掺伪作假，以假充真。

影响中药材质量的因素主要有：①产地，如广藿香产在广州石牌者与产在海南岛者质量不同。②中药栽培对药材质量的影响，如栽培技术、生长环境、农药残留等均与药材质量有密切关系。③采收加工方法不同、植物生长年限不同、药材采收季节不同，所含的化学成分有差异。④储藏运输，如中药贮藏不当，引起虫蛀霉变，运输时不加保护会受到有害物质的污染等。⑤人为造假，掺入异物或混入非药用部分。

对中药品种和质量存在的种种问题，必须有针对性地加以解决，杜绝伪劣中药材的使用和流通。解决中药品种混乱的途径主要有：①实地调查，考证本草，纠正错误。②规范名称，尽量做到一药一名，互不混淆。③考查本草以外的地方志等资料。④以活性成分和药效学研究为基础，整理中药复杂品种。研究中药材品种，探讨中药材历史渊源，做到正本清源，以继承和发掘中医药学这一伟大的宝库。

第二节　中药材资源

一、寻找和扩大中药资源

我国中药材天然资源丰富，但近年来我国中药用量迅速增长，中药材生产虽然成倍增长，但仍然不能满足国内外的需要。要解决上述问题，除发展野生药材资源之外，还须家种家养，扩大栽培面积，增加圈养头数，以弥补产量。同时，要努力寻找新的药源。

寻找和扩大新的药物资源的途径主要有：①根据生物的亲缘关系，在同科属植物中寻找。②以中药所含的有效成分为线索，寻找扩大新资源。③药理筛选结合临床疗效，寻找和扩大新药源。④从民间的用药经验中寻找新的药物资源，发掘民间草药。⑤从古代本草中寻找新资源。⑥根据植物生长的地理位置和气候条件去寻找。总之，要寻找新药源，必须多学科合作。

二、中药资源的保护

在中药资源开发利用的同时，必须注意中药资源的保护，必须树立可持续发展的战略思想。国家已经建立了相应的法规和对策。如 1987 年公布了《野生药材资源保护管理条例》，将我国重点保护的野生药材物种分为三级：一级为濒临灭绝状态的稀有珍贵野生药材物种；二级为分布区域缩小，资源处于衰竭状态的重要野生药材物种；三级为资源严重减少的主要常用药材物种。根据这一条例的规定，我国制定了第一批《国家重点保护野生药材名录》，共 76 种。逐步建立和完善药用植物、动物自然保护区，保护野生动植物。目前全国自然保护区已达近千处，对保护与发展物种资源起到了一定的作用。

第十一章

古今中药文献简介

第一节 古代本草简介

中药知识是在长期的实践中产生和发展起来的。我国人民在同疾病作斗争的过程中，通过不断尝试，逐渐积累了医药知识和经验。相传在公元前有神农氏"教民播种五谷，尝百草之滋味"。在文字产生以后，就有了关于药物的记载，后经不断积累、发展，产生了本草著作。从秦、汉到清代，本草著作约有 400 种之多。这些著作是我国人民长期与疾病作斗争的宝贵经验，是祖国医药学的宝贵财富，在国内外产生了重大影响。

在《诗经》中就记载有治病的药物。《五十二病方》有药物 247 种，该书虽是以临床医疗和养生为主，非药物学专著，但它提供了先秦时代医药学珍贵史料。

《神农本草经》为我国已知最早的中药学专著。著者不明，成书年代在秦、汉时期。它总结了汉代以前的药物知识，载药 365 种，分上、中、下三品。在序录中载有药"有毒无毒，阴干暴干，采造时月，生、熟、土地所出，真伪陈新，并各有法"的记述，内容以药性和功效为主。原书早已失传，但原文已收载于后代本草中，现有明代、清代的辑本。

《本草经集注》是梁代陶弘景以《神农本草经》和《名医别录》为基础编成，载药 730 种。全书以药物的自然属性分类，分为玉石、草木、虫兽、果、菜、米食、有名未用七类，为后世依药物性质分类的导源。本书对药物的产地、采收、形态、鉴别等有所论述，有的还记载了火烧、对光照视的鉴别方法。原书已遗失，现存敦煌残卷。其主要内容散见于后世本草中。

《新修本草》（又称《唐本草》）是唐代李勣、苏敬等 22 人集体编撰，由官府颁行的，可以说是我国最早的一部国家药典，也是世界上最早的一部由国家颁布的药典。载药 850 种，新增山楂、芸苔子、人中白等 114 种新的药物，其中不少是外来药物，如由印度传入的豆蔻、丁香、龙涎等；大食传入的石榴、阿芙蓉、乳香等；波斯传入的茉莉、青黛；大秦传入的素馨、郁金；西域传入的仙茅、马钱子；南洋传入的木香、槟榔、没药等。该书有较多的基原考证。附有图经 7 卷，药图 25 卷。原书已散失不全，现仅存残卷。现有尚志钧辑本《唐新修本草》。

唐代个人编著的本草著作亦较多，较著名的有孟诜的《食疗本草》、陈藏器的《本草拾遗》和李珣的《海药本草》等。《海药本草》以收载外国输入的药物为主。后蜀韩保昇著的《蜀本草》是以《新修本草》为基础而编撰的，对药的性味、形态、产地等增补了不少新内容。以四川的植物居多。

《开宝新详定本草》，是在宋代开宝年间官命刘翰、马志等在唐代本草的基础上撰成的，后又重加详定，称为《开宝重定本草》，简称《开宝本草》。

《嘉祐补注神农本草》，简称为《嘉祐补注本草》或《嘉祐本草》，是在宋代嘉祐年间，官命掌禹锡等编辑而成的。又令苏颂等校注药种图说，编成《图经本草》，共 21 卷，对药物的产地、形态、用途等均有说明，成为后世本草图说的范本。这些本草均已散失。

《经史证类备急本草》，简称《证类本草》，是在北宋后期，由蜀医唐慎微将《嘉祐补注本草》和《图经本草》校订增补编成。在大观、政和年间，都曾由政府派人修订，于书名上冠以年号，作为官书来刊行，以后遂简称为《大观本草》、《政和本草》等。此书内容丰富，图文并茂，共 31 卷，载药 1746 种，新增药物 500 余种。质量远远超过以前各书。成为我国现存最早的完整本草。

金、元时代的本草著作，有张元素的《珍珠囊》、李杲的《用药法象》、王好古的《汤液本草》和朱震亨的《本草衍义补遗》等。

《本草纲目》是明代李时珍参阅了经史百家著作和历代本草 800 余种，历经 27 年，编写而成的。全书共 52 卷，约 200 万字，载药 1892 种。其中新增药物 374 种，附方有 11000 余条。可以说这部著作是我国 16 世纪以前医药成就的大总结。本书以药物自然属性作为分类基础，每药标名为纲，列事为目，名称统一，结构严谨，为自然分类的先驱。如第 14 卷，将高良姜、豆蔻、缩砂密、益智子等排列在一起，属于芳草类。今天看来，这些都是姜科植物，含有挥发油，与自然分类相符。《本草纲目》的出版，对中外医药学和生物学科都有巨大影响。17 世纪初传到国外，曾译有多国文字，畅销世界各地，成为世界性的重要药学文献之一。

明代其他本草著作尚有朱橚编写的《救荒本草》，兰茂撰写的《滇南本草》（是研究云南地区药物的宝贵史料），刘文泰等编纂的《本草品汇精要》（载药 1815 种），陈嘉谟编撰的《本草蒙筌》（载药 742 种），李中立编著的《本草原始》（着重药材性状的描述，并绘有图形）。

《本草纲目拾遗》，是清代著名的本草著作，由赵学敏编撰，此书是为了拾遗补正李时珍的《本草纲目》而作，载药 921 种，

《植物名实图考》和《植物名实图考长编》是清代吴其濬编撰，是植物学方面科学价值较高的名著，也是考证药用植物的重要典籍。《植物名实图考》收载植物 1714 种，对每种植物的形态、产地、性味、用途叙述颇详，并附有较精确的插图。《植物名实图考长编》摘录了大量古代文献资料，载有植物 838 种。给近代药用植物的考证研究，提供了宝贵的史料。

《晶珠本草》由清代（约 1835 年）蒂玛尔·丹增嘉措编撰，共载青海、西藏东部、四川西部药物 2294 种，记述了每种药的来源、生境、性味和功效等。

第二节 近代与现代中药材著作简介

1840 年鸦片战争以后，国外药学知识传入我国。西方生药学的传入，促进了我国中药

材特别是中药材鉴定工作的发展。曹炳章编著的《增订伪药条辩》、丁福保编著的《中药浅说》，引进了化学鉴定方法。1934年赵燏黄、徐伯鋆等编写出版的我国第一本生药学方面的著作《生药学》上编，叶三多广集西欧及日本书籍的有关资料，于1937年出版的《生药学》下编，引进了鉴定中药的新理论新方法。

中华人民共和国成立以后，党和人民政府对中医药事业十分重视，在中药的管理、生产、医疗、教育、科研以及对外交流等各方面都得到了很大的发展。国家对中药材的质量加强了管理，先后颁布了8版《中华人民共和国药典》（简称《中国药典》）。

我国在1956年开始成立中医学院，相继成立了中药系，编写了《中药鉴定学》教材。随着科学技术的发展，对中药的品种整理和质量研究不断深入，根据众多科研成果和资源普查结果，编写出众多的药学著作，主要著作如：徐国钧、徐珞珊主编的《常用中药材品种整理和质量研究》南方编（1~4册），楼之岑、秦波、蔡少青等主编的《常用中药材品种整理和质量研究》北方编（1~6册）；1994年中国药材公司编写出版了《中国中药资源丛书》，它包括《中国中药资源》、《中国中药资源志要》、《中国中药区划》、《中国常用中药材》、《中国药材地图集》和《中国民间单验方》，是一套系统的中药资源专著，有很高的参考价值。还有《中国药材学》、《中药志》、《新编中药志》、《中药材鉴别手册》（1~3册）、《中药大辞典》、《全国中草药汇编》、《中草药学》、《新华本草纲要》、《中药材品种论述》、《中药材粉末显微鉴定》、《中成药显微分析》、《中国中药材真伪鉴别图典》、《动物药材鉴别》等一大批专著出版。特别值得一提的是，国家中医药管理局组织编写出版了《中华本草》，全书共34卷，其中前30卷为中药，后4卷为民族药，共收载药物8980味。

第十二章
中药材的采收、加工与贮藏

第一节 中药材的采收

中药材的采收要有计划，合理采挖，保护野生药源。中药质量的好坏，取决于有效物质的数量和含量，而有效物质含量的高低与中药材的采收时间和产地加工方法有着密切的关系，适宜的采收时间和加工方法，可以提高中药质量。适宜采收期确定，必须把有效成分的积累动态与药用部分的产量变化结合起来考虑。而这两个指标有时是不一致的，所以必须根据具体情况来确定。如薄荷的采收，一年两次，第一次在小暑后大暑前（7月中下旬），主要供提取薄荷脑用；第二次在霜降之前（10月中下旬），主要作药材用。实验证明，薄荷在花蕾期叶片中含油量为最高。豆科植物槐树的花蕾，主含芦丁，含量可达28%，如已开花，则芦丁含量急剧下降。植物类药材采收的一般规律如下：

1. 根及根茎类药材

根及根茎类药材一般在秋、冬两季植物地上部分将枯萎时及春初发芽前或刚露苗时采收，此时根或根茎中贮藏的营养物质最为丰富，通常含有效成分也比较高，如牛膝、党参、大黄等。有些中药由于植株枯萎时间较早，则在夏季采收，如浙贝母、延胡索、半夏、太子参等。

2. 茎木类药材

茎木类药材一般在秋、冬两季采收，如关木通、大血藤、首乌藤、忍冬藤等。有些木类药材全年可采，如苏木、降香、沉香等。

3. 皮类药材

皮类药材一般在春末夏初采收，此时树皮养分及液汁增多，形成层细胞分裂较快，皮部和木部容易剥离，伤口较易愈合，如黄柏、厚朴、秦皮等。少数皮类药材于秋、冬两季采收，如川楝皮、肉桂等，此时有效成分含量较高。

4. 叶类药材

叶类药材多在植物光合作用旺盛期，开花前或果实未成熟前采收，如艾叶、臭梧桐叶等。少数药材宜在秋、冬时节采收，如桑叶等。

5. 花类药材

花类药材一般不宜在花完全盛开后采收，开放过久几近衰败的花朵，不仅药材的颜色和气味差，而且有效成分的含量也会显著减少。花类中药，在含苞待放时采收的如金银花、辛夷、丁香、槐米等；在花初开时采收的如洋金花等；在花盛开时采收的如菊花、西红花；红花则要求花冠由黄变红时采摘。对花期较长，花朵陆续开放的植物，应分批采摘，以保证质量。

6. 果实种子类药材

一般果实多在自然成熟时采收，如瓜蒌、栀子、山楂等；有的在成熟经霜后采摘为佳，如山茱萸经霜变红，川楝子经霜变黄；有的采收未成熟的幼果，如枳实、青皮等。如果实成熟期不一致，要随熟随采，过早肉薄产量低，过迟肉松泡，影响质量，如木瓜等。种子类药材须在果实成熟时采收，如牵牛子、决明子、芥子等。

7. 全草类药材

全草类药材多在植物充分生长，茎叶茂盛时采割，如青蒿、穿心莲等；有的在开花时采收，如益母草、荆芥等。全草类中药采收时大多割取地上部分，少数连根挖取全株药用（如蒲公英等）。茵陈应在春季幼苗高 6～10cm 时采收，或在秋季花蕾长成时采收，药材习称"茵陈蒿"。

8. 藻、菌、地衣类药材

藻、菌、地衣类药材采收情况各不一样。如茯苓在立秋后采收质量较好；马勃宜在子实体刚成熟时采收，过迟则孢子散落；冬虫夏草在夏初子座出土孢子未发散时采挖；海藻在夏、秋两季采捞；松萝全年均可采收。

9. 动物类药材

动物类药材大多数均可全年采收，如龟甲、鳖甲、海龙、海马等。昆虫类药材，必须掌握其孵化发育活动季节。如桑螵蛸，应在三月中旬前收集，过时虫卵孵化成虫影响药效。以成虫入药的，均应在活动期捕捉，如土鳖虫等。有翅昆虫，可在清晨露水未干时捕捉，以防逃飞，如斑蝥。两栖动物如中国林蛙，则于秋末当其进入"冬眠期"时捕捉。鹿茸需在清明后 45～60 天锯取，过时则骨化为角。对于动物的生理病理产物，应在屠宰时采集，如牛黄、鸡内金等。

10. 矿物类药材

矿物类药材全年可挖。矿物药大多结合开矿采掘，如石膏、滑石、雄黄、自然铜等。有的在开山掘地或水利工程中获得动物化石类中药，如龙骨、龙齿等。有些矿物药系经人工冶炼或升华方法制得，如密陀僧、轻粉、红粉等。

第二节　中药材的加工

中药材采收后，除少数如生姜要求鲜用外，绝大多数需进行产地加工或一般修制处理。

一、中药材加工的目的意义

1. 保证药材质量

通过除去杂质及非药用部位，以保证所用药材的质量。有些含苷类的药材，经加热处理，能使其中与苷类共存的酶失去活性，便于苷类成分药效的保存。

2. 利于运输、储藏、保管

通过产地简单加工、干燥后的药材，利于运输。而蒸制桑螵蛸，则是为了杀死虫卵，便于药材贮藏保管。

3. 消除或降低毒性、刺激性或其他副作用

有些药物的毒性很大，通过浸、漂、蒸、煮等加工方法，可以降低其毒性，如附子等。有些药材的表面有毛状物，如不除去，服用时可能黏附或刺激咽喉的黏膜，使咽喉发痒，甚至引起咳嗽。如枇杷叶、狗脊等。

4. 利于药材商品标准化

中药材要想走入国际市场，商品规格要统一。

由于中药的品种繁多，因而在产地进行加工的要求也不一样。一般说来都应达到形体完整、含水分适度、色泽好、香气散失少、不变味（玄参、生地、黄精等例外）、有效物质破坏少等要求，才能确保用药质量。

二、中药材产地加工的方法

1. 拣

拣是指将采收的新鲜药材中的杂物及非药用部分拣去，或是将药材拣选出来。如牛膝去芦头、须根。

2. 洗

药材在采集后，要洗净表面泥沙。有些质地疏松或黏性大的软性药材，在水中洗的时间不宜长，否则不利切制，如瓜蒌皮等。有些种子类药材含有多量的黏液质，下水即结成团，故不能水洗，如葶苈子、车前子等，可用簸筛等方法除去附着的泥沙。应当注意，具有芳香气味的药材一般不用水淘洗，如薄荷、细辛等。

3. 漂

漂是用水溶去部分有毒成分，如半夏、天南星、附子等。另外有些药材含有大量盐分，在应用前需要漂去，如咸苁蓉、海螵蛸、海藻、昆布等。

4. 切片

较大的根及根茎类、坚硬的藤木类和肉质的果实类药材大多趁鲜切成块、片，以利于干燥。如大黄、鸡血藤、木瓜等。但是对于某些具挥发性成分或有效成分容易氧化的药材，则不宜提早切成薄片干燥或长期贮存，否则会降低药材质量，如当归、川芎等。

5. 去壳

种子类药材，一般把果实采收后，晒干去壳，取出种子，如车前子、菟丝子等；或先去壳取出种子而后晒干，如白果、苦杏仁、桃仁；但也有不去壳的，如豆蔻、草果等，以保持其有效成分不致散失。

6. 蒸、煮、烫

含黏液汁、淀粉或糖分多的药材，用一般方法不易干燥，须先经蒸、煮或烫处理，则易干燥。加热时间的长短及采取何种加热方法，视药材的性质而定。如白芍、明党参煮至透心，天麻、红参蒸透，太子参置沸水中略烫，鳖甲烫至背甲上的硬皮能剥落时取出剥取背甲等。药材经加热处理后，容易干燥，有的便于刮皮，如明党参、北沙参等；有的能杀死虫卵，防止孵化，如桑螵蛸、五倍子等；有的熟制后能起滋润作用，如黄精、玉竹等；有的不易散瓣，如菊花。同时可使一些药材中的酶类失去活力，不致分解药材的有效成分。

7. 熏硫

有些药材为使色泽洁白，防止霉烂，常在干燥前后用硫黄熏制，如山药、白芷、川贝母等。这是一种传统的加工方法，但该法不同程度地破坏了环境和药材的天然本质，是否妥当，尚需深入研究。

8. 发汗

有些药材在加工过程中用微火烘至半干或微煮、蒸后，堆置起来发热，使其内部水分往外溢，变软、变色、增加香味或减少刺激性，有利于干燥。这种方法习称"发汗"。如厚朴、玄参等。

9. 干燥

干燥的目的是及时除去药材中的大量水分，避免发霉、虫蛀以及有效成分的分解和破坏，利于贮藏，保证药材质量。可根据不同的药材选择不同的干燥方法。

（1）晒干：利用阳光直接晒干，这是一种最简便、经济的干燥方法。多数药材可用此法，但需注意：①含挥发油的药材不宜采用此法，以避免挥发油散失，如薄荷、金银花等；②药材的色泽和有效成分受日光照射后易变色变质者，不宜用此法，如黄连、大黄、红花及一些有色花类药材等；③有些药材在烈日下晒后易爆裂，如郁金、白芍、厚朴等；④药材晒干后，要凉透，才可以包装，否则将因内部温度高而发酵，或因部分水分未散尽而造成局部水分过多而发霉等。

（2）烘干：利用人工加温的方法使药材干燥。一般温度以50℃~60℃为宜，此温度对一般药材的成分没有大的破坏作用，同时抑制了酶的活性，因酶的最适温度一般在20℃~45℃。对含维生素C的多汁果实药材可用70℃~90℃的温度以利迅速干燥。但对含挥发油或须保留酶活性的药材，不宜用此法，如薄荷、芥子等。要注意富含淀粉的药材如欲保持粉性，烘干温度须缓缓升高，以防新鲜药材遇高热淀粉粒发生糊化。

（3）阴干：将药材放置或悬挂在通风的室内或荫棚下，避免阳光直射，利用水分在空气中自然蒸发而干燥。主要适用于含挥发性成分的花类、叶类及草类药材，如薄荷、荆芥、紫苏叶等。有的药材在干燥过程中易皮肉分离或空枯，因此必须进行揉搓，如党参、麦冬等。有的药材在干燥过程中要进行打光，如光山药等。

（4）远红外加热干燥：红外线介于可见光和微波之间，是波长为0.72~1000nm范围的电磁波，一般将5.6~1000nm区域的红外线称为远红外线。远红外加热技术是20世纪70年代发展起来的一项新技术。干燥的原理是电能转变为远红外线辐射出去，被干燥物体的分子吸收后产生共振，引起分子、原子的振动和转动，导致物体变热，经过热扩散、蒸发现象或化学变化，最终达到干燥目的。它与日晒、火力热烘、电烘烤等法比较，具有干燥速度快、脱水率高，加热均匀，节约能源以及杀灭细菌、虫卵等特点。近年来用于药材、饮片及中成药等的干燥。

（5）微波干燥：微波是指频率为 300～300000MHz、波长为 1m～1mm 的高频电磁波。微波干燥实际上是一种感应加热和介质加热，药材中的水和脂肪等能不同程度地吸收微波能量，并把它转变成热能。本法具有干燥速度快，加热均匀，产品质量高等优点。一般比常规干燥时间缩短几倍至百倍以上，且能杀灭微生物及霉菌，具消毒作用。经试验效果较好。

第三节　中药材的贮藏

中药品质的好坏，不仅与采收加工有关，而且与药材的贮藏保管是否得当有着密切的关系，如果药材贮藏不好，就会产生各种不同程度的变质现象，降低中药的质量和疗效。

一、中药材贮藏保管中常发生的变质现象

1. 虫蛀

害虫的来源，主要是药材在采收中受到害虫污染，带入贮藏的地方，或者是贮藏的地方和容器本身不清洁，内有害虫附存；药材害虫的发育和蔓延情况，是依据库内的温度、空气相对湿度以及药材的成分和含水量而定。药材因含有淀粉、蛋白质、脂肪和糖类等，即成为害虫的良好滋生地，通常 16℃～35℃、相对湿度 70% 以上、药材含水量 13% 以上均能促进害虫的繁殖。

2. 霉变

大气中存在着大量的霉菌，散落在药材的表面上，在适当的温度（25℃左右）、湿度（空气中相对湿度在 85% 以上）、药材含水量（超过 15%）等条件下，孢子萌发为菌丝，分泌酵素，溶蚀药材的内部组织，使之腐坏变质，失去药效。黄曲霉菌的代谢产物为黄曲霉毒素，对肝脏有强烈毒性。

3. 变色

各种药材都有固定的色泽，色泽是药材品质的标志之一。如药材贮存不当，可使色泽改变，导致变质。引起药材变色的原因：①有些药材所含成分的结构中具有酚羟基，在酶的作用下经过氧化、聚合作用，形成大分子的有色化合物，如含黄酮类、羟基蒽醌类、鞣质类等的药材较易变色。②有些药材含有糖及糖酸类分解产生糠醛或其他类似化合物，这些化合物有活泼的羟基，能与一些含氮化合物缩合成棕色色素。③有些药材所含蛋白质中的氨基酸，可能与还原糖作用而生成大分子棕色物质。④药材在加工火烘时，温度过高或药材在发霉、生虫过程中也会变色。⑤使用某些杀虫剂也会引起药材变色，如用硫黄熏后所产生的二氧化硫遇水成亚硫酸，为还原剂，导致药材变色。⑥某些外因，如温度、湿度、日光、氧气等也与变色有关。

4. 走油

走油又称"泛油"。是指某些药材的油质泛出药材表面，或因药材受潮、变色、变质后表面泛出油样物质。前者如柏子仁、苦杏仁、桃仁、郁李仁（含脂肪油）、当归和肉桂等（含挥发油）；后者如天冬、太子参、枸杞子、麦冬等（含糖质）。药材的走油与贮藏中温度

高和时间久有关。药材"走油"，除油质成分损失外，常与药材的变质有关。

5. 风化

有些矿物药容易风化失水，使药物外形改变，成分流失，功效减弱，如明矾、芒硝、胆矾等。

6. 自燃

自燃是指因贮藏不当而致药材自动燃烧起来的现象。发生的原因主要是富含油脂的药材，层层堆置重压，在夏天，中央产生的热量散不出去，局部温度增高，先焦化至燃烧，如柏子仁、紫苏子、海金沙等；有的药材因吸湿回潮或水分含量过高，大量成垛堆置，产生的内热扩散不出，使中央局部高热炭化而自燃。

7. 其他

某些药材所含的特殊成分，在贮藏过程中容易挥散、自然分解或起化学变化而降低疗效，如樟脑、冰片、绵马贯众、荆芥、薄荷等。

二、中药的贮藏保管和变质的防治

1. 仓库管理

仓库应有严格的日常管理制度，保持经常性检查，保证库房干燥、清洁、通风，堆垛层不能太高。要注意外界温度、湿度的变化，及时采取有效措施，调节室内温度和湿度。药材入库前应详细检查有无虫蛀、发霉等情况。凡有问题的包件都应进行适当的处理。贮藏方法和条件可根据药材本身的特性分类保管，如剧毒药马钱子、生乌头、生半夏、信石等必须与非有毒药材分开，专人保管；容易吸湿霉变的药材应特别注意通风干燥，必要时可翻晒或烘烤；含淀粉、蛋白质、糖类等易虫蛀的药材，应贮存于容器中，放置干燥通风处，并经常检查，必要时进行灭虫处理；少数贵重药材如麝香、天然牛黄、西红花等也应与一般药材分开，专人管理，有的应密闭贮存，勤检查，防霉，防蛀。对易挥发的药材应密闭保存，有效成分不稳定的不能久贮。

2. 霉变的防治

预防药材霉烂的最彻底方法，就是使霉菌在药材上不能生长，其次就是消灭寄附在药材上的霉菌，使它们不再传播。药材的防霉措施，主要是控制库房的湿度在 65% ~ 70%。药材含水量不能超过其本身的安全水分。一般来说，含水量应保持在 15% 以下。保管贮存要合理掌握"发陈贮新"和"先进先出"的原则。有些药材可暂时放入石灰缸或埋入谷糠中保存，避免受潮霉变。

3. 害虫的防治

虫害的防治措施可分为物理和化学两类方法。前者包括太阳曝晒、炕烤、低温冷藏、密封等。后者主要对贮存的药材在塑料帐密封下，用低剂量的磷化铝熏蒸，结合低氧法进行；或探索试用低毒高效的新杀虫剂。

4. 物理方法

（1）利用某种药材挥发性的气味，可以防止同处存放的药材虫蛀。在中药贮藏保管方面，人们积累了很多好的经验，例如，牡丹皮与泽泻放在一起，牡丹皮不易变色，泽泻不易虫蛀；陈皮与高良姜同放，可免生虫；有腥味的动物药材如海龙、海马和蕲蛇等，放入花椒则可防虫；土鳖虫、全蝎、斑蝥等药材放入大蒜，亦可防虫；利用酒精的挥发蒸气亦可防虫，如在保存瓜蒌、枸杞子、哈蟆油等药材的密闭容器中，置入瓶装酒精，使其逐渐挥发，或直接洒在药材上，形成不利于害虫生长的环境，以达到防虫目的。

（2）调节温度，使害虫不易生存。①低温法：温度低于 -4℃，经过一定时间，可以使害虫致死。②高温法：温度升到 48℃ ~52℃ 时，害虫将在短时间内死亡。无论用曝晒或烘烤来升温杀虫，都是一种有效的方法。注意烘烤药材温度不宜超过 60℃，含挥发油的药材不宜烘烤，以免影响药材质量。

5. 化学方法

利用杀虫剂杀虫，用于药材杀虫的药剂必须挥发性强，有强烈的渗透性，能掺入包装内，效力确实，作用迅速，可在短时间内杀灭一切害虫和虫卵，杀虫后能自动挥散而不沾附在药材上，对药材的质量基本没有影响。较常用的杀虫剂有以下几种：

氯化苦（Chloropicrin, CCl_3NO_2）：化学名为三氯硝基甲烷，当室温在 20℃ 以上时能逐渐挥发，其气体比空气重，渗透力强，无爆炸、燃烧危险，为有效的杀虫剂。本品对人体有剧毒，对上呼吸道有刺激性，有强烈的催泪性，使用者应戴防护面具。

磷化铝（AlP）：易吸潮分解，产生有毒气体磷化氢（H_3P），故应干燥防潮保存。本品适用于仓库密闭熏蒸杀虫。磷化氢具臭鱼样气味，对人体有害，引发眩晕、支气管炎或浮肿等，使用者应注意防护。

二氧化硫（SO_2）：本品渗透力较氯化苦为小，密闭熏蒸的时间要长。较适于螨类害虫，本品用后能使药材褪色，留有气味，且对金属有侵蚀作用，现已少用。

虽然上述化学方法应少用，如果必须用化学方法时，使用的次数尽量越少越好。必要时，要进行残留量的检测。

近年来国内采用的新技术有：

气调贮藏：即"气调养护"。其原理是调节库内的气体成分，充氮或二氧化碳而降氧，在短时间内，使库内充满98%以上的氮气或二氧化碳，而氧气留存不到2%，致使害虫缺氧窒息而死，达到很好的杀虫灭菌的效果。一般防霉防虫，含氧量控制在8%以下即可。本法的优点是可保持药材原有的品质，既杀虫又防霉、防虫，无化学杀虫剂的残留，不影响人体健康，成本低，是一种科学而经济的方法。

除氧剂密封贮藏：应用除氧剂养护中药是继真空包装、充气包装之后发展起来的一项技术。它的主要作用原理是利用其本身与贮藏系统内的氧产生化学反应，生成一种稳定的氧化物，将氧去掉，以达到保存商品品质的目的。除氧剂具有连续的除氧功能，可维持保管系统低氧浓度的稳定性，方便检查，安全性强。

核辐射灭菌技术：核辐射保藏食品具有方法简便，成本低，杀菌效果好，便于贮存等优点。10^4 Gy 剂量以下辐照食品是安全范围，食品不会产生致癌性。我国近年已把该项技术应用于中药材和中成药的灭菌贮藏研究。实验证明，钴射线有很强的灭菌能力，对中药材粉末、饮片进行杀虫灭菌处理均可收到较好的效果。γ 射线用于中成药灭菌十分理想。低剂量照射药品后，含菌量可达到国家标准，高剂量照射药品后，可达到彻底灭菌。

第十三章

中药材鉴定的依据、程序及方法

第一节　中药材鉴定的依据

中药鉴定的依据是国务院药品监督管理部门颁布的《中华人民共和国药典》和药品标准，中药标准是对中药的品质要求和检验方法所作的技术规定，是中药生产、供应、使用、检验部门遵循的法定依据。

1. 《中华人民共和国药典》

《中华人民共和国药典》是国家药品的法典。它规定了药品的各项要求。新中国成立以来，先后出版了 8 版药典。第一版（1953 年）收载中药材 65 种，中药成方制剂 46 种；第二版（1963 年）为了突出中药标准的地位，将药典分为两部，一部收载中药材 446 种和中药成方制剂 197 种。第三版（1977 年）一部收载中药材（包括提取物、植物油脂及一些单味药制剂等）882 种。第四版（1985 年）一部收载中药材（包括植物油脂及单味制剂）506 种。以后每五年再版一次。每再版一次，无论在品种上和鉴定方法上都有新的增补，2005 年版（第八版）一部收载中药材及饮片 551 种。每种药材记载的内容项目有：名称、基原、性状、鉴别（包括显微与理化鉴别）、含量测定、浸出物测定、炮制、性味与归经、功能与主治等。

2. 国务院药品监督管理部门颁布的药品标准

国务院药品监督管理部门颁布的药品标准是指《中华人民共和国卫生部药品标准》（简称《部颁药品标准》），包括：①中药材部颁标准：除《中华人民共和国药典》收载的品种外，其余的品种，凡来源清楚，疗效确切，较多地区经营使用的中药材，本着"一名一物"原则，分期分批，制订部颁标准，第一批收载了 101 种，汇编为《中华人民共和国卫生部药品标准》中药材（第一册），于 1991 年 12 月 10 日颁布执行。②中成药部颁标准：《中华人民共和国卫生部药品标准》"中药成方制剂"，分 20 册。③进口药材部颁标准：我国应用的进口药材约 50 种，1960 年制订了质量标准初稿，其中 44 种经卫生部审定批准，汇编为《进口药材暂行标准》，于 1975 年发布试行，作为进口药材检验的法定标准。接着又不断研究，改进检测方法，选择其中较成熟的 32 个品种，对其质量标准作进一步修订完善，作为《中华人民共和国卫生部进口药材标准》，于 1986 年发布施行。

我国中药资源丰富，品种繁多，在鉴定时一定有许多品种不是国家药品标准所收载的，没有药用的法定依据，为了确定其品质，为进一步研究探讨地区药用的可能性，还可以根据其他有关专著进行鉴定。

第二节　中药材鉴定的一般程序

中药材鉴定就是依据《中华人民共和国药典》和《部颁标准》等对检品的真实性、纯度、质量进行评价和检定。中药材鉴定程序大体分为三步:

一、取样

检品的来源包括抽检和送检两类。药材的取样是指选取供鉴定用的药材样品。所取样品应具有代表性、均匀性,并留样保存。取样的代表性直接影响到鉴定结果的准确性。因此,必须重视取样的各个环节。

1. 取样原则

①取样前,应注意品名、产地、规格、等级及包件式样是否一致,检查包装的完整性、清洁程度以及有无水迹、霉变或其他物质污染等,并作详细记录。凡有异常情况的包件,应单独检验。②同批药材总包件数在 5 ~ 99 件的,随机抽 5 件取样;100 ~ 1000 件按 5% 取样;超过 1000 件的,超过部分按 1% 取样;不足 5 件的逐件取样;对于贵重药材,不论包件多少均逐件取样。③对破碎的、粉末状的或大小在 1cm 以内的药材,可用采样器(探子)抽取样品,每一包件至少在不同部位抽取 2 ~ 3 份样品,每一包件的取样量一般药材 100 ~ 500g;粉末状药材 25 ~ 50g;贵重药材 5 ~ 10g。对包件较大或个体较大的药材,可根据具体情况抽取有代表性的样品。④所取样品混合拌匀,即为总样品。若抽取样品总量超过检验用量数倍时,可按四分法再取样,即将所有样品摊成正方形,依对角线划"×"字,使分为四等分,取用对角两份;再如此操作,反复数次至最后剩余的量足够完成必要的实验以及留样数为止。

2. 最终取样量

最终抽取样品的数量一般不得少于检验所需用量的 3 倍,即 1/3 供实验室分析鉴定用,另 1/3 供复核用,其余 1/3 则为保存留样,保存期至少 1 年。

二、鉴定

根据所抽取的不同样品及检测要求,选择不同的鉴定方法进行鉴定。中药品种(真伪)鉴定内容,包括原植(动)物鉴定、性状鉴定、显微鉴定、理化鉴定和生物鉴定等项。中药的质量(优劣)鉴定是检查样品中有无杂质及其数量是否超过规定的限量、有效成分或指标性成分是否达标等。中药品质优良度主要通过杂质检查及水分、灰分、浸出物、有效成分的含量来确定。

中药的杂质检查　中药中杂质的混存,直接影响药材的纯度。这些杂质系指来源与规定相同,但其性状或部位与规定不符;来源与规定不同的物质,无机杂质,如砂石、泥块、尘土等。检查方法可取规定量的样品,摊开,用肉眼或放大镜(5 ~ 10 倍)观察,将杂质拣出,如其中含有可筛分的杂质,应通过适当的筛箩将杂质筛出。然后将各类杂质分别称重,计算出占样品的百分比，以资确质。如药材中混存的杂质与正品相似，难以用肉眼鉴别时，应用显微、理化鉴别试验，证明其为杂质后，计入杂质重量中。对个体大的药材，必要时可破开，检查有无蛀虫、霉烂或变质情况。杂质检查所用的样品量，一般按药材取样法称取。

三、结果

对药检工作人员来说，检验者接受检品后，除应写明检品来源，包括抽检和送检单位、时间、数量等内容外，凡在实验过程中的一切数据、现象及结果均应详细记录，不得任意涂改。检验完毕后，要及时填写检验报告单，包括来源、处理意见及该检品鉴定的法定依据等内容。每一个检品检验结束，应将记录本、样品及检验报告书存根交其他人员审核，检验结果经复查没有疑义后，抄送有关部门备案。

第三节 中药材鉴定的方法

中药材鉴定的方法有多种，常用的鉴定方法有：来源（原植物、动物和矿物）鉴定、性状鉴定、显微鉴定和理化鉴定等方法。各种方法有其特点和适用对象，有时还需要几种方法配合使用，这要根据检品的具体情况和要求灵活掌握。

一、来源（原植物、动物和矿物）鉴定

来源鉴定又称"基原鉴定"，是应用植（动、矿）物的分类学知识，对中药材的来源进行鉴定研究，确定其正确的学名，以保证应用品种的准确无误。这是中药材鉴定的根本，也是中药生产、资源开发及新药研究工作的基础。以原植物鉴定为例，其步骤如下：

1. 观察植物形态

对具有较完整植物体的中药检品，应注意其根、茎、叶、花、果实等器官的观察，对花、果、孢子囊、子实体等繁殖器官应特别仔细，借助放大镜或解剖显微镜，可以观察微小的特征，如毛茸、腺点等的形态构造。在实际工作中经常遇到的检品是不完整的，通常是植物体的一段或一块器官，除对少数特征十分突出的品种可以鉴定外，一般都要追究其原植物，包括深入到产地调查，采集实物，进行对照鉴定。

2. 核对文献

根据已观察到的形态特征和检品的产地、别名、效用等线索，可查阅全国性或地方性的药用植物、图鉴和中草药书籍，加以分析对照，在必要时，还须进一步查对原始文献，以便正确鉴定。原始文献即指第一次发现该种（新种）植物的植物工作者，描述其特征，予以初次定名的文献。

3. 核对标本

可以到有关植物标本馆核对已定学名的该科属标本，在核对标本时，要注意同种植物在不同生长期的形态差异，需要参考更多一些的标本和文献资料，才能使鉴定的学名准确。如有条件，能与模式标本（发表新种时所被描述的植物标本）进行核对，或寄请有关专家协

助鉴定。

近年来，除经典分类方法外，新的分类手段也用到药用植物中，如用体细胞染色体数的核型分析，DNA分子生物技术的应用，使种间鉴别问题有了新的进展。

二、性状鉴定

性状鉴定就是通过眼观、手摸、鼻闻、口尝、水试、火试等十分简便的鉴定方法，来鉴别药材。性状鉴定具有简单、易行、迅速的特点。性状鉴定时除仔细观察样品外，有时亦需核对标本和文献。对一些地区性或新增的品种，鉴定时常缺乏有关资料和标准样品，可寄送生产该药材的省、自治区药检部门了解情况或协助鉴定。必要时可到产地调查，采集实物标本，了解生产、加工、销售和使用等情况。熟练地掌握性状鉴定方法是非常重要的，它是中药材鉴定工作者必备的基本功之一。但应该指出的是，有些药材的野生品和栽培品有较大差异，新鲜药材与干燥药材也有区别。本教材除认真总结老药工生动而形象的经验鉴别术语和方法外，同时结合植（动）物的分类学和形态组织学知识加以描述，使这些传统的鉴定术语，更准确而趋于统一，有利于学习和推广。性状鉴定内容，一般包括以下方面：

1. 形状

药材的形状与药用部位有关，每种药材的形状一般比较固定。如根类药材有圆柱形、圆锥形、纺锤形等；皮类药材有卷筒状、板片状等；种子类药材有圆球形、扁圆形等。经验鉴别术语形象生动，易懂易记，如防风的"蚯蚓头"；山参的"芦长碗密枣核艼，紧皮细纹珍珠须"；海马的外形为"马头蛇尾瓦楞身"。叶和花类，商品药材多皱缩，鉴定时须先用热水浸泡，展平后观察。

2. 大小

药材的大小指长短、粗细、厚薄。要得出比较正确的大小数值，应观察较多的样品。如测量的大小与规定有差异时，可允许有少量稍高于或低于规定的数值。有些很小的种子类药材，如葶苈子、芥子、车前子、菟丝子等，应在放大镜下测量。表示药材的大小，一般有一定的幅度。

3. 颜色

各种药材的颜色是不相同的，色泽变化与药材质量有关，如黄芩应为黄色，主要含黄芩苷、汉黄芩苷等，如保管或加工不当，黄芩苷在黄芩酶作用下水解成葡萄糖醛酸与黄芩素。黄芩素具3个邻位酚羟基，易氧化成醌类而显绿色，黄芩变绿后质量降低。又如丹参色红，紫草色紫，乌梅色黑，黄连以断面红黄色者为佳。这些均说明药材的色泽是衡量药材质量好坏的重要因素。

药材的色泽，一般应在日光下观察。色泽的描述包括下述的表面和断面色泽的内容。描写色泽时应注意大部分药材的色调不是单一的，而是复合的，或有的略有不同，因此可写为"××色或××色"或"××色至××色"。一般把质量好的色泽放在前面，二种色调组成描写的应以后一种色为主，如黄棕色，即以棕色为主。色泽描述避免用各地理解不同的术语，如"青色"、"土黄色"、"粉白色"等。

4. 表面特征

表面特征指药材表面是光滑还是粗糙，有无皱纹、皮孔或毛茸等。双子叶植物的根类药材顶部有的带有根茎；单子叶植物根茎有的具膜质鳞叶；蕨类植物的根茎常带有叶柄残基和鳞片。白花前胡根的根头部有叶鞘残存的纤维毛状物，是区别紫花前胡根的重要特征。植物香圆未成熟果实作枳壳药用，为非正品枳壳，果顶有"金钱环"，这一特征是鉴别该种药材的重要依据。

5. 质地

质地是指药材的软硬、坚韧、疏松、致密、黏性或粉性等特征。有些药材因加工方法不同，质地也不一样，如盐附子易吸潮变软，黑顺片则质硬而脆；含淀粉多的药材，经蒸煮加工干燥后，会因淀粉糊化而变得质地坚实。在经验鉴别中，用于形容药材质地的术语很多，如质轻而松、断面多裂隙，谓之"松泡"，如南沙参；药材富含淀粉，折断时有粉尘散落，谓之"粉性"，如山药；质地柔软，含油而润泽，谓之"油润"，如当归；质地坚硬，断面半透明状或有光泽，谓之"角质"，如天麻等。

6. 折断面

折断面是指药材折断时的现象，如易折断或不易折断，有无粉尘散落等及折断时的断面特征。自然折断的断面应注意是否平坦，或显纤维性、颗粒性或裂片状，断面有无胶丝，是否可以层层剥离等。对于根及根茎、茎和皮类药材的鉴别，折断面的观察是很重要的。如茅苍术易折断，断面放置能"起霜"（析出白毛状结晶）；白术不易折断，断面放置不"起霜"；甘草折断时有粉尘散落（淀粉）；杜仲折断时有胶丝相连；黄柏折断面，显纤维性；苦楝皮的折断面，裂片状分层；厚朴折断面可见亮星。

药材断面特征非常重要，可通过观察皮部与木部的比例、维管束的排列方式、射线的分布、油点的多少等特征区别易混品药材。对于横切面特征的描述，经验鉴别也有很多术语，如粉防己有"车轮纹"，茅苍术有"朱砂点"，大黄根茎可见"星点"，何首乌有"云锦花纹"，商陆的断面有"罗盘纹"等。

7. 气

有些药材有特殊的香气或臭气，这是由于药材中含有挥发性物质的缘故，也成为鉴别该药材主要依据之一，如阿魏、麝香、肉桂等。对气味不明显的药材，可切碎后或用热水浸泡后再闻。

8. 味

药材性状的味是鉴别药材时口尝的实际滋味。它与四气五味的味不能等同，四气五味的味一般是指药物的性味，不仅是以口尝的味来确定其味，而是经临床验证，将药物的滋味与作用相联系，或以作用推定其味。所以中药的性味与实际口尝的味道不一定相符。如葛根味辛，是从其能发散风热而反推其辛味的，而实际上用口尝不出葛根的辛味。

药材的味与其含有的成分有关，每种药材的味感是比较固定的，药材的味感也是衡量药材品质的标准之一，如乌梅、木瓜、山楂均以味酸为好，黄连、黄柏以味越苦越好，甘草、党参以味甜为好等等。药材的味感与药材所含成分及含量有密切关系。若药材的味感改变，就要考虑其品种和质量是否有问题。尝药时要注意取样的代表性，因为药材的各部分味感可能不同，如果实的果皮与种子，树皮的外侧和内侧，根的皮部和木部等。尝味时应注意，由于舌尖部只对甜味敏感，近舌根部对苦味敏感，所以口尝时要取少量在口里咀嚼约1分钟，使舌头的各部分都接触到药液。对有强烈刺激性和剧毒的药材，口尝时要特别小心，取样要少，尝后应立即吐出漱口，洗手，以免中毒，如草乌、半夏等。

9. 水试

水试是利用药材在水中或遇水发生沉浮、溶解、颜色变化及透明度、膨胀性、旋转性、黏性、酸碱变化等特殊现象进行鉴别药材的一种方法。如西红花加水浸泡后，水液染成金黄色；秦皮水浸，浸出液在日光下显碧蓝色荧光；苏木投热水中，水显鲜艳的红色。葶苈子、车前子等加水浸泡，则种子变黏滑，且体积膨胀；小通草（旌节花属植物）遇水表面显黏性；这些现象常与药材中所含有的化学成分或组织构造有关。

10. 火试

有些药材用火烧，能产生特殊的气味、颜色、烟雾、闪光和响声等现象，可作为鉴别手段之一。如降香微有香气，点燃则香气浓烈，有油流出，烧后留有白灰；麝香少许用火烧时有轻微爆鸣声，起油点如珠，似烧毛发但无臭气，灰为白色；海金沙易点燃而产生爆鸣声及闪光，而松花粉及蒲黄无此现象。

以上所述，是药材性状鉴定的基本顺序和内容，在描述中药的性状或制订质量标准时，都要全面而仔细地观察这几个方面。但对不同药材的各项取舍可以不同。

三、显微鉴定

显微鉴定是利用显微镜来观察药材的组织构造、细胞形状以及内含物的特征，是鉴定药材品种和质量的重要手段之一。如红参的伪品野豇豆根、商陆根、山莴苣根等，通过显微鉴定，很容易区分；薄荷的有效成分主要为挥发油，存在于茎、叶表皮的腺毛中，显微观察，叶上的腺毛比茎多，挥发油的含量测定叶比茎高，因此商品以叶多为佳。同时，应用显微化学方法确定某些品种有效成分在组织中的分布，这对指导药材的采收、加工、鉴定和贮藏都很有价值。如实验证明，苦楝皮的有效成分"川楝素"主要存在于皮的软韧部里。

显微鉴定常配合来源、性状及理化鉴定等方法来解决实际工作中的问题。当药材的外形不易鉴定或药材破碎或呈粉末状时，此法更为常用。进行显微鉴定，鉴定者必须具有植（动）物解剖的基本知识，掌握制片的基本技术。由于鉴定材料的不同（完整、破碎、粉末）和药用种类及药用部位的不同，选择显微鉴定的方法也不同。鉴定时，首先要根据观察的对象和目的，选择具有代表性的药材，制备不同的显微制片。

1. 显微制片方法

①横切或纵切片：选取药材适当部位切成10~20μm的薄片，用甘油醋酸试液、水合氯醛试液或其他试液处理后观察。对于根、根茎、茎藤、皮、叶类等，一般制作横切片观察，必要时制备纵切片；果实、种子类需作横切片及纵切片；木类需观察三维切片（横切、径向纵切及切向纵切）。组织切片的方法有徒手切片法、滑走切片法、石蜡切片法、冰冻切片法等。其中以徒手切片法最为简便、快速，较为常用。手切的薄片为了能够清楚地观察组织构造和细胞及其内含物的形状，必要时把切片用适当的溶液进行处理和封藏。

②解离组织片：如需观察细胞的完整形态，尤其是纤维、导管、管胞、石细胞等细胞彼此不易分离的组织，需利用化学试剂使组织中各细胞之间的细胞间质溶解，使细胞分离。如样品中薄壁组织占大部分，木化组织少或分散存在的，可用氢氧化钾法；如样品坚硬木化组织较多或集成群束的，可用硝铬酸法或氯酸钾法。

③表面制片：鉴定叶、花、果实、种子、全草等类药材，可取叶片、萼片、花冠、果皮、种皮制成表面制片，加适宜试液，观察各部位的表皮特征。

④粉末制片：粉末状药材可选用甘油醋酸试液、水合氯醛试液或其他适当试液处理后观察。为了使细胞、组织能观察清楚，需用水合氯醛液装片透化。其透化的目的是溶解淀粉粒、蛋白质、叶绿体、树脂、挥发油等，并使已收缩的细胞膨胀。透化方法为取粉末少许，置载玻片上，滴加水合氯醛液，在小火焰上微微加热透化，加热时须续加水合氯醛液至透化清晰为度。为避免放冷后析出水合氯醛结晶，可在透化后滴加稀甘油少许，再加盖玻片。

⑤花粉粒与孢子制片：取花粉、花药（或小的花朵）或孢子囊群（干燥样品浸于冰醋酸中软化），用玻璃棒捣碎，过滤于离心管中，离心，取沉淀加新鲜配制的醋酐与硫酸(9:1)的混合液 1~3ml，置水浴上加热 2~3 分钟，离心，取沉淀，用水洗涤 2 次，加 50% 甘油与 1% 苯酚 3~4 滴，用品红甘油胶封藏观察。也可用水合氯醛试液装片观察。

⑥矿物药的制片：将样品首先在磨片机上将一面磨平，用冷杉胶把磨平面粘在载玻片上，再磨另一面，磨片近 $30\mu m$ 厚时进行精磨和抛光，镜检合格后，封藏制片。

2. 细胞内含物鉴定和细胞壁性质检查

①细胞内含物鉴定：观察中药组织切片或粉末中的后含物时，一般用醋酸甘油试液或蒸馏水装片观察淀粉粒，并利用偏振光显微镜观察未糊化淀粉粒的偏光现象；用甘油装片观察糊粉粒，加碘试液显棕色或黄棕色，加硝酸汞试液显砖红色；观察菊糖，可用水合氯醛液装片不加热立即观察。鉴定草酸钙结晶时，装片时加入硫酸溶液逐渐溶解，并析出针状硫酸钙结晶；碳酸钙（钟乳体）加入稀盐酸溶解，同时有气泡产生；硅质加硫酸不溶解。黏液细胞遇钌红试液显红色。脂肪油、挥发油或树脂加苏丹Ⅲ试液呈橘红色、红色或紫红色；加乙醇脂肪油不溶解，挥发油则溶解。

②细胞壁性质检查：木质化细胞壁加间苯三酚试液 1~2 滴，稍放置，加盐酸 1 滴，因木化程度不同，显红色或紫红色。木栓化或角质化细胞壁遇苏丹Ⅲ试液，稍放置或微热，呈橘红色至红色。纤维素细胞壁遇氯化锌碘试液或先加碘试液再加硫酸溶液显蓝色或紫色。硅质化细胞壁遇硫酸无变化。

3. 显微测量

观察细胞和后含物时，常需要测量其直径、长短（以微米计算），作为鉴定依据之一。测量可用目镜测微尺进行。先将目镜测微尺用载台测微尺标化，计算出每一小格的微米数，应用时将测得目的物的小格数，乘以每一小格的微米数，即得所欲测定物的大小。测量微细物体时宜在高倍镜下进行，因在高倍镜下目镜测微尺的每一格的微米数较少，测得的结果比较准确，而测量较大物体时可在低倍镜下进行。

4. 电子显微镜的应用

中药显微鉴定的手段和方法发展很快。透射电镜、扫描电镜、扫描电镜与 X 射线能谱分析联用等都有了新的发展。其中应用最多的是扫描电子显微镜。与光学显微镜及透射电镜相比，扫描电镜具有以下特点：①能够直接观察样品表面的结构，样品的尺寸可大至 120mm×80mm×50mm。②样品制备过程简单，不用切成薄片，有的粉末和某些新鲜材料可直接送入观察。③样品可以在样品室中作三度空间的平移和旋转，因此，可以从各种角度对样品进行观察。④景深大，图像富有立体感。扫描电镜的景深较光学显微镜大几百倍，比透射电镜大几十倍。⑤图像的放大范围广，分辨率也比较高。可放大十几倍到几十万倍，它基本上包括了从放大镜、光学显微镜直到透射电镜的放大范围。分辨率介于光学显微镜与透射电镜之间，可达3nm。⑥电子束对样品的损伤与污染程度较小。⑦在观察形貌的同时，还可利用从样品发出的其他信号作微区成分分析。

扫描电镜鉴定的重点是样品的制备，首先经过取材、清洗、固定、脱水等样品的初步处理，然后再进行样品的干燥，方法有空气干燥法、临界点干燥法、冷冻干燥法（包括含水样品直接冷冻干燥法，样品脱水后冷冻干燥法，乙腈真空干燥法）。其次是样品的导电处理，方法有金属镀膜法（包括真空镀膜法、离子溅射镀膜法）、组织导电法等。另外还有几种特殊的样品制备技术，如细胞内部结构冷冻割断法、铸型技术、盐酸化学消化法等。

扫描电镜现已应用在动物学、植物学、医药学等多学科，尤其对同属不同种药材表面细微特征的鉴别效果显著，在种与变种间都存在着稳定的区别，为近缘植物分类提供了新的证据。如种皮、果皮、花粉粒的纹饰，茎、叶表皮组织的结构（毛、腺体、分泌物、气孔、角质层、蜡质等），个别组织和细胞（管胞、导管、纤维、石细胞）以及后含物晶体等，或对有的动物药材的体壁、鳞片及毛等在光学显微镜下特征相似，但由扫描电镜提供的细微构造，可准确地加以区别。

四、理化鉴定

利用某些物理的、化学的或仪器分析方法，鉴定中药的真实性、纯度和品质优劣程度，统称为理化鉴定。通过理化鉴定，分析中药中所含的主要化学成分或有效成分的有无和含量的多少，以及有害物质的有无等。中药理化鉴定的实验方法，一般是用少量的药材粗粉、切片、浸出液或经初步提取分离后进行定性定量分析。当今，中药的理化鉴定发展很快，新的分析手段和方法不断出现，已成为确定中药的真伪优劣，新资源的开发利用，指导中药的栽培加工，扩大药用部分，中药和中成药质量标准的制订等不可缺少的重要方法和内容。现将常用的理化鉴定方法介绍如下：

1. 物理常数的测定

物理常数的测定包括相对密度、旋光度、折光率、硬度、黏稠度、沸点、凝固点、熔点等的测定。这对挥发油、油脂类、树脂类、液体类药（如蜂蜜等）和加工品类（如阿胶等）药材的真实性和纯度的鉴定，具有特别重要的意义。药材中如掺有其他物质时，物理常数就会随之改变，如蜂蜜中掺水就会影响黏稠度，使比重降低。另据报道，正品蜂蜜（含蔗糖量约为5%）为左旋，掺蔗糖的蜂蜜（蔗糖含量超过20%）变为右旋。所以2000年版《中国药典》对有些药材的物理常数作了规定，如蜂蜜的相对密度在1.349以上，肉桂油的折光率为1.602~1.614等。

2. 常规检查

①水分测定：中药中含有过量的水分，不仅易霉烂变质，使有效成分分解，且相对地减少了实际用量而达不到治疗目的。因此，控制中药中水分的含量对保证中药质量非常重要。《中国药典》规定了水分的含量限度，水分测定方法《中国药典》规定有四种，即烘干法（干燥失重法）、甲苯法、减压干燥法和气相色谱法。烘干法适用于不含或少含挥发性成分的中药；甲苯法适用于含挥发性成分的中药；减压干燥法适用于含有挥发性成分的贵重中药。使用的方法和仪器详见《中国药典》附录。另外，也可应用红外线干燥法和导电法测定水分含量，迅速而简便。

②灰分测定：将中药粉碎，高温灼烤至灰化，则细胞组织及其内含物灰烬成为灰分而残留，由此所得的灰分称为"生理灰分或总灰分（不挥发性无机盐类）"。各种中药的生理灰分应在一定范围以内，故所测灰分数值高于正常范围时，有可能在加工或运输、储存等环节中有其他无机物污染或掺杂。中药材中最常见的无机物质为泥土、砂石等，测定灰分的目的是限制药材中的泥沙等杂质。《中国药典》规定了各中药总灰分的最高限量，如阿胶不得过1%，它对保证中药的纯度具有重要意义。

有些中药的总灰分本身差异较大，特别是组织中含草酸钙较多的中药，如大黄，测其酸不溶性灰分，即加 10% 盐酸处理，得到不溶于 10% 盐酸灰分，因总灰分中的钙盐等溶去，而泥土、砂石等主要是硅酸盐因不溶解而残留。这样就能较精确地反映中药材的质量。除酸不溶性灰分外，亦可测定硫酸化灰分，即样品在炽灼前，加一定浓度的硫酸适量处理，然后升温至 600℃，灼烧灰化。测定方法详见《中国药典》附录。

③膨胀度检查：膨胀度是衡量药材膨胀性质的指标，系指按干燥品计算，每 1g 药材在水或其他规定的溶剂中，在一定的时间与温度条件下膨胀后所占有的体积毫升数。主要用于含黏液质、胶质和半纤维素类的天然药品。如葶苈子、车前子等果实、种子类药材，种皮含有丰富的黏液质，其吸水膨胀的程度和其所含的黏液成正比。《中国药典》要求北葶苈子膨胀度不得低于 12，南葶苈子膨胀度不得低于 3，通过测定比较可以区别二者。又如哈蟆油膨胀度不得低于 55。测定方法详见《中国药典》附录。

④酸败度：酸败度是指油脂或含油脂的种子类药材，在贮藏过程中发生复杂的化学变化，产生游离脂肪酸、过氧化物和低分子醛类、酮类等分解产物，因而出现异臭味，影响药材的感观性质和内在质量。本检查通过酸值、羰基值或过氧化值的测定，以控制含油脂种子类药材的酸败程度。酸败度限度制定要与种子药材外观性状或经验鉴别结合起来，以确定上述各值与种子泛油程度有无明显的相关性，具明显相关性的才能制定限度。如《中国药典》规定，苦杏仁的过氧化值不得超过 0.11。

⑤色度检查：含挥发油类成分的中药材，常易在贮藏过程中氧化、聚合而致变质，经验鉴别称为"走油"。《中国药典》检查白术的色度，就是利用比色鉴定法，检查有色杂质的限量，也是了解和控制其药材走油变质的程度。

⑥有害物质的检查：在中药品质鉴定和研究中，有害物质的检查是一项重要内容，已引起药物工作者的极大重视。中药材的有效成分和有害物质的研究两者同样重要，中药材中如果污染了有害物质就会影响人民的身体健康。有害物质的检查主要包括：

有机农药的检测：农药的种类很多，我国批准登记的农药品种已达 352 种，2005 年版《中国药典》规定使用 GC－ECD 法测定中药中 9 种有机氯农药残留量，并对甘草、黄芪两种药材规定了最高允许量。"薄层-酶抑制法"为 1980 年后国内外检查农产品中痕量有机磷、氨甲酸酯类杀虫剂的一种常用方法。

黄曲霉毒素的检查：世界各国对食品和药品中黄曲霉毒素的限量都作了严格的规定。目前，检测方法主要是根据黄曲霉毒素中毒性最大的成分黄曲霉毒素 B_1、B_2 和 G_1、G_2 能溶于氯仿、甲醇而不溶于己烷、乙醚和石油醚的性质，在紫外光灯下（365nm）观察，分别呈蓝色和黄绿色荧光。或通过薄层色谱，用黄曲霉毒素标准品作对照，根据斑点大小定量。

重金属检查：重金属是指在实验条件下能与硫代乙酰胺或硫化钠作用显色的金属杂质，如铅。《中国药典》收载重金属、砷盐限量及其他金属盐检查的中药主要是矿物药类、少数挥发油、个别加工品。重金属限度根据国内现有资料一般多规定在百万分之二十以下。

砷盐检查：《中国药典》用古蔡氏法或二乙基硫代氨基甲酸银法两种方法。《中国药典》规定玄明粉含砷盐不得超过百万分之二十；芒硝含砷盐不得超过百万分之十；石膏含砷盐不得过百万分之二；阿胶含砷盐不得过百万分之三。

一般中药（或其制剂）多为有机药物，因砷在分子中可能以有机状态结合，如有机结构不加以破坏则砷盐不易检出。有机物质分解法有湿法和干法（灰化法），将有机物质分解后再作含砷量检查。对新药需作有机破坏与不经有机破坏的试验对比，以确定何种处理对检查砷盐更为妥当。砷盐限度一般不得过百万分之十，一般低于百万分之二可不列入检查之中。

3. 一般理化鉴别

①呈色反应：利用药材的某些化学成分能与某些试剂产生特殊的颜色反应来鉴别。这是最常用的鉴定方法，一般在试管中进行，亦有直接在药材饮片或粉末上滴加各种试液，观察呈现的颜色以了解某成分所存在的部位。

②沉淀反应：利用药材的某些化学成分能与某些试剂产生特殊的沉淀反应来鉴别。如山豆根 70% 的乙醇提取液，蒸干，残渣用 1% 盐酸溶解，滤液加碘化汞钾，生成明显的淡黄色沉淀。

③泡沫反应和溶血指数的测定：利用皂苷的水溶液振摇后能产生持久性的泡沫和溶解红细胞的性质，可测定含皂苷类成分药材的泡沫指数或溶血指数作为质量指标。通常如有标准皂苷同时进行比较，则更有意义。

④微量升华：是利用中药中所含的某些化学成分，在一定温度下能升华的性质，获得升华物，在显微镜下观察其结晶形状、颜色及化学反应作为鉴别特征。如大黄粉末升华物有黄色针状（低温时）、枝状和羽状（高温时）结晶，在结晶上加碱液则呈红色，可进一步确证其为蒽醌类成分。

⑤显微化学反应：显微化学反应是将中药粉末、切片或浸出液，置于载玻片上，滴加某些化学试剂使产生沉淀、结晶或特殊颜色，在显微镜下观察进行鉴定的一种方法。如黄连粉末滴加稀盐酸，可见针簇状小檗碱盐酸盐结晶析出。利用显微和化学方法，确定中药有效成分在中药组织构造中的部位，称显微化学定位试验。如北柴胡横切片加 1 滴无水乙醇-浓硫

酸(1:1)液，在显微镜下观察可见木栓层，栓内层和皮层显黄绿色-蓝绿色，示其有效成分柴胡皂苷存在于以上部位。

⑥荧光分析：利用中药中所含的某些化学成分，在紫外光或自然光下能产生一定颜色的荧光性质进行鉴别。可直接取中药饮片、粉末或浸出物在紫外光灯下进行观察。含有伞形花内酯成分的药材，新鲜切片显亮绿色荧光，如常山等。有些中药本身不产生荧光，但用酸、碱或其他化学方法处理后，可使某些成分在紫外光灯下产生可见荧光。例如芦荟水溶液与硼砂共热，所含芦荟素即起反应显黄绿色荧光。利用荧光显微镜可观察中药化学成分存在的部位。用荧光法鉴别，需将药材（包括断面、浸出物等）或经酸、碱处理后，置紫外光灯下约10cm处观察所产生的荧光现象。紫外光波长为365 nm，如用短波254～265 nm时，应加以说明，因两者荧光现象不同。

4. 色谱法

色谱法又称层析法，是一种物理或物理化学分离分析方法，也是中药化学成分分离和鉴别的重要方法之一。其基本原理是利用物质在流动相与固定相两相中的分配系数差异而被分离，当两相相对运动时，样品中的各组分，将在两相中多次分配，分配系数大的组分迁移速度慢，反之迁移速度快而被分离。根据色谱分离原理，可分为吸附色谱、分配色谱、离子交换色谱、空间排阻色谱等。根据流动相与固定相的分子聚集状态及操作形式进行分类，可分为纸色谱法、柱色谱法、薄层色谱法、气相色谱法、高效液相色谱法等。现仅就常用的后三种方法简介如下：

①薄层色谱法：在薄层色谱鉴别中，一般选用已知主成分的对照品或对照药材的相同提取物相对比，经薄层展开后，用一定方法显色，样品色谱应与对照物色谱在相应的位置上，有相同颜色的斑点或主斑点。目前薄层色谱法已经成为中药鉴别最常用的重要方法之一。

薄层色谱法既可作定性鉴别，又可作含量测定。用于主成分含量测定具有用量少、方法简便的特点。除刮取薄层上主要成分斑点，经溶剂洗脱后进行测定外，也可在薄层板上直接测定含量。当前应用较多的是薄层扫描法。

薄层扫描法是用一定波长的光照射在展开后的薄层色谱板上，测定其对光的吸收或所发出的荧光进行定量分析的方法。将扫描得到的图谱及积分数据用于中药的鉴别、杂质检查或含量测定，常用的仪器为薄层扫描仪。对照品除设化学成分对照品外，同时还要用标准药材作对照。

②气相色谱法：气相色谱法可以分析气体及有一定挥发性的液体和固体样品。对于后二者原则上要求在操作条件下只要能产生不小于0.2～10mm汞柱的蒸气压力，都可以进行分析，对于组分多的混合物，既可分离，又能提供定量数据，迅速方便，定量精密度为±1%～3%。中药及中成药中常含挥发油及其他挥发性组分，最适用于气相色谱法进行分析。

③高效液相色谱法：高效液相色谱法的流动相是具有不同极性的单一溶剂或不同配比的混合溶剂、缓冲液等。用泵将流动相高压输送到装有填充剂的色谱柱，注入供试品，经流动相带入柱内，在填充剂上分离后，各成分先后进入检测器，用记录仪记录色谱图。检测器常用紫外光检测器。在用紫外光检测器时，所用流动相应事前用紫外分光光度计在检测所用波

长处测定其以水为空白的吸收度,一般应符合紫外分光光度法的要求。高效液相色谱法只要求样品能制成溶液而不需要气化,因此不受样品挥发性的约束。

高效液相色谱比气相色谱有适用范围广、流动相选择性大、色谱柱可反复应用,以及流出组分容易收集等优点,现已广泛用于中药材和中成药的质量分析。

④蛋白电泳色谱法:它较适于蛋白质、氨基酸等成分的分析与鉴定。许多中药材种类含蛋白质及氨基酸,特别是动物类药和果实种子类药。聚丙烯酰胺凝胶蛋白电泳法操作简便,重现性良好,电泳谱带稳定可靠。聚丙烯酰胺凝胶电泳是指以聚丙烯酰胺凝胶为支持介质的电泳分离方法。按其分离原理可分为连续缓冲系统和不连续缓冲系统两种;按其实验所用仪器及操作方法又可分为圆盘型和平板型两种。

5. 光谱法

光谱法是通过测定物质在特定波长处或一定波长范围内对光的吸收度,对该物质进行定性和定量分析的方法。一般常用波长为:紫外光区 $200 \sim 400$nm,可见光区 $400 \sim 850$nm,红外光区 $2.5 \sim 15\mu$m(或按波数计为 $4000 \sim 667$cm^{-1})。所用仪器为紫外分光光度计、可见分光光度计(或比色计)、红外分光光度计和原子吸收分光光度计。

①紫外分光光度法:对主成分或有效成分在 $200 \sim 400$nm 处有最大吸收波长的中药,常可选用此法。测定样品时,要先检查所用溶剂在所测定波长附近应无吸收,不得有干扰吸收峰。测定时一般应以配制样品的同批溶剂为空白。所配样品溶液的吸收度读数以在 $0.3 \sim 0.7$ 之间的误差较小。

此法不仅能测定有色物质,对有共轭双键等结构的无色物质也能精确测定,具有灵敏、简便、准确,既可作定性分析又可作含量测定等优点。中药材紫外吸收光谱是各组分特征吸收光谱叠加而成,在一定条件下,同一种药材应有相同的紫外吸收光谱。

在实际工作中常会遇到一些物质的吸收光谱极相似,但却是两种不同的化学成分,所以鉴定结果尚不能单凭紫外吸收光谱来定论,应配合其他鉴别方法和手段才更为可靠。使用不同极性的多溶剂系统(如石油醚、氯仿、无水乙醇、水等)的浸出物,进行紫外光谱测定,能有效地将同属不同种的药材区别开来。导数光谱也称微分谱,是解决光谱干扰的一种技术,与紫外光谱比较它具有信号尖锐,分辨率高的特点,可将重叠光谱明显分开,对紫外光谱中较小吸收峰及肩峰也可辨认,具有较多的鉴别信息。

②可见分光光度法:是比较溶液颜色深度以确定物质含量的方法。在可见光区 $400 \sim 850$nm,有些物质对光有吸收,有些物质本身并没有吸收,但在一定条件下加入显色试剂或经过处理使其显色后,可用此法测定。显色时由于影响呈色深浅的因素较多,所以测定时需用标准品或对照品同时比较。常使用的仪器为可见分光光度计或比色计。比色法多用于中药的定量分析及物理常数的测定。

③红外分光光度法:主要用于物质的鉴别和结构分析。进行鉴别时,通常固体样品采用溴化钾压片法,液体样品采用液样点于氯化钠或溴化钾片间,在 $4000 \sim 667$cm^{-1} 范围内测定其吸收光谱。所得吸收光谱应与对照图谱一致。进行含量测定时,样品液与标准品液先后分别装入同一液体吸收池,在规定的波数范围测定吸收图谱,并按规定方法作基线及量取峰高计算含量。

红外光谱对中药成分的定性鉴别可得到较准确的结论，但红外光谱鉴别，需要标准品或标准图谱进行对照。红外光谱直接用于中药材粗提物品种鉴别的成功报道越来越多，除矿物中药直接压片有专著介绍外，还有珍珠、蟾酥、麝香、熊胆及牛胆、血竭等药可以直接压片鉴别真伪的报道。把植物药的脂溶性提取物和水溶性提取物进行红外光谱分析，实验结果证明，不同品种均具有较高的特征性和可重复性，通过药材的粗提物，完全能对同属不同种的药材进行鉴别。

④原子吸收分光光度法：从光源辐射出的待测元素特征光波通过供试品蒸气时，被蒸气中待测元素的基态原子所吸收，测定辐射光强度减弱的程度，以求出供试品中待测元素含量。比较标准品和供试品的吸收度，即可求得供试品中待测元素的含量。本法的特点为专属性强，检测灵敏度高，测定速度快，是目前用于测定中药和中药制剂中微量元素最常用方法之一。

此外，还有原子发射光谱、中子活化分析、离子发射光谱、等离子体吸收、X射线荧光光谱、X射线能量色散分析、荧光光谱、X射线衍射等方法，亦可用于中药中微量元素的测定。

6. 色谱-光谱联仪分析法

每一种分析技术均有其适用范围和局限性。如色谱技术分离能力强、检测灵敏度高、分析速度快，是复杂混合物分析的首选技术，但在对未知物定性方面往往难于给出可靠信息。另一类技术，如质谱（MS）、红外光谱（IR）和核磁共振波谱（NMR）等，则具有很强的鉴定未知物结构的能力，却不具有分离能力，因而对复杂混合物无能为力。于是，便出现了将两者长处结合起来的联用技术。事实上，将单一的分析技术联合起来，不仅能获得更多的信息，而且可能产生单一分析技术所无法得到的新的信息。因此，联用技术已成为分析仪器发展的一个重要方向。如气相-质谱（GC-MS）、红外-质谱（IR-MS）、高效液相-质谱（HPLC-MS）、质谱-质谱（MS-MS）等。后者在国外已有报道，称"串联质谱"，分析时不需要对中药提取分离，可直接以粉末进样，对粉末药材非常适用。气相色谱-质谱与计算机联用，充分发挥了气相色谱的高分离效能和质谱的高鉴别能力的特点，已得到广泛的应用。

7. 浸出物测定

对于有效成分尚不明确或尚无精确定量方法的中药，一般可根据已知成分的溶解性质，选用水或其他适当溶剂为溶媒，测定中药中可溶性物质的含量，以示中药的品质。在一定的条件下药材浸出物的含量大致有一定的范围。通常选用水、一定浓度的乙醇（或甲醇）、乙醚作浸出物测定。供测定的生药样品须粉碎，使能通过二号筛，并混合均匀。测定时根据《中国药典》规定的溶剂，或根据已知成分的溶解性质选用溶剂。

8. 含量测定

中药材含有多种成分，常共具临床疗效，有时甚至具双向调节作用，很难确定某一化学成分是中医用药的唯一有效成分，有些尚不一定能与中医药疗效完全吻合，或与临床疗效直观地比较。然而药物有效必定有其物质基础，以中医理论为指导，结合现代科学研究择其具生理活性的主要化学成分，作为有效或指标性成分之一，进行含量测定，鉴定评价中药质量。有效成分或指标性成分清楚的可进行针对性定量；有效成分尚不清楚而化学上大类成分清楚的可对总成分如总黄酮、总生物碱、总皂苷、总蒽醌等进行含量测定；含挥发油成分的可测定挥发油含量。

含量测定的方法很多，常用的有经典分析方法（容量法、重量法）、分光光度法、气相色谱法、高效液相色谱法、薄层扫描法、薄层-分光光度法等。含挥发油、脂肪油、树脂、蜡的药材，除进行油、脂、蜡等含量测定外，尚需进行它们的物理常数和化学常数测定，如羟值、酸值、皂化值、碘值等，以表示药材品质的优劣度。

挥发油含量测定是利用药材中所含挥发性成分能同水蒸气同时蒸馏出来的性质，在挥发油测定器中进行测定。如《中国药典》中规定八角茴香中含挥发油的含量不得少于4.0%。

用《中国药典》法对挥发油含量少于0.1%的中药和中药制剂，在常用样品量时无法测定，有人提出用吸香-色谱联用技术。即先使中药中具升华性或挥发性成分充分地被油脂吸收，然后用适当的溶剂提取，经色谱分析，可以有效地进行定量分析。此法灵敏度高，中药中仅含万分之几的挥发油成分也可进行测定。

五、新技术和新方法简介

随着现代自然科学技术的发展，许多新学科理论和实验技术不断渗透到中药鉴定领域，推动了中药鉴定研究的发展。使中药鉴定已成为多学科的汇集点，并向标准化、高速化、信息化方向迈进。目前中药鉴定的新技术和新方法主要有：

1. DNA 分子遗传标记技术

（1）DNA 分子遗传标记技术的特点：本技术能直接分析生物的基因型，与传统的方法比较，具有下列特点：①遗传稳定性：每一个体的任一体细胞均含有相同的遗传信息。因此，用 DNA 分子特征作为遗传标记进行物种鉴别更为准确可靠。②遗传多样性：比较物种间 DNA 分子的遗传多样性的差异来鉴别物种，就是 DNA 分子遗传标记鉴别。③化学稳定性：在诸多的生物大分子中，蛋白质、同工酶等具有较高的化学稳定性。在陈旧标本中所保存下来的 DNA 仍能够用于 DNA 分子遗传标记的研究。

（2）常用方法：①聚合酶链式反应（polymerase chain reaction，PCR 技术），该方法具有操作简便、快速、特异、灵敏的特点，不需提纯 DNA，对植物材料要求不严，用量少于 50mg。但该技术所需的一对引物设计，需要知道物种的遗传信息。②限制性内切酶酶切片段长度多态性（restriction fragment length polymorphism，RFLP）技术。③随机扩增多态性 DNA（random amplified polymorphic DNA，RAPD）和任意引物 PCR（AP－PCR）技术，其主要优点是适于未知序列的基因组 DNA 的检测。④DNA 测序方法（DNAsequencing），基于 PCR 的 DNA 直接测序技术以 PCR 扩增引物作为测序引物，使 DNA 分子鉴定技术取得了突破性进展。

2. 指纹图谱鉴定技术

中药指纹图谱是指某种（或某产地）中药材或中成药中所共有的、具有特征性的某类或数类成分的色谱或光谱的图谱。其特点是：①通过指纹图谱的特征性，能有效鉴别样品的真伪或产地。②通过指纹图谱主要特征峰的面积或比例的制定，能有效控制样品的质量，确保样品质量的相对稳定。中药材指纹图谱系指中药材经适当处理后，采用一定的分析手段，得到的能够标示该中药材特性的共有峰的图谱。如果原药材需经过特殊炮制（如醋制、酒制、炒炭等），则应制定原药材和炮制品指纹图谱的检测标准。

国家药品监督管理局在 2000 年颁布了《中药注射剂指纹图谱研究的技术要求》，对注射剂用中药材、有效部位或中间体、注射剂指纹图谱制定的各项技术做了规范性要求。化学成分稳定的中药材是制定合格的中药材、有效部位或中间体、注射剂指纹图谱的物质基础，特别在制定中药材的指纹图谱中，尤为重要。中药材大部分来源于生物，其化学成分受种类、产地、生态环境、土壤、气候、栽培、加工技术的影响较大。该《技术要求》中规定，动、植物药材均应固定品种、药用部位、产地、采收期、产地加工和炮制方法，矿物药应固定产地和炮制、加工方法，实际上这是制定合格指纹图谱的先决条件。

适宜的检测方法是制定合格指纹图谱的重要环节。挥发性成分，采用气相色谱检测，较易达到要求；非挥发性成分采用高效液相色谱检测，较易达到要求。对于一些成分简要，在薄层色谱上分离度较好的供试品，采用薄层扫描，也能达到要求。而光谱方法由于提供信息较少或同类化合物其取代基的变化，难以在光谱中体现出来，因此采用光谱方法制定指纹图谱，其专一性不强，不能充分反映供试品中的成分变化。对于成分复杂的中药材，必要时可以考虑采用多种测定方法，建立多张对照指纹图谱。以色谱方法制定指纹图谱所采用的色谱柱、薄层板、试剂、测定条件等必须固定。

应尽量选择对照品作为参照物，既可以作为相对保留时间计算的参照物，又可以作为峰面积比值计算的参照物，同时又能初步了解指纹图谱中各色谱峰成分的性质。而采用内标物作为参照物，由于指纹图谱色谱峰的复杂性，较难选择合适的内标物插入图谱中。供试品的制备应进行适当的纯化，以便得到分离度较好的指纹图谱。但纯化方法应保证其主要成分不能丢失。

在标定共有峰时，应选择 10 批以上供试品中都出现的色谱峰作为共有峰，峰面积不能太小。如峰面积太小，如果仪器的检测灵敏度发生变化，有可能使该峰丢失。非共有峰的标定，应根据 10 批供试品检测结果，标定不能在每批供试品中都出现的色谱峰作为非共有峰，非共有峰越少，越有利于今后产品的达标。

中药材、有效部位、中间体和注射剂指纹图谱之间相关性分析，可采用叠加指纹图谱的图谱处理方法，分析各指纹图谱之间的相关性。

3. 高效毛细管电泳技术

高效毛细管电泳技术（high performance capillary electrophoresis，HPCE）是近几年分析化学中发展最为迅速的领域之一，具有色谱和电泳两种分离机理，依据样品中各组分之间淌度和分配行为上的差异而实现分离的一类液相分离技术。HPCE 有多种分析模式，毛细管区带电泳、毛细管胶束电动色谱（MECC）、毛细管等速电泳（CITP）、毛细管等电聚焦电泳（CIEF）、毛细管凝胶电泳（CGE）等分别适用于各种不同性质物质的分离。具有高效、低耗、用样少、应用范围广的优点，发展极快，已在多肽、蛋白质、核酸、手性化合物等生物活性物质分离、DNA 序列和 DNA 合成中产物纯度的测定以及单个细胞和病毒分析等方面取得广泛应用。如在缓冲液中加入表面活性剂则可用于分离中性化合物。这一技术的迅猛发展已引起药学工作者的极大关注，高效毛细管电泳技术在中药鉴定、生物分析及生命科学领域中有着极为广阔的应用前景。

动物类药材由于成分复杂，特别是经贮存一定时间后，其蛋白质变性较严重，普通电泳鉴定较困难，本方法具速度快、分辨力强、重现性好等特点，如对 12 种海马、海龙类药材采用 HPCE 进行鉴别研究，结果表明种间区别较明显。

4. 组织化学色谱法

应用显微操作器取出细胞中的结晶、油滴，再用高效液相色谱、气相色谱及气-质联仪分析，鉴定出化学成分，称这种方法为"组织化学色谱法"。利用这一技术，查明了丁香中主成分丁香酚在花蕾中主要以乙酰丁香酚形式存在，以后逐步转化为丁香酚。通过显微操作器可以直接把水溶性或非水溶性的液体注射到组织细胞内，来研究它们的物理化学性质。

5. 计算机技术

借助计算机图像学、计算机三维重建和图像分析系统等手段，将中药组织形态学研究推向三维化、可视化、定量化。图像分析是近 20 年来国际上兴起的一门新技术，旨在将不同层次的二维图像用计算机进行处理，获取此图像的三维定量数据。图像分析与常规测量相比具有很多优点，用计算机代替人工进行繁琐的形态学测量，所得到的三维立体参数准确可靠。

第十四章

研究制定中药材质量标准

中药质量的优劣直接关系到人民群众身体健康与生命安危的大事，因此制定中药标准是保证人民群众用药安全、有效，促进药物生产发展的一项重要措施。研究和制定规范化的中药标准，也是促进中药现代化、科学化、国际化的工作重点。中药质量及其检验方法是中药生产、经营、使用、检验和监督管理部门共同遵循的法定依据。凡正式批准生产的中药（包括中药材饮片及中成药）都要制定质量标准。

目前中药质量标准仍不够完善，内在质量评价的方法、数量和水平还存在差距，《中国药典》记载的某些中药材还缺少检测项目。

中药质量标准的特点是：①权威性：《药品管理法》规定，药品必须符合国家药品标准，但各国均不排除生产厂家可以采用非药典方法进行检验，但需要仲裁时，只有各级法定标准，特别是国家药典具有权威性。②科学性：质量标准是对具体对象研究的结果，其方法的确定与规格的制定均有充分的科学依据。③进展性：质量标准是对客观事物认识的阶段小结，即法定标准也难免不够全面，随着生产技术水平提高和测试手段的改进，应对药品标准不断进行修订和完善。新药在发给批准文号后，质量标准仍是二年试行期，在转为正式标准之前，仍允许补充完善。

制定质量标准时，必须坚持质量第一，充分体现"安全有效、技术先进、经济合理"的原则。

第一节　中药材质量标准的内容

包括：名称、汉语拼音、药材拉丁名、来源、性状、鉴别、检查、浸出物、含量测定、炮制、性味与归经、功能与主治、用法与用量、注意及贮藏等项，有关项目内容的技术要求如下：

（1）名称：汉语拼音、药材拉丁名，按中药命名原则要求制定。

（2）来源：包括原植（动）物的科名、中文名、拉丁学名、药用部位、采收季节和产地加工等。矿物药包括该矿物的类、族、矿石名或岩石名、主要成分及产地加工。①原植（动、矿）物需有关单位鉴定，确定原植（动）物的科名、中文名及拉丁学名，矿物的中文名及拉丁名。②药用部位是指植（动、矿）物经产地加工后可药用的某一部分或全部。③采收季节和产地加工系指能保证药材质量的最佳采收季节和产地加工方法。

（3）性状：系对药材的外形、大小、色泽、表面、质地、断面、气味等特征的描述。

除必须鲜用的按鲜品描述外，一般以完整的干燥药材为主；易破碎的药材还须描述破碎部分。描述要抓主要特征，文字要简练，术语要规范，描述要确切。

（4）鉴别：包括经验鉴别、显微鉴别（组织切片、粉末或表面制片、显微化学）、一般理化鉴别、色谱鉴别和光谱鉴别等，色谱鉴别应设对照品或对照药材。选用方法要求专属、灵敏、快速、简便。

（5）检查：包括杂质、水分、灰分、酸不溶性灰分、重金属、农残及有关的毒性成分等，应按《中国药典》规定的方法进行检查。

（6）浸出物测定：可参照《中国药典》附录浸出物测定要求，结合用药习惯、药材质地及已知的化学成分类别等选定适宜的溶剂，测定其浸出物量以控制质量，浸出物量的限（幅）度指标应根据实测数据制订，并以药材的干品计算。

（7）含量测定：凡已知有效成分、毒性成分及能反映药材内在质量的指标成分的，均应建立含量测定项目。操作步骤叙述要准确，术语和计算单位应规范。

（8）炮制：根据用药需要进行炮制的品种，应制订合理的加工炮制工艺，明确辅料用量和炮制品的质量要求。

（9）功能与主治、用法与用量、禁忌、注意事项及贮藏等：根据该药材研究结果制订。

（10）有关质量标准的书写格式：参照《中国药典》。

第二节　中药材质量标准起草说明

目的在于说明制订质量标准中各个项目的理由，及规定各项目指标的依据、技术条件和注意事项等。既要有理由解释，又要有实践工作的总结及试验数据。具体要求如下：

（1）名称、汉语拼音、药材拉丁名：要阐明确定该名称的理由与依据。

（2）来源：①有关该药材的原植（动、矿）物鉴定详细资料，以及原植（动、矿）物的形态描述、生态环境、生长特性、产地及分布。引种或野生变家养的植、动物药材，应有与原种、养的植、动物对比的资料。②确定该药用部位的理由及试验研究资料。③确定该药材最佳采收季节及产地加工方法的研究资料。

（3）性状：说明性状描述的依据，该药材标本的来源及性状描述中其他需要说明的问题。

（4）鉴别：应说明选用各项鉴别的依据并提供全部试验研究资料，包括显微鉴别组织、粉末易察见的特征及其墨线图或显微照片（注明扩大倍数）、理化鉴别的依据和试验结果、色谱或光谱鉴别试验可选择的条件和图谱（原图复印件）及薄层色谱的彩色照片或彩色扫描图。色谱鉴别用的对照品及对照药材应符合"中药新药质量标准用对照品研究的技术要求"。

（5）检查：说明各检查项目的理由及其试验数据，阐明确定该检查项目限度指标的意义及依据。

（6）浸出物测定：说明溶剂选择依据及测定方法研究的试验资料和确定该浸出物限量

指标的依据（至少应有 10 批样品 20 个数据）。

（7）根据样品的特点和有关化学成分的性质，选择相应的测定方法：应阐明含量测定方法的原理；确定该测定方法的方法学考察资料和相关图谱（包括测定方法的线性关系、精密度、重现性、稳定性试验及回收率试验等）；阐明确定该含量限度的意义及依据（至少应有 10 批样品 20 个数据）。含量测定用的对照品及对照药材应符合"中药新药质量标准用对照品研究的技术要求"。

（8）炮制：说明炮制该药的目的及炮制工艺制订的依据。

（9）性味与归经、功能与主治：应符合"新药（中药材）申报资料项目"有关临床资料的要求。

第十五章

中药材拉丁名命名方法

中药材拉丁名，不仅可以进一步统一中药的名称，防止混乱，而且有利于对外贸易和国际学术交流。中药材拉丁名的组成，一般均需标明药用部位，即由前面的药用部位名（用第一格）和后面的药名（用第二格）组成。药名为植物或动物的拉丁属名，或种名，或属种名。如黄连 Rhizoma Coptidis、枇杷叶 Folium Eriobotryae、红花 Flos Carthami、马钱子 Semen Strychni、牛黄 Calculus Bovis 等，各词的第一字母均需大写。中药材拉丁名的命名，有以下几种情况：

1. 对于一属中只有一个品种作药用，或一属中有几个种作同一药材使用时，一般采用属名命名；少数依照习惯采用种名命名。如：杜仲 Cortex Eucommiae（一属中只有一个植物种作药材用）；麻黄 Herba Ephedrae（一属中有几个植物种作同一药材用）；石榴皮 Pericarpium Granati（种名命名，习惯用法）。

2. 同属中有几个品种来源，分别作为不同药材使用的，则以属种名命名。如当归 Radix Angelicae Sinensis、独活 Radix Angelicae Pubescentis、白芷 Radix Angelicae Dahuricae 等。如果某一药材习惯上已采用属名作拉丁名时，则一般不再改动，而把同属其他种的药材用属种名命名，以便区分。如细辛 Herba Asari、杜衡 Herba Asari Forbesii 等。

3. 药用部位如包括两个不同部位时，把主要的或多数地区习用的列在前面，用 et（和）或 seu（或）相连接，如大黄 Radix et Rhzoma Rhei；或分别命名，如大蓟 Herba Cirsii Japonici、Radix Cirsii Japonici 等。药材收载不同属的植物时，以两个属名命名，并以 seu 连接。如老鹳草 Herba Erodii seu Geranii。

4. 拉丁名中如有形容词形容前面药用部位名词时，则列于最后。如苦杏仁 Semen Armeniacae Amarum 及淡豆豉 Semen Sojae Preparatum 中的 Amarum 和 Preparatum。

5. 少数中药的拉丁名不加药用部位，直接以属名或种名，或俗名命名，这是遵循习惯用法，有些是国际通用名称。如茯苓 Poria、麝香 Moschus、芦荟 Aloe、儿茶 Catechu、蜂蜜 Mel、全蝎 Scorpio 等。

国外药典对生药拉丁名称的记载，如日本药局方系将药名放在前面（用第二格），而药用部位名放在后面（用第一格），恰与我国的写法相反。如黄连 Coptidis Rhizoma、番泻叶 Sennae Folium 等。但对于药用油类的命名又与我国的写法相同，如肉桂油 Oleum Cinnamomi 等。由此可见，生药的拉丁名国际并无统一规定，有些属于习惯用法。如有国际通用名称，则命名时应尽量一致，以便交流。

各　论

<table>
<tr><td>第十六章</td><td>根及根茎类中药材</td></tr>
</table>

第一节　根及根茎类中药材概述

根（radix）及根茎（rhizoma）是植物的两种不同器官，具有不同的外形和内部构造。由于多数中药同时具有根和根茎两部分，两者又互有联系，因此，将根及根茎类中药并入一章叙述。

一、根类中药材

根类中药材包括以根或以根为主带有部分根茎入药的药材。根无节和节间之分，一般无芽和叶。

（一）性状鉴别

根的形状通常为圆柱形、长圆锥形或纺锤形等。双子叶植物根一般为直根系，主根发达，侧根较小，主根常为圆柱形，如甘草、牛膝等，有的肥大肉质，呈圆锥形，如桔梗、白芷等，有的双子叶植物的根膨大成块根，呈纺锤形，如何首乌；少数双子叶植物的主根不发达，为须根系，多数细长的须根簇生于根茎上，如威灵仙、龙胆等。单子叶植物根一般为须根系，须根的前部或中部常膨大成块根，呈纺锤形，如麦冬、郁金等。

根的表面常有纹理，横纹或纵纹，有的可见皮孔，双子叶植物根外表常有栓皮，较粗糙。单子叶植物根外表无木栓层，有的具较薄的栓化组织。根的顶端有时带有根茎或茎基，根茎俗称"芦头"，上有茎痕，俗称"芦碗"，如人参等。

根的质地和断面常因品种而异，有的质重坚实，有的体轻松泡；折断面呈粉性或呈纤维性、角质状等。观察根的横断面，首先应注意区分双子叶植物根和单子叶植物根。一般说来，双子叶植物根有一圈形成层的环纹，环内的木质部范围较环外的皮部大；中央无髓部，自中心向外有放射状纹理，木部尤为明显；单子叶植物根有一圈内皮层的环纹，皮部宽广，中柱一般较皮部为小；中央有髓部，自中心向外无放射状纹理。其次，应注意根的断面组织中有无分泌物散布，如伞形科植物当归、白芷等含有黄棕色油点。并应注意少数双子叶植物根的断面的异型构造，如何首乌的云锦花纹、商陆的罗盘纹等。

（二）显微鉴别

在显微镜下观察根的横切面组织构造，可区分双子叶植物和单子叶植物根。

1. 双子叶植物根

双子叶植物根一般均具次生构造。最外层大多为周皮，由木栓层、木栓形成层及栓内层组成。形成周皮后原有的表皮及皮层细胞均已死亡脱落；栓内层通常为数列薄壁细胞，排列较疏松。有的栓内层比较发达，又名"次生皮层"。少数根类中药的次生构造不发达，无周皮而有表皮，如龙胆、威灵仙等；或表皮死亡脱落后，外皮层细胞的细胞壁增厚并栓化，行保护作用，称为"后生表皮"，如细辛；或由皮层的外部细胞木栓化起保护作用，称为"后生皮层"（metaderm），如川乌。这些根的内皮层均较明显。

双子叶植物根的次生构造，维管束一般为无限外韧型，由初生韧皮部、次生韧皮部、形成层、次生木质部和初生木质部组成。初生韧皮部位于次生韧皮部的外方，细胞大多颓废，次生韧皮部包括筛管、伴胞、韧皮薄壁细胞、韧皮纤维等，并有韧皮射线；形成层连续成环，或束间形成层不明显；次生木质部占根的大部分，由导管、管胞、木薄壁细胞或木纤维组成，木射线较明显；初生木质部位于中央，分为几束，呈星角状，其束的数目随植物种类而不同，有鉴定参考意义，一般双子叶植物的束较少，为二至六束，又称二至六原型，如牛膝为两束，称二原型。双子叶植物根一般无髓，少数次生构造不发达的根的初生木质部未分化到中心，中央为薄壁组织区域，形成明显的髓部，如龙胆、川乌等。

双子叶植物根除上述正常构造外，还可形成异常构造，主要有下列几种类型：①多环性同心环维管束，如牛膝、商陆等。其根在正常次生生长发育到一定阶段时，次生维管柱的外围又形成多轮同心环状排列的异常维管组织。②附加维管柱（auxiliary stele），在维管柱外围的薄壁组织中能产生新的附加维管柱，形成异常构造，如何首乌，形成异常的外韧型维管束，有单独的和复合的。③内涵韧皮部（included phloem），又称木间韧皮部，就是在次生木质部中包埋有次生韧皮部。如茄科植物华山参等。④木间木栓（interxylary cork），在次生木质部内形成木栓带，称为木间木栓或内涵周皮，如黄芩的老根中央可见木栓环。有的根中的木间木栓环包围一部分韧皮部和木质部，把维管柱分隔成几个束，如秦艽。

2. 单子叶植物根

一般均具初生构造。最外层通常为一列表皮细胞，无木栓层，有的细胞分化为根毛，细胞外壁一般无角质层。少数根的表皮细胞分裂为多层细胞，细胞壁木栓化，形成根被，如百部、麦冬等。单子叶植物根的皮层宽厚，占根的大部分，皮层通常可分为外皮层、皮层薄壁组织和内皮层。外皮层为一层排列紧密整齐的细胞；皮层细胞排列疏松；内皮层为一层细胞，排列紧密整齐，有的可见凯氏带，有的可见凯氏点。有的内皮层细胞壁全部增厚木化，少数不增厚的内皮层细胞称"通道细胞"，如麦冬。有的内皮层细胞只有内切向壁不增厚，其余壁均增厚，横切面观时，其增厚部分呈马蹄形。

中柱直径较小，最外为中柱鞘，维管束为辐射型，韧皮部与木质部相间排列，呈辐射状，无形成层。髓部通常明显。

根类中药的横切面显微鉴别，首先应根据维管束的类型、有无形成层等，区分为双子叶或单子叶植物根。其次应注意根中有无分泌组织存在，如油室、树脂道、乳管等；有无草酸钙或碳酸钙结晶，如簇晶、方晶、砂晶、针晶等。有的根含有多量淀粉粒，如粉葛；有的根含有菊糖，不含淀粉粒，如桔梗等。还应注意厚壁组织，如石细胞、韧皮纤维或木纤维等。

二、根茎类中药材

根茎类中药材系指以地下茎或带有少许根部的地下茎入药的药材，包括根状茎、块茎、球茎及鳞茎等，是一类地下茎的变态。

（一）性状鉴别

药材中以根状茎多见，根状茎类中药材的形状多呈结节状圆柱形，常具分枝，或不规则团块状或拳形团块。表面节和节间明显，单子叶植物尤为明显，节上常有退化的鳞片状或膜质状小叶或叶痕，有顶芽和腋芽或芽痕；根茎上面或顶端常残存茎基或茎痕，侧面和下面有细长的不定根或根痕。根状茎的形态和节间长短随植物种类而异，如苍术、白术、川芎、石菖蒲、黄精等的形态和节间长短各异。蕨类植物的根茎常有鳞片或密生棕黄色鳞毛。根茎的形状不一，有圆柱形、纺锤形或不规则块状等。

块茎呈不规则块状或类球形，肉质肥大。表面有短的节间，节上具芽及退化的鳞片状叶或已脱落，如半夏、天麻等。

球茎呈球形或扁球形，肉质肥大。表面具明显的节和缩短的节间，节上有较大的膜质鳞叶，顶芽发达，叶芽常生于球茎的上半部，基部具不定根，如荸荠。

鳞茎呈球形或扁球形，地下茎缩短呈扁平皿状，称鳞茎盘，上面有肉质肥厚的鳞叶和顶芽，基部有不定根或不定根痕，如川贝母、百合等。有的兰科植物的茎的下部膨大称假鳞茎。

根茎类中药的横断面，应注意区分双子叶植物根茎和单子叶植物根茎。一般说来，双子叶植物根茎横断面中央有明显的髓部，可见形成层环，木部有明显的放射状纹理。单子叶植物根茎通常可见内皮层环状，无形成层环，皮层及中柱均有维管束小点散布，髓部不明显。其次，应注意根茎断面组织中有无分泌物散布，如油点等。注意少数双子叶植物根茎横断面有异常构造，如大黄的星点。

（二）显微鉴别

根茎的横切面在显微镜下观察组织构造，可以区分双子叶植物根茎、单子叶植物根茎和蕨类植物根茎。

1. 双子叶植物根茎

双子叶植物根茎一般均具次生构造，与地上茎相似。外表常有木栓层，少数有表皮或鳞叶。如木栓形成层发生在皮层外方，则初生皮层仍然存在，如黄连等；有些根茎仅有栓内层细胞构成次生皮层。皮层中有根迹维管束或叶迹维管束斜向通过，皮层内侧有时具纤维或石细胞，内皮层多不明显。维管束为外韧形，成环状排列，束间为髓射线。中柱外方部位有的具厚壁组织,如初生韧皮纤维和石细胞群(或称中柱鞘纤维),常排成不连续的环。中央有髓部。

双子叶植物根茎除上述正常构造外,还可形成异常构造,常见的有下列几种类型:①髓维管束,是指位于根茎髓部的维管束,如大黄的髓部有许多星点状的异型维管束,其韧皮部和木质部的位置与外部正常维管束倒置,即韧皮部在内侧,木质部在外方。②内生韧皮部(internal phloem),就是位于木质部里端的韧皮部,有的与木质部里端密切接触,构成正常的双韧型维管束;有的在髓部的周围形成各个分离的韧皮部束。内生韧皮部存在的位置和形成均与内函韧皮部不同,如茄科、葫芦科植物等。③木间木栓,在次生木质部内也形成木栓环带,如甘松根茎中的木间木栓环包围一部分韧皮部和木质部,把维管柱分隔成数个束。

2. 单子叶植物根茎

单子叶植物根茎一般均具初生构造。外表通常为一列表皮细胞,少数根茎皮层外部细胞木栓化,形成后生皮层,代替表皮起保护作用,如藜芦等;有的皮层外侧靠近表皮的细胞形成木栓组织,如生姜。皮层宽广,常有叶迹维管束散在;内皮层大多明显,具凯氏带,较粗大的根茎则不明显。中柱中有多数维管束散布,维管束大多为有限外韧型,也有周木型,如石菖蒲。髓部不明显。

鳞茎的肉质鳞叶横切面构造与单子叶植物的叶大体相似,表皮一般有气孔而无毛茸。

3. 蕨类植物根茎

蕨类植物根茎外表通常为一列表皮,表皮下面有下皮层(hypodermis),为数列厚壁细胞,内部为薄壁细胞组成的基本组织。一般具网状中柱(dictyostele),因根茎叶隙的纵向延伸和互相重叠,将维管系统分割成束,横切面观可见断续环状排列的周韧型维管束,每一维管束外围有内皮层,网状中柱的一个维管束又称分体中柱(meristele)。分体中柱的形状、数目和排列方式是鉴定品种的重要依据。在环列的分体中柱的外方,有叶迹维管束,如绵马贯众等。有的根茎具双韧管状中柱。木质部排成环圈,其内外两侧均有韧皮部及内皮层环,中央有髓部,如狗脊。蕨类植物根茎的木质部一般无导管而有管胞,管胞大多为梯纹。在基本组织的细胞间隙中,有的具间隙腺毛,如绵马贯众。

根茎类中药的横切面显微鉴别,首先应根据维管束类型和排列形式,决定其为蕨类植物根茎,还是双子叶植物或单子叶植物的根茎。根茎中常有分泌组织存在,如川芎、苍术等有油室;石菖蒲、干姜等有油细胞。单子叶植物根茎中常有黏液细胞,其中常含草酸钙针晶或针晶束,如半夏、白及等。厚壁组织也常存在,是重要的鉴别特征之一,如苍术的木栓层中有石细胞带,黄连(味连)的皮层及中柱外侧(中柱鞘)均有石细胞。多数根茎类中药含有淀粉粒,有的含有菊糖而无淀粉粒,如苍术等。

第二节　根及根茎类中药材的鉴定

狗脊 Rhizoma Cibotii

【来源】 为蚌壳蕨科(Dicksoniaceae)植物金毛狗脊 *Cibotium barometz* (L.) J. Sm. 的干

燥根茎。

　　【产地】主产于福建、四川等地。

　　【采收加工】秋、冬二季采挖，除去泥沙，干燥；或削去硬根、叶柄及金黄色茸毛，切厚片，晒干，为"生狗脊片"；蒸后，晒至六七成干，切厚片，干燥，为"熟狗脊片"。

　　【性状鉴别】药材呈不规则的长块状，长 10~30cm，直径 2~10cm。表面深棕色，被金黄色茸毛，上部有数个棕红色叶柄残基，下部有黑色细根。质坚硬，难折断。无臭，味淡、微涩。

　　生狗脊片　呈不规则长条形或圆形纵片，长 5~20cm，宽 2~8cm，厚 1.5~5mm；周边不整齐，偶有未去尽的金黄色茸毛，外表深棕色；切面浅棕色，较平滑，近边缘 1~4mm 处有一条棕黄色隆起的木质部环纹或条纹。质坚脆，易折断，有粉性。

　　熟狗脊片　全体呈黑棕色，质坚硬，木质部环纹明显。

　　以肥大、质坚实无空心、外表面有金黄色茸毛者为佳。狗脊片以厚薄均匀、坚实无毛、不空心者为佳。（彩图 16-1）

　　【显微鉴别】根茎横切面：①表皮细胞 1 列，外被金黄色非腺毛。②其内有棕黄色厚壁细胞 10~20 列。③双韧管状中柱，木质部呈环状，由管胞组成，其内外均有韧皮部及内皮层。④皮层及髓部较宽，均为薄壁细胞，内含淀粉粒或黄棕色物质。

　　叶柄基部横切面：分体中柱多呈"U"字形，30 余个断续排列成双卷状。木质部居中，外围为韧皮部、内皮层。

　　【成分】根茎含淀粉及绵马酚；根茎的毛茸含鞣质及色素。

　　【理化鉴别】取生狗脊片折断，在紫外光灯（254nm）下观察，断面显淡紫色荧光，凸起的木质部环显黄色荧光。

　　【功效】性温，味苦、甘。补肝肾，强腰膝，除风湿。

　　【附注】湖南、江西、广西等省区用乌毛蕨科植物狗脊蕨 *Woodwardia japonica* (L. f.) Sm. 的根茎作狗脊使用。河南、陕西、山西等省除用金毛狗脊外，尚有自产自销的黑狗脊，为蕨类植物根茎，如蜈蚣草 *Pteris vittata* L. 、半岛鳞毛蕨 *Dryopteris paninsulae* Kitag. 、华北鳞毛蕨 *D. laeta* (Kom.) C. Chr. 、中华蹄盖蕨 *Athyrium sinense* Rupr. 等，药材比金毛狗脊瘦小，易与狗脊区分。以上均非正品。

绵马贯众 Rhizoma Dryopteridis Crassirhizomatis

　　【来源】为鳞毛蕨科（Dryopteridaceae）植物粗茎鳞毛蕨 *Dryopteris crassirhizoma* Nakai 带叶柄残基的干燥根茎。

　　【产地】主产于黑龙江、吉林、辽宁等省。

　　【采收加工】秋季采挖，削去叶柄、须根，除去泥沙，晒干。

　　【性状鉴别】呈倒卵形而稍弯曲，上端钝圆或截形，下端较尖，有的纵剖为两半，长 10~20cm，直径 5~8cm。外表黄棕色至黑棕色，密被排列整齐的叶柄残基及鳞片，并有弯曲的须根。叶柄残基呈扁圆柱形，长 3~5cm，直径 0.5~1cm。表面有纵棱线，质硬而脆，断面略平坦，棕色，有黄白色维管束小点 5~13 个，排列成环；每个叶柄残基的外侧常有 3 条须根，鳞片条状披针形，全缘。根茎的断面呈深绿色或棕色，有黄白色维管束小点 5~13

个，环列，其外散有较多的叶迹维管束。气特殊，味初淡而微涩，渐苦而辛。（彩图 16-2）

以个大、质坚实、叶柄残基断面棕绿色者为佳。

【显微鉴别】叶柄基部横切面：①表皮为1列外壁稍厚的小形细胞，常脱落。②下皮约为10列多角形厚壁细胞，棕色。③基本组织细胞排列疏松，细胞间隙中常有单细胞间隙腺毛，头部呈球形或梨形，内含棕色分泌物，具短柄。④周韧维管束（分体中柱）5～13个，环列，木质部由管胞组成。⑤每一维管束周围有1列扁小的内皮层细胞，凯氏点明显，其外有中柱鞘薄壁细胞。薄壁细胞内含棕色物与淀粉粒。（图16-1）

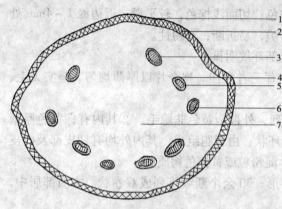

图16-1　绵马贯众（叶柄基部）横切面简图
1. 表皮　2. 厚壁组织　3. 分体中柱　4. 内皮层
5. 韧皮部　6. 木质部　7. 薄壁组织

根茎横切面：外侧为数列厚壁细胞，基本组织中有周韧维管束（分体中柱）5～13个，其外侧基本组织中有多数较小的叶迹维管束，亦有细胞间隙腺毛。

【成分】根茎含间苯三酚类化合物，有绵马酸类（filicic acids）、黄绵马酸类（flavaspidic acids）、白绵马素类（albaspidins）、去甲绵马素类（desaspidins）、绵马酚（aspidinol）、绵马次酸（filicinic acid）、粗蕨素（dryocrassin）等。此外尚含羊齿三萜［9（11）-fernene］、绵马三萜（diploptene）、鞣质、挥发油、树脂等。

绵马酸类包括绵马酸BBB（filicic acid BBB）、绵马酸PBB、绵马酸PBP；黄绵马酸类包括黄绵马酸BB（flavaspidic acid BB）、黄绵马酸PB、黄绵马酸AB；白绵马素类包括白绵马素AA（albaspidin AA）、白绵马素BB、白绵马素PP；去甲绵马素类包括去甲绵马素AB（desaspidin AB）、去甲绵马素BB、去甲绵马素PB。据报道，间苯三酚类化合物为抗肿瘤及杀虫有效成分。

【理化鉴别】①取本品粉末0.5g，加苯20ml，超声处理30分钟，取上清液，作为供试品溶液。另取绵马贯众对照药材0.5g，同法制成对照药材溶液。吸取上述两种溶液各2～4μl，分别点于同一硅胶G薄层板上（取硅胶G 10g，pH7的磷酸二氢钠-枸橼酸缓冲溶液10ml，维生素C 60mg，羧甲基纤维素钠溶液20ml，调匀，铺板，室温避光晾干，50℃活化2小时后备用），以正己烷-氯仿-甲醇（30:15:1）为展开剂，饱和2小时后展开，取出，立即喷以0.1%的坚牢蓝BB盐的稀乙醇溶液，在40℃放置1小时，供试品色谱中，在与对照药材色谱相应的位置上，显相同颜色的斑点。

②取叶柄基部或根茎横切片，滴加1%香草醛溶液及盐酸，镜检，间隙腺毛呈红色。

【功效】性微寒，味苦；有小毒。清热解毒，驱虫。

【附注】商品以贯众为名的药材据调查有6科31种，除绵马贯众外，主要尚有：①紫萁贯众：为紫萁科植物紫萁 Osmunda japonica Thunb. 带叶柄残基的根茎。根茎无鳞片，折断面多中空，可见1个"U"字形中柱。无细胞间隙腺毛。②狗脊贯众：为乌毛蕨科植物单芽狗脊蕨 Woodwardia unigemmata（Makino）Nakai 及狗脊蕨 W. japonica（L. f.）Sm. 带叶柄残基的根茎。药材呈长圆柱形，表面红棕色至黑褐色，叶柄基部横断面半圆形，单芽狗脊蕨有分体中柱 5~8 个，狗脊蕨有分体中柱 2~4 个，无细胞间隙腺毛。③荚果蕨贯众：为球子蕨科植物荚果蕨 Matteuccia struthiopteris（L.）Todoro 带叶柄残基的根茎。叶柄基部横切面分体中柱 2 个，呈"八"字形排列。④蛾眉蕨贯众：为蹄盖蕨科植物蛾眉蕨 Lunathyrium acrostichoides（Sweet）Ching 带叶柄残基的根茎。叶柄残基两侧有棘状突起，叶柄基部横切面分体中柱 2 个，呈"八"字形排列。主产于东北及河北、河南、陕西、四川等地。⑤乌毛蕨科植物乌毛蕨 Blecknum orientale L. 的带叶柄残基的根茎，在广东、广西等省区用，叶柄基部横断面有分体中柱 17~21 个，环列。同科植物苏铁蕨 Brainia insigni（Hook.）J. Smith 的根茎呈柱状，横切面有多数"V"字形维管束环状排列。叶柄基部横切面有分体中柱 6~10 个，环列。福建、华南部分地区作贯众用。以上均非正品。

大黄 Radix et Rhizoma Rhei

【来源】为蓼科（Polygonaceae）植物掌叶大黄 Rheum palmatum L.、唐古特大黄 Rheum tanguticum Maxim. ex Balf. 或药用大黄 Rheum officinale Baill. 的干燥根及根茎。

【产地】掌叶大黄主产于甘肃、青海、西藏、四川等地，多为栽培。产量占大黄的大部分。唐古特大黄主产于青海、甘肃、西藏等地，野生或栽培。药用大黄主产于四川、贵州、云南、湖北等省，栽培或野生，产量较少。

【采收加工】秋末茎叶枯萎或次春发芽前采挖，除去泥土及细根，刮去外皮（忌用铁器），切瓣或段，或加工成卵圆形或圆柱形，绳穿成串干燥或直接干燥。

【性状鉴别】呈类圆柱形、圆锥形、卵圆形、不规则瓣块状或段状，长 3~17cm，直径 3~10cm。除尽外皮者表面黄棕色至红棕色，有的可见类白色网状纹理，习称"锦纹"（系类白色薄壁组织与红棕色射线所形成），或有部分棕褐色栓皮残留，多具绳孔及粗纵纹。质坚实，有的中心稍松，断面淡红棕色或黄棕色，颗粒性。根茎髓部较大，有"星点"（异常维管束）环列或散在；根形成层环明显，木质部发达，具放射状纹理，无星点。气清香，味苦而微涩，嚼之粘牙，有沙粒感，唾液染成黄色。（彩图 16-3）

以个大、质坚实、气清香、味苦而微涩者为佳。

【显微鉴别】根茎横切面：①木栓层及皮层大多已除去，偶有残留。②韧皮部筛管群明显，薄壁组织发达，有黏液腔。③形成层成环。④木质部射线较密，宽 2~4 列细胞，内含棕色物；导管非木化，常 1 至数个相聚，排列稀疏。⑤髓部宽广，有异常维管束排列成环状或散在，异常维管束的形成层成环，外侧为木质部，内侧为韧皮部，射线呈星状射出，韧皮部中有黏液腔，内含红棕色物质。薄壁细胞含草酸钙簇晶及多数淀粉粒。（图 16-2）

根横切面无髓，余同根茎。

粉末：粉末黄棕色。①草酸钙簇晶大而多，直径 20~160μm，有的至 190μm。②导管多为网纹，并有具缘纹孔、螺纹及环纹导管，直径 11~140μm，非木化。③淀粉粒甚多，单粒呈类球形或多角形，直径 3~45μm，复粒由 2~8 分粒组成。

掌叶大黄草酸钙簇晶棱角大多短钝，也有较长尖的，直径大至 125μm；唐古特大黄草酸钙簇晶棱角大多长宽而尖，直径大至 138μm；药用大黄草酸钙簇晶棱角大多短尖，直径大至 170μm。（图 16-3）

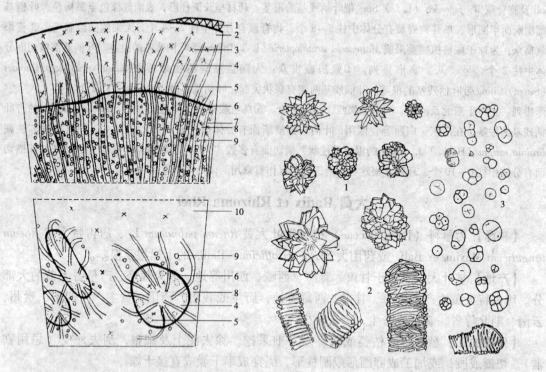

图 16-2 大黄（根茎）横切面简图

1. 木栓层　2. 皮层　3. 簇晶

4. 韧皮部　5. 分泌腔　6. 形成层

7. 射线　8. 木质部　9. 导管　10. 髓

图 16-3　掌叶大黄粉末图

1. 草酸钙簇晶　2. 导管　3. 淀粉粒

【成分】含游离蒽醌衍生物有大黄酸（rhein）、大黄素（emodin）、大黄酚（chrysophanol）、芦荟大黄素（aloe-emodin）、大黄素甲醚（physcion）等，为大黄的抗菌成分。

结合性蒽醌衍生物为游离蒽醌的葡萄糖苷或双蒽酮苷，系大黄的主要泻下成分，其中以双蒽酮苷作用最强。双蒽酮苷为：番泻苷（sennoside）A、B、C、D、E、F 等。番泻苷 A 与番泻苷 B 互为异构体。番泻苷 C 与番泻苷 D 互为异构体。此外尚含大黄素、芦荟大黄素和大黄酚的双葡萄糖苷。

另一类结合性蒽醌为单糖苷，是游离蒽醌类的葡萄糖苷：大黄酸-8-葡萄糖苷（rhein-8-mono-β-D-glucoside）、大黄素葡萄糖苷、大黄酚葡萄糖苷、芦荟大黄素葡萄糖苷、大黄素甲醚葡萄糖苷等，此类单糖苷具有一定的致泻作用。

此外，尚含有鞣质类物质约 5%，其中有没食子酰葡萄糖、没食子酸、d-儿茶素及大黄四聚素等。此类物质有止泻作用，为收敛成分。其中没食子酸及 d-儿茶素亦为止血成分。

近据报道，大黄尚含四种大黄苷（rheinoside）A、B、C、D，亦为泻下成分。

【理化鉴别】①取本品粉末 0.1g，加甲醇 20ml，浸渍 1 小时，滤过，取滤液 5ml，蒸干，加水 10ml 使溶解，再加盐酸 1ml，置水浴锅中加热 30 分钟，立即冷却，用乙醚分 2

次提取，每次 20ml，合并乙醚液，蒸干，残渣加氯仿 1ml 使溶解，作为供试品溶液。另取大黄对照药材（掌叶大黄、唐古特大黄、药用大黄）0.1g，同法制成对照药材溶液。再取芦荟大黄素、大黄酸、大黄素、大黄素甲醚、大黄酚及它们的混合对照品，加甲醇制成每 1ml 含 1mg 的溶液，作为对照品溶液。吸取上述十种溶液各 4μl，分别点于同一以羧甲基纤维素钠为黏合剂的硅胶 H 薄层板上，以石油醚（30℃~60℃）-甲酸乙酯-甲酸（15:5:1）的上层溶液为展开剂，展开，取出，晾干，置紫外光灯（365nm）下检视，供试品色谱中，在与对照药材色谱相应的位置上，显相同的 5 个橙黄色荧光主斑点；在与对照品色谱相应的位置上，显相同的橙黄色荧光斑点，置氨蒸气中熏后，日光下检视，斑点变为红色。②取本品粉末少量，进行微量升华，可见菱状针晶或羽状结晶。

【检查】总灰分不得过 10.0%，酸不溶性灰分不得过 0.8%，在 105℃干燥 6 小时，减失重量不得过 15.0%。

土大黄苷：取本品粉末 0.2g，加甲醇 2ml，温浸 10 分钟，放冷，取上清液 10μl，点于滤纸上，以 45%乙醇展开，取出，晾干，放置 10 分钟，置紫外光灯（365nm）下检视，不得显持久的亮紫色荧光。

【含量测定】按高效液相色谱法测定，含芦荟大黄素（$C_{15}H_{10}O_5$）、大黄酸（$C_{15}H_8O_6$）、大黄素（$C_{15}H_{10}O_5$）、大黄酚（$C_{15}H_{10}O_4$）和大黄素甲醚（$C_{16}H_{12}O_5$）的总量不得少于 1.5%。

【功效】性寒，味苦。泻热通肠，凉血解毒，逐瘀通经。

【附注】同属植物藏边大黄 *Rheum emodi* Wall.、河套大黄（波叶大黄）*R. hotaoense* C. Y. Cheng et C. T. Kao、华北大黄 *R. franzenbachii* Münt.、天山大黄 *R. wittrocki* Lundstr. 等的根和根茎，在部分地区和民间称山大黄或土大黄，也含有蒽醌衍生物成分，但不含双蒽酮苷番泻苷类，故泻下作用差。药材根茎的横切面，除藏边大黄有少数星点外，均无星点。药材一般均含土大黄苷（rhaponticin），为二苯乙烯苷类物质，在紫外灯下显紫色荧光。以上均非正品。

何首乌 Radix Polygoni Multiflori（附：首乌藤）

【来源】为蓼科植物何首乌 *Polygonum multiflorum* Thunb. 的干燥块根。

【产地】主产于河南、湖北、广西、广东等省区。

【采收加工】秋、冬两季采挖，削去两端，洗净，晒干，个大的切成块，干燥。

【性状鉴别】呈团块状或不规则纺锤形，长 6~15cm，直径 4~12cm。表面红棕色或红褐色，凹凸不平，有不规则皱纹及纵沟，皮孔横长，两端各有一个明显的根痕。质坚实体重，不易折断。切断面黄棕色或浅红棕色，有粉性，皮部有 4~11 个"云锦花纹"环列（异型维管束），中央木部发达，有的呈木心。气微，味微苦而甘涩。（彩图 16-4）

以个大、质坚实而重、红褐色、断面显云锦花纹、粉性足者为佳。

【显微鉴别】横切面：①木栓层为数列细胞，含红棕色物质。②在韧皮部外侧组织中有异型维管束 4~11 个，为外韧型，导管稀少。③根的中央形成层成环状，木质部导管较少，周围有管胞及少数木纤维。薄壁细胞含草酸钙簇晶及淀粉粒。（图 16-4）

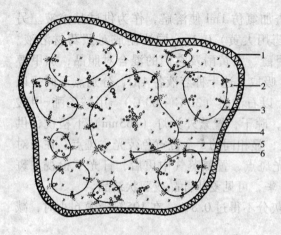

图 16－4 何首乌横切面简图
1. 木栓层 2. 簇晶 3. 异型维管束
4. 形成层 5. 韧皮部 6. 木质部

【成分】含卵磷脂（lecithin）约 3.7%；蒽醌衍生物约 1.1%，主要为大黄酚、大黄素，其次为大黄酸、大黄素甲醚、大黄酚蒽酮（chrysophanol anthrone）等，并含 2,3,5,4'-四羟基芪-2-O-β-D-葡萄糖苷（2,3,5,4'-tetrahydroxystilbene-2-O-β-D-glucoside）等芪类化合物，被认为是何首乌的水溶性成分。此外，含儿茶精、表儿茶精、3-O-没食子酰儿茶精、3-O-没食子酰表儿茶精、3-O-没食子酰原矢车菊苷元 B_1 及 3,3'-O-双没食子酰原矢车菊苷元 B_2 等。此外含酰胺类化合物及丰富的锰、钙、锌、铁等无机元素，并含游离氨基酸类化合物。

【含量测定】按高效液相色谱法测定，含 2,3,5,4'-四羟基二苯乙烯-2-O-β-D-葡萄糖苷（$C_{20}H_{22}O_9$）不得少于 1.0%。

【功效】性温，味苦、甘、涩。解毒，消痈，润肠通便。

【附注】①白首乌为萝藦科植物耳叶牛皮消 *Cynanchum auriculatum* Royle ex Wight 的块根，江苏省有栽培，曾作何首乌出售。根呈长圆柱形或纺锤形，表面土黄色，断面白色，粉性，无云锦花纹。味先甜后苦。②蓼科植物翼蓼 *Pteroxygonum giraldii* Dammer et Diels 和毛脉蓼 *Polygonum cillinerve*（Nakai）Ohwi 的块根，有的地区曾混作何首乌用，两者断面皮部均无"云锦花纹"，髓部有异常维管束。

【附】首乌藤（夜交藤）Caulis Polygoni Multiflori

为何首乌 *Polygonum multiflorum* Thunb. 的干燥藤茎。秋、冬两季割取，除去残叶，晒干。药材呈细长圆柱形，稍扭曲，直径 4～7mm。表面紫红色至紫褐色，有突起的皮孔小点，栓皮易成片脱落，节部略膨大，有侧枝痕。质脆，易折断，断面皮部紫红色，木部黄白色或淡棕色，具多数小孔（导管），中央髓部类白色。气微，味微苦、涩。性平，味甘，养血安神，祛风通络。

牛膝 Radix Achyranthis Bidentatae

【来源】为苋科（Amaranthaceae）植物牛膝 *Achyranthes bidentata* Bl. 的干燥根。

【产地】主产于河南武陟、沁阳等地。河北、山西、山东、江苏等省亦产。为栽培品。

【采收加工】冬季茎叶枯萎时采挖，除去须根及泥沙，捆成小把，晒至干皱后，将顶端切齐，晒干。

【性状鉴别】呈细长圆柱形，有时稍弯曲，上端较粗，下端渐细，长 15～50（～90）cm。直径 0.4～1cm。表面灰黄色或淡棕色，有扭曲细纵皱纹、横长皮孔及稀疏的细根痕。质硬脆，易折断，受潮则变柔软。断面平坦，黄棕色，微呈角质样而油润，中心维管束木部较大，黄白色，其外围散有多数点状维管束，排列成 2～4 轮。气微，味微甜而稍苦涩。（彩图 16－5）

以根长、肉肥、皮细、黄白色者为佳。

【显微鉴别】横切面：①木栓层为数列细胞。②皮层较窄。③异常维管束断续排列成2~4轮，外韧型，最外轮维管束较小；有时仅1至数个导管；形成层几连接成环；向内维管束较大，木质部由导管、木纤维和木薄壁细胞组成。④中央木质部多集成2~3群。薄壁细胞含草酸钙砂晶。（图16-5）

【成分】含皂苷、羟基促脱皮甾酮（ecdysterone）和牛膝甾酮（inokosterone）等，皂苷水解得齐墩果酸（oleanolic acid）。另含β–谷甾醇、豆甾烯醇、红苋甾醇（rubrosterone）、琥珀酸、肽多糖ABAB（有免疫活性）以及活性寡糖ABS等。钠、镁、钙、铁、锌、锰含量丰富，钾的含量高。其他尚含β–香树脂醇，琥珀酸。

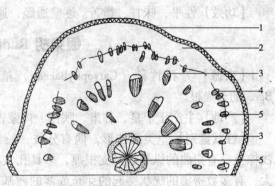

图16-5　牛膝横切面简图
1. 木栓层　2. 皮层　3. 韧皮部
4. 形成层　5. 木质部

【理化鉴别】取本品粉末2g，加乙醇20ml，加热回流40分钟，静置，取上清液10ml，加盐酸1ml，加热回流1小时后浓缩至5ml，加水10ml，用石油醚（60℃~90℃）20ml提取，提取液蒸干，残渣加乙醇2ml使溶解，作为供试品溶液。另取齐墩果酸对照品，加乙醇制成每1ml含1mg的溶液，作为对照品溶液。吸取供试品溶液10~20μl，对照品溶液10μl，分别点于同一以羧甲基纤维素钠为黏合剂的硅胶H薄层板上，以氯仿-甲醇(40:1)为展开剂，展开，取出，晾干，喷以磷钼酸试液，在110℃加热至斑点显色清晰。供试品色谱中，在与对照品色谱相应的位置上，显相同的蓝色斑点。

【浸出物】用水饱和正丁醇作溶剂，热浸法，本品醇溶性浸出物不得少于6.5%

【功效】性平，味苦、酸。补肝肾，强筋骨，逐瘀通经，引血下行。

川牛膝 Radix Cyathulae

【来源】为苋科植物川牛膝 *Cyathula officinalis* Kuan 的干燥根。

【产地】主产于四川、云南、贵州等省。野生或栽培。

【采收加工】秋、冬二季采挖，除去芦头、须根及泥沙，炕或晒至半干，堆放回润，再炕干或晒干。

【性状鉴别】根呈近圆柱形，微扭曲，向下略细或有少数分枝，长30~60cm，直径0.5~3cm。表面黄棕色或灰褐色，有纵皱纹及侧根痕，可见多数横向突起的皮孔，顶端有时残留根茎和茎基。质坚韧，不易折断，断面浅黄色或棕黄色，维管束点状，排列成4~11轮同心环。气微，味甜。（彩图16-6）

【显微鉴别】横切面：①木栓层为数列细胞。②皮层窄。③中柱大，三生维管束外韧型，断续排列成4~11轮，内侧维管束内形成层可见；木质部导管多单个，常径向排列；木纤维较发达。④中央次生构造维管系统常分成2~9股。薄壁细胞含草酸钙砂晶和方晶。

【成分】含甾类化合物：杯苋甾酮（cyasterone）、异杯苋甾酮（isocyasterone）、5－表杯苋甾酮（5－epicyasterone）、羟基杯苋甾酮（sengosterone）、苋菜甾酮（amarasterone）、头花杯苋甾酮（capitasterone）、前杯苋甾酮（precyasterone）、羟基促脱皮甾酮等。

【浸出物】本品水溶性浸出物冷浸法测定不得少于65.0%。

【功效】性平，味甘、微苦。逐瘀通经，通利关节，利尿通淋。

银柴胡 Radix Stellariae

【来源】为石竹科（Caryophyllaceae）植物银柴胡 Stellaria dichotoma L. var. lanceolata Bge. 的干燥根。

【产地】主产于宁夏、甘肃、陕西、内蒙古等省区。有栽培。

【性状鉴别】呈类圆柱形，偶有分枝，长15～40cm，直径1～2.5cm，表面浅棕黄色至浅棕色，有扭曲的纵皱纹及支根痕，多具孔穴状或盘状小凹坑，习称"砂眼"；根头部略膨大，有多数密集的疣状突起的芽苞或茎的残基，习称"珍珠盘"。质硬而脆，易折断，断面不平坦，较疏松，有裂隙，皮部甚薄，木质部有黄白相间的放射状纹理。气微，味甘。以根长均匀，外皮淡棕黄色，断面黄白色者为佳。（彩图16－7）

【成分】含呋喃酸、6,8－双－C－半乳糖基芹黄素、汉黄芩素、6－C－半乳糖基异野黄芩素及挥发性皂苷、银柴胡环肽、豆甾醇类化合物等。

【功效】性微寒，味甘。清虚热，除疳热。

威灵仙 Radix et rhizoma Clematidis

【来源】为毛茛科（Ranunculaceae）植物威灵仙 Clematis chinensis Osbeck、棉团铁线莲 Clematis hexapetala Pall. 或东北铁线莲 Clematis manshurica Rupr. 的干燥根和根茎。

【产地】威灵仙主产于长江以南各省，如江苏、浙江、江西、安徽等省。棉团铁线莲主产于东北及山东省。东北铁线莲主产于东北地区。

【采收加工】秋季采挖，除去泥沙，晒干。

【性状鉴别】**威灵仙**　根茎呈柱状，长1.5～3.5（～10）cm，直径0.3～1.5cm。表面淡棕黄色，上端残留茎基，下侧着生多数细根。根呈细长圆柱形，稍弯曲，长7～15cm，直径1～3mm；表面黑褐色，有细纵纹，有的皮部脱落，露出黄白色木部。根茎质较坚韧，断面纤维性；根质坚脆，易折断。断面皮部较广，木部淡黄色，略呈方形，皮部与木部间常有裂隙，气微，味淡。

棉团铁线莲　根茎呈短柱状，长1～4cm，直径0.5～1cm。根长4～20cm，直径1～2mm。表面棕褐色至棕黑色。味咸。

东北铁线莲　根茎呈柱状，长1～4（～11）cm，直径0.5～2.5cm。根较密集，长5～23cm，直径1～4mm。表面棕黑色，断面木部近圆形。味辛辣。

均以根较粗长、色黑或棕黑色、无地上残基者为佳。（彩图16－8）

【显微鉴别】**威灵仙**　根横切面：①表皮细胞外壁增厚，棕黑色。②皮层较宽，均为薄壁细胞，外皮层细胞切向延长；内皮层明显。③维管束外韧型，老根的韧皮部外侧有纤维束

及石细胞，纤维直径 18 ~ 43μm。形成层明显。木质部细胞均木化。薄壁细胞含淀粉粒。（图 16 - 6A）

棉团铁线莲 外皮层细胞多径向延长。无韧皮纤维束及石细胞。（图 16 - 6B）

东北铁线莲 外皮层细胞径向延长，老根略切向延长。韧皮部外侧偶有韧皮纤维束及石细胞，老根韧皮部外侧韧皮纤维束及石细胞较多。

【成分】威灵仙 根含多种三萜类皂苷，为齐墩果酸或常春藤皂苷元（hederagenin）的衍生物，如威灵仙次皂苷（prosapogenin）CP_1、CP_2、CP_{2b}、CP_3、CP_{3b}、CP_4、CP_5、CP_6、CP_7、CP_{7a}、CP_8、CP_{8a}、CP_9、CP_{9a}、CP_{10}、CP_{10a} 等。尚含原白头翁素（protoanemonin）约 0.25%，遇热或放置易聚合为白头翁素（anemonin）。

棉团铁线莲 根含白头翁素、生物碱、谷甾醇、肉豆蔻酸及 α、β - 亚油酸等。

东北铁线莲 根含三萜皂苷：铁线莲皂苷（clematoside）A、A′、B、C，皂苷元均为齐墩果酸。

【浸出物】 按醇溶性浸出物测定法热浸法测定，用乙醇作溶剂，不得少于 15.0%。

【功效】 性温，味辛、咸。祛风除湿，通络止痛。

川乌 Radix Aconiti

【来源】 为毛茛科植物乌头 *Aconitum carmichaeli* Debx. 的干燥母根。

【产地】 四川、陕西省为主要栽培产区，湖北、湖南、云南、河南等省亦有种植。

【采收加工】 6 月下旬至 8 月上旬采挖，除去子根、须根及泥沙，晒干。

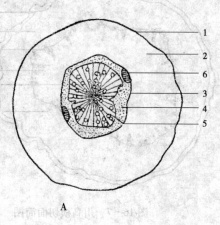

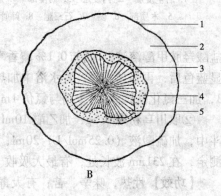

图 16 - 6 威灵仙横切面图

A. 威灵仙 B. 棉团铁线莲

1. 表皮 2. 皮层 3. 内皮层 4. 韧皮部
5. 木质部 6. 韧皮纤维及石细胞

【性状鉴别】 呈不规则圆锥形，稍弯曲，顶端常有残茎，中部多向一侧膨大，长 2 ~ 7.5cm，直径 1.2 ~ 2.5（~3.5）cm。外表棕褐色或灰棕色，皱缩，有小瘤状侧根及除去子根后的痕迹。质坚实，不易折断。断面类白色或浅灰黄色，粉质，形成层环纹多角形。气微，味辛辣而麻舌。（彩图 16 - 9）

以饱满、质坚实、断面色白有粉性者为佳。

【显微鉴别】 横切面：①后生皮层为棕色木栓化细胞。②皮层细胞切向延长，偶有石细胞，单个散在或数个成群，类长方形、方形或长椭圆形，胞腔较大；内皮层明显。③韧皮部宽广，散有筛管群，内侧偶见纤维束。④形成层类多角形。其内外侧偶有 1 至数个异型维管

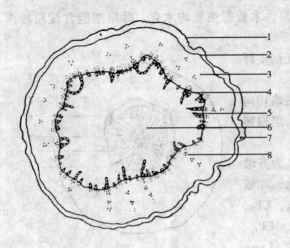

图 16-7　川乌横切面简图
1. 后生皮层　2. 内皮层　3. 韧皮部　4. 形成层
5. 木质部　6. 髓　7. 石细胞　8. 筛管群

束。⑤木质部导管多列，呈径向或略呈"V"字形排列。⑥髓部明显。薄壁细胞充满淀粉粒。（图 16-7）

【成分】根含生物碱及乌头多糖（aconitan）。总生物碱含量为 0.82% ~ 1.56%，其中主要为剧毒的双酯类生物碱：中乌头碱（mesaconitine）及乌头碱（aconitine）、次乌头碱（hypaconitine）、杰斯乌头碱（jesaconitine）、异翠雀花碱（isodelphinine）等。此外，尚含塔拉弟胺、川乌碱甲、川乌碱乙及脂乌头碱（lipoaconitine）、脂次乌头碱、脂中乌头碱等。

【理化鉴别】①取川乌粉末 5g，加乙醚 30ml 与氨试液 3ml，浸渍 1 小时，时时振摇，滤过，取滤液 6ml，蒸干，残渣加 7% 盐酸羟胺甲醇溶液 10 滴与 0.1% 麝香草酚酞甲醇溶液 2 滴，滴加氢氧化钾饱和的甲醇溶液至显蓝色后，再多加 4 滴，置水浴中加热 1 分钟，用冷水冷却，滴加稀盐酸调节 pH 值至 2 ~ 3，加三氯化铁试液 1 ~ 2 滴与氯仿 1ml，振摇，上层液显紫色。

②取川乌粉末 0.5g，加乙醚 10ml 与氨试液 0.5ml，振摇 10 分钟，滤过。滤液置分液漏斗中，加硫酸液（0.25mol/L）20ml，振摇提取，分取酸液适量，用水稀释后照分光光度法测定，在 231nm 波长处，有最大吸收。

【功效】性热，味辛、苦；有大毒。祛风除湿，温经止痛。

【附注】部分地区的川乌为乌头的子根，其母根则作草乌药用。

附子 Radix Aconiti Lateralis Preparata

【来源】为毛茛科植物乌头 *Aconitum carmichaeli* Debx. 子根的加工品。

【产地】四川、陕西省为主要栽培产区。

【采收加工】6 月下旬至 8 月上旬采挖，除去母根、须根及泥沙，习称"泥附子"，加工成下列品种。

盐附子　选择个大、均匀的泥附子，洗净，浸入食用胆巴的水溶液中过夜，再加食盐，继续浸泡，每日取出晒晾，并逐渐延长晒晾时间，直至附子表面出现大量结晶盐粒（盐霜）、体质变硬为止，习称"盐附子"。

黑顺片　取泥附子，按大小分别洗净，浸入食用胆巴的水溶液中数日，连同浸液煮至透心，捞出，水漂，纵切成厚约 0.5cm 的片，再用水浸漂，用调色液使附片染成浓茶色，取出，蒸至出现油面光泽后，烘至半干，再晒干或继续烘干，习称"黑顺片"。

白附片　选择大小均匀的泥附子，洗净，浸入食用胆巴的水溶液中数日，连同浸液煮至透心，捞出，剥去外皮，纵切成 0.3cm 的片，用水浸漂，取出，蒸透，晒干，习称"白附片"。

【性状鉴别】**盐附子**　呈圆锥形，长 4～7cm，直径 3～5cm。表面灰黑色，被盐霜。顶端宽大，中央有凹陷的芽痕，周围有瘤状突起的支根或支根痕。质重而坚硬，难折断，受潮则变软。横切面灰褐色，可见充满盐霜的小空隙及多角形环纹（形成层），环纹内侧导管束小点排列不整齐。气微，味咸而麻，刺舌。（彩图 16-10）

黑顺片　为不规则的纵切片，上宽下窄，长 1.7～5cm，宽 0.9～3cm，厚 2～5mm。外皮黑褐色，切面暗黄色，油润，具光泽，半透明状，并有纵向导管束脉纹。质硬而脆，断面角质样。气微，味淡。（彩图 16-11）

白附片　形状、气味与黑顺片相同，但无外皮，全体黄白色，半透明，厚约3mm。（彩图 16-11）

盐附子以个大、坚实、灰黑色、表面起盐霜者为佳。黑顺片以片大、厚薄均匀、表面油润光泽者为佳。白附片以片大、色白、半透明者为佳。

【显微鉴别】　与川乌相似。见川乌。

【成分】　根含生物碱，其中主要为剧毒的双酯类生物碱，附子因系加工品，原来生品中所含毒性很强的双酯类生物碱，在加工炮制的过程中易水解，失去一分子醋酸，生成毒性较小的单酯类生物碱苯甲酰乌头胺（benzoylaconine）、苯甲酰中乌头胺和苯甲酰次乌头胺。如继续水解，又失去一分子苯甲酸，生成毒性更小的不带酯键的胺醇类生物碱乌头胺（aconine）、中乌头胺（mesaconine）和次乌头胺（hypaconine）。因此炮制品附子的毒性均较其生品为小。盐附子尚含少量的中乌头碱及乌头碱、次乌头碱，因此盐附子的毒性则较蒸煮过的黑顺片、白附片为大。中乌头碱为镇痛的主要活性成分。此外，尚含强心成分氯化棍掌碱（coryneine chloride）、去甲猪毛菜碱（salsolinol）及去甲乌药碱（dl-demethylcoclaurine）。

【理化鉴别】　取黑顺片或白附片粗粉4g，加乙醚 30ml 与氨试液 5ml，振摇 20 分钟，滤过，滤液置分液漏斗中，加 0.25mol/L 硫酸溶液 20ml，振摇提取，分取酸液，照分光光度法测定，在 231nm 与 274nm 波长处有最大吸收。

【检查】　乌头碱限量：取黑顺片、白附片或淡附片粗粉20g，置具塞锥形瓶中，加乙醚 150ml，振摇 10 分钟，加氨试液 10ml，振摇 30 分钟，放置 1～2 小时，分取醚层，蒸干，加无水乙醇 2ml 使溶解，作为供试品溶液。另取乌头碱对照品，加无水乙醇制成每1ml 含 2mg 的溶液，作为对照品溶液。吸取供试品溶液 6μl、对照品溶液 5μl，分别点于同一碱性氧化铝薄层板上，以正己烷-醋酸乙酯（1:1）为展开剂，展开，取出，晾干，喷以碘化钾碘试液与碘化铋钾试液的等容混合液。供试品色谱中，在与对照品色谱相应的位置上出现的斑点应小于对照品的斑点或不出现斑点。

【功效】　有毒；性大热，味辛、甘。回阳救逆，补火助阳，逐风寒湿邪。

白芍 Radix Paeoniae Alba （附：赤芍）

【来源】　为毛茛科（芍药科）植物芍药 *Paeonia lactiflora* Pall. 的干燥根。

【产地】　主产于浙江、安徽、四川、贵州、山东等省，均系栽培。

【采收加工】　夏、秋两季采挖，洗净，除去头尾及须根，置沸水中煮至透心后除去外皮或去皮后再煮，晒干。

【性状鉴别】呈圆柱形，平直或稍弯曲，两端平截，长 5~18cm，直径 1~2.5cm。表面类白色或淡红棕色，光滑，隐约可见横长皮孔及纵皱纹，有细根痕或残留棕褐色的外皮。质坚实，不易折断。断面较平坦，类白色或微带棕红色，角质样，形成层环明显，木部有放射状纹理。气微，味微苦、酸。（彩图 16 - 12）

以根粗、坚实、无白心或裂隙者为佳。

【显微鉴别】横切面：①木栓层细胞偶有残存。②残存的皮层细胞切向延长。③韧皮部主要由薄壁细胞组成。④形成层环微波状弯曲。⑤木质部束窄，导管群作放射状排列，导管旁有少数木纤维。木射线宽 10 至数十列细胞。⑥薄壁细胞含草酸钙簇晶，并含糊化淀粉粒团块。（图 16 - 8）

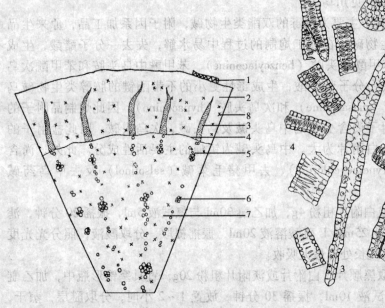

图 16 - 8　白芍横切面简图

1. 木栓层　2. 皮层　3. 韧皮部　4. 形成层
5. 木质部　6. 木纤维　7. 射线　8. 草酸钙簇晶

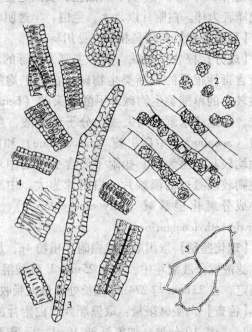

图 16 - 9　白芍粉末图

1. 含糊化淀粉粒细胞　2. 草酸钙簇晶
3. 木纤维　4. 导管　5. 薄壁细胞

粉末：黄白色。①薄壁细胞含糊化淀粉粒，糊化淀粉团块甚多。②草酸钙簇晶较多，直径 11~35μm，存在于薄壁细胞中，常排列成行，或一个细胞中含数个簇晶。③木纤维长梭形，直径 15~40μm，壁厚，微木化，具大的圆形纹孔。④导管为具缘纹孔或网纹，直径 20~65μm。（图 16 - 9）

【成分】芍药根含多量芍药苷（paeoniflorin），经加工为白芍后，含量显著减少，约在 1% 以下。并含少量羟基芍药苷（oxypaeoniflorin）、芍药内酯苷（albiflorin）、苯甲酰芍药苷及苯甲酸、鞣质、β-谷甾醇、挥发油等。芍药苷为解痉有效成分。

【理化鉴别】①取粉末 5g，加乙醚 50ml，加热回流 10 分钟，滤过。取滤液 10ml，置水浴上蒸干，加醋酐 1ml 与硫酸 4～5 滴，先显黄色，渐变成红色、紫色，最后呈绿色。

②取粉末 0.5g，加乙醇 10ml，振摇 5 分钟，滤过，滤液蒸干，残渣加乙醇 1ml 使溶解，作为供试品溶液。另取芍药苷对照品，加乙醇制成每 1ml 含 1mg 的溶液，作为对照品溶液。吸取上述两种溶液各 10μl，分别点于同一硅胶 G 薄层板上，以氯仿-乙酸乙酯-甲醇-甲酸（40:5:10:0.2）为展开剂，展开，取出，晾干，喷以 5% 香草醛硫酸溶液，加热至斑点显色清晰。供试品色谱中，在与对照品色谱相应的位置上，显相同的蓝紫色斑点。

【含量测定】按高效液相色谱法测定，含芍药苷（$C_{23}H_{28}O_{11}$）不得少于 1.6%。

【功效】性微寒，味苦、酸。平肝止痛，养血调经，敛阴止汗。

【附】赤芍　Radix Paeoniae Rubra

为毛茛科植物芍药 *Paeonia lactiflora* Pall. 及川赤芍 *Paeonia veitchii* Lynch 的干燥根。春、秋二季采挖，除去根茎、须根及泥沙，晒干。呈圆柱形，稍弯曲，长 5～40cm，直径 0.5～3cm。表面棕褐色，粗糙，有纵沟及皱纹，并有须根痕及横向凸起的皮孔，有的外皮易脱落。质硬而脆，易折断，断面粉白色或粉红色，皮部窄，木部放射状纹理明显，有的有裂隙。气微香，味微苦、酸涩。

按高效液相色谱法测定，含芍药苷（$C_{23}H_{28}O_{11}$）不得少于 1.8%，切片含芍药苷不得少于 1.5%。

黄连 Rhizoma Coptidis

【来源】为毛茛科植物黄连 *Coptis chinensis* Franch.、三角叶黄连 *Coptis deltoidea* C. Y. Cheng et Hsiao 或云连 *Coptis teeta* Wall. 的干燥根茎。以上三种分别习称"味连"、"雅连"、"云连"。

【产地】味连　主产于四川石柱县，湖北西部、陕西、甘肃等地亦产。主要为栽培品，为商品黄连的主要来源。

雅连　主产于四川洪雅、峨眉等地，为栽培品，有少量野生。

云连　主产于云南德钦、碧江及西藏地区，原系野生，现有栽培。

【采收加工】秋季采挖，除去须根及泥沙，干燥，撞去残留须根。

【性状鉴别】味连　多分枝，集聚成簇，常弯曲，形如鸡爪，单枝根茎长 3～6cm，直径 0.3～0.8cm。表面灰黄色或黄褐色，粗糙，有不规则结节状隆起、须根及须根残基，有的节间表面平滑如茎秆，习称"过桥"。上部多残留褐色鳞叶，顶端常留有残余的茎或叶柄。质硬，断面不整齐，皮部橙红色或暗棕色，木部鲜黄色或橙黄色，呈放射状排列，髓部有的中空。气微，味极苦。（彩图 16-13）

雅连　多为单枝，略呈圆柱形，微弯曲，长 4～8cm，直径 0.5～1cm。"过桥"较长。顶端有少许残茎。（彩图 16-13b-B）

云连　多为单枝，弯曲呈钩状，较细小。长 2～5cm，直径 2～4mm。表面棕黄色。"过桥"较短，折断面黄棕色。（彩图 16-13b-A）

均以粗壮，坚实，断面皮部橙红色，木部鲜黄色或橙黄色者为佳。

【显微鉴别】味连横切面：①木栓层为数列细胞。②皮层较宽，石细胞单个或成群散在，黄色，另有根迹维管束。③中柱鞘纤维成束，木化，或伴有少数石细胞，均显黄色。④维管束外韧型，环列，束间形成层不明显；木质部细胞均木化，木纤维较发达。射线宽窄不

一。⑤髓部均为薄壁细胞，无石细胞。（图 16-10）

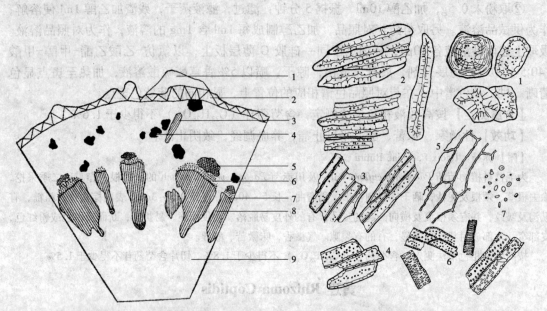

图 16-10 黄连（味连）横切面简图　　　　　图 16-11 黄连粉末图
1. 鳞叶组织　2. 木栓层　3. 根迹维管束　　　　1. 石细胞　2. 中柱鞘纤维　3. 木纤维　4. 木薄壁细胞
4. 石细胞　5. 中柱鞘纤维　6. 韧皮部　　　　　5. 鳞叶表皮细胞　6. 导管　7. 淀粉粒
7. 形成层　8. 木质部　9. 髓

雅连横切面：与味连相似，但髓部有石细胞。

云连横切面：皮层、中柱鞘部位及髓部均无石细胞。

粉末：味连黄棕色或黄色。①石细胞为类方形、类圆形、类长方形或近多角形，直径 25~64μm，长至 102μm，黄色，壁厚，壁孔明显。②中柱鞘纤维黄色，纺锤形或梭形，长 136~185μm，直径 27~37μm，壁厚。③木纤维较细长，壁较薄，有稀疏点状纹孔。④木薄壁细胞类长方形或不规则形，壁稍厚，有纹孔。⑤鳞叶表皮细胞，绿黄色或黄棕色，细胞长方形或长多角形，壁微波状弯曲，或作连珠状增厚。⑥导管为网纹或孔纹，短节状。⑦淀粉粒多单粒，类圆形，直径 2~3μm。（图 16-11）

雅连与味连相似，但石细胞较多，金黄色。

【成分】三种黄连均含多种生物碱，主要为小檗碱（berberine），呈盐酸盐存在，含量 5.2%~7.69%；其次为黄连碱（coptisine）、甲基黄连碱（云连无）、巴马亭（palmatine）、药根碱（jatrorrhizine）。此外，尚含木兰碱（magnoflorine）、表小檗碱（epiberberine）等。酚性成分有阿魏酸、绿原酸、3,4-二羟基苯乙醇葡萄糖苷、3-羧基-4-羟基苯氧葡萄糖苷、2,3,4-三羟基苯丙酸等。据研究，黄连碱为黄连的特征性成分。据测定，黄连中小檗碱含量以栽培 6 年的为最高。

【理化鉴别】①取本品粗粉约 1g，加乙醇 10ml，加热至沸腾，放冷，滤过。取滤液 5 滴，加稀盐酸 1ml 与含氯石灰少量，即显樱红色；另取滤液 5 滴，加 5% 没食子酸乙醇溶液

2～3滴，蒸干，趁热加硫酸数滴，即显深绿色。（检查小檗碱）

②取本品粉末 50mg，加甲醇 5ml，加热回流 15 分钟，滤过，滤液补加甲醇使成 5ml，作为供试品溶液。另取黄连（味连、雅连、云连）对照药材，同法制成对照药材溶液。再取药根碱、巴马汀、盐酸小檗碱、表小檗碱、黄连碱对照品，加甲醇制成每 1ml 含 0.50mg 的溶液，作为对照品溶液，吸取上述九种溶液各 1μl，分别点于同一硅胶 G 薄层板上，以苯-醋酸乙酯-异丙醇-甲醇-水（6:3:1.5:1.5:0.3）为展开剂，置氨蒸气饱和的展开缸内，展开，取出，晾干，置紫外光灯（365nm）下检视。供试品色谱中，在与对照药材色谱相应的位置上，显相同的黄色荧光斑点；在与对照品色谱相应的位置上，显相同的一个黄色荧光斑点。

③取粉末或薄切片置载玻片上，加 95% 乙醇 1～2 滴及 30% 硝酸 1 滴，加盖玻片放置片刻，镜检，有黄色针状或针簇状结晶析出（硝酸小檗碱）。

【含量测定】按薄层色谱扫描法测定，本品含小檗碱以盐酸小檗碱（$C_{20}H_{17}NO_4 \cdot HCl$）计算，不得少于 3.6%。

【检查】总灰分不得过 5.0%。

【功效】性寒，味苦。清热燥湿，泻火解毒。

【附注】除上述三种外，还有多种同属植物根茎作黄连用，主要有：峨眉野连 *Coptis omeiensis*（Chen）C. Y. Cheng，野生于四川、云南地区，根茎结节密集，无"过桥"，鳞叶较多，常带有部分叶柄。短萼黄连 *C. chinensis* Franch. var. *brevisepala* W. T. Wang et Hsiao，产于广西、广东、福建等地，别名土黄连，主为野生，根茎略呈连珠状圆柱形，多弯曲，无"过桥"。

防己 Radix Stephaniae Tetrandrae

【来源】为防己科（Menispermaceae）植物粉防己 *Stephania tetrandra* S. Moore 的干燥根。

【产地】主产于浙江、安徽、湖北、湖南等地。

【采收加工】秋季采挖，洗净，除去粗皮，晒至半干，切段，个大者再纵切，干燥。

【性状鉴别】呈不规则圆柱形、半圆柱形或块片状，屈曲不直，长 5～10cm，直径 1～5cm。表面淡灰黄色，在弯曲处常有深陷横沟而成结节状的瘤块样。质坚实而重，断面平坦，灰白色，富粉性，木部占大部分，有稀疏的放射状纹理，习称车轮纹。气微，味苦。（彩图 16-14）

以质坚实、粉性足、去净外皮者为佳。

本品饮片为类圆形厚片，周边色较深，切面灰白色，粉性，有稀疏的放射状纹理。气微，味苦。

【显微鉴别】横切面：①木栓层多已除去或有残留，细胞黄棕色。②皮层细胞切向延长，有石细胞群散在，石细胞类方形或多角形，壁稍厚。③韧皮部较宽，韧皮部束明显。④形成层成环。⑤木质部占大部分，导管稀少呈放射状排列，导管旁有木纤维。射线较宽。薄壁细胞充满淀粉粒，并可见细小杆状（或柱状及方形）草酸钙结晶。

【成分】含多种异喹啉生物碱，总量为 1.7%～2.5%。其中主要为粉防己碱（汉防己甲素 tetrandrine）、去甲基粉防己碱（汉防己乙素 demethyl - tetrandrine）、轮环藤酚碱（cyclanoline）、防己诺林碱（fangchinoline）等。此外，还含氧化防己碱、防己菲碱、1,3,4-三脱氢防己诺林碱氧化物、甲基防己诺林碱等。并含黄酮苷、酚类、有机酸、挥发油、糖类等。

【含量测定】按高效液相色谱法测定，含粉防己碱（$C_{38}H_{42}N_2O_6$）和防己诺林碱（$C_{37}H_{40}N_2O_6$）的总量不得少于1.6%。

【浸出物】照醇溶性浸出物测定法的热浸法测定，甲醇作溶剂，不得少于5.0%。

【功效】性寒，味苦。利水消肿，祛风止痛。

延胡索 Rhizoma Corydalis

【来源】为罂粟科（Papaveraceae）植物延胡索 *Corydalis yanhusuo* W. T. Wang 的干燥块茎。

【产地】主产于浙江东阳、磐安。湖北、湖南、江苏等省亦产，多为栽培。

【采收加工】夏初（5~7月）茎叶枯萎时采挖，除去须根，洗净，置沸水中煮至恰无白心时，取出，晒干。

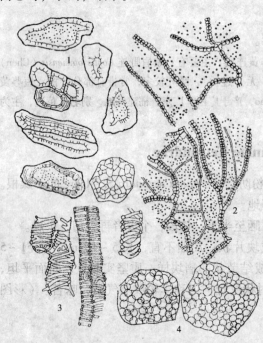

图16-12　延胡索粉末图
1. 石细胞　2. 下皮厚壁细胞　3. 导管
4. 含糊化淀粉粒的薄壁细胞

【性状鉴别】呈不规则扁球形，直径0.5~1.5cm。表面黄色或黄褐色，有不规则网状皱纹，顶端有略凹陷的茎痕，底部常有疙瘩状凸起，或稍凹陷呈脐状。质硬而脆，断面黄色，角质样，有蜡样光泽。气微，味苦。（彩图16-15）

以个大、饱满、质坚实、断面色黄者为佳。

【显微鉴别】粉末：绿黄色。①石细胞淡黄色，类圆形或长圆形，或长多角形，长88~160μm，直径约至60μm。壁较厚，纹孔细密。②下皮厚壁细胞绿黄色，细胞多角形、类方形或长条形，壁稍弯曲，木化，有的成连珠状增厚，纹孔细密。③导管多为螺纹，少数为网纹，螺纹导管直径16~32μm。④薄壁细胞中充满糊化淀粉粒团块，淡黄色或近无色。（图16-12）

【成分】含多种生物碱，其中有：d-紫堇碱（d-corydaline 即延胡索甲素）、dl-四氢巴马亭（dl-tetrahydropalmatine 即延胡索乙素）、原鸦片碱（protopine 即延胡索丙素）、l-四氢黄连碱（l-tetrahydrocoptisine 即延胡索丁素）、dl-四氢黄连碱（即延胡索戊素）、l-四氢非洲防己碱（l-tetrahydrocolumbamine 即延胡索己素）及延胡索庚素、癸素、壬素等。延胡索乙素为主要镇痛、镇静成分。去氢延胡索甲素对胃及十二指肠溃疡有疗效。

【理化鉴别】取粉末 2g，加 0.25mol/L 硫酸溶液 20ml，振摇片刻，滤过。取滤液 2ml，加 1% 铁氰化钾溶液 0.4ml 与 1% 三氯化铁溶液 0.3ml 的混合液，即显深绿色，渐变深蓝色，放置后底部有较多的深蓝色沉淀。另取滤液 2ml，加重铬酸钾试液 1 滴，即生成黄色沉淀。（检查生物碱）

【功效】性温，味苦、辛。理气止痛，活血散瘀。

【附注】除上种外，尚有多种同属植物的块茎在部分地区也作元胡或土元胡药用。如：齿瓣延胡索 *Corydalis turtschaninovii* Bess.，主产于东北及河北北部。块茎呈不规则球形，表面黄棕色，皱缩。全叶延胡索 *C. repens* Mandl. et Mühldorf.，主产于东北及河北、河南、山东、江苏等地。块茎呈圆球形、长圆形或圆锥形，表面灰棕色，皱缩。东北延胡索 *C. ambigua* Cham. et Schlecht，块茎呈球形，内部白色。亦含多种生物碱，不含延胡索乙素。以上均非正品。

板蓝根 Radix lsatidis（附：南板蓝根）

【来源】为十字花科（Cruciferae）植物菘蓝 *Isatis indigotica* Fort. 的干燥根。

【性状鉴别】呈圆柱形，稍扭曲，长 10~20cm，直径 0.5~1cm。表面淡灰黄色，或淡棕黄色，有纵皱纹及支根痕，皮孔横长。根头部略膨大，可见暗绿色或暗棕色轮状排列的叶柄残基和密集的疣状突起。质略软而实，易折断，断面皮部黄白色，木部黄色。气微，味微甜而后苦涩。（彩图 16-16）

【成分】根含芥子苷（sinigrin）、靛蓝、靛玉红、吲哚醇的苷、靛玉红吲哚苷（indryl-glucoside）、β-谷甾醇及腺苷（adenosine）等。并含精氨酸、脯氨酸、谷氨酸、β-氨基丁酸、缬氨酸和亮氨酸、棕榈酸等。

【浸出物】按醇溶性浸出物测定法中热浸法测定，用 45% 乙醇作溶剂，不得少于 25.0%。

【功效】性寒，味苦。清热解毒，凉血利咽。

【附】南板蓝根 Rhizoma et Radix Baphicacanthis

为爵床科植物马蓝 *Baphicacanthus cusia*（Nees）Bremek 的根茎及根。本品根茎呈类圆形，多弯曲，有分枝，长 10~30cm，直径 0.1~1cm。表面灰棕色；节膨大，节上长有细根或茎残基；外皮易剥落，呈蓝灰色。质硬而脆，皮部蓝灰色，木部蓝灰色至淡黄褐色，中央有髓。根粗细不一，弯曲有分枝。气微，味淡。本品薄壁细胞中含有椭圆形的钟乳体。

葛根 Radix Puerariae Lobatae（附：粉葛）

【来源】为豆科植物野葛 *Pueraria lobata*（Willd.）Ohwi 的干燥根。

【性状鉴别】药材常为斜切或纵切的块片，长 5~35cm。外皮淡棕色，有纵皱，粗糙。切面黄白色，粗糙，纤维性强。质韧。无臭，味微甜。（彩图 16-17-B）

【显微鉴别】粉末：纤维多成束，壁厚，木化，周围细胞大多含草酸钙方晶，形成晶鞘纤维，含晶细胞的壁增厚木化。石细胞少见，

【成分】含黄酮类物质，其中主要为：黄豆苷（daidzin）、黄豆苷元（daidzein）及葛根素（puerarin）等。按高效液相色谱法测定，含葛根素不得少于 2.4%。

【功效】性凉，味苦、辛。解肌退热，生津，透疹，升阳止泻。

【附】粉葛 Radix Puerariae Thomsonii

为豆科植物甘葛藤 *Pueraria thomsonii* Benth. 的干燥根。呈圆柱形、类纺锤形或半圆柱形，有的为纵切或斜切的厚片，大小不一。表面黄白色或淡棕色，未去外皮的呈灰棕色。体重，质硬，富粉性，横切面类白色，可见由纤维形成的浅棕色同心性环纹，纵切面可见由纤维形成的数条纵纹。气微，味微甜。（彩图 16 - 17 - A）

成分与葛根成分相似，但葛根素含量较葛根低。按高效液相色谱法测定，含葛根素不得少于 0.30%。

甘草 Radix et Rhizoma Glycyrrhizae

【来源】 为豆科植物 *Glycyrrhiza uralensis* Fisch.、胀果甘草 *Glycyrrhiza inflata* Bat. 或光果甘草 *Glycyrrhiza glabra* L. 的干燥根及根茎。

【产地】 甘草主产于内蒙古、甘肃、新疆。以内蒙伊盟的杭旗一带、巴盟的橙口，甘肃及宁夏的阿拉善旗一带所产品质最佳。目前已有人工栽培。光果甘草及胀果甘草主产于新疆、甘肃等省区。

【采收加工】 春秋两季均可采挖，以春季产者为佳。趁鲜切去茎基、幼芽、支根及须根，再切成长段后晒干。

【性状鉴别】 甘草根呈圆柱形，长 25 ~ 100cm，直径 0.6 ~ 3cm。外皮松紧不等，红棕色或灰棕色，有明显的纵皱纹、沟纹及稀疏的细根痕，皮孔横长，两端切面中央稍下陷。质坚实而重，断面略显纤维性，黄白色，有粉性，具明显的形成层环纹及放射状纹理，有裂隙。根茎呈圆柱形，表面有芽痕，横切面中央有髓。气微，味甜而特殊。（彩图 16 - 18）

以外皮细紧、色红棕、质坚实、体重、断面黄白色、粉性足、味甜者为佳。

胀果甘草 根粗壮，木质性强，有的有分枝，表面灰棕色或灰褐色，粗糙。质坚硬，木纤维多，粉性差。根茎不定芽多而粗大。

光果甘草 根及根茎质地较坚实，有的分枝，外皮大多灰棕色，不粗糙，皮孔细小而不明显。

【显微鉴别】 根横切面：①木栓层为数列红棕色细胞。②韧皮部及木质部中均有纤维束，其周围薄壁细胞中常含草酸钙方晶，形成晶鞘纤维。③束间形成层不明显。④导管常单个或 2 ~ 3 成群。⑤射线明显，韧皮部射线常弯曲，有裂隙。⑥薄壁细胞含淀粉粒，少数细胞含棕色块状物。（图 16 - 13）

粉末：淡棕黄色。①纤维成束，直径 8 ~ 14μm，壁厚；晶鞘纤维易察见，草酸钙方晶大至 30μm。②具缘纹孔导管较大，直径至 160μm，稀有网纹导管。③木栓细胞多角形或长方形，红棕色。④淀粉粒多为单粒，卵圆形或椭圆形，长 3 ~ 12 ~ 20μm，脐点点状。⑤棕色块状物，形状不一。（图 16 - 14）

【成分】 根及根茎含三萜类化合物甘草甜素（glycyrrhizin），主要系甘草酸（glycyrrhizic acid）的钾、钙盐，为甘草的甜味成分。甘草酸水解后产生二分子葡萄糖醛酸和一分子18β-甘草次酸（18β-glycyrrhetic acid）。尚含甘草次酸甲酯（methyl glycyrrhetate）、甘草内酯（glabrolide）、3，4-二羟基甘草次酸甲酯、24-羟基甘草次酸、乌拉内酯（uralenolide）等。

黄酮类化合物 30 多个，主要有：甘草苷（liquiritin）、甘草苷元（liquiritingenin）、异甘草苷（isoliquiritin）、异甘草苷元（isoliquiritingenin）、新甘草苷（neoliquiritin）、新异甘草苷

（neoisoliquiritin）、甘草利酮（licoricone）等。此外，亦含生物碱类，中性多糖。

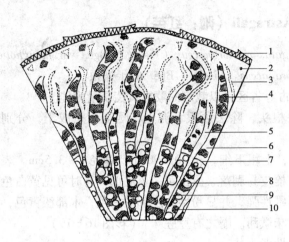

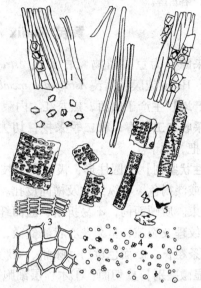

图 16-13　甘草（甘草根）横切面简图

1. 木栓层　2. 草酸钙方晶　3. 裂隙
4. 韧皮纤维束　5. 韧皮射线　6. 韧皮部
7. 形成层　8. 导管　9. 木射线　10. 木纤维束

图 16-14　甘草（甘草）粉末图

1. 纤维、晶鞘纤维及草酸钙晶体　2. 导管
3. 木栓细胞　4. 淀粉粒　5. 棕色块

　　胀果甘草主成分与甘草相似，另含甘草查尔酮、11-脱氢甘草次酸、β-谷甾醇。
　　光果甘草主成分与甘草相似，另含去氧甘草次酸Ⅰ、Ⅱ（deoxyglycyrrhetic acid Ⅰ，Ⅱ），异甘草次酸（liquiritic acid）及黄酮类化合物光果甘草苷（liquiritoside）、异光果甘草苷、光果甘草苷元（liquiritogenine）、异光果甘草苷元和甘草查尔酮（licochalcone）A、B等。

　　【理化鉴别】取本品粉末 1g，加乙醚 40ml，加热回流 1 小时，滤过，药渣加甲醇 30ml，加热回流 1 小时，滤过，滤液蒸干，残渣加水 40ml 使溶解，用正丁醇提取 3 次，每次 20ml，合并正丁醇液，用水洗涤 3 次，蒸干，残渣加甲醇 5ml 使溶解，作为供试品溶液。另取甘草对照药材 1g，同法制成对照药材溶液。再取甘草酸铵对照品，加甲醇制成每 1ml 含 2mg 的溶液，作为对照品溶液。吸取上述三种溶液各 1～2μl，分别点于同一用 1% 氢氧化钠溶液制备的硅胶 G 薄层板上，以醋酸乙酯-甲酸-冰醋酸-水（15:1:1:2）为展开剂，展开，取出，晾干，喷以 10% 硫酸乙醇溶液，在 105℃ 加热至斑点显色清晰，置紫外光灯（365nm）下检视。供试品色谱中，在与对照药材色谱相应的位置上，显相同颜色的荧光斑点；在与对照品色谱相应的位置上，显相同的橙黄色荧光斑点。

　　【含量测定】按高效液相色谱法测定，本品含甘草酸（$C_{42}H_{62}O_{16}$）不得少于 2.0%，甘草苷（$C_{21}H_{22}O_9$）不得少于 1.0%。

　　【功效】性平，味甘。补脾益气，清热解毒，祛痰止咳，缓急止痛，调和诸药。

　　【附注】国产甘草尚有黄甘草 *Glycyrrhiza korshiskyi* G. Hrig、粗毛甘草 *G. aspera* Pall. 和云南甘草 *G.*

yunnanensis Cheng f. et L. K. Tai，云南甘草含有云南甘草苷元 A、B、C、E、F、G 及云南甘草次苷 D、马其顿酸、β-谷甾醇。

黄芪 Radix Astragali（附：红芪）

【来源】 为豆科植物蒙古黄芪 *Astragalus membranaceus*（Fisch.）Bge. var. *mongholicus*（Bge.）Hsiao 或膜荚黄芪 *Astragalus membranaceus*（Fisch.）Bge. 的干燥根。

【产地】 主产于山西、黑龙江、内蒙古等省区。以栽培的蒙古黄芪质量为佳。

【采收加工】 春、秋二季采挖，切去根头，除去须根、泥土，晒至六七成干，分别大小，捆把，晒干。

【性状鉴别】 呈圆柱形，极少有分枝，上粗下细，长 30~90cm，直径 1~3.5cm。表面灰黄色或淡褐色，有纵皱纹及横向皮孔。栓皮易剥落，露出黄白色皮部，有时可见黄白色网状纤维束。质硬而韧，不易折断，断面纤维性强，并显粉性，皮部黄白色，木部淡黄色，具放射状纹理及裂隙，呈菊花心状。气微，味微甜。嚼之有豆腥味。（彩图 16-19）

以条粗长、断面色黄白、味甜、有粉性者为佳。

【显微鉴别】 横切面：①木栓层细胞数列，栓内层为厚角细胞，切向延长。②韧皮部有纤维束，与筛管群交替排列；近栓内层处有时可见石细胞及纵向管状木栓组织；韧皮射线外侧弯曲，有裂隙。③形成层成环。④木质部导管单个或 2~3 个成群，有木纤维束，木射线明显。⑤薄壁细胞含淀粉粒。（图 16-15）

粉末：黄白色。①纤维多成束，细长，直径 8~30μm，壁极厚，非木化，表面有较多不规则纵皱纹，孔沟不明显，断端常纵裂成帚状。②具缘纹孔导管直径 24~160μm，导管分子甚短，具缘纹孔椭圆形、类方形或类斜方形，排列紧密。③木栓细胞表面观类多角形或类方形，垂周壁薄，有的细波状弯曲。④石细胞稀少，呈类三角形或类方形，壁厚至 10μm，微木化，具层纹。⑤淀粉粒单粒类圆形、椭圆形或类肾形，直径 3~13μm；复粒由 2~4 分粒组成。（图 16-16）

膜荚黄芪纤维直径 6~22μm，断端较平截；具缘纹孔导管直径约至 224μm，有的内含橙红色色素块。

【成分】 黄芪中主要含有三萜皂苷、黄酮类化合物以及多糖。

皂苷类成分主要有：黄芪皂苷（astragaloside）Ⅰ、Ⅱ、Ⅲ、Ⅳ、Ⅴ、Ⅵ、Ⅶ、Ⅷ，乙酰黄芪皂苷Ⅰ（acetylastragaloside Ⅰ），异黄芪皂苷（isoastragaloside）Ⅰ和Ⅱ，大豆皂苷Ⅰ（soyasaponin Ⅰ）及膜荚黄芪皂苷（astramemrannin）Ⅰ、Ⅱ。黄芪皂苷Ⅰ（也称黄芪甲苷）及Ⅱ为主要成分，特别是黄芪甲苷常用作质量控制的主要指标。

黄酮类成分主要有：山奈酚、槲皮素、异鼠李素、鼠李柠檬素、芒柄花素和毛蕊异黄酮及芒柄花素和毛蕊异黄酮的葡萄糖苷，9,10-二甲氧基紫檀烷-3-O-β-D-葡萄糖苷等。尚分到两种具抗菌作用的异黄酮，8,2'-二羟基-7,4'-二甲基异黄烷及 7,2',3'-三羟基-4'-甲氧基异黄烷。

多糖类成分主要有：黄芪多糖（astragalan）Ⅰ、Ⅱ、Ⅲ，黄芪多糖Ⅱ、Ⅲ均为葡聚糖，其中黄芪多糖Ⅰ和Ⅱ有增强免疫的作用。近期又分得酸性多糖 Amon-S，亦有增强免疫作用。并得到两种葡聚糖 AG-1 和 AG-2，两种杂多糖 AH-1 和 AH-2，AG-1 和 AH-1 具有某些免疫促进作用。

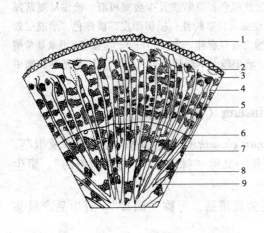

图 16-15　黄芪（蒙古黄芪）横切面简图
1. 木栓层　2. 管状木栓组织　3. 皮层
4. 韧皮射线　5. 韧皮纤维束　6. 形成层
7. 导管及木纤维束　8. 木质部　9. 木射线

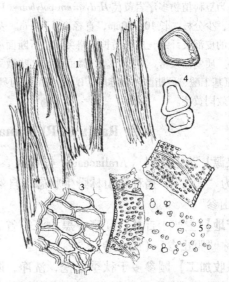

图 16-16　黄芪（蒙古黄芪）粉末图
1. 纤维　2. 导管　3. 木栓细胞
4. 厚壁细胞　5. 淀粉粒

【理化鉴别】取粉末 3g，加甲醇 20ml，置水浴上加热回流 1 小时，滤过，滤液加于已处理好的中性氧化铝柱（100~120 目，5g，内径 10~15mm）上，用 40% 甲醇 100ml 洗脱，收集洗脱液，置水浴上蒸干。残渣加水 30ml 使溶解，用水饱和的正丁醇提取 2 次，每次 20ml，合并正丁醇液；用水洗涤 2 次，每次 20ml；弃去水液，正丁醇液置水浴上蒸干，残渣加甲醇 0.5ml 使溶解，作供试品溶液。对照品为黄芪甲苷（每 1ml 含 1mg 甲醇溶液）。展开剂：氯仿-甲醇-水（13:7:2）的下层溶液。吸取上述供试品溶液及对照品溶液各 2μl，分别点于同一硅胶 G 薄层板上，展开，取出，晾干，喷以 10% 硫酸乙醇溶液，105℃烘约 5 分钟。供试品色谱中，在与对照品色谱相应位置上，日光下显相同的棕褐色斑点，再置紫外光灯（365nm）下检视，显相同的橙黄色荧光斑点。

【含量测定】按高效液相色谱法测定，本品含黄芪甲苷（$C_{41}H_{68}O_{14}$）不得少于 0.040%。
【功效】性微温，味甘。补气固表，利尿，托毒排脓，敛疮生肌。
【附注】下列同属植物的根，有的地区也作黄芪药用：①金翼黄芪 Astragalus chrysopterus Bge.，产于河北、青海、甘肃、山西等省，药材名小黄芪或小白芪。根呈圆柱形，直径 0.5~1cm，上部有细密坏纹。②多花黄芪 A. floridus Benth. ex Bunge，主产于四川、西藏等地。根淡棕色或灰棕色，横切面皮部淡黄色，木部淡棕黄色，形成层处呈棕色环。味淡，微涩。③梭果黄芪 A. ernestii Comb.，主产于四川。根呈圆柱形，少分枝，表面淡棕色或灰棕色。横切面皮部乳白色或淡黄白色，木部淡棕黄色。质硬而稍韧，味淡。④塘谷耳黄芪 A. tongolensis Ulbr.，产于甘肃、青海。药材名"白大芪"、"马芪"或"土黄芪"。根圆柱形，表面灰棕至灰褐色，有纵皱纹，常有栓皮剥落后留下的棕褐色疤痕。折断面粗纤维状。横切面皮部和木部呈淡棕色，形成层处显棕色环。味甜。

【附】红芪 Radix Hedysari

　　本品为豆科植物多序岩黄芪 *Hedysarum polybotrys* Hand.－Mazz. 的干燥根。主产于甘肃南部地区。药材呈圆柱形，少分枝，长 10～50cm，直径 0.6～2cm。表面灰红棕色，具皱纹及少数支根痕，栓皮易剥落露出浅黄色的皮部及纤维，皮孔横长，略突起。折断面纤维性强，且富粉性；横切面皮部淡棕色，形成层处呈棕色环。质坚而致密，难折断。气微而特异，味微甜，嚼之有豆腥味。含（－）－3－羟基－9－甲氧基紫檀烷、α－氨基丁酸、硬脂酸、乌苏酸、β－谷甾醇、阿魏酸、琥珀酸、木蜡醇酯、3,4,5－三甲氧基桂皮酸甲酯等。功效同黄芪。

人参 Radix et Rhizoma Ginseng（附：红参）

　　【来源】 为五加科（Araliaceae）植物人参 *Panax ginseng* C. A. Mey. 的干燥根及根茎。栽培者为"园参"；播种在山林野生状态下自然生长的又称"林下参"，习称"籽海"。野生者为"山参"。

　　【产地】 主产于吉林、辽宁、黑龙江等省。主为栽培品，习称"园参"。野生品产量甚少，习称"野山参"（或山参）。

　　【采收加工】 园参多于秋季采挖，洗净，除去支根，晒干或烘干，称"生晒参"，如不除去支根晒干，则称"全须生晒参"。野山参是 7 月下旬至 9 月间果熟变红时采挖，保持完整，晒干，或加工成白参。

　　【性状鉴别】生晒参　主根呈纺锤形或圆柱形，长 3～15cm，直径 1～2cm。表面灰黄色，上部或全体有疏浅断续的粗横纹及明显的纵皱纹，下部有支根 2～3 条，全须生晒参着生多数细长的须根，须根上常有不明显的细小疣状突起。根茎（芦头）长 1～4cm，直径 0.3～1.5cm，多拘挛而弯曲，具不定根（芋）和稀疏的凹窝状茎痕（芦碗）。质较硬，断面淡黄白色，显粉性，形成层环纹棕黄色，皮部有黄棕色的点状树脂道及放射状裂隙。气微香而特异，味微苦、甘。（彩图 16－20a）

　　林下参　主根与根茎近等长或较短，呈圆柱形、菱角形或人字形，长 1～6cm。表面灰黄色，具纵皱纹，上部或中下部有环纹，支根多为 2～3 条，须根少而细长，清晰不乱，有较明显的疣状突起。根茎细长，少数粗短，中上部具稀疏或密集而深陷的茎痕，不定根较细，多下垂。

　　生晒山参　主根与根茎等长或较短，呈人字形、菱形或圆柱形，长 2～10cm。表面灰黄色，具纵纹，上端有紧密而深陷的环状横纹，习称"铁线纹"。支根多为 2 条，须根细长，清晰不乱，有明显的疣状突起，习称"珍珠疙瘩"。根茎细长，习称"雁脖芦"，上部具密集的茎痕，有的靠近主根的一段根茎较光滑而无茎痕，习称"圆芦"。不定根较粗，形似枣核，习称"枣核芋"。

　　均以条粗、质硬、完整者为佳。

　　【显微鉴别】 主根横切面：①木栓层为数列细胞，栓内层窄。②韧皮部外侧有裂隙，内侧薄壁细胞排列较紧密，有树脂道散在，内含黄色分泌物。韧皮射线宽 3～5 列细胞。③形成层成环。④木质部导管多成单个散在，或数个相聚，径向稀疏排列成放射状，导管旁偶有非木化的纤维。木射线宽广，中央可见初生木质部导管。薄壁细胞含草酸钙簇晶。（见图 5－

6）

粉末（生晒参）：淡黄白色。①树脂道碎片易见，内含黄色块状或滴状分泌物。②导管多网纹或梯纹，稀有螺纹，直径 10～56μm。③草酸钙簇晶直径 20～68μm，棱角锐尖。④木栓细胞类方形或多角形，壁薄，略波状弯曲。⑤淀粉粒众多，单粒类球形，复粒由 2～6 个分粒组成。（图 16-17）

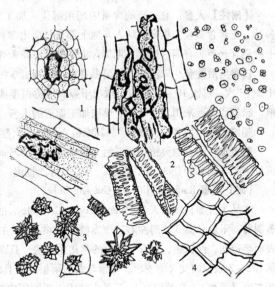

图 16-17 人参粉末图
1. 树脂道　2. 导管　3. 草酸钙簇晶
4. 木栓化细胞　5. 淀粉粒

【成分】主含皂苷类化合物，根含总皂苷约 4%，须根中含量较主根高。主要皂苷种类约 30 余种，分别称为人参皂苷（ginsenoside）R_0、Ra、Rb_1、Rb_2、Rb_3、Rc、Rd、Re、Rf、$20-gluco-Rf$、Rg_1、Rg_2、Rg_3、Rh 等，以及丙二酰基人参皂苷 Rb_1、Rb_2、Rc、Rd。均为三萜皂苷。其中以四环三萜的达玛脂烷（dammarane）系皂苷为主要活性成分，加酸水解最后产物为人参二醇（panaxadiol），如人参皂苷 Ra_1、Ra_2、Rb_1、Rb_2、Rb_3、Rc、Rd 等属于此类；有的水解后产生人参三醇（panaxatriol），如人参皂苷 Re、Rf、$20-gluco-Rf$、Rg_1、Rg_2、Rh_1 等。其次为五环三萜的齐墩果烷（oleanane）系皂苷，其苷元为齐墩果酸，如人参皂苷 R_0 属于此类。

含挥发油，油中成分有 β-榄香烯（β-elemene）、人参炔醇及人参环氧炔醇等。

并含人参多糖、多种低分子肽、多种氨基酸、单糖、双糖、三聚糖、有机酸、B 族维生素、维生素 C、β-谷甾醇及其葡萄糖苷等。

【理化鉴别】取本品和红参粉末各 1g，加氯仿 40ml，加热回流 1 小时，弃去氯仿液，药渣挥干溶剂，加水 0.5ml 拌匀湿润后，加水饱和的正丁醇 10ml，超声处理 30 分钟，吸取上清液，加 3 倍量氨试液，摇匀，放置分层，取上层液蒸干，残渣加甲醇 1ml 使溶解，作为供试品溶液。另取人参对照药材 1g，同法制成对照药材溶液。再取人参皂苷 Rb_1、Re 及 Rg_1 对照品，加甲醇制成每 1ml 各含 2mg 的混合溶液，作为对照品溶液。吸取上述六种溶液各 1～2μl，分别点于同一硅胶 G 薄层板（厚 500μm）上，以氯仿-醋酸乙酯-甲醇-水（15:40:22:10）10℃以下放置的下层溶液为展开剂，展开，取出，晾干，喷以 10% 硫酸乙醇溶液，在 105℃加热至斑点显色清晰，分别置日光及紫外光灯（365nm）下检视。供试品色谱中，在与对照药材色谱相应的位置上，分别显相同颜色的斑点或荧光斑点；在与对照品色谱相应的位置上，日光下显相同的三个紫红色斑点，紫外光灯（365nm）下，显相同的一个黄色和两个橙色荧光斑点。

【含量测定】按高效液相色谱法测定，含人参皂苷 Rg_1（$C_{42}H_{72}O_{14}$）和人参皂苷 Re（$C_{48}H_{82}O_{18}$）的总量不得少于 0.30%，人参皂苷 Rb_1（$C_{54}H_{92}O_{23}$）不得少于 0.20%。

【功效】性温，味甘、微苦。大补元气，强心固脱，安神生津。

【附注】**人参**　总皂苷的含量因药用部位、加工方法、栽培年限和产地而异，据报道，参须、参皮、参叶、花蕾含量较主根高。从人参地上部分分离出多种人参皂苷，在茎叶中以原人参三醇皂苷较多，茎有七种皂苷；芦头有四种皂苷；果实含十种皂苷；花蕾含七种皂苷。

白参与活性参　取洗净的鲜园参置沸水中浸烫3~7分钟，取出，用针将参体扎刺小孔，再浸于浓糖液中2~3次，每次10~12小时，取出干燥，习称白参或糖参，表面淡黄白色，全体可见加工时的点状针刺痕，味较甜。近来用真空冷冻干燥法加工而成的人参，称"活性参"，可防止有效成分总皂苷的损失。

朝鲜人参　别名"高丽参"。其原植物与国产人参相同。

刺五加　为五加科植物刺五加 *Acanthopanax senticosus*（Rupr. et Maxim.）Harms 的干燥根及根茎或茎。成分主要含刺五加苷 A、B、B$_1$、C、D、E 等。性温，味辛、微苦。益气健脾，补肾安神。

【附】**红参** Radix et Rhizoma Ginseng Rubra

本品为五加科植物人参 *Panax ginseng* C. A. Mey. 的栽培品经蒸制后的干燥根及根茎。秋季采挖，洗净，蒸制后，干燥（蒸3小时左右，取出晒干或烘干）。主根呈纺锤形或圆柱形，长3~10cm，直径1~2cm。表面半透明，红棕色，偶有不透明的暗褐色斑块，具纵沟、皱纹及细根痕；上部有断续的不明显环纹；下部有2~3条扭曲交叉的支根，并带弯曲的须根或仅具须根残迹。根茎（芦头）长1~2cm，上有数个凹窝状茎痕（芦碗），有的带有1~2条完整或折断的不定根（芋）。质硬而脆，断面平坦，角质样。气微香而特异，味甘、微苦。（彩图16-20b）

西洋参 Radix Panacis Quinquefolii

【来源】本品为五加科植物西洋参 *Panax quinquefolium* L. 的干燥根。均系栽培品。

【产地】原产加拿大和美国。我国东北、华北、西北等地引种栽培成功。

【采收加工】秋季采挖，挖出根后，去地上部分及泥土，去芦头、侧根及须根，洗净，晒干或低温干燥。

【性状鉴别】本品呈纺锤形、圆柱形或圆锥形，长3~12cm，直径0.8~2cm。表面浅黄褐色或黄白色，可见横向环纹及线状皮孔，并有细密浅纵皱纹及须根痕。主根中下部有一至数条侧根，多已折断。有的上端有根茎（芦头），环节明显，茎痕（芦碗）圆形或半圆形，具不定根（芋）或已折断。体重，质坚实，不易折断，断面平坦，浅黄白色，略显粉性，皮部可见黄棕色点状树脂道，形成层环纹棕黄色，木部略呈放射状纹理。气微而特异，味微苦、甘。（彩图16-21）

【成分】含人参皂苷类成分，迄今已分离出人参皂苷 R$_0$、Rb$_1$、Rb$_2$、Rb$_3$、Rc、Rd、Re、Rf、Rg$_1$、Rg$_2$、Rg$_3$、Rh$_1$、Rh$_2$、RA$_0$ 及西洋参皂苷 L$_1$（quinquenoside L$_1$）、quinquenoside R$_1$、gypenoside X、gypenosideX$_1$ 和假人参皂苷（Pseudoginsenoside）F$_{11}$。

挥发油中鉴定出15种倍半萜类化合物（有7种与人参相同），以反式β-金合欢烯含量较高。并含有16种以上的氨基酸。此外尚含微量元素、果胶、人参三糖及具有降血糖作用的多糖 Karusan A、B、C、D、E 和胡萝卜苷、甾醇等。

【含量测定】按高效液相色谱法测定，本品含人参皂苷 Rb$_1$（C$_{54}$H$_{92}$O$_{23}$）、人参皂苷 Rg$_1$（C$_{42}$H$_{72}$O$_{14}$）和人参皂苷 Re（C$_{48}$H$_{82}$O$_{18}$）的总量不得少于2.0%。

【功效】性凉，味甘、微苦。补肺阴，清火，养胃生津。

三七 Radix et Rhizoma Notoginseng

【来源】为五加科植物三七 *Panax notoginseng*（Burk.） F. H. Chen 的干燥根及根茎。

【产地】主产于广西田阳、靖西、百色及云南文山等地。多系栽培。

【采收加工】秋季开花前采挖，洗净，分开主根、支根及茎基，干燥。支根习称"筋条"，茎基（芦头）习称"剪口"。一般种后第 3～4 年采收，主根曝晒至半干，反复搓揉，以后每日边晒边搓，待至全干放入麻袋内撞至表面光滑即得。须根习称"绒根"。

【性状鉴别】主根呈类圆锥形或圆柱形，长 1～6cm，直径 1～4cm。表面灰褐色或灰黄色，有断续的纵皱纹、支根痕及少数皮孔，顶端有茎痕，周围有瘤状突起。体重，质坚实，击碎后皮部与木部常分离。断面灰绿色、黄绿色或灰白色，皮部有细小棕色树脂道斑点。木部微呈放射状排列。气微，味苦回甜。（彩图 16－22）

筋条呈圆柱形，长 2～6cm，上端直径约 0.8cm，下端直径约 0.3cm。

剪口呈不规则的皱缩块状及条状，表面有数个明显的茎痕及环纹，断面中心灰白色，边缘灰色。

以个大、体重、质坚、表面光滑、断面灰绿色或黄绿色者为佳。

【显微鉴别】横切面：①木栓层为数列细胞，栓内层不明显。②韧皮部有树脂道散在。③形成层成环。④木质部导管 1～2 列径向排列。⑤射线宽广。薄壁细胞含淀粉粒。草酸钙簇晶稀少。（图 16－18）

粉末：灰黄色。①树脂道碎片内含黄色分泌物。②草酸钙簇晶稀少，直径 50～80μm，其棱角较钝。③导管有网纹、梯纹及螺纹导管。④淀粉粒众多，单粒呈类圆形、半圆形、多角形或不规则形；复粒由 2～10 分粒组成。

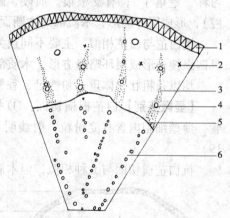

图 16－18　三七横切面简图
1. 木栓层　2. 草酸钙簇晶　3. 韧皮部
4. 树脂道　5. 形成层　6. 木质部

【成分】含多种皂苷，与人参所含皂苷类似，但主为达玛脂烷系皂苷，有人参皂苷 Rb_1、Rb_2、Rc、Rd、Re、Rg_1、Rg_2、Rh_1 及三七皂苷（notoginsenoside） R_1、R_2、R_3、R_4、R_6 等。

此外，尚含田七氨酸（dencichine）、三七黄酮 B 及槲皮素等少量黄酮类成分。挥发油中鉴定出 34 种化合物，有倍半萜类、脂肪酸、酯类、苯取代物、萘取代物等。

水揭液中尚含一种具止血活性的三七素。尚含无机微量元素和 16 种氨基酸。

【含量测定】按高效液相色谱法测定，本品含人参皂苷 Rb_1（$C_{54}H_{92}O_{23}$）、人参皂苷 Rg_1（$C_{42}H_{72}O_{14}$）和三七皂苷 R_1（$C_{47}H_{80}O_{18}$）的总量不得少于 5.0%。

【功效】性温，味甘、微苦。散瘀止血，消肿定痛。

【附注】①据报道，三七的"剪口"、"筋条"与"绒根"的醇浸出物的含量较主根为高。三七主根根据每斤能称多少个数，习称多少"头"，表示大小程度。

②三七的混淆品及伪品有：菊科植物菊三七 Gynura segetum（Lour.）Merr. 的根茎，民间习称"土三七"。呈拳形块状，表面灰棕色或棕黄色，鲜品常带紫红色，全体有瘤状突起。质坚实，切断面淡黄色，中心有髓部。韧皮部有分泌道，薄壁细胞含菊糖。无淀粉粒及草酸钙结晶。落葵科植物落葵薯 Anredera cordifolia（Tenore）Van Steenis 的块茎及珠芽，习称"藤三七"。块茎类圆柱形，珠芽呈不规则的块状。断面粉性，经水煮后干燥者角质样。味微甜，嚼之有黏性。近年来市场上出现的伪品以加工的莪术为常见。药材微有香气，表面有环节及根痕，其断面具单子叶植物根茎的构造特点。

白芷 Radix Angelicae Dahuricae

【来源】 为伞形科（Umbelliferae）植物白芷 Angelica dahurica（Fisch. ex Hoffm.）Benth. et Hook. f. 或杭白芷 Angelica dahurica（Fisch. ex Hoffm.）Benth. et Hook. f. var. formosana（Boiss.）Shan et Yuan 的干燥根。

【产地】 白芷产于河南长葛、禹县者习称"禹白芷"；产于河北安国者习称"祁白芷"。杭白芷产于浙江、四川者，分别习称"杭白芷"和"川白芷"。

【采收加工】 夏、秋间叶黄时，挖取根部，除去地上部分及须根，洗净泥土，晒干或烘干。杭州地区将处理干净的白芷放入缸内，加石灰拌匀，放置一周后，取出，晒干或炕干。

【性状鉴别】 白芷根圆锥形，头粗尾细，长 10～25cm，直径 1.5～2.5cm，顶端有凹陷的茎痕，具同心性环状纹理。表面灰黄色至黄棕色，有多数纵皱纹；皮孔样横向突起散生，习称"疙瘩丁"；有支根痕。质硬，断面灰白色，显粉性，皮部散有多数棕色油点（分泌腔），形成层环圆形，木质部约占断面的1/3。气芳香，味辛、微苦。（彩图 16－23－B）

杭白芷与白芷相似，主要不同点为横向皮孔样突起多四纵行排列，使全根呈类圆锥形而具四纵棱；形成层环略呈方形，木质部约占断面的1/2。（彩图 16－23－A）

均以条粗壮、体重、粉性足、香气浓郁者为佳。

【显微鉴别】 白芷根横切面：①木栓层由 5～10 列细胞组成。②皮层和韧皮部散有油管，薄壁细胞内含有淀粉粒，射线明显。③木质部略呈圆形，导管放射状排列。（图 16－19）

杭白芷横切面与上种相似，但木质部略呈方形，射线较多，导管稀疏排列。

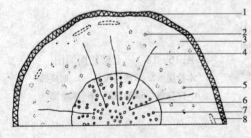

图 16－19　白芷（白芷）横切面简图
1. 木栓层　2. 油管　3. 皮层　4. 射线
5. 筛管群　6. 形成层　7. 导管　8. 裂隙

【成分】 杭白芷含多种香豆精衍生物，主要有欧前胡素（imperatorin）、异欧前胡素、别欧前胡素（alloimperatorin）、珊瑚菜素（phellopterin）、花椒毒素（xanthotoxin）、异氧化前胡素（isooxypeucedanin）、5-甲氧基-8羟基补骨脂素、比克白芷素（byakangelicin）、水合氧化前胡素、氧化前胡素、香柑内酯。

已鉴定出的挥发油成分有 59 种，主要有 3-亚甲基-6-（1-甲乙基）环己烯、榄香烯、十六烷酸等。

白芷含挥发油及多种香豆精衍生物比克白芷素、比克白芷醚（byak - angelicol），以及氧化前胡素、欧前胡素、珊瑚菜素、花椒毒素、新白芷醚（sen - byak - angelicol）和去甲基苏北罗新等。

【理化鉴别】①取粉末 0.5g，加乙醚适量冷浸，振摇后过滤，取滤液 2 滴，滴于滤纸上，置紫外光灯下观察，显蓝色荧光。（检查香豆素类）

②异羟肟酸铁反应：取粉末 0.5g，加乙醚 3ml，振摇 5 分钟后，静置 20 分钟，分取上清液 1ml，加 7% 盐酸羟胺甲醇溶液与 20% 氢氧化钾的甲醇溶液各 2 ~ 3 滴，摇匀，在水浴上微热，冷却后，加稀盐酸调节 pH 值至 3 ~ 4，再加 1% 三氯化铁乙醇溶液 1 ~ 2 滴，显紫红色。（检查香豆素类）

③取本品粉末 0.5g，加乙醚 10ml，浸泡 1 小时，时时振摇，滤过，滤液挥干乙醚，残渣加醋酸乙酯 1ml 使溶解，作为供试品溶液。另取欧前胡素、异欧前胡素对照品，加醋酸乙酯制成每 1ml 各含 1mg 的混合溶液，作为对照品溶液。吸取上述两种溶液各 4μl，分别点于同一以羧甲基纤维素钠为黏合剂的硅胶 G 薄层板上，以石油醚（30℃ ~ 60℃）-乙醚（3:2）为展开剂，在 25℃以下展开，取出，晾干，置紫外光灯（365nm）下检视。供试品色谱中，在与对照品色谱相应的位置上，显相同颜色的荧光斑点。

【检查】总灰分不得过 6.0%，酸不溶性灰分不得过 2.0%。

【功效】性温，味辛。散风除湿，通窍止痛，消肿排脓。白芷素对冠状血管有扩张作用。

当归 Radix Angelicae Sinensis

【来源】为伞形科植物当归 *Angelica sinensis*（Oliv.）Diels 的干燥根。

【产地】主产于甘肃岷县、武都、漳县、成县、文县等地。主为栽培。

【采收加工】当归一般栽培至第二年秋后采挖，除去茎叶、须根及泥土，放置，待水分稍蒸发后根变软时，捆成小把，上棚，以烟火慢慢熏干。

【性状鉴别】根略呈圆柱形，根上端称"归头"，主根称"归身"，支根称"归尾"，全体称"全归"，全归长 15 ~ 25cm。外皮黄棕色至棕褐色，有纵皱纹及横长皮孔；根上端膨大，直径 1.5 ~ 4cm，钝圆，有残留的叶鞘及茎基；主根粗短，长 1 ~ 3cm，直径 1.5 ~ 3cm；下部有支根 3 ~ 5 条或更多，上粗下细，多扭曲，有少数须根痕。质柔韧，断面黄白色或淡黄棕色，皮部厚，有棕色油点，形成层呈黄棕色环状，木质部色较淡，具放射状纹理，似菊花心；根头部分断面中心通常有髓和空腔。香气浓郁，味甘、辛、微苦。（彩图 16 - 24）

以主根粗长、油润、外皮色黄棕、断面色黄白、气味浓郁者为佳。柴性大、干枯无油或断面呈绿褐色者不可供药用。

【显微鉴别】主根横切面：①木栓层由 4 ~ 7 列细胞组成。②皮层窄，为数列切向延长的细胞。③韧皮部较宽广，散在多数类圆形油室，近形成层处油室较小。④形成层呈环状。⑤木质部射线宽到 10 多列细胞，导管单个或 2 ~ 3 个成群。⑥薄壁细胞中含淀粉粒。

粉末：淡黄棕色。①纺锤形韧皮薄壁细胞，单个细胞呈长纺锤形，有 1 ~ 2 个薄分隔，壁上常有斜格状纹理。②油室及其碎片时可察见，内含挥发油油滴。③梯纹及网纹导管直径

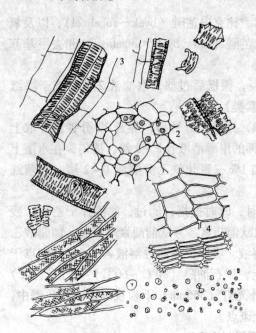

图 16 - 20　当归粉末图
1. 纺锤形韧皮薄壁细胞　2. 油室　3. 导管
4. 木栓细胞　5. 淀粉粒

13 ~ 80μm，亦有具缘纹孔及螺纹导管。此外，有木栓细胞、淀粉粒，偶见木纤维。（图16 - 20）

【成分】 含挥发油及水溶性成分。油中主要为藁本内酯（ligustilide）及正丁烯基酞内酯（n - butylidene- phthalide），为解痉主要活性成分。此外，尚含倍半萜 A、B，香荆芥酚（carvacrol），当归芳酮，苯戊酮邻羧酸，苯二甲酸酐，对聚伞花素等29种以上成分。水溶性成分有阿魏酸、烟酸、丁二酸、棕榈酸、尿嘧啶、腺嘧啶、胆碱等。尚含有维生素 E、维生素 B_{12}。含氨基酸17种，含人体所必需的无机元素16种，当归的归头中含微量元素铜和锌的量较归身、归尾为高，而归尾中铁的含量较归头、归身为高。含蔗糖、果糖、葡萄糖和阿拉伯糖。

【含量测定】 按高效液相色谱法测定，本品含阿魏酸（$C_{10}H_{10}O_4$）不得少于0.050%。

【浸出物】 热浸法，30%乙醇浸出物不得少于45.0%。

【功效】 性温，味甘、辛。补血活血，调经止痛，润肠通便。

【附注】 ①同属植物东当归 Angelica acutiloba Kitag.，吉林省延边地区有栽培。东北地区以其根作当归入药。主根粗短，有多数支根，主要成分有藁本内酯、正丁烯基酞内酯和挥发油等，功效与当归类似。②同科植物欧当归 Levisticum officinale Koch.，现在华北地区有引种栽培。主根粗长，顶端常有数个根茎痕。据医学科学院药物研究所实验表明，含挥发油0.22%，亦含藁本内酯、正丁烯基酞内酯等。

独活 Radix Angelicae Pubescentis

【来源】 为伞形科植物重齿毛当归 Angelica pubescens Maxim. f. biserrata Shan et Yuan 的干燥根。习称"川独活"。

【产地】 主产于湖北、四川等省。

【采收加工】 春初苗刚发芽或秋末茎叶枯萎时采挖，除去残茎、须根及泥土，炕至半干，堆放2~3日，发软后，再炕干。

【性状鉴别】 药材主根粗短，略呈圆柱形，下部2~3分枝或较多，长10~30cm，直径1.5~3cm。根头膨大，有横皱纹，顶端有茎、叶的残痕或凹陷，表面灰褐色或棕褐色，具深纵皱纹，有隆起的横长皮孔及稍突起的细根痕。质较硬，受潮则变软，断面皮部灰白色，可见多数散在的棕色油点，形成层环棕色，木质部黄棕色。香气特异，味苦、辛、微麻舌。（彩图16 - 25）

【功效】 本品性微温，味苦、辛。祛风除湿，通痹止痛。

羌活 Rhizoma et Radix Notopterygii

【来源】为伞形科植物羌活 *Notopterygium incisum* Ting ex H. T. Chang 或宽叶羌活 *Notopterygium forbesii* Boiss. 的干燥根茎及根。

【产地】羌活主产于四川、云南、青海、甘肃等省。宽叶羌活主产于四川、青海、陕西、河南等省。

【性状鉴别】羌活根茎略弯曲,环节紧密似蚕,习称"蚕羌"。长 4 ~ 13cm,直径0.6 ~ 2.5cm。表面棕褐色至棕黑色,有点状根痕及棕色破碎鳞片,外皮脱落处呈棕黄色。体轻,质脆,易折断,断面不平坦,有放射状裂隙,皮部棕黄色,可见黄色分泌腔,习称"朱砂点",木质部黄白色,髓部黄色至黄棕色。气香,味微苦而辛。根茎环节疏生似竹节状者,习称"竹节羌"。宽叶羌活根茎及根呈类圆柱形,习称"条羌"。长 8 ~ 15cm,直径1 ~ 3cm。根茎部具茎基及叶鞘残基,根部具纵纹及皮孔。质松脆,易折断,断面略平坦,皮部浅棕色,木部黄白色。气味较淡。有的根茎粗大,呈不规则结节状,顶部具数个茎基,根较细,习称"大头羌"。(彩图 16 - 26)

【成分】羌活含挥发油,气相色谱结果有 34 个峰,含量较高的有 β - 罗勒烯(β - ocimene)、γ - 萜品烯(γ - terpinene)、柠檬烯(limonene)。宽叶羌活含挥发油,主要有 20 种成分,含量高的有 α - 蒎烯、β - 蒎烯、柠檬烯等。

【功效】本品性温,味辛、苦。散寒,祛风,除湿,止痛。

前胡 Radix Peucedani

【来源】为伞形科植物白花前胡 *Peucedanum praeruptorum* Dunn. 的干燥根。

【产地】白花前胡主产于浙江、江西、四川等省。

【性状鉴别】白花前胡根呈不规则圆锥形、圆柱形或纺锤形,稍扭曲,下部常有分枝,但支根多除去,长 3 ~ 15cm,直径 1 ~ 2cm。外表黑褐色至灰黄色,根头部中央多有茎痕及纤维状叶鞘残基,上部有密集的横向环纹,下部有纵沟、纵纹及横向皮孔。质较柔软,干者质硬,易折断,断面不整齐,淡黄白色,可见一棕色形成层环及放射状纹理,皮部约占根面积的3/5,淡黄色,散有多数棕黄色小油点,木质部黄棕色。气芳香,味先甜后微苦、辛。(彩图 16 - 27)

【成分】含挥发油。并分离出香豆素类成分42 种。

【功效】性微寒,味苦、辛。散风清热,降气化痰。

川芎 Rhizoma Chuanxiong

【来源】为伞形科植物川芎 *Ligusticum chuanxiong* Hort. 的干燥根茎。

【产地】主产于四川、江西、湖北、陕西等地。多为栽培。

【采收加工】夏季当茎上的节盘显著突出,并略带紫色时采挖,除去茎叶及泥土,晾至半干后再炕干,撞去须根。

【性状鉴别】为不规则结节状拳形团块,直径2 ~ 7cm。表面黄褐色,粗糙皱缩,有多数平行隆起的轮节；顶端有类圆形凹陷的茎痕，下侧及轮节上有多数小瘤状根痕。质坚实，不易折断，断面黄白色或灰黄色，可见波状环纹（形成层）及错综纹理，散有黄棕色小油点（油室）。香气特异浓郁，味苦、辛，稍有麻舌感而后微甜。（彩图16-28）

以个大、质坚实、断面黄白、油性大、香气浓者为佳。

【显微鉴别】横切面：①木栓层为10余列扁平木栓细胞。②皮层狭窄，细胞切向延长。散有根迹维管束，其形成层明显。③韧皮部较宽广，筛管群散列。④形成层环呈波状或不规则多角形。⑤木质部导管多单列或排成"V"字形，偶有木纤维束。⑥髓部较大。⑦薄壁组织中散有多数油室，大者直径可达200μm；薄壁细胞中富含淀粉粒，有的含草酸钙晶体。（图16-21）

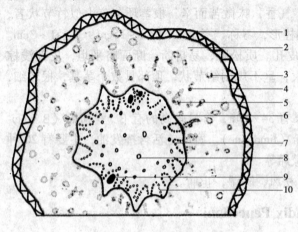

图16-21 川芎横切面简图

1. 木栓层 2. 皮层 3. 油室 4. 筛管群
5. 韧皮部 6. 形成层 7. 木质部
8. 髓 9. 纤维束 10. 射线

【成分】含挥发油及生物碱类成分，主要有川芎嗪（chuanxiongzine）、l-异亮氨酰-l-缬氨酸酐（l-isobutyl-l-valine anhydride）、l-（5羟甲基2-呋喃基）-β-卡啉。l-缬氨酰-l-缬氨酸酐。l-β-丙烯酸乙酯-7-醛基-β-卡啉、l-乙酰基-β-卡啉、腺嘌啶（adenine）等。分离出18个内酯类成分，主要有3-丁基苯酞、3-亚丁基苯酞、4，5-二氢-3-丁基苯酞、藁本内酯、新蛇床内酯等；酚类及有机酸类有阿魏酸、大黄酚等多种成分。

【功效】性温，味辛、微苦。活血行气，祛风止痛。川芎嗪用于冠心病心绞痛。

【附注】①江西产的茶芎（抚芎）Ligusticum chuanxiong Hort. cv. Fuxiong 主要栽培于九江地区的武宁、瑞昌、德安一带。江西民间用之和茶叶一起泡开水饮用，故名"茶芎"，可治疗感冒头痛。本品为扁圆形具结节团块，顶端有乳头状突起的茎痕，在根茎上略排列成一行。香气浓，味辛辣、微苦、麻舌。除江西应用以外，并销售至湖北、湖南、安徽、贵州等省。

②东北少数地方以吉林延边地区栽培的东川芎 Cnidium officinale Makino 作川芎入药。其根茎含挥发油1%～2%，另含川芎内酯（cnidilide）、新川芎内酯（neocnidilide）及尖叶女贞内酯（ligustilide），本品在日本作川芎入药。据报道功效同川芎。

防风 Radix Saposhnikoviae

【来源】为伞形科植物防风 Saposhnikovia divaricata（Turcz.）Schischk. 的干燥根。药材习称"关防风"。

【产地】主产于东北及内蒙古东部。现有栽培。

【采收加工】春、秋二季挖根，除去茎基、须根及泥沙，晒至八九成干，捆成小把，再晒干。

【性状鉴别】根呈长圆柱形，下部渐细，有的略弯曲，长 15 ~ 30cm，直径 0.5 ~ 2cm。根头部有明显密集的环纹，习称"蚯蚓头"，环纹上有的有棕褐色毛状残存叶基。表面灰棕色，粗糙，有纵皱纹、多数横长皮孔及点状突起的细根痕。体轻，质松，易折断，断面不平坦，皮部浅棕色，有裂隙，散生黄棕色油点，木质部浅黄色。气特异，味微甘。（彩图 16 - 29）

以条粗壮、断面皮部色浅棕、木部浅黄色者为佳。

【显微鉴别】根横切面：①木栓层为 5 ~ 30 列细胞。②皮层窄，有较大的椭圆形油管。③韧皮部较宽广，有多数类圆形油管，管内可见金黄色分泌物；射线弯曲，外侧常成裂隙。④形成层明显。⑤木质部导管甚多，呈放射状排列。⑥薄壁组织中散有少数石细胞。

根头横切面中心有髓。

【成分】含挥发油，油中主要成分有辛醛（octanal）、壬醛（nonanal）、己醛、β -没药烯（β - bisabolene）、花侧柏烯、β -桉叶醇等。从己烷提取液中分得 1 -甲基苯乙妥因（deltoin）等五种呋喃香豆精，3′- O -白芷酰亥茅酚（3′- O - angeloylhamaudol）等四种色素酮。从醋酸乙酯、正丁醇提取物分得 5 - O -甲基维斯阿米醇（5 - O - methylvisamminol）的葡萄糖苷、5 - O -甲基维斯阿米醇、升麻苷、升麻素、亥茅酚苷及亥茅酚。升麻素及亥茅酚苷有镇痛作用。四种色原酮均有降压作用。尚有 D -甘露醇、硬脂酸乙酯、木蜡酸、香柑内酯。

【含量测定】按高效液相色谱法测定，本品含升麻素苷（$C_{22}H_{27}O_{11}$）和 5 - O -甲基维斯阿米醇苷（$C_{22}H_{28}O_{10}$）的总量不得少于 0.24%。

【功效】性温，味辛、甘。解表祛风，胜湿，止痉。

【附注】据调查，我国 23 个省市自治区使用的防风除正品防风外，还有伞形科植物宽萼岩风 *Libanotis laticalycina* Shan et Sheh.、华山前胡 *Peucedanum ledebourielloides* K. T. Fu.、松叶西风芹 *Seseli yunnanense* Franch.、竹叶西风芹 *S. mairei* Wolff、杏叶防风 *Piminella candolleana* Wight et Arn.、竹节前胡 *Peucedanum dielsianum* Fedde ex Wolff、华中前胡 *Peucedanum medicum* Dunn、葛缕子 *Carum carvi* L.、绒果芹 *Eriocycla albescens*（Franch.）Wolff 等。

柴胡 Radix Bupleuri

【来源】为伞形科植物柴胡 *Bupleurum chinense* DC. 或狭叶柴胡 *Bupleurum scorzonerifolium* Willd. 的干燥根。按性状不同，分别习称"北柴胡"和"南柴胡"。

【产地】北柴胡主产于河北、河南、辽宁、湖北等省。南柴胡主产于湖北、四川、安徽、黑龙江等省。

【采收加工】春、秋两季采挖，除去茎叶及泥土，晒干。

【性状鉴别】北柴胡　呈圆柱形或长圆锥形，长 6 ~ 15cm，直径 0.3 ~ 0.8cm。根头膨大，顶端残留 3 ~ 15 个茎基或短纤维状叶基，下部常分枝。表面黑褐色或浅棕色，具纵皱纹、支根痕及皮孔。质硬而韧，不易折断，断面呈片状纤维性，皮部浅棕色，木部黄白色。气微香，味微苦。（彩图 16 - 30）

南柴胡 圆锥形，较细。根头顶端有多数纤维状叶残基，下部多不分枝或稍分枝。表面红棕色或黑棕色，靠近根头处多具紧密环纹。质稍软，易折断，断面略平坦。具败油气。

均以条粗长、须根少者为佳。

【显微鉴别】北柴胡横切面：①木栓层为数列细胞，其下为7~8层栓内层细胞。②皮层散有油管及裂隙。③韧皮部有油管，射线宽，筛管不明显。④形成层成环。⑤木质部导管稀疏而分散，在其中间部位木纤维束排列成断续的环状，纤维多角形，壁厚，木化。（图16-22）

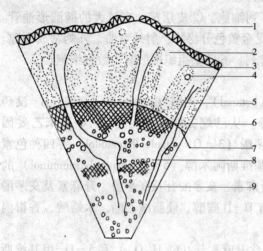

图16-22 柴胡（柴胡）横切面简图
1. 木栓层 2. 皮层 3. 韧皮部 4. 油管 5. 韧皮射线
6. 木纤维群 7. 形成层 8. 木质部 9. 木射线

南柴胡与北柴胡主要区别：①木栓层由6~10列左右的木栓细胞排列成整齐的帽顶状。②皮层油管较多而大。③木质部导管多径向排列，木纤维少而散列，多位于木质部外侧。

【成分】柴胡除含挥发油、皂苷外，尚含有黄酮、多元醇、植物甾醇、香豆素、脂肪酸等成分。近年还对其所含多糖、微量元素进行了研究。从挥发油中鉴定出多种成分。

皂苷主要有：柴胡皂苷（saikosaponin）a、c、d 及柴胡皂苷 S_1（saikosaponin S_1）。近年又分得柴胡皂苷 b_2、b_3、f、t、v 和 2″-O-乙酰柴胡皂苷 b_2、2″-O-乙酰柴胡皂苷 a。

茎叶含黄酮类成分山奈酚、山奈酚-7-鼠李糖苷、山奈苷、山奈酚-3-O-α-L-呋喃阿拉伯糖-7-O-α-L鼠李吡喃糖苷和山奈酚-3，7-双鼠李糖苷等。

【理化鉴别】①取柴胡粉末0.5g，加水10ml，用力振摇，产生大量持久性泡沫。（检查皂苷）

②取本品粉末0.5g，加甲醇20ml，超声外理10分钟，滤过，滤液浓缩至5ml，作为供试品溶液。另取柴胡皂苷a、柴胡皂苷d对照品，加甲醇制成每1ml各含0.5mg的混合溶液，作为对照品溶液。吸取上述两种溶液各5μl，分别点于同一硅胶G薄层板上，以醋酸乙酯-乙醇-水（8:2:1）为展开剂，展开，取出，晾干，喷以2%对二甲氨基苯甲醛的40%硫酸溶液，60℃加热至斑点显色清晰，分别置日光及紫外光灯（365nm）下检视。供试品色谱中，在与对照品色谱相应的位置上，显相同的黄色荧光斑点。

【检查】总灰分不得过8.0%。

【功效】性微寒，味苦。和解表里，疏肝，升阳。

【附注】①柴胡属植物在我国约有30多个种，多数种都可入药，如兴安柴胡 *Bupleurum sibiricum* Vest、银州柴胡 *B. yinchowense* Shan et Y. Li（古代本草记载品质最佳）、竹叶柴胡（膜缘柴胡）*B. marginatum* Wall. ex DC. 等。有些地区药用柴胡属植物的地上部分或全草，称"竹叶柴胡"。地上部分主含黄酮类成分和挥发油等。

②大叶柴胡 *B. longiradiatum* Turcz.，分布于东北地区和河南、陕西、甘肃、安徽、江西、湖南等地。根茎表面密生环节。有毒！不可当柴胡使用。根亦含皂苷。

北沙参 Radix Glehniae

【来源】为伞形科植物珊瑚菜 *Glehnia littoralis* Fr. Schmidt ex Miq. 的干燥根。

【产地】主产于江苏、山东等省。

【采收加工】夏、秋二季挖取根部，除去地上部分及须根，洗净，稍晾，置沸水中烫后，去外皮，晒干或烘干。或洗净直接干燥。

【性状鉴别】药材呈细长圆柱形，偶有分枝，长 15～45cm，直径 0.4～1.2cm。上端稍细，常留有黄棕色根茎残基，中部略粗，尾部渐细。表面淡黄白色，略粗糙，全体有细纵皱纹及纵沟，并有棕黄色或白色点状皮孔和须根痕。质坚硬而脆，易折断，断面皮部浅黄白色，木质部黄色。皮部与木部易分离，有时有裂隙。气特异，味微甜。（彩图 16-31）

【成分】含欧前胡素、佛手柑内酯、补骨脂内酯、花椒毒素等多种香豆精类化合物，尚含生物碱及微量挥发油。

【功效】本品性微寒，味甘、微苦。养阴润肺，益胃生津。

龙胆 Radix et Rhizoma Gentianae

【来源】为龙胆科（Gentianaceae）植物龙胆 *Gentiana scabra* Bge.、三花龙胆 *Gentiana triflora* Pall.、条叶龙胆 *Gentiana manshurica* Kitag. 或坚龙胆 *Gentiana rigescens* Franch. 的干燥根及根茎。前三种习称"龙胆"（关龙胆），后一种习称"坚龙胆"。

【产地】龙胆主产于东北地区。三花龙胆主产于东北及内蒙古等地。条叶龙胆主产于东北地区。坚龙胆主产于云南。

【采收加工】春、秋二季挖根，除去地上残茎，洗净泥土，晒干。以秋季采者质量较好。

【性状鉴别】龙胆（关龙胆）　根茎呈不规则块状，长 1～3cm，直径 0.3～1cm。表面暗灰棕色或深棕色，上端有茎痕或残留茎基，周围和下端着生多数细长的根（龙胆的根通常 20 余条，三花龙胆的根约 15 条，条叶龙胆的根常少于 10 条）。根细长圆柱形或扁圆柱形，略扭曲，长 10～20cm，直径 0.2～0.5cm。表面淡黄色或黄棕色，上部多有显著的横皱纹，下部较细，有纵皱纹及支根痕。质脆，易折断，断面略平坦，皮部黄白色或淡黄棕色，木质部色较淡，有 5～8 个木质部束环状排列，习称筋脉点。气微，味甚苦。（彩图 16-32-B）

坚龙胆　根茎呈不规则结节状，上有残茎，1 至数个。根表面黄棕色或红棕色，略呈角质状，无横皱纹，有脱落的灰白色膜质套筒状物（为外皮层和皮层）。质坚脆，易折断，断面皮部黄棕色或棕色，木质部黄白色，易与皮部分离。（彩图 16-32-A）

均以条粗长、色黄或黄棕色者为佳。

【显微鉴别】龙胆根横切面：①表皮细胞有时残存。②皮层窄，外皮层为 1 列类方形或扁圆形细胞，壁稍增厚，木栓化。③内皮层明显，细胞切向延长，每一细胞由纵向壁分隔成 2～18 个子细胞。④韧皮部宽广，外侧多具裂隙，筛管群多分布于内侧。⑤形成层不连成

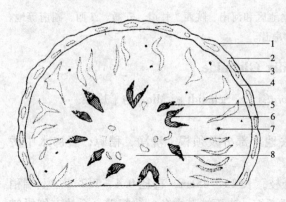

图 16－23　龙胆（龙胆）横切面简图
1. 外皮层　2. 皮层　3. 裂隙　4. 内皮层
5. 形成层　6. 木质部　7. 筛管群　8. 髓

环。⑥木质部由导管和木薄壁细胞组成，木质部束 3 ~ 10 个，导管楔形或 V 字形排列。⑦髓部明显。有时可见髓周韧皮部束 2 ~ 4 个。⑧薄壁细胞含细小草酸钙针晶。（图 16 –23）

三花龙胆的木质部束多为 6 ~ 8 个，楔形，环状排列几连成筒状；髓部有时可见 2 ~ 6 个髓周韧皮部束；内皮层每个细胞的子细胞数偶可达 30 个。

条叶龙胆的木质部束多为 6 个，楔形；髓部偶见 1 个髓周韧皮部束。

坚龙胆内皮层以外组织多已脱落；韧皮部宽广，薄壁细胞有草酸钙针晶；木质部小，实心柱状，由导管、木薄壁细胞和木纤维组成；无髓部。

粉末：淡黄棕色。① 外皮层细胞表面观纺锤形，每一细胞由横隔壁分隔成 2 ~ 20 个扁方形子细胞，有的子细胞又被纵隔壁分隔成 2 个小细胞。② 内皮层细胞表面观类长方形，甚大，每个细胞被纵隔壁分隔成 2 ~ 18 个栅状子细胞，子细胞又常被横隔壁分隔成 2 ~ 5 个小细胞。③ 薄壁细胞含草酸钙小针晶，有的呈细梭状或颗粒状。④ 石细胞稀少（根茎），类圆形或类长方形。⑤ 导管多为网纹及梯纹。（图 16 –24）

坚龙胆粉末中无外皮层细胞；导管主为具缘纹孔；有纤维，主为纤维管胞。

【成分】龙胆、三花龙胆、条叶龙胆及坚龙胆均含有龙胆苦苷（gentiopicrin）、当药苦苷（swertiamarin）及当药苷（sweroside）。龙胆中还含有苦龙胆酯苷（amarogentin）、四乙酰龙胆苦苷、三叶龙胆苷（trifloroside）、龙胆叫酮（gentisin）和龙胆三糖。此外尚含龙胆黄碱和龙胆碱（gentianine），但亦有报道龙胆碱为提取过程中的产物（龙胆苦苷与氨水反应）。从坚龙胆中还分离到秦艽乙素（gentianidine）和秦艽丙素（gentianol）。

以上四种龙胆中以龙胆所含环烯醚萜及裂环烯醚萜苷类最高，其中龙胆苦苷的含量也最高。

【理化鉴别】取本品粉末 0.5g，加甲醇 5ml，浸渍 4 ~ 5 小时，滤过，滤液浓缩至约 2ml，作为供试品溶液。另取龙胆苦苷对照品，加甲醇制成

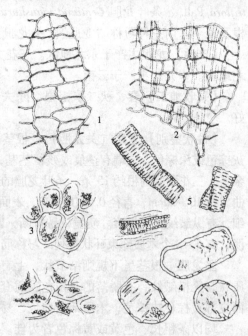

图 16－24　龙胆（龙胆）粉末图
1. 外皮层碎片　2. 内皮层碎片
3. 草酸钙针晶　4. 石细胞　5. 导管

每 1ml 含 2mg 的溶液，作为对照品溶液。吸取上述两种溶液各 5μl，分别点于同一以羧甲基纤维素钠为黏合剂的硅胶 GF$_{254}$ 薄层板上，以醋酸乙酯-甲醇-水（20:2:1）为展开剂，二次展开，取出，晾干，置紫外光灯（254nm）下检视。供试品色谱中，在与对照品色谱相应的位置上，显相同颜色的斑点。

【检查】 总灰分不得过 7.0%。

【含量测定】 按高效液相色谱法测定，本品含龙胆苦苷（C$_{16}$H$_{20}$O$_9$）不得少于 1.0%。

【功效】 性寒，味苦。清热燥湿，泻肝胆火。

【附注】 同属植物亚木龙胆 *Gentiana suffrutescens* J. P. Luo et Z. C. Lou、头花龙胆 *G. cephalantha* Franch. ex Hemsl.、红花龙胆 *G. rhodantha* Franch.、德钦龙胆 *G. atuntsiensis* W. W. Sm 等，在有的地方亦作龙胆入药。

紫草 Radix Arnebiae

【来源】 为紫草科（Boraginaceae）植物新疆紫草 *Arnebia euchroma*（Royle）Johnst. 或内蒙紫草 *Arnebia guttata* Bunge 的干燥根。依次称为"软紫草"、"内蒙紫草"。

【产地】 新疆紫草主产于新疆、西藏等自治区。内蒙紫草主产于内蒙古、甘肃。

【采收加工】 春、秋两季采挖根部，除去泥土，晒干。

【性状鉴别】 **软紫草** 呈不规则的长圆柱形，多扭曲，长 7~20cm，直径 1~2.5cm。顶端有时可见分歧的茎残基。表面紫红色或紫褐色，皮部疏松，呈条形片状，常十余层重叠，易剥落。体轻，质松软，易折断，断面呈同心环层，中心木质部较小，黄白色或黄色。气特异，味微苦、涩。（彩图 16-33）

内蒙紫草 呈圆锥形或圆柱形，扭曲，长 6~20cm，直径 0.5~4cm。根头部略粗大，顶端有残茎 1 个或多个，被短硬毛。表面紫红色或暗紫色，皮部略薄，常数层相叠，易剥离。质硬而脆，易折断，断面较整齐，皮部紫红色，木部较小，黄白色。气特异，味涩。

均以条粗大、色紫、皮厚者为佳。

【显微鉴别】 软紫草横切面：①木栓层将韧皮部、木质部层层分隔。②残留的韧皮部较薄。③木质部导管 2~4 列放射状排列。④木栓细胞及薄壁细胞均含紫色素。

【成分】 新疆紫草含有羟基萘酮色素类约 3.1%，如 β，β'-二甲基丙烯酰紫草素（β，β'-dimethyl-acryl-shikonin）、紫草素（shikonin）、左旋紫草素、消旋紫草素、乙酰紫草素（acetyl shikonin）、异丁酰紫草素、异戊酰紫草素、去氧紫草素等。

内蒙紫草亦含有 β，β'-二甲基丙烯酰紫草素、紫草素、乙酰紫草素等成分。

【含量测定】 按分光光度法测定，本品含羟基萘醌总色素以左旋紫草素（C$_{16}$H$_{16}$O$_5$）计算，不得少于 0.80%。照高效液相色谱法测定，含 β，β'-二甲基丙烯酰阿卡宁不得少于 0.3%。

【功效】 性寒，味甘、咸。清热凉血，化斑解毒，透疹。

丹参 Radix et Rhizoma Salviae Miltiorrhizae

【来源】 为唇形科（Labiatae）植物丹参 *Salvia miltiorrhiza* Bge. 的干燥根及根茎。

【产地】 主产于安徽、江苏、山东、四川等省。栽培或野生。

【采收加工】秋季采挖，除去茎叶、泥沙、须根，晒干。

【性状鉴别】根茎粗短，顶端有时残留茎基，根数条，长圆柱形，略弯曲，有的分枝并具须状细根。长 10~20cm，直径 0.3~1cm。表面棕红色或暗红色，粗糙，具纵皱纹，老根外皮疏松，多显紫棕色，常呈鳞片状剥落。质硬而脆，易折断，断面疏松，有裂隙或略平整而致密，皮部棕红色，木部灰黄色或紫褐色，可见黄白色导管束放射状排列。气微，味微苦涩。（彩图 16-34）

栽培品较粗壮，直径 0.5~1.5cm。表面红棕色，具纵皱，外皮紧贴不易剥落，质坚实，断面较平整，略呈角质样。

以条粗壮、色紫红色者为佳。

【显微鉴别】根横切面：①木栓层 4~6 列细胞，有时可见落皮层组织存在。②皮层宽广。③韧皮部狭窄，呈半月形。④形成层呈环，束间形成层不甚明显。⑤木质部 8~10 多束，呈放射状，导管在形成层处较多，呈切向排列，渐至中央导管呈单列。⑥木质部射线宽，纤维常成束存在于中央的初生木质部。

【成分】含结晶性菲醌类化合物：丹参酮Ⅰ（tanshinone Ⅰ）、丹参酮ⅡA、丹参酮ⅡB、隐丹参酮（cryptotanshinone）、羟基丹参酮（hydroxytanshinone）、丹参酸甲酯（methyltanshinonate）、二氢丹参酮Ⅰ等及其异构体，其中隐丹参酮是抗菌的主要有效成分。

水溶性成分中含酚酸类化合物，主要有丹参素甲（丹参酸甲）、丹参素乙、丹参素丙，以及原儿茶醛、原儿茶酸、丹酚酸 A（salvianolic acid A）、丹酚酸 B 等。从丹参中还分离得到 2-异丙基-8-甲基菲-3,4-双酮和丹参螺旋缩酮内酯。前者抗凝集作用比隐丹参酮强。

【理化鉴别】取粉末 1g，加乙醚 5ml，置具塞试管中，振摇，放置 1 小时，滤过，滤液挥干，残渣加醋酸乙酯 1ml 使溶解，作为供试品溶液。另取丹参对照药材，同法制成对照药材溶液。另取丹参酮ⅡA 对照品，加醋酸乙酯制成每 1ml 含 2mg 的溶液，作为对照品溶液。吸取上述三种溶液各 5μl 点于同一硅胶 G 薄层板上。展开剂为苯-醋酸乙酯（19:1）。供试品色谱中在与对照药材及对照品色谱相应的位置上，显相同颜色的斑点。

【含量测定】按高效液相色谱法测定，本品含丹参酮ⅡA（$C_{19}H_{18}O_3$）不得少于 0.20%。本品含丹酚酸 B（$C_{36}H_{30}O_{16}$）不得少于 0.20%。

【功效】性微寒，味苦。祛瘀止痛，活血调经，养心除烦。对心绞痛和心肌梗死有一定疗效。

【附注】同属植物中下列品种在少数地区亦作丹参用：①南丹参 *Salvia bowleyana* Dunn，产于湖南、江西、浙江、福建等省，在某些地区与丹参混用。根呈圆柱形，长 5~8cm，直径 0.5cm。表面灰红色或橘红色。质较坚硬，易折断，断面不平坦。气弱，味微苦。根横切面，木质部束较少，约 7~9 个。②甘西鼠尾 *S. przewalskii* Maxim.，分布于甘肃、青海、四川、云南等省，药材名甘肃丹参。根呈圆锥形，长 10~20cm，直径 1~4cm。表面暗紫红色，根头部常见 1 至数个茎基丛生。根扭曲呈辫子状，外皮脱落部分显红褐色。质松而脆，易折断。断面不平坦，可见浅黄色维管束，气弱，味微苦。根横切面维管束稍偏于一侧，木质部导管 3~4 行切向排列，木纤维位于导管周围。③褐毛甘西鼠尾 *S. przewalskii* Maxim. var. *mandarinorum* (Diels) Stib.，分布于四川、云南等地。④三叶鼠尾 *S. trijuga* Diels，分布于云南、四川、西藏。⑤白花丹参 *S. miltiorrhiza* Bunge f. *alba* C. Y. Wu，分布于山东。

黄芩 Radix Scutellariae

【来源】为唇形科植物黄芩 *Scutellaria baicalensis* Georgi 的干燥根。

【产地】主产于河北、山西、内蒙古、辽宁等省区。以山西产量较大，河北承德质量较好。现已栽培。

【采收加工】春、秋两季采挖，除去地上部分、须根及泥沙，晒至半干，撞去外皮，晒干。

【性状鉴别】呈圆锥形，扭曲，长8~25cm，直径1~3cm。表面棕黄色或深黄色，有稀疏的疣状细根痕，顶端有茎痕或残留的茎基，上部较粗糙，有扭曲的纵皱或不规则的网纹，下部有顺纹和细皱。质硬而脆，易折断，断面黄色，中间红棕色。老根中间呈暗棕色或棕黑色，枯朽状或已成空洞者称为"枯芩"。新根称"子芩"或"条芩"。气弱，味苦。（彩图16-35）

以条长、质坚实、色黄者为佳。

【显微鉴别】横切面：①木栓层外部多破裂，木栓细胞中有石细胞散在。②皮层与韧皮部界限不明显，有多数石细胞与韧皮纤维，单个或成群散在，石细胞多分布于外侧，韧皮纤维多分布于内侧。③形成层成环。木质部在老根中央，有栓化细胞环形成，栓化细胞有单环的，有成数个同心环的。④薄壁细胞中含有淀粉粒。（图16-25）

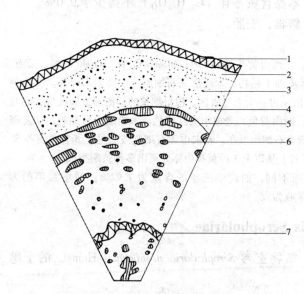

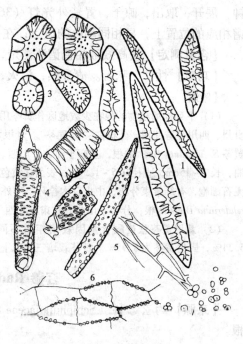

图16-25　黄芩横切面简图
1. 木栓层 2. 皮层 3. 石细胞及纤维 4. 韧皮部
5. 形成层 6. 木质部导管束 7. 木栓化细胞环

图16-26　黄芩粉末图
1. 韧皮纤维 2. 木纤维 3. 石细胞 4. 导管
5. 木薄壁细胞 6. 韧皮薄壁细胞 7. 淀粉粒

粉末：黄色。①韧皮纤维甚多，呈梭形，长 50~250μm，直径 10~40μm，壁甚厚，孔沟明显。②木纤维较细长，两端尖，壁不甚厚。③石细胞较多，呈类圆形、长圆形、类方形或不规则形，长 60~160μm，壁厚可至 24μm。④网纹导管多见，具缘纹孔及环纹导管较少。⑤木栓细胞多角形、棕黄色。⑥木薄壁细胞及韧皮薄壁细胞纺锤形，有的中部具横隔。⑦淀粉粒单粒类球形，直径 4~10μm，复粒由 2~3 分粒组成，少见。（图 16-26）

【成分】 含多种黄酮类衍生物，其中主要有黄芩苷（baicalin）、汉黄芩苷（wogonoside）、千层纸素 A 葡萄糖醛酸苷（oroxylin aglucuronide）、黄芩素（baicalein）、汉黄芩素（wogonin）。另含黄芩新素 I（黄芩黄酮 I）、黄芩新素 II（黄芩黄酮 II）、千层纸素 A（oroxylin A）、白杨黄素、2′,5,8-三羟基-7-甲氧基黄酮、2′,5,8-三羟基-6,7-二甲氧基黄酮、可加黄芩素（koganebanain）等约 30 种黄酮类化合物及 4′,5,7-三羟基-6-甲氧基二氢黄酮、7,2′,6′-三羟基-5-甲氧基二氢黄酮等二氢黄酮类化合物。并含有查尔酮、二氢黄酮醇、黄酮醇、挥发油、糖类、14 种氨基酸、甾醇等。

【理化鉴别】 取粉末 1g，加乙酸乙酯-甲醇 3:1 混合溶液 130ml，加热回流 30 分钟滤过，滤液蒸干，残渣加甲醇 5ml 使溶解，作为供试品溶液。另取黄芩对照药材 1g，同法制成对照药材溶液。再取黄芩苷、黄芩素、汉黄芩素对照品，加甲醇制成每 1ml 含 1mg、0.5mg、0.5mg 的对照品溶液。吸取供试品溶液、对照药材溶液各 2μl 及对照品溶液各 1μl，分别点于同一聚酰胺薄膜上，以甲苯-乙酸乙酯-甲醇-甲酸（10:3:1:2）为展开剂，预饱合 30 分钟，展开，取出，晾干，置紫外光灯（365mm）下检视。供试品色谱中，在与对照药材色谱相应的位置上，显相同颜色的斑点；在与对照品色谱相应的位置上，显相同的暗色斑点。

【含量测定】 按高效液相色谱法测定，本品含黄芩苷（$C_{21}H_{18}O_{11}$）不得少于 9.0%。

【功效】 性寒，味苦。清湿热，泻火，解毒，安胎。

【附注】

（1）下列同属植物的根在少数地区作黄芩用：①西南黄芩 Scutellaria amoena C. H. Wright 的根，云南、贵州、四川等省使用，药材称"滇黄芩"。老根木质部不枯朽。木栓层无石细胞，中央无木栓环。②粘毛黄芩 S. viscidula Bge. 的根，主产于河北、山西、内蒙古、山东等省区。根呈细长的圆锥形或圆柱形，略弯曲，长 7~15cm，直径 0.5~1.5cm；表面棕黄色，断面黄色，老根中央红棕色。木栓层无石细胞，韧皮部无石细胞，有纤维束分布，中央有木栓环，环外侧有石细胞散在。粉末中无石细胞或偶见。③甘肃黄芩 S. rehderiana Diels 的根，分布于山西、甘肃、陕西等省。从以上 3 种黄芩中亦分离出多种黄酮类成分。

（2）栽培黄芩总黄酮含量因栽培年限不同而不同，如栽培三年的含量为 7.92%，栽培二年的为 5.24%，野生黄芩为 8.95%。黄芩栽培三年以上采收为宜。

玄参 Radix Scrophulariae

【来源】 为玄参科（Scrophulariaceae）植物玄参 Scrophularia ningpoensis Hemsl. 的干燥根。

【产地】 主产于浙江、湖北、江苏、江西等省。主为栽培品。

【采收加工】 冬季挖取根部，除去芦头、须根、子芽（供留种栽培用）及泥沙，晒至半干，堆放发汗至内部变黑色，再晒干或烘干。

【性状鉴别】 呈圆锥形，中部略粗，或上粗下细，有的微弯似羊角状，长 6~20cm，直径 1~3cm。表面灰黄色或棕褐色，有明显的纵沟和横向皮孔。质坚硬，不易折断，断面略平坦，乌黑色，微有光泽。具焦糖气，味甘、微苦。以水浸泡，水呈墨黑色。（彩图16-36）

以条粗壮、坚实，断面乌黑色者为佳。

【成分】 含环烯醚萜苷类成分哈帕苷（harpagside）、哈巴俄苷（harpagoside）和 8-（邻甲基-对-香豆酰）-哈巴俄苷 [8-（o-methyl-p-coumaroyl）-harpagoside]。环烯醚萜苷类成分是使药材加工后内部变乌黑色的成分。此外，玄参中还含有微量挥发油、氨基酸、油酸、亚麻酸、硬脂酸、L-天冬酰胺、生物碱、甾醇、糖类、脂肪油等。

【功效】 性微寒，味甘、苦、咸。滋阴降火，凉血解毒。

地黄 Radix Rehmanniae

【来源】 为玄参科植物地黄 *Rehmannia glutinosa* Libosch. 的新鲜或干燥块根。

【产地】 主产于河南省温县、博爱、武陟、孟县等地，产量大，质量佳。

【采收加工】 秋季采挖，除去芦头及须根，洗净，鲜用者习称"鲜地黄"。将鲜生地徐徐烘焙，至内部变黑，约八成干，捏成团块，习称"生地黄"。

【性状鉴别】 **鲜地黄** 呈纺锤形或条状，长 9~15cm，直径 1~6cm。外皮薄，表面浅红黄色，具弯曲的皱纹、横长皮孔以及不规则疤痕。肉质，断面淡黄色，可见橘红色油点，中部有放射状纹理。气微，味微甜、微苦。

生地黄 多呈不规则的团块或长圆形，中间膨大，两端稍细，长 6~12cm，直径 3~6cm，有的细小，长条形，稍扁而扭曲。表面灰黑色或灰棕色，极皱缩，具不规则横曲纹。体重，质较软而韧，不易折断，断面棕黑色或乌黑色，有光泽，具黏性。无臭，味微甜。（彩图16-37）

鲜生地以粗壮、色红黄者为佳。生地黄以块大、体重、断面乌黑色者为佳。

【显微鉴别】 横切面：①木栓细胞数列。②皮层薄壁细胞排列疏松；散有多数分泌细胞，含橘黄色油滴；偶有石细胞。③韧皮部较宽，有少数分泌细胞。④形成层成环。⑤木质部射线较宽，导管稀疏，排列成放射状。

粉末：深棕色。①薄壁细胞类圆形，含有类圆形细胞核。②分泌细胞内含橙黄色或橙红色油滴状物。③有网纹及具缘纹孔导管。④草酸钙方晶细小，在薄壁细胞中有时可见。

【成分】 含多种苷类成分，以环烯醚萜苷类为主，主要有梓醇（catalpol）、二氢梓醇（dihydrocatalpol）、乙酰梓醇、桃叶珊瑚苷（aucubin）、密力特苷（melittoside）、去羟栀子苷及地黄苷（rehmannioside）A、B、C、D 等。环烯醚萜苷类成分为主要活性成分，也是使地黄变黑的成分。

含多种糖类，如水苏糖、棉子糖、葡萄糖、蔗糖、果糖、甘露三糖、毛蕊花糖、半乳糖及地黄多糖 RPS-b 等。RPS-b 是地黄中兼具免疫与抑瘤活性的有效成分。含 20 余种氨基酸。地黄中尚含甘露醇、β-谷甾醇、豆甾醇、地黄素（rehmannin）等。从熟地黄中分离并鉴定了 19 种有机酸，地黄中还含有多种微量元素、卵磷脂及维生素 A 类。

【浸出物】 按水溶性浸出物冷浸法测定，不得少于 65%。

【功效】 鲜生地性甘，味苦、寒。清热生津，凉血，止血。生地黄性甘寒。清热凉血，养阴，生津。

桔梗 Radix Platycodonis

【来源】 为桔梗科（Campanulaceae）植物桔梗 *Platycodon grandiflorum*（Jacq.）A. DC. 的干燥根。

【性状鉴别】 药材呈圆柱形或长纺锤形，下部渐细，有的有分枝，略扭曲，长 7 ~ 20cm，直径 0.7 ~ 2cm。去皮者表面白色或淡黄白色，不去皮者表面黄棕色至灰棕色，具有不规则扭曲纵向皱沟，并有横向皮孔样的斑痕及支根痕，上部有横纹。顶端有较短的根茎（"芦头"），其上有数个半月形的茎痕。质脆，易折断，断面不平坦，可见放射状裂隙，皮部类白色，形成层环棕色，木部淡黄白色。无臭，味微甜后苦。（彩图 16 - 38）

【成分】 根含多种皂苷，混合皂苷完全水解产生桔梗皂苷元（platycodigenin）、远志酸（polygalacic acid），以及少量桔梗酸（platycogenic acid）A、B、C，并分离出桔梗皂苷（platycodin）A、C、D$_1$、D$_2$。

【功效】 性平，味苦、辛。宣肺，利咽，祛痰，排脓。

党参 Radix Codonopsis

【来源】 为桔梗科植物党参 *Codonopsis pilosula*（Franch.）Nannf.、素花党参 *Codonopsis pilosula* Nannf. var. *modesta*（Nannf.）L. T. Shen 或川党参 *Codonopsis tangshen* Oliv. 的干燥根。

【产地】 党参主产于山西、陕西、甘肃、四川等省及东北各地。潞党（栽培品）产于山西平顺、长治、壶关等地。素花党参又称西党参，主产于甘肃文县，四川南坪、松潘等地。川党参主产于四川、湖北、陕西等地。

【采收加工】 秋季采挖，除去地上部分及须根，洗净泥土，晒至半干，反复搓揉 3 ~ 4 次，晒至七八成干时，捆成小把，晒干。

【性状鉴别】 党参 呈长圆柱形，稍弯曲，长 10 ~ 35cm，直径 0.4 ~ 2cm。表面黄棕色至灰棕色，根头部有多数疣状突起的茎痕及芽，每个茎痕的顶端呈凹下圆点状，习称"狮子盘头"；根头下有致密的环状横纹，向下渐稀疏，有的达全长的一半，栽培品环状横纹少或无；全体有纵皱纹及散在的横长皮孔，支根断落处常有黑褐色胶状物。质稍硬或略带韧性，断面稍平坦，有裂隙或放射状纹理，皮部淡黄白色至淡棕色，木质部淡黄色，呈"菊花心"状。有特殊香气，味微甜。（彩图 16 - 39 - B）

素花党参 长 10 ~ 35cm，直径 0.5 ~ 2.5cm。表面黄白色至灰白色，根头下致密的环状横纹常达全长的一半以上。断面裂隙较多，皮部灰白色至淡棕色，木部淡黄色。

川党参 长 10 ~ 45cm，直径 0.5 ~ 2cm。表面灰黄色至黄棕色，有明显不规则的纵沟。顶端有较稀的横纹，大条者亦有"狮子盘头"，但茎痕较少；小条者根头部较小，称"泥鳅头"。质较软而结实，断面裂隙较少。皮部黄白色，木部淡黄色。

均以条粗壮、质柔润、气味浓、嚼之无渣者为佳。（彩图 16 - 39 - A）

【显微鉴别】 横切面：①木栓细胞数列至 10 数列，外侧有石细胞，单个或成群。②皮层窄。③韧皮部宽广，外侧常现裂隙，散有淡黄色乳管群，并常与筛管交互排列。④形成层成环。⑤木质部导管单个散在或数个相聚，成放射状排列。⑥薄壁细胞含菊糖。（图16 – 27）

粉末：淡黄色。①石细胞呈方形、长方形或多角形，壁不甚厚。②木栓细胞表面观呈类多角形，垂周壁薄，微弯曲。③有菊糖，用水合氯醛装片不加热观察，可见菊糖结晶呈扇形，表面现放射状纹理。④节状乳管碎片甚多；含淡黄色颗粒状物，直径16 ~ 24μm。⑤网纹导管易察见。（图16 – 28）

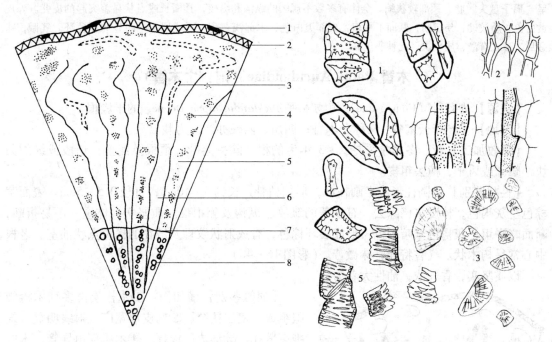

图16 – 27　党参（党参）横切面简图　　　　　图16 – 28　党参（党参）粉末图
1. 石细胞群　2. 木栓层　3. 裂隙　4. 乳管群　　　1. 石细胞　2. 木栓细胞　3. 菊糖　4. 乳汁管　5. 导管
5. 韧皮部　6. 射线　7. 形成层　8. 木质部导管

【成分】党参根含三萜类化合物蒲公英萜醇（taraxerol）、蒲公英萜醇乙酸酯、木栓酮（friedelin）、齐墩果酸等；含植物甾醇类 α -菠菜甾醇等多种豆甾醇类化合物及它们的-β - D -葡萄糖苷和 α -菠甾酮、豆甾酮等；含有胆碱、5 -羟甲基-2 -糖醛胆碱、烟碱、正丁基脲基甲酸酯 、5 -羟基-2 -羟甲基吡啶等含氮化合物；含有菊糖、果糖等大量糖类、四种杂多糖（Cp - 1、Cp - 2、Cp - 3、Cp - 4）、β - D -吡喃葡萄糖己醇苷、α - D -呋喃果糖乙醇苷等；含有挥发油；含有天冬氨酸等17种氨基酸；含14种无机元素。此外，尚含丁香苷、党参苷（tangshenoside）Ⅰ、苍术内酯（atractylnolide）Ⅱ、苍术内酯Ⅲ、党参内酯（codonolactone）、棕榈酸甲酯、丁香醛、香荚兰酸、5 -羟甲基糠醛、5 -甲氧基糠醛等成分。

川党参含皂苷、微量生物碱、多糖、挥发油等，从水溶性部分分得党参苷Ⅰ ~ Ⅳ（tangshenosideⅠ ~ Ⅳ）、丁香苷、黄芩素葡萄糖苷等。

【理化鉴别】取粉末1g，置带塞三角瓶中，加乙醚10ml，密塞，振摇数分钟，冷浸1小时，滤过，滤液置蒸发皿中，挥去乙醚，残渣加 1ml 醋酐溶解，倾取上清液于干燥试管中，沿管壁加硫酸 1ml，两液接界面呈棕色环，上层蓝色立即变为污绿色。（检查皂苷及植物甾醇）

【浸出物】 按醇溶性浸出物热浸法测定，45% 乙醇浸出物不得少于 55.0%。

【功效】 性平，味甘。补中益气，健脾益肺。

【附注】 管花党参 *Codonopsis tubulosa* Kom.，产于云南、贵州、四川等省。商品称为白党或叙党，性状与党参较为类似。根呈长圆柱形，少有分枝，长 15~30cm，直径 0.8~1.5(3)cm。根头部有密集的小疙瘩呈"狮子盘头"状，颈部较狭缩。全体有多数不规则的纵沟和纵棱，具横长或点状显著突起的皮孔。外皮黄白色。质较硬，易折断，断面不平坦，皮部类白色，木部浅黄色，形成层不呈明显的深色环。气微、味微甜，嚼之有渣，质较次。此种非正品。

木香 Radix Aucklandiae（附：土木香）

【来源】 为菊科（Compositae）植物木香 *Aucklandia lappa* Decne. 的干燥根。

【产地】 主产于云南省，又称云木香；四川、西藏亦产。为栽培品。

【采收加工】 秋、冬两季采挖 2~3 年生的根，除去茎叶、须根及泥土，切段或纵剖为块，晒干或风干，撞去粗皮。

【性状鉴别】 呈圆柱形或半圆柱形，形如枯骨，长约 5~10cm，直径 0.5~5cm。表面黄棕色至灰褐色，栓皮多已除去，有显著的皱纹、纵沟及侧根痕。质坚实，体重，不易折断，断面略平坦，灰褐色至暗褐色，形成层环棕色，有放射状纹理及散在的褐色点状油室。老根中心常呈朽木状。气香特异，味微苦。（彩图 16-40）

以质坚实，香气浓，油性大者为佳。

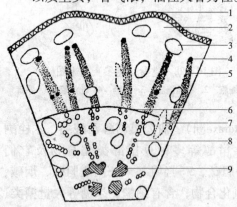

图 16-29 木香横切面简图
1. 木栓层 2. 皮层 3. 油室 4. 纤维束
5. 韧皮部 6. 形成层 7. 裂隙
8. 木质部束 9. 初生木质部

【显微鉴别】 横切面：①木栓层由多列木栓细胞组成。皮层狭窄。②韧皮部宽广，射线明显，纤维束散在。③形成层成环。④木质部由导管、木纤维及木薄壁细胞组成。导管单行径向排列。⑤根的中心为四原型初生木质部。⑥薄壁组织中有大型油室散在，油室常含有黄色分泌物。⑦薄壁细胞中含有菊糖。（图 16-29）

粉末：黄绿色。①菊糖多见，表面现放射状纹理。②木纤维黄色，长梭状，有纹孔。③导管以网纹较多，有具缘纹孔。④油室多破碎，内含黄色或棕色分泌物。⑤木栓细胞表面观呈类多角形。⑥薄壁细胞含有小型草酸钙方晶。

【成分】 含挥发油，油中主成分为木香内酯（costuslactone）、去氢木香内酯、木香烃内酯、二氢木香内酯、α-木香酸、α-木香醇等。木香尚含有 α 及 β-环木香烯内酯（cyclocostunolide）、豆甾醇、白桦脂醇、棕榈酸、天台乌药酸（linderic acid）、氨基酸（约 20 种），以及木香碱（saussurine）、菊糖等。

【理化鉴别】①取木香挥发油少许于试管中，加入异羟肟酸铁试剂 2～3 滴，呈橙红色反应。（检查内酯类）。

②取本品粉末 0.5g，加氯仿 10ml，超声处理 30 分钟，滤过，滤液作为供试品溶液。另取去氢木香内酯、木香烃内酯对照品，分别加氯仿制成每 1ml 含 0.5mg 的溶液，作为对照溶液。吸取供试品溶液和对照品溶液各 5μl，分别点于同一以羧甲基纤维素钠为黏合剂的硅胶 G 薄层板上，以氯仿-环己烷（5:1）为展开剂，展开，取出，晾干，喷以 1% 香草醛硫酸溶液，加热至斑点显色清晰。供试品色谱中在与对照品色谱相应的位置上，显相同颜色的斑点。

【检查】总灰分不得过 4.0%。

【含量测定】按高效液相色谱法测定，本品含木香烃内酯（$C_{15}H_{20}O_2$）和去氢木香内酯（$C_{15}H_{18}O_2$）不得少于 1.8%。

【功效】性温，味辛，苦，行气止痛，温中和胃。

【附】**土木香** Radix Inulae

本品为菊科植物土木香 *Inula helenium* L.，或总状土木香 *Inula racemosa* Hook. f. 的干燥根。前者商品又称"祁木香"，主产于河北、新疆、甘肃、四川等省区；后者又称"藏木香"，主产于西藏、新疆等省区。药材呈圆锥形，略弯曲，长 5～20cm。表面黄棕色或暗棕色，有纵皱纹及须根痕，根头粗大，顶端有凹陷的茎痕及叶鞘残基，周围有圆柱形支根，质坚硬，断面黄白色至浅灰黄，有凹点状油室。气微香，味苦、辛。主要含有挥发油，油中主成分为土木香内酯（alantolactone）、异土木香内酯、土木香醇（alantol）、土木香酸、二氢土木香内酯、二氢异土木香内酯、达玛二烯醇乙酸酯等。此外，尚含菊糖、豆甾醇及 γ、β-谷甾醇葡萄糖苷等。本品性温，味辛、苦。健脾和胃温中，调气解郁，止痛安胎。

川木香 Radix Vladimiriae

【来源】为菊科植物川木香 *Vladimiria souliei* (Franch.) Ling 或灰毛川木香 *Vladimiria souliei* (Franch.) Ling var. *cinerea* Ling 的干燥根。

【产地】川木香主产于四川省及西藏自治区，灰毛川木香产于四川省。

【性状鉴别】药材呈圆柱形（习称铁杆木香）或有纵槽的半圆柱形（习称槽子木香），稍弯曲，长 10～30cm，直径 1～3cm。表面黄褐色或棕褐色，具纵皱纹，外皮脱落处可见丝瓜络状细筋脉；根头偶有黑色发黏的胶状物，习称"油头"。体较轻，质硬脆，易折断，断面黄白色或黄色，有深黄色稀疏油点及裂隙，木质部宽广，有放射状纹理；有的中心呈枯朽状。气微香，味苦，嚼之粘牙。以条粗、质硬、香气浓者为佳。（彩图 16-41）

【成分】主要含有挥发油，挥发油中含川木香内酯（mokkolactone）、土木香内酯（alantolactone）。

【功效】性温，味苦、辛。行气，止痛，消胀。

白术 Rhizoma Atractylodis Macrocephalae

【来源】为菊科植物白术 *Atractylodes macrocephala* Koidz. 的干燥根茎。

【产地】主产于浙江、安徽、湖北、湖南等省。多为栽培。

【采收加工】霜降前后，挖取 2～3 年生的根茎，除去茎叶及细根，烘干，称烘术；晒干，称生晒术。

【性状鉴别】呈不规则肥厚团块，长 3 ~ 13cm，直径 1.5 ~ 7cm。表面灰黄色或灰棕色，有不规则的瘤状突起和断续的纵皱和沟纹，并有须根痕，顶端有残留茎基和芽痕。质坚硬，不易折断，断面不平坦，生晒术断面淡黄白色至淡棕色，略有菊花纹及分散的棕黄色油点，烘术断面角质样，色较深，有裂隙。气清香，味甜微辛，嚼之略带黏性。（彩图 16 - 42）

以个大、质坚实、断面色黄白、香气浓者为佳。

【显微鉴别】横切面：①木栓层为数列扁平细胞，其内侧常有断续的石细胞环。②皮层、韧皮部及木射线中有大型油室散在，油室圆形至长圆形。根茎顶端的韧皮部外侧有纤维束。③形成层环明显。④木质部呈放射状排列，中部和内侧木质部束的附近有较多的纤维束，以初生木质部附近的纤维束最发达。⑤中央有髓部。⑥薄壁细胞中含菊糖及草酸钙针晶。

粉末：淡黄棕色。①草酸钙针晶细小，长 10 ~ 32μm，不规则地聚集于薄壁细胞中，少数针晶直径至 4μm。②纤维黄色，大多成束，长梭形，直径约至 40μm，壁甚厚，木化，孔沟明显。③石细胞淡黄色，类圆形、多角形、长方形，少数纺锤形，直径 37 ~ 64μm，胞腔明显，有不规则孔沟。④导管分子较短小，为网纹及具缘纹孔，直径至 48μm。⑤薄壁细胞含菊糖。（图 16 - 30）

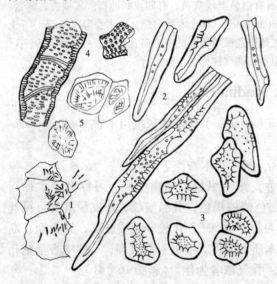

图 16 - 30 白术粉末图
1. 草酸钙针晶 2. 纤维 3. 石细胞 4. 导管 5. 菊糖

【成分】含挥发油 1.4 % 左右，油中主要成分为苍术酮（atractylon）、苍术醇（atractylol）、白术内酯（butenolide）A、白术内酯 B、3 - β - 乙酰氧基苍术酮（3 - β - acetoxyatractylon）等。白术中尚分离到甘露聚糖 Am - 3。

【理化鉴别】①取粉末 2g，置 100ml 具塞锥形瓶中，加乙醚 20ml，振摇 10 分钟，滤过，取滤液 10ml 挥干，加 10% 香草醛硫酸溶液，显紫色；另取滤液 1 滴，点于滤纸上，挥干，喷洒 1% 香草醛硫酸溶液，显桃红色。（检查挥发油）

②取本品粉末 0.5g，加正己烷 2ml，超声处理 15 分钟，滤过，滤液作为供试品溶液。另取白术对照药材 0.5g，同法制成对照药材溶液。吸取上述新制备的两种溶液各 10μl，分别点于同一硅胶 G 薄层板上，以石油醚（60℃ ~ 90℃）- 醋酸乙酯（50:1）为展开剂展开，取出，晾干，喷以 5% 香草醛硫酸溶液，加热至斑点显色清晰。供试品色谱中在与对照品色谱相应的位置上，显相同颜色的斑点，并应显一桃红色主斑点（苍术酮）。

【检查】总灰分 不得过 5.0%，酸不溶性灰分不得过 1.0%。

色度 精密称取本品最粗粉 2g，置具塞烧瓶中，加 55% 乙醇 50ml，用稀盐酸调节 pH

值到 2~3，连续振摇 1 小时，离心（每分钟 4000 转）15 分钟，吸取上清液 10ml 置比色管中，与同量的对照液（取比色用三氯化铁 5ml，加比色用氯化钴液 3ml 与比色用硫酸铜液 0.6ml，用水稀释至 10ml 制成）同置白纸上，自上面透视，显色不得较深。

【功效】性温，味甘、苦。益气健脾，燥湿利水，止汗，安胎。

苍术 Rhizoma Atractylodis

【来源】为菊科植物茅苍术 *Atractylodes lancea*（Thunb.）DC. 或北苍术 *Atractylodes chinensis*（DC.）Koidz. 的干燥根茎。

【产地】茅苍术主产于江苏、湖北、河南等省。北苍术主产于河北、山西、陕西、内蒙古等省区。

【采收加工】春、秋两季挖取根茎，除去茎、叶、细根、泥土，晒干，撞去须根。

【性状鉴别】**茅苍术**　呈不规则连珠状或结节状圆柱形，略弯曲，偶有分枝，长 3~10cm，直径 1~2cm。表面灰棕色，有皱纹、横曲纹及残留的须根，顶端具茎痕及残留的茎基。质坚实，断面黄白色或灰白色，散有多数橙黄色或棕红色油室，习称"朱砂点"，暴露稍久，常可析出白色细针状结晶，习称"起霜"。气香特异，味辛、苦。（彩图 16-43）

北苍术　呈疙瘩块状或结节状圆柱形，长 4~9cm，直径 1~4cm。表面黑棕色，除去外皮者黄棕色。质较疏松，断面散有黄棕色油室，无白色细针状结晶析出。香气较淡，味微甘、辛、苦。

均以个大，质坚实，断面朱砂点多，香气浓者为佳。

【显微鉴别】茅苍术根茎横切面：①木栓层内夹有石细胞带 3~8 条不等，每一石细胞带由约 2~3 层类长方形的石细胞集成。②皮层宽广，其间散有大型油室，长径 225~810μm，短径 135~450μm。③韧皮部狭小。④形成层成环。⑤木质部有纤维束，和导管群相间排列。⑥射线较宽，中央为髓部，射线和髓部均散有油室。⑦薄壁细胞含有菊糖和细小的草酸钙针晶。（图16-31）

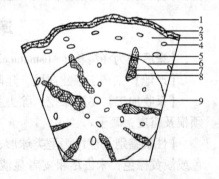

图16-31　苍术（茅苍术）横切面简图
1. 木栓层　2. 石细胞环带　3. 皮层
4. 油室　5. 韧皮部　6. 形成层
7. 木质部　8. 木纤维束　9. 髓

北苍术根茎横切面：皮层有纤维束，木质部纤维束较大，和导管群相间排列。

茅苍术粉末：棕黄色。①草酸钙针晶细小，长 5~30μm，不规则地充塞于薄壁细胞中。②纤维常成束，长梭形，壁甚厚，木化。③石细胞甚多，类圆形、类长方形或多角形，壁极厚，木化，常和木栓细胞连在一起。④菊糖结晶扇形或块状，表面有放射状纹理。⑤油室碎片多见。⑥导管短，主为网纹，也有具缘纹孔。

【成分】茅苍术根茎含挥发油，油中主要成分为苍术素（atractylodin）、茅术醇（hinesol）、β-桉油醇（β-eudesmol）、榄香醇（elemol）、苍术醇（atractylol）、苍术酮、3-β-羟基苍术酮（3-β-hydroxyatractylon）、3-β-乙酰氧基苍术酮、苍术素醇（苍术定醇，atractylodinol)、乙酰苍术素醇及 9 个倍半萜糖苷苍术苷（atractylosideA ~ I）。还含有 Fe、Cu、Mn、Cr、Mo 等多种微量元素。

北苍术根茎含挥发油 3% ~ 5%，油中主要成分为苍术素、茅术醇、β-桉油醇、苍术醇、苍术酮、α-没药醇（α - bisabolol）、苍术定醇、乙酰苍术定醇等。还含有阿拉伯糖、半乳糖、葡萄糖、蔗糖、棉子糖等多种糖类。

【理化鉴别】①茅苍术置紫外灯下，横断面不显亮蓝色荧光；北苍术整个横断面显亮蓝色荧光。

②取粉末 0.5g，加正己烷 2ml，超声处理 15 分钟，滤过，滤液作为供试品溶液。另取苍术对照药材 0.5g，同法制成对照药材溶液。吸取上述新制备的两种溶液各 2 ~ 6μl，分别点于同一硅胶 G 薄层板上，以石油醚（60℃ ~ 90℃）-醋酸乙酯（20:1）为展开剂，展开，取出，晾干，喷以 5% 对二甲氨基苯甲醛的 10% 硫酸乙醇溶液，热风吹至斑点显色清晰。供试品色谱中，在与对照药材色谱相应的位置上，显相同颜色的斑点；并应显有一相同的污绿色主斑点（苍术素）。

【功效】性温，味辛、苦。燥湿健脾，祛风散寒，明目。

【附注】同属植物关苍术 *Atractylodes japonica* Koidz. ex Kitam. 的根茎，在东北地区曾作苍术入药，《日本药局方》作白术使用。主产于东北地区。本品根茎呈结节状圆柱形，长 4 ~ 12cm，直径 1 ~ 2.5cm。表面深棕色。质较轻，折断面不平坦，纤维性强。气特异，味辛、微苦。横切面皮层有大型纤维束疏列；木质部导管疏列，最内侧纤维束发达，纤维束中夹杂少数石细胞；针晶较长，达 40μm。本品挥发油中含苍术酮、芹烷二烯酮、二乙酰苍术二醇、乙醛、糠醛、苍术烯内酯 I 及少量苍术素，挥发油成分接近白术。

泽泻 Rhizoma Alismatis

【来源】为泽泻科（Alismataceae）植物泽泻 *Alisma orientalis* (Sam.) Juzep. 的干燥块茎。

【产地】主产于福建浦城、建阳及四川、江西等省，多系栽培。

【采收加工】冬季采挖，除去茎叶、须根，削去粗皮，洗净，炕干，或装入竹筐中撞去须根及粗皮，晒干。

【性状鉴别】建泽泻呈类球形、椭圆形或倒卵形，长 2 ~ 7 cm，直径 2 ~ 6cm，表面黄白色或淡黄棕色，未去尽粗皮者显淡棕色，有不规则横向环状浅沟纹及多数细小突起的须根痕，在块茎底部有的有瘤状芽痕。质坚实，破折面黄白色，粉性，有多数细孔。气微，味微苦。（彩图 16 - 44）

川泽泻个较小，皮较粗糙，底部四周多有大小疙瘩突起，粉性小，质较轻松。

以个大、色黄白、光滑、粉性足者为佳。习惯认为建泽泻质较佳。

【成分】块茎中含多种四环三萜酮醇类衍生物。如泽泻醇 A、B、C 及泽泻醇 A 乙酸酯等。

【功效】性寒，味甘。清湿热，利小便，降血脂。

半夏 Rhizoma Pinelliae

【来源】为天南星科植物半夏 *Pinellia ternata* (Thunb.) Breit. 的干燥块茎。

【产地】主产于四川、湖北、河南、贵州等省。

【**性状鉴别**】呈类球形，有的稍扁斜，直径 1 ~ 1.5cm。表面白色成浅黄色，顶端有凹陷的茎痕，周围密布麻点状根痕；下面钝圆，较光滑。质坚实，断面洁白，富粉性，无臭，味辛辣、麻舌而刺喉。（彩图 16 - 45）

以色白、质坚实、粉性足者为佳。

【**显微鉴别**】粉末：类白色。①淀粉粒极多，单粒类球形或圆多角形，直径 2 ~ 20μm，脐点短缝状、人字状或星状；复粒由 2 ~ 6 分粒组成。②草酸钙针晶较多，散在或成束存在于椭圆形黏液细胞中，针晶长 20 ~ 110μm。③导管为螺纹及环纹。（图 16 - 32）

【**成分**】含 β-谷甾醇-D-葡萄糖苷、黑尿酸（homogentisic acid）及天门冬氨酸、谷氨酸、精氨酸、β-氨基丁酸、γ-氨基丁酸等多种氨基酸和十八种微量元素，另含胆碱、烟碱、棕榈酸、油酸、微量挥发油、原儿茶醛等。原儿茶醛为半夏辛辣刺激性物质。据报道，半夏的甲醇提取多糖组分具有 PMN 活化抗肿瘤作用。

【**功效**】性温，味辛。有毒。燥湿化痰，降逆止呕。

【**附注**】①水半夏，为同科植物鞭檐犁头尖 *Typhonium flagelliforme* (Lodd.) Blume 的块茎。主产广西贵县、横县。除自销外，也销外省。块茎呈椭圆形、圆锥形或半圆形，高 0.8 ~ 3cm，直径 0.5 ~ 1.5cm。表面类白色或淡黄色，不平滑，有多数隐约可见的点状根痕，上端类圆形，有凸起的芽痕，下端略尖。质坚实，断面白色，粉性。气微，味辛辣，麻舌而刺喉。本品与半夏不同，不可代半夏使用。

②河北、河南、山西、江苏、四川等省个别地区用掌叶半夏 *Pinellia pedatisecta* Schott 的小形块茎作半夏入药。

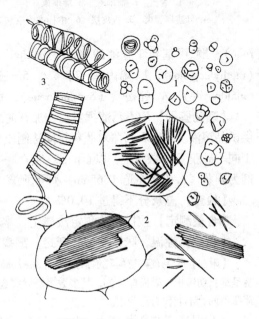

图 16 - 32　半夏粉末图
1. 淀粉粒　2. 草酸钙针晶　3. 导管

石菖蒲 Rhizoma Acori Tatarinowii

【**来源**】为天南星科植物石菖蒲 *Acorus tatarinowii* Schott 的干燥根茎。

【**产地**】主产于四川、浙江、江西、江苏等省。

【**采收加工**】秋、冬两季挖取根茎，除去叶及须根，洗净泥土，晒干。

【**性状鉴别**】呈扁圆柱形，多弯曲，常有分枝，长 3 ~ 20cm，直径 0.3 ~ 1cm。表面棕褐色或灰棕色，粗糙，有疏密不均的环节，节间长 0.2 ~ 0.8cm，具细纵纹，一面残留须根或圆点状根痕；叶痕三角形，左右交互排列，有的其上有毛鳞状的叶基残余。质硬，断面纤维性，类白色或微红色，内皮层环明显，可见多数维管束小点及棕色的油点。气芳香，味苦、微辛。（彩图 16 - 46）

以条粗、断面色类白、香气浓者为佳。

【**显微鉴别**】横切面：①表皮细胞类方形，外壁增厚，棕色，有的含红棕色物。②皮层

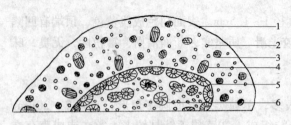

图 16-33 石菖蒲横切面简图
1. 表皮 2. 油细胞 3. 纤维束
4. 叶迹维管束 5. 内皮层 6. 中柱维管束

宽广，散有纤维束及叶迹维管束；叶迹维管束外韧型，维管束鞘纤维成环，木化；内皮层明显。③中柱维管束周木型及外韧型，维管束鞘纤维较少，纤维束及维管束鞘纤维周围细胞中含草酸钙方晶，形成晶纤维。薄壁组织中散有类圆形油细胞；含淀粉粒。（图 16-33）

【成分】根茎含挥发油，内有 α-、β- 及 γ-细辛醚（asarone），欧细辛醚（euasarone）、顺-甲基异丁香油酚（cis-methyl-isoeugenol），反-甲基异丁香油酚，甲基丁香酚（methyleugenol），1-烯丙基-2，4-，5-三甲氧基苯，榄香脂素（elemicin），细辛醛（asaronaldehyde），δ-杜松烯（δ-cadinene），百里香酚（thymol），肉豆蔻酸。

【理化鉴别】取石菖蒲挥发油，加石油醚（60℃~90℃）制成每 1ml 含 2μl 的溶液，作为供试品溶液。另取石菖蒲对照药材同法制成对照药材溶液。吸取上述两种溶液各 1μl，分别点于同一硅胶 G 薄层板上，以石油醚（60℃~90℃）-乙酸乙酯（8:2）为展开剂，展开。显色剂为碘蒸气，在紫外光（365nm）灯下观察，在与对照品色谱相应的位置上有相同的斑点。

【检查】总灰分不得过 10.0%。

【含量测定】按挥发油测定法测定，本品挥发油含量不得少于 1.0%（ml/g）。

【功效】性温，味辛、苦。开窍，豁痰，化湿，和胃。

【附注】①毛茛科植物阿尔泰银莲花 Anemone altaica Fisch. 的干燥根茎，习称九节菖蒲或节菖蒲。根茎呈细长纺锤形，表面棕黄色，具多数半环状突起的节，断面白色，气微，味微酸而稍麻舌。其成分与石菖蒲不同，不能代石菖蒲用。

②天南星科植物菖蒲 Acorus calamus L. 的干燥根茎，药材名为藏菖蒲或水菖蒲。主产于湖北、湖南、辽宁、四川等省。药材呈扁圆柱形，少有分枝，长 5~15cm，直径 1~1.5cm，表面黄棕色，具环节，节间距 1~3cm，上方有大形三角形的叶痕，左右交互排列，下方具多数凹陷的圆点状根痕。质硬，断面海绵样，类白色或淡棕色，内皮层环明显，有多数小空洞及维管束小点。气较浓而特异，味辛。主要含有挥发油。性温，味辛，芳香开窍，和中辟浊。不宜代石菖蒲药用。

百部 Radix Stemonae

【来源】为百部科（Stemonaceae）植物直立百部 Stemona sessilifolia（Miq.）Miq.、蔓生百部 Stemona japonica（Bl.）Miq. 或对叶百部 Stemona tuberosa Lour. 的干燥块根。

【产地】直立百部和蔓生百部均主产于安徽、江苏、浙江、湖北等省。对叶百部主产于湖北、广东、福建、四川等省。

【采收加工】春、秋两季采挖，除去须根，蒸或在沸水中烫至无白心，取出，晒干。

【性状鉴别】 直立百部 块根呈纺锤形，上端较细长，皱缩弯曲，长 5~12cm，直径 0.5~1cm。表面黄白色或淡棕黄色，有不规则的深纵沟，间有横皱纹。质脆，断面平坦，角质样，淡黄棕色或黄白色，皮部较宽，中柱扁缩。气微，味甘、苦。

蔓生百部 与直立百部相似，两端稍狭细，表面多具不规则皱褶及横皱纹。

对叶百部　块根粗大，长纺锤形或长条形，长 8 ~ 24cm，直径 0.8 ~ 2cm。表面浅棕色至灰棕色，具浅纵皱纹或不规则纵槽。质坚实，断面黄白色至暗棕色，中柱较大，髓部类白色。（彩图 16 - 47）

均以根粗壮、质坚实、色黄白者为佳。

【显微鉴别】直立百部块根横切面：①根被为 3 ~ 4 列细胞，壁木栓化或木化，具细致的条纹。②皮层宽广，外皮层细胞排列整齐，薄壁细胞有的含草酸钙针晶，内皮层细胞隐约可见凯氏点。③中柱韧皮部束及木质部束各 19 ~ 27 个，相间排列；韧皮部束内侧有少数非木化纤维；木质部束有导管 2 ~ 5 个，并有少数木纤维及管胞，导管类多角形，径向直径约至 48μm，偶有导管深入髓部外缘，作 2 轮状排列。④髓部散有单个或 2 ~ 3 个成束的细小纤维。

蔓生百部块根横切面：①根被为 3 ~ 6 列细胞。②韧皮部纤维木化。③导管较大，径向直径至 184μm。通常深入至髓部，与外侧导管作 2 ~ 3 轮状排列。

对叶百部块根横切面：①根被为 3 列细胞，细胞壁强木化，无细条纹，其内层细胞的内壁特厚。②皮层外缘散有纤维，呈类方形，壁微木化。③中柱韧皮部束 36 ~ 40 个；木质部导管呈圆多角形，直径约至 107μm，其内侧与木化纤维及微木化的薄壁细胞连接成环。④髓部纤维少，常单个散在。薄壁细胞中含糊化淀粉粒。

【成分】直立百部块根含直立百部碱（sessilistemonine）、霍多林碱（hordonine）、对叶百部碱（tuberostemonine）、原百部碱（protostemonine）等。

蔓生百部块根含百部碱（stemonine）、次百部碱（stemonidine）、异次百部碱（isostemonidine）、蔓生百部碱（stemonamine）、异蔓生百部碱等。

对叶百部块根含对叶百部碱、异对叶百部碱、次对叶百部碱（hypotuberostemonine）、氧化对叶百部碱（oxytuberostemonine）、斯替明碱（stemine）及百部次碱（stenine）等。

【功效】性微温，味甘、苦。润肺止咳，杀虫。

川贝母 Bulbus Fritillariae Cirrhosae

【来源】为百合科（Liliaceae）植物川贝母 *Fritillaria cirrhosa* D. Don、暗紫贝母 *Fritillaria unibracteata* Hsiao et K. C. Hsia、甘肃贝母 *Fritillaria przewalskii* Maxim. 或梭砂贝母 *Fritillaria delavayi* Franch. 的干燥鳞茎。前三者按药材性状的不同分别习称"青贝"和"松贝"，后者药材习称"炉贝"。

【产地】川贝母主产于四川、西藏、云南等省区。暗紫贝母主产于四川阿坝藏族自治州。甘肃贝母主产于甘肃、青海、四川等省。梭砂贝母主产于云南、四川、青海、西藏等省区。

【采收加工】采挖季节因地而异，西北地区多在雪融后上山采挖；一般在 6 ~ 7 月采挖。挖出后，洗净，用矾水擦去外皮，晒干，或低温干燥。有的用硫黄熏后再晒干。

【性状鉴别】**松贝**　呈类圆锥形或近球形，高 3 ~ 8mm，直径 3 ~ 9mm。表面类白色。外层鳞叶 2 瓣，大小悬殊，大瓣紧抱小瓣，未抱部分呈新月形，习称"怀中抱月"；顶部闭合，内有类圆柱形、顶端稍尖的心芽和小鳞叶 1 ~ 2 枚；先端钝圆或稍尖，底部平，微凹入，

中心有一灰褐色的鳞茎盘，偶有残存须根。质硬而脆，断面白色，富粉性。气微，味微苦。（彩图16-48-A）

青贝 呈类扁球形，高0.4~1.4cm，直径0.4~1.6cm。外层鳞叶2瓣，大小相近，相对抱合，顶端开裂，内有心芽和小鳞叶2~3枚及细圆柱形的残茎。

炉贝 呈长圆锥形，高0.7~2.5cm，直径0.5~2.5cm，表面类白色或浅棕黄色，有的具棕色斑点，习称"虎皮斑"。外面鳞叶2瓣大小相近，顶端开裂而略尖，开口，称"马牙嘴"，露出内部细小的鳞叶及心芽。基部稍尖或较钝。（彩图16-48-B）

均以质坚实、粉性足、色白者为佳。

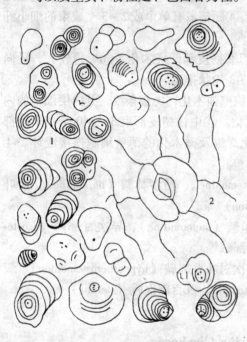

图16-34 川贝（暗紫贝母）粉末图
1. 淀粉粒 2. 气孔与表皮细胞

【显微鉴别】 粉末：类白色。松贝、青贝粉末：①淀粉粒甚多，广卵形、长圆形、不规则形或圆形，有的边缘不平整，直径10~60μm，脐点呈点状、短缝状、人字形或马蹄形，层纹隐约可见。多脐点单粒可见，脐点2~5（~7）个。复粒少数，由2~3分粒组成。②表皮细胞类长方形，垂周壁波状弯曲，偶见不定式气孔，副卫细胞5~7个。③螺纹导管直径5~26μm。（图16-34）

炉贝粉末：淀粉粒广卵形、贝壳形、肾形或椭圆形，边缘略不平整，直径约至60μm，脐点人字状、星状或点状，层纹明显。多脐点单粒较多，脐点2~4（~5）个。复粒少数，半复粒较多。此外螺纹及网纹导管直径可达64μm。

【成分】 川贝母商品药材含多种甾体生物碱，均含有西贝碱、西贝素（sipeimine）、川贝碱（fritimine）。

暗紫贝母尚含松贝辛（songbeisine）、松贝甲素（songbeinine）。还含蔗糖（sucrose）、硬脂酸（stearic acid）、棕榈酸（palmitic acid）、β-谷甾醇（β-sitosterol）。

甘肃贝母尚含岷贝碱甲（minpeimine）、岷贝碱乙（minpeiminine）等。

梭砂贝母尚含梭砂贝母素甲（delavine）、梭砂贝母酮碱（delavinone）、川贝母酮碱（chuanbeinone）、贝母辛碱（peimisine）等。

【功效】 性微寒，味甘、苦。清热润肺，化痰止咳。

【附注】 ①据报道约有38种贝母属植物的鳞茎作贝母用。

②同科植物益辟坚（丽江山慈菇）*Iphigenia indica* Kunth. et Benth. 的球茎在云南和四川有的地区称"土贝母"或"草贝母"，有误当贝母服用造成中毒死亡的事例。本品呈短圆锥形，高1~1.5cm，直径0.7~2cm，顶端渐尖，基部常呈脐状凹入或平截。表面黄白色或黄棕色，光滑。一侧有自基部伸至顶端的纵沟。质坚硬，断面角质或略带粉质，类白色或黄白色。味苦而微麻，球茎中含秋水仙碱（colchicine）。

③《中国药典》2005 年版收载的贝母类药材有：湖北贝母 Bulbus Fritillariae Hupehensis，为湖北贝母 *Fritillaria Hupehensis* Hsiao et K. C. Hsia. 的干燥鳞茎。平贝母 Bulbus Fritillariae Ussuriensis，为百合科植物平贝母 *Fritillaria ussuriensis* Maxim. 的干燥鳞茎。伊贝母 Bulbus Fritillariae Pallidiflorae，为百合科植物新疆贝母 *Fritillaria walujewii* Regel 或伊犁贝母 *F. pallidiflora* Schrenk 的干燥鳞茎。

④平贝母呈扁球形，高 0.5 ~ 1cm，直径 0.6 ~ 2cm。表面乳白色或淡黄白色，外层鳞叶 2 瓣，肥厚，大小相近或一片稍大抱合，顶端略平或微凹入，常稍开裂；中央鳞片小。质坚实而脆，断面粉性。气微，味苦。

浙贝母 Bulbus Fritillariae Thunbergii

【来源】为百合科植物浙贝母 *Fritillaria thunbergii* Miq. 的干燥鳞茎。

【产地】主产于浙江鄞县。江苏、安徽、湖南亦产。多系栽培。

【采收加工】初夏植株枯萎后采挖，洗净，按大小分两种规格，大者摘除心芽加工成"大贝"。小者不摘除心芽加工成"珠贝"。分别置于特制的木桶内，撞去表皮，拌以煅过的贝壳粉，使均匀涂布于贝母表面，吸去撞出的浆汁，晒干或烘干。或取鳞茎，大小不分，洗净，除去心芽，趁鲜切成厚片，洗净，干燥，习称浙贝片。

【性状鉴别】**珠贝**　为完整的鳞茎。扁圆形，高 1 ~ 1.5cm，直径 1 ~ 2.5cm。表面类白色，外层鳞叶 2 瓣，肥厚，略似肾形，互相抱合，内有小鳞叶 2 ~ 3 枚及干缩的残茎。质硬而脆，易折断，断面白色至黄白色，富粉性，气微，味苦。（彩图 16 - 49）

大贝　为鳞茎外层单瓣肥厚的鳞叶，略呈新月形，高 1 ~ 2cm，直径 2 ~ 3.5cm。外表面类白色至淡黄色，内表面白色或淡棕色，被白色粉末。余同上。（彩图 16 - 49）

浙贝片　为鳞茎外层的单瓣鳞叶切成的片，椭圆形或类圆形，直径 1 ~ 2cm，边缘表面淡黄色，切面平坦，粉白色。余同上。

以鳞叶肥厚、质坚实、粉性足、断面色白者为佳。

【显微鉴别】粉末：类白色。①淀粉粒为粉末主体，单粒多呈广卵形、贝壳圆形或类圆形，边缘较平整，直径 6 ~ 56μm，长约至 60μm；脐点呈点状、裂缝状或马蹄形，位于较小端；层纹明显而细密。复粒少，半复粒稀少，脐点 2 个。②表皮细胞表面观呈类多角形或长方形，垂周壁连珠状增厚密集，细胞中含细小草酸钙方晶。气孔扁圆形，副卫细胞 4 ~ 5 个。③草酸钙方晶存于表皮细胞及导管旁的薄壁细胞中，方形、梭形或细杆状，直径约 20μm。④导管为螺纹或环纹，直径约为 18μm。

【成分】含甾醇类生物碱，主要为贝母素甲（verticine，即浙贝甲素 peimine）、去氢浙贝母素甲（verticinone，即浙贝乙素 peiminine）、浙贝宁（zhebeinine）、浙贝丙素（zhebeirine）、浙贝酮（zhebeinone）、贝母辛碱（peimisine）、异浙贝母素甲（isoverticine）及胆碱（cholino）等多种生物碱。还含浙贝母素甲苷（peiminoside），水解后产生贝母素甲和一分子葡萄糖。

【理化鉴别】①横切片，加 2 ~ 3 滴碘试液，即呈蓝紫色，边缘表皮一圈仍为类白色。

②取粗粉 1g，加 70% 乙醇 20ml，加热回流 30 分钟，滤过，蒸干，残渣加 1% 盐酸溶液 5ml 溶解，滤过，取滤液加碘化铋钾试液 3 滴，则生成橙黄色沉淀；另取滤液，加 20% 硅钨酸试液数滴，即生成白色絮状沉淀。

③取粉末5g，加浓氨试液2ml与苯20ml，放置过夜，滤过，取滤液8ml，蒸干，残渣加氯仿1ml使溶解，作为供试品试液。另取贝母素甲与贝母素乙加氯仿制成对照品溶液，取供试品溶液与对照品溶液分别点于同一硅胶G板上，以醋酸乙酯-甲醇-浓氨水试液(17:2:1)为展开剂，以稀碘化铋钾试液为显色剂。供试品色谱中，在与对照品色谱相应位置上显相同颜色的斑点。

【功效】性微寒，味苦。清热散结，化痰止咳。

【附注】浙江东阳一带栽培东贝母 Fritillaria thunbergii Miq. var. chekiangensis Hsiao et K. C. Hsia，鳞茎在浙江亦作浙贝母用。鳞茎较小，略呈"梯形"或"倒卵圆形"，顶端钝圆，微裂。质坚实，气微，味苦。

麦冬 Radix Ophiopogonis （附：山麦冬）

【来源】为百合科植物麦冬 Ophiopogon japonicus (Thunb.) Ker - Gawl. 的干燥块根。

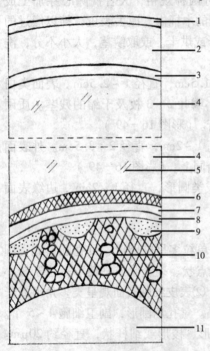

图 16 - 35　麦冬横切面简图

1. 表皮　2. 根被　3. 外皮层
4. 皮层　5. 草酸钙针晶束
6. 石细胞层　7. 内皮层　8. 中柱鞘
9. 韧皮部　10. 木质部　11. 髓

【产地】主产于浙江省慈溪、余姚、肖山、杭州及江苏者称杭麦冬，主产于四川绵阳地区三台县者称川麦冬。

【采收加工】浙江于栽培后第三年小满至夏至采挖。四川于栽培第二年清明至谷雨采挖，剪取块根，洗净，反复暴晒、堆放，至七八成干，除去须根，干燥。

【性状鉴别】呈纺锤形，两端略尖，长1.5 ~ 3cm，中部直径3 ~ 6mm。表面黄白色或淡黄色，具细纵纹。质柔韧，断面黄白色，半透明，中柱细小。气微，味甘、微苦，嚼之发黏。（彩图 16 - 50）

【显微鉴别】块根膨大部分的横切面：①表皮为1列长方形薄壁细胞；根被细胞3 ~ 5列，壁木化。②皮层宽广，散有含草酸钙针晶束的黏液细胞，内皮层细胞壁均匀增厚，木化，有通道细胞；外侧为1列石细胞，其内壁及侧壁均增厚，纹孔细密。③中柱甚小，韧皮部束16 ~ 22个，各位于木质部束的星角间，木质部束由导管、管胞、木纤维以及内侧的木化细胞连接成环层。④髓小，薄壁细胞类圆形。（图 16 - 35）

【成分】含多种皂苷：麦冬皂苷（ophiopogonin）A、B、B'、C、C'、D、D'。其中以苷A的含量最高，约占0.05%，苷B的含量次之，约占0.01%，苷C及苷D含量均很低。麦冬皂苷A、B、C、D的苷元均为鲁斯皂苷元（ruscogenin）；苷B'、C'、D'的苷元均为薯蓣皂苷元。

含高黄酮类化合物：麦冬黄烷酮（ophiopogonone）A、B，甲基麦冬黄烷酮A、B，6 -醛基异麦冬黄烷酮A、B，6 -醛基异麦冬黄酮A、B等。另含挥发油及28种无机元素。

【理化鉴别】本品薄片置紫外光灯（365nm）下观察，显浅蓝色荧光。

【浸出物】按水溶性浸出物测定法中的冷浸法测定，本品浸出物含量不得少于60.0%。

【功效】性微寒，味甘、微苦。养阴、生津、润肺、止咳。

【附注】商品中有以下百合科山麦冬属植物的块根在一些地区作麦冬用：①山麦冬 *Liriope spicata* (Thunb.) Lour. 的块根。药材形似麦冬，但外表粗糙。横切面镜检可见内皮层外侧石细胞少数，韧皮部束与木质部束各约 19 个，木质部束间为薄壁组织。药材切片在紫外光灯下不显荧光。②阔叶山麦冬 *L. platyphylla* Wang et Tang 的块根，称大麦冬，块根较其他种麦冬大，两端钝圆，长 2～5cm，直径 0.5～1.5cm。干后坚硬。横切面镜检，根被为 2～3 列细胞，最外 1 列细胞呈类方形，外壁及侧壁增厚，有层纹。韧皮部束 19～24 个。药材薄片在紫外光灯（365nm）下，显蓝色荧光。

【附】山麦冬 Radix Liriopes

本品为百合科植物湖北麦冬 *Liriope spicata* (Thunb.) Lour. var. *prolifera* Y. T. Ma 或短葶山麦冬 *Liriope muscari* (Decne) Baily 的干燥块根。湖北麦冬块根呈纺锤形，两端略尖，长 1.2～3cm，直径 0.4～0.7cm，表面淡黄色至棕黄色，具不规则纵皱纹。质柔韧，干后硬脆，易折断，断面淡黄色至棕黄色角质样，中柱细小。横切面可见韧皮部束 7～15 个。短葶山麦冬块根稍扁，长 2～5cm，直径 0.3～0.8cm，具粗纵纹，味甘、微苦。横切面可见韧皮部束 16～20 个。块根含多种苷类化合物及 β-谷甾醇-β-D-吡喃葡萄糖苷、腺苷、焦谷氨酸。取药材薄片，置紫外光灯（365nm）下观察，显浅蓝色荧光。本品甘、微苦，微寒。养阴生津，润肺清心。

知母 Rhizoma Anemarrhenae

【来源】为百合科植物知母 *Anemarrhena asphodeloides* Bge. 的干燥根茎。

【采收加工】春秋采挖，除去残基及须根，去掉泥土晒干者，习称"毛知母"；鲜时剥去外皮晒干者，习称"知母肉"（光知母）。

【产地】主产于河北省。山西、内蒙古、陕西、东北的西部等地亦产。

【性状鉴别】毛知母呈长条状，微弯曲，略扁，偶有分枝，长 3～15cm，直径 0.8～1.5cm。顶端有浅黄色的叶基及茎痕，习称"金包头"；上面有一凹沟，具紧密排列的环状节，节上密生黄棕色的残存叶基，由两侧向根茎上方生长；下面隆起而略皱缩，并有凹陷或突起的点状根痕。质硬，易折断，断面黄白色。味微甜，略苦，嚼之带黏性。（彩图 16-51-A）

知母肉表面白色，有扭曲的沟纹，有的可见叶痕及根痕。（彩图 16-51-B）

【成分】根茎含知母皂苷（timosaponin）A-Ⅰ、A-Ⅱ、A-Ⅲ、A-Ⅳ、B-Ⅰ、B-Ⅱ，其皂苷元有菝葜皂苷元（sarsasapongenin）、马尔可皂苷元（markogenin）和新吉托皂苷元（neogitogenin）。并含有黄酮成分芒果苷（mangiferin）、异芒果苷，四种知母多糖，烟酸，胆碱等。

【含量测定】按薄层扫描法测定，本品含菝葜皂苷元（$C_{27}H_{45}O_3$）不得少于1.0%。

【功效】性寒，味苦。清热，除烦，滋阴。

莪术 Rhizoma Curcumae

【来源】为姜科植物蓬莪术 *Curcuma phaeocaulis* Val.、广西莪术 *Curcuma kwangsiensis* S. G. Lee et C. F. Liang 或温郁金 *Curcuma wenyujin* Y. H. Chen et C. Ling 的干燥根茎。后者习称"温莪术"。

【采收加工】通常在茎叶枯萎后采挖。洗净泥沙，水煮或蒸至透心，晒干后除去须根。

【产地】蓬莪术主产于四川、福建、广东等省；温莪术主产于浙江、四川、台湾、江西等省；广西莪术主产于广西壮族自治区。

【性状鉴别】蓬莪术　呈卵圆形、长卵形、圆锥形或纺锤形，顶端多钝尖，基部钝圆，长2~8cm，直径1.5~4cm。表面灰黄色至灰棕色，上部环节凸起，有圆形微凹的须根痕或有残留的须根，有的两侧各有1列下陷的芽痕和类圆形的侧生根茎痕，有的可见刀削痕。体重，质坚实，断面灰褐色至蓝褐色，蜡样，常附有灰棕色粉末，皮层与中柱易分离，内皮层环纹棕褐色。气微香，味微苦而辛。（彩图16-52）

广西莪术　环节稍凸起，断面黄棕色至棕色，常附有淡黄色粉末，内皮层环纹黄白色。

温莪术　断面黄棕色至棕褐色，常附有淡黄色至黄棕色粉末，气香或微香。

【成分】药材莪术主含挥发油。油的组成为多种倍半萜衍生物和桉油精等，其中莪术醇（curcumol）、莪术二酮（curdione）为抗癌有效成分。

蓬莪术挥发油中尚含蒎烯（pinene）、樟烯（camphene）、樟脑、莪术酮（curzerenone）等。

温莪术挥发油中尚含α-和β-蒎烯、姜黄烯、莪术呋喃烯酮、β-榄烯（β-elemene）（后者为主要抗癌成分）。

广西莪术挥发油中含α-蒎烯、β-蒎烯、樟烯、1,8-桉叶素、姜黄酮及β-和δ-榄香烯（elemene）。

【含量测定】按挥发油测定法测定，本品挥发油含量不得少于1.5%（ml/g）。

【功效】性温，味苦、辛。破瘀行气，消积止痛。温莪术制剂应用于早期宫颈癌。

郁金 Radix Curcumae

【来源】为姜科植物温郁金 Curcuma wenyujin Y. H. Chen et C. Ling、姜黄 Curcuma longa L.、广西莪术 Curcuma kwangsiensis S. G. Lee et C. F. Liang 或蓬莪术 Curcuma phaeocaulis Val. 的干燥块根。前两者分别习称"温郁金"和"黄丝郁金"。其余按其性状不同习称"桂郁金"或"绿丝郁金"。

【产地】见莪术、姜黄项。

【采收加工】冬末春初挖取块根，除去细根、根茎、泥土，入沸水中煮约2小时，以粉质略为熟透为度，取出晒干。

【性状鉴别】温郁金　呈长圆形或卵圆形，稍扁，有的微弯曲，两端渐尖，长3.5~7cm，直径1.2~2.5cm。表面灰褐色或灰棕色，具不规则的纵皱纹，纵纹隆起处色较浅。质坚实，断面灰棕色，角质样；内皮层环明显。气微香，味微苦。

桂郁金　呈长圆锥形或长圆形，长2~6.5cm，直径1~1.8cm。表面具疏浅纵纹或较粗糙网状皱纹。气微，味微辛、苦。

绿丝郁金　呈长椭圆形，较粗壮，长1.5~3.5cm，直径1~1.2cm。气微，味淡。（彩图16-63）

黄丝郁金　呈纺锤形，有的一端细长，长2.5~4.5cm，直径1~1.5cm。表面棕灰色或灰黄色，具细皱纹。断面橙黄色，外周棕黄色至棕红色。气芳香，味辛辣。（彩图16-53A）

均以质坚实、外皮皱纹细、断面色黄者为佳。经验鉴别认为黄丝郁金质量最佳。

【显微鉴别】温郁金横切面：①表皮细胞有时残存，外壁稍厚。②根被狭窄，为 4 ~ 8 列细胞，壁薄，略呈波状，排列整齐。③皮层宽约为根直径的 1/2，油细胞难察见，内皮层明显。④中柱韧皮部束与木质部束各 40 ~ 55 个，间隔排列，木质部束导管 2 ~ 4 个，并有微木化的木纤维，导管多角形，壁薄，直径 20 ~ 90μm。薄壁细胞中的淀粉粒均糊化。

黄丝郁金根被最内层细胞壁增厚。有的木质部导管与纤维连接成环。油细胞众多。薄壁组织中随处散有色素细胞。

绿丝郁金根被细胞无增厚。中柱外侧的皮层处常有色素细胞。韧皮部皱缩，木质部束较多，64 ~ 72 个，导管扁平。

【成分】黄丝郁金含挥发油 1.2% ~ 1.5%，其余各种郁金的挥发油含量为 0.4% ~ 0.7%。

【功效】性寒，味苦、辛。行气止痛，凉血，祛痰，利胆。

天麻 Rhizoma Gastrodiae

【来源】为兰科（Orchidaceae）植物天麻 *Gastrodia elata* Bl. 的干燥块茎。

【产地】主产于四川、云南、贵州等省。东北及华北各地亦产。

【采收加工】立冬后至次年清明前采挖，立即洗净，除去粗皮，蒸透，敞开低温（60℃以下）干燥。

【性状鉴别】呈椭圆形或长条形，扁缩而稍弯曲，长 3 ~ 15cm，宽 1.5 ~ 6cm，厚 0.5 ~ 2cm。顶端有红棕色至深棕色干枯芽苞，习称"鹦哥嘴"或"红小瓣"；或为残留茎基。另端有自母麻脱落后的圆脐形疤痕。外皮剥落或部分残存，表面黄白色至淡黄棕色，有点状突起（潜伏芽）排列而成的多轮横环纹及纵皱纹；有时可见棕褐色菌索。质坚硬，不易折断。断面较平坦，黄白色至淡棕色，饮片半透明，角质样。气微，味甘。（彩图 16 - 54）

以质地坚实沉重、有鹦哥嘴、断面明亮、无空心者为佳；质地轻泡、有残留茎基、断面色晦暗、空心者质次。一般"冬麻"质佳，"春麻"空心质次。

【显微鉴别】横切面：①表皮组织有时有残留，浅棕色。下皮由 2 ~ 3 列切向延长的栓化细胞组成。②皮层为 10 数列多角形细胞，靠外侧的 1 至数列细胞壁稍增厚，可见稀疏壁孔。③中柱内维管束散在。周韧型或外韧型，每束导管 2 至数个。

薄壁细胞中含有多糖类团块状物，遇碘液显暗棕色，有的薄壁细胞内含草酸钙针晶束。

粉末：黄白色至黄棕色。①厚壁细胞椭圆形或类多角形，直径 70 ~ 180μm，壁厚 3 ~ 8μm，木化，纹孔明显。②草酸钙针晶成束或散在，长 25 ~ 75 ~ 93μm。③具螺纹、网纹及环纹导管，直径 8 ~ 30μm。④用醋酸甘油装片含糊化多糖类物的薄壁细胞无色，有的细胞可见长卵形、长椭圆形或类圆形颗粒状物质，遇碘液显棕色或淡棕紫色。（图 16 - 36）

【成分】含对羟基苯甲醇 - β - D 葡萄吡喃糖苷，即天麻苷（gastrodin）。尚含赤箭苷（gastrodioside）、对羟苄基甲醚、4 - (4′-羟苄氧基）苄基甲醚、双（4 -羟苄基）醚、对羟基苯甲醛、对羟基苯甲醇（天麻苷元）、派立辛（parishin）、β -谷甾醇、柠檬酸及其单甲酯、棕榈醇、琥珀酸、胡萝卜苷等。

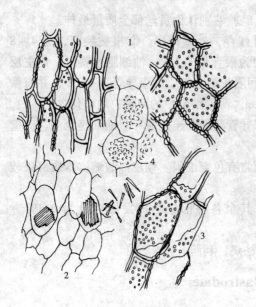

图 16 - 36 天麻粉末图
1. 厚壁细胞 2. 草酸钙针晶 3. 薄壁细胞
4. 含糊化多糖类物薄壁细胞

【理化鉴别】①取本品粉末 1g, 加水 10ml, 浸渍 4 小时, 随时振摇, 滤过, 滤液加碘试液 2 ~ 4 滴。显紫红色至酒红色。

②取粉末 1g, 加 45% 乙醇 10ml, 浸泡 4 小时, 随时振摇, 过滤。滤液加硝酸汞试液 0.5ml 加热, 溶液显玫瑰红色, 并发生黄色沉淀。

③取本品粉末 0.2g, 加乙醇 10ml, 加热回流 1 小时, 滤过, 取滤液 1ml, 置 10ml 量瓶中, 加乙醇稀释至刻度, 摇匀, 进行紫外分光光度法测定, 在 270nm 附近有最大吸收或出现一肩峰。另取滤液 1ml, 置 25ml 量瓶中, 加乙醇稀释至刻度, 摇匀, 在 219 ~ 224nm 波长范围内有最大吸收。

【含量测定】按高效液相色谱法测定, 本品含天麻素 ($C_{13}H_{18}O_7$) 不得少于 0.20%。

【功效】性平, 味甘。祛风定惊, 平肝熄风。

【附注】

(1) 天麻过去全为野生, 现已野生变家种获得成功, 开始大面积栽培供药用。最近又用密环菌的培养液做成制剂, 经药理和临床证明具有与天麻类似的疗效。

(2) 天麻较常见的伪品主要有: ①美人蕉科芭蕉芋 *Canna edulis* Ker - Gawl. 的根茎。扁圆锥形, 顶端有残留茎基, 其外包有叶鞘。表面灰黄色或淡棕黄色, 有粉霜, 未去皮的可见轮状环节。质坚。断面半角质状, 带粉性。有焦糖气, 味甘。粉末可见草酸钙簇晶和糊化淀粉粒及分泌腔。②菊科植物双舌蟹甲草 *Cacalia davidii* (F.) Hand - Mazz 的干燥根茎, 称 “羊角天麻”。③菊科植物大丽菊 *Dahlia pinnata* Cav. 的干燥块根。④紫茉莉科植物紫茉莉 *Mirabilis jalapa* L. 的干燥根。应注意鉴别。

第十七章

茎木类、皮类、叶类中药材

第一节　茎木类中药材概述

茎（caulis）类中药材，主要指木本植物的茎，以及少数草本植物的茎。包括木本植物的茎藤，如海风藤、鸡血藤等；茎枝（ramulus），如桂枝、桑枝等；茎刺（spina），如皂角刺；茎髓（medulla），如通草、灯心草等；茎的翅状附属物，如鬼箭羽；草本植物的茎，如苏梗。大部分草本植物茎，如石斛等，则列入全草类中药。

木（lignum）类中药，指木本植物茎形成层以内的部分，通称木材。木材又分边材和心材，边材形成较晚，含水分较多，颜色较浅，亦称液材；心材形成较早，位于木质部内方，蓄积了较多的物质，如树脂、树胶、丹宁、油类等，颜色较深，质地较致密。木类中药多采用心材部分，如沉香、降香、苏木等。

（一）性状鉴别

一般应注意其形状、大小、粗细、表面、颜色、质地、折断面及气、味。如是带叶的茎枝，其叶则按叶类中药的要求进行观察。

木质藤茎和茎枝多呈圆柱形或扁圆柱形，有的扭曲不直，粗细大小不一。表面大多为棕黄色，少数具特殊颜色。外表粗糙，可见深浅不一的裂纹及皮孔，节膨大，具叶痕及枝痕。质地坚实。断面纤维性或裂片状，木部占大部分，呈放射状排列；有的小孔明显可见，如川木通；有的可见特殊的环纹，如鸡血藤。气味常可以帮助鉴别，如海风藤味苦，有辛辣感。草质藤茎较细长，多呈圆柱形，有的可见数条纵向的隆起棱线，也有呈类方柱形者。表面多呈浅黄绿色，节和节间、叶痕均较明显。质脆，易折断。断面可见明显的髓部，类白色，疏松，有的呈空洞状。

木类中药多呈不规则的块状、厚片状或长条状。表面颜色不一，有的具有棕褐色树脂状条纹或斑块；有的因形成的季节不同而出现年轮。质地和气味常可以帮助鉴别，如沉香质坚体重，具香气；白木香质松体轻，香气较淡。

（二）显微鉴别

1. 茎类中药的组织构造

一般制成横切片、纵切片、解离组织片、粉末制片等，观察其组织特征时应注意以下几部分的特征：

（1）周皮或表皮　木栓细胞的形状、层数、增厚情况，落皮层有无等；幼嫩茎的周皮尚不发达，常可见到表皮组织。

（2）皮层　注意其存在与否及在横切面所占比例，木栓形成层如发生在皮层以内，则初生皮层就不存在，而由栓内层（次生皮层）所代替；木栓形成层如发生在皮层，则初生皮层部分存在，其外方常分化为厚角组织或厚壁组织。注意观察细胞的形态及内含物等。

（3）韧皮部　韧皮薄壁组织和韧皮射线细胞的形态及排列情况以及有无厚壁组织等。

（4）形成层　是否明显，一般都成环状。

（5）木质部　导管、管胞、木纤维、木薄壁细胞、木射线细胞的形态和排列情况。

（6）髓部　大多由薄壁细胞构成，多具明显的细胞间隙，有的细胞可见圆形单纹孔；有的髓周围具厚壁细胞，散在或形成环髓纤维或环髓石细胞。草质茎髓部较发达，木质茎髓部较小。

除注意以上各类组织的排列，各种细胞的分布，细胞内含物如各类结晶体、淀粉粒等特征的有无及形状外，有的需通过解离组织制片法，仔细观察各类厚壁组织的细胞形态、细胞壁的厚度和木化程度，有无壁孔、层纹和分隔。

双子叶植物木质茎藤，有的为异常构造，其韧皮部和木质部层状排列成数轮，如鸡血藤；有的髓部具数个维管束，如海风藤；有的具内生韧皮部，如络石藤。

2. 木类中药的组织构造

一般分别制作三个方向的切片：即横切片、径向纵切片、切向纵切片，另外还可配合制作解离组织片和粉末片。观察时应注意下列组织的特征：

（1）导管　导管分子的形状、宽度及长度，导管壁上纹孔的类型。通常木类中药的导管大多为具缘纹孔及网纹导管；导管分子的末梢壁上纹孔的类型呈大的圆形或斜梯形，在解离组织及纵切面上易察见。此外还应注意导管中有无侵填体及侵填体的形状和颜色。

松柏科植物的木材没有导管，而为管胞。管胞不像导管由许多细胞形成长管状，而是两端较狭细无明显末梢壁（纤维状管胞），即使有斜形末梢壁，也无穿孔而只有纹孔（导管状管胞），且纹孔的膜是完整的。管胞侧壁上的纹孔通常是具缘纹孔。

（2）木纤维　占木材的大部分，纵切面观为狭长的厚壁细胞，长度为宽度的 30~50 倍，细胞腔狭小，壁厚，有斜裂隙状的单纹孔（大多向左倾斜）；少数细胞腔较宽。有些纤维胞腔中具有中隔，称为分隔纤维。横切面观多呈类三角形，具胞腔。

（3）木薄壁细胞　是贮藏养料的生活细胞，有时内含淀粉粒或草酸钙结晶。细胞壁有时增厚或有单纹孔，大多木质化。

（4）木射线　细胞形状与木薄壁细胞相似，但切面上的位置和排列形式则不同，射线细胞的长轴通常是半径向的，和导管及纤维的长轴相垂直。不同的切面，射线表现形式不一，横切面所见射线是从中心向四周发射的辐射状线条，显示射线的宽度和长度。切向切面所见射线的轮廓略呈纺锤形，显示射线的宽度和高度，是射线的横切（其他组成细胞均系纵切）。径向切面所见各组成细胞均是纵切，所见射线是多列长形细胞，从中部向外周横叠着，显示射线的高度和长度。射线细胞由薄壁细胞组成，细胞壁木化，有的可见壁孔，胞腔内常见淀粉粒或草酸钙结晶。

此外，木类中药有时可见到木间韧皮部，如沉香。

第二节 茎木类中药材的鉴定

苏木 Lignum Sappan

【来源】 为豆科（Leguminosae）植物苏木 *Caesalpinia sappan* L. 的干燥心材。

【产地】 主产于台湾、广东、广西、贵州等省区。

【采收加工】 全年均可采收，一般多在 5～7 月间，将树砍下，除去粗皮及边材，取其黄红色或红棕色的心材，晒干。用时刨成薄片或劈成小块片。

【性状鉴别】 药材呈圆柱形或半圆柱形，有的连结根部则呈不规则稍弯曲的长条状或疙瘩状，长短不一，直径 3～10cm。表面暗红棕色或黄棕色，可见红黄相间的纵向条纹，有刀削痕及细小的凹入油孔。质坚硬沉重，致密。断面强纤维性，横断面有显著的类圆形同心环纹（年轮），有的中央具暗棕色带亮星的髓。气微香，味微甘涩。（彩图 17-1）

【成分】 心材含巴西苏木素（brasilin），在空气中易氧化成巴西苏木色素（brasilein），即为苏木的红色色素成分；尚含苏木酚（sappain）、挥发油。

本品碎片投于热水，水染成红色，加酸变成黄色，再加碱液，仍变成红色。

【功效】 性平，味咸。活血祛瘀，消肿止痛。

鸡血藤 Caulis Spatholobi

【来源】 为豆科植物密花豆 *Spatholobus suberectus* Dunn 的干燥藤茎。

【产地】 主产于广东、广西、云南等省区。

【采收加工】 秋冬两季采收，除去枝叶，切片或切段晒干。

【性状鉴别】 呈扁圆柱形。表面灰棕色，栓皮脱落处呈红褐色，有纵沟。横切面可见木部淡红色，小孔洞不规则排列，皮部内侧有树脂状分泌物呈红褐色或黑棕色，与木部相间排列呈偏心性半圆形的环。髓小，偏向一侧。质坚实，难折断。折断面呈不整齐的裂片状。气微，味涩。（彩图 17-2）

以树脂状分泌物多者为佳。

【成分】 含鞣质及多种异黄酮、二氢黄酮、查耳酮、拟雌内酯类、三萜类和甾醇类成分。

【功效】 性温，味苦、甘、涩。行血补血，通经活络，强筋骨。

【附注】 商品鸡血藤的来源比较复杂，各地区习惯使用亦有所不同，主要有以下几种：①山鸡血藤（香花崖豆藤）*Milletia dielsiana* Harms ex Diels 的茎藤。茎藤表面灰棕色，有多数纵长或横长的皮孔；断面皮部约占半径的 1/4 处有一圈渗出的黑棕色树脂状物，木部黄色，可见细密小孔，髓极小。②常绿油麻藤（牛马藤）*M. sempervirens* Hemsl. 的茎藤。福建有作鸡血藤用。呈圆柱形或斜切片，栓皮灰白色，有细密环纹。横切面栓内层有数列含晶细胞，韧皮部呈棕褐色，木质部呈棕色，二者相间排列成 4~6 个同心环。韧皮部有含棕色物的分泌细胞和晶纤维及石细胞，有的石细胞中含草酸钙棱晶。中心有小髓部。④云南制鸡血藤膏商品常称"凤庆鸡血藤膏"，其主要原料之一为木兰科植物异型南五味子 *Kadsura heteroclita*（Roxb.）Craib. 及中间五味子 *Kadsura interior* A. G. Smith 的藤茎。

沉香 Lignum Aquilariae Resinatum

【来源】 为瑞香科（Thymelaeaceae）植物白木香 *Aquilaria sinensis*（Lour.） Gilg 含有树脂的心材。

【产地】 白木香主产于广东、海南、广西、福建等省区。

【采收加工】 选择树干直径在 30cm 以上的白木香树，在距地面 1.5~2m 处顺砍数刀，刀距约 30~50cm，深约 3~4cm，又称开香门，促使结香。伤面及附近的木材逐渐被一种真菌侵入而腐烂，此真菌可刺激沉香酶使细胞内淀粉解体并逐渐消失，继而出现黄色物，腐烂面脱落，其下方露出聚积了黄褐色或赤褐色香脂的木材。即可采割沉香。采香形成的伤口，又可形成新的香脂，亦有在已枯死的树干或根内觅取沉香。本品全年均可采收。

【性状鉴别】 呈不规则块片或长条状，有的为小碎块。表面凹凸不平，有加工的刀痕，有棕黑色微显光泽的树脂和黄白色不含树脂部分交互形成的斑纹。质疏松，大多不沉于水。断面刺状。有特异香气，味微苦。燃烧时有浓烟及强烈香气，并有黑色油状物渗出。（彩图 17-3）

以色黑、质坚硬、油性足、香气浓而持久、能沉水者为佳。

【显微鉴别】 横切面：①木射线宽 1~2 列细胞，呈径向延长，壁非木化或微木化，有的具壁孔，含棕色树脂状物质。射线周围的木薄壁细胞有时因含树脂而破坏，形成不整齐的树脂带。②导管呈圆形、多角形，直径 42~130μm，往往 2~10 个成群存在，偶有单个散在，有的含棕色树脂状物质。③木纤维多角形，占大部分，直径 20~45μm，壁具单斜纹孔。④木间韧皮部薄壁组织常呈长椭圆状或条带状，常与射线相交，细胞壁薄，非木化，内含树脂状物及丝状物（菌丝）。其间散有少数纤维，筛管群多颓废。有的细胞内含少数草酸钙柱晶。

切向纵切面：①木射线细胞同型性，宽 1~2 列细胞，高 4~20 个细胞。②导管为具缘纹孔，长短不一，多为短节导管，两端平截，具缘纹孔排列紧密，互列，导管直径 42~130μm，内含黄棕色树脂团块。③纤维细长，直径约 20~45μm，壁较薄，有单纹孔。④木间韧皮部细胞长方形。

径向纵切面：①木射线排列成横向带状，高约 4~20 层细胞，细胞为方形或略长方形。②纤维径向壁上有单纹孔，余同切向纵切面。

粉末：黑棕色。①纤维状管胞长梭形，多成束，直径 20~30μm，壁较薄，有具缘纹孔。②韧型纤维较少见，直径 25~45μm，径向壁上有单斜纹孔。③具缘纹孔导管多见，直径约至 130μm，具缘纹孔排列紧密，互列，导管内棕色树脂团块常破碎脱出。④木射线细胞单纹孔较密。⑤内函韧皮部薄壁细胞含黄棕色物质，细胞壁非木化，有时可见纵斜交错纹理及菌丝。⑥草酸钙柱晶，长 68μm，直径 9~15μm。（图 17-1）

【成分】含挥发油及树脂。挥发油中含沉香螺萜醇（agarospirol）、白木香酸（agaropiric acid）及白木香醛（agarospiral），具有镇静作用。

【理化鉴别】取热浸法乙醇浸出物，进行微量升华，得黄褐色油状物，香气浓郁，于油状物上加盐酸 1 滴与香草醛颗粒少量，再滴加乙醇1～2滴，渐显樱红色，放置后颜色加深。

【浸出物】本品热浸法乙醇浸出物不得少于 10.0%

【功效】性微温，味辛。降气，温中，暖肾。

【附注】进口沉香主产于印度尼西亚、马来西亚、柬埔寨及越南等国，为瑞香科植物沉香*Aquilaria agallocha* Roxb. 含有树脂的心材。药材呈不规则棒状、片状。表面黄棕色或灰黑色，密布断续棕黑色的细纵纹（系含树脂的部分）；有时可见黑棕色树脂斑痕。质坚硬而重，能沉水或半沉水。气较浓，味苦。燃之发浓烟，香气强烈。醇浸出物35%～50%。

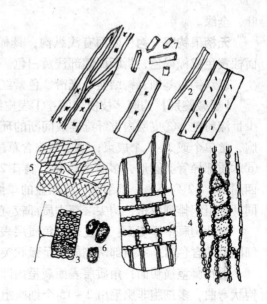

图 17 - 1　沉香粉末图
1. 纤维管胞　2. 韧型纤维　3. 导管　4. 木射线细胞
5. 内函韧皮薄壁细胞（示纹理及菌丝）
6. 树脂团块　7. 草酸钙柱晶

钩藤 Ramulus Uncariae cum Uncis

【来源】为茜草科（Rubiaceae）植物钩藤 *Uncaria rhynchophylla*（Miq.）Jacks.、大叶钩藤 *Uncaria macrophylla* Wall.、毛钩藤 *Uncaria hirsuta* Havil.、华钩藤 *Uncaria sinensis*（Oliv.）Havil.、无柄果钩藤 *Uncaria sessilifructus* Roxb. 的干燥带钩茎枝。

【产地】钩藤主产于广西、广东、湖北、湖南等省区。大叶钩藤主产于广西、广东、云南等省区。华钩藤主产于广西、贵州、湖南、湖北等省区。毛钩藤主产于福建、广东、广西、台湾等省区。无柄钩藤主产于广东、广西、云南等省区。

【采收加工】秋、冬两季采收有钩的嫩枝，剪成短段，晒干或蒸后晒干。

【性状鉴别】钩藤　为带单钩、双钩的茎枝小段。茎枝呈圆柱形或类方柱形，长 2～3cm，直径 2～5mm；表面红棕色至紫红色，具细纵纹，光滑无毛，有时可见白色点状皮孔。多数枝节上对生两个向下弯曲的钩，或仅一侧有钩，另一侧为凸起的疤痕；钩略扁或稍圆，先端细尖，基部稍圆而扁宽阔；钩基部的枝上可见叶柄脱落后的窝点状痕迹和环状托叶痕。质轻而坚韧，断面皮部纤维性，髓部黄白色，疏松似海绵，或萎缩成空洞。无臭，味淡。（彩图 17 - 4）

大叶钩藤　小枝两侧有纵棱，具突起的黄白色小疣点状皮孔。钩藤密被褐色长柔毛，钩长达 3.5cm，表面灰棕色，末端膨大成小球，折断面有髓或中空。

毛钩藤　枝或钩的表面灰白色或灰棕色，粗糙，有疣状凸起，被褐色粗毛。

华钩藤　小枝方柱形，表面黄绿色，钩端渐尖，常留萎缩苞痕，基部扁阔，常有宿存托叶，全缘。

无柄果钩藤 钩枝四面有浅纵沟，具稀疏的褐色柔毛，叶痕明显，钩长1~1.8cm，表面棕黄色或棕褐色，折断面髓部浅黄白色。

以双钩、茎细、钩结实、光滑、色紫红、无枯枝钩者为佳。

【显微鉴别】 钩藤茎枝横切面：①表皮细胞外侧角质增厚。②皮层细胞内含棕色物质及少量淀粉粒。③皮层内方纤维连成间断的环层。④韧皮部韧皮纤维有厚壁性细胞及薄壁性细胞，常单个或2~3个成束；薄壁细胞含草酸钙砂晶。韧皮射线细胞宽1列。⑤形成层明显。⑥木质部导管类圆形，多单个散在，偶有2~4个并列。⑦髓宽阔，约占切面直径的一半，四周有1~2列环髓厚壁细胞，具明显的单纹孔，内含棕色物质。钩的横切面与茎枝基本相同，惟组织排列致密，钩尖端部木质部较宽，髓部狭窄。

大叶钩藤茎横切面：表皮外侧角质层表面观成条纹状，具单细胞或多细胞非腺毛。皮层细胞有的含色素。木质部两侧向内呈弧状突起，薄壁细胞中含砂晶或簇晶。

毛钩藤茎横切面：角质层表面观呈内凹的方格形。复表皮2~5层细胞，单细胞非腺毛钩状弯曲，多细胞非腺毛由2~15个细胞组成。薄壁细胞含草酸钙砂晶。

华钩藤茎横切面：角质层表面观呈类长方形突起，薄壁细胞含草酸钙砂晶。

无柄果钩藤茎横切面：角质层呈不规则的波状纹理，表面细胞外壁向外突起，具多数单细胞短角状毛，表面有疣状突起。皮层细胞不含色素，有断续成环的石细胞层。木质部向内呈弧状突起，薄壁细胞中含草酸钙砂晶或簇晶。

【成分】 茎和根含钩藤碱（rhynchopylline）、异钩藤碱（isorhynchophylline），此二者为降血压的有效成分。尚含去氢钩藤碱（corynoxeine）、去氢异钩藤碱（isocorynoxeine）等。

【理化鉴别】 ①取粉末1g，加浓氨试液湿润，加氯仿30ml振摇提取，滤过，滤液蒸干。残渣加盐酸（1→100）5ml使溶解，滤过，分三支试管，一管加碘化铋钾试液1~2滴，即生成黄色沉淀，一管加碘化汞钾试液1~2滴，即生成白色沉淀，一管加硅钨酸试液1~2滴，即生成白色沉淀。（检查生物碱）

②取横切片置紫外光灯下观察，外皮呈浓紫褐色，切面呈蓝色。

【功效】 性微寒，味甘。清热平肝，熄风定惊，降血压。入煎剂宜后下。

第三节 皮类中药材概述

皮（cortex）类中药材通常是指来源于被子植物（其中主要是双子叶植物）和裸子植物的茎干、枝和根的形成层以外部分的药材。它由外向内依次为周皮、皮层、初生和次生韧皮部等部分。其中大多为木本植物茎干的皮，少数为根皮或枝皮。

（一）性状鉴别

皮类中药材因植物来源、取皮部位、采集和加工干燥方法不同，形成外表形态上的变化特征，在鉴定时，要仔细观察，正确运用鉴别术语。

（1）形状　由粗大老树上剥的皮，大多粗大而厚，呈长条状或板片状；枝皮则呈细条状或卷筒状；根皮多数呈短片状或短小筒状。一般描述术语有：

平坦状：皮片呈板片状，较平整。如杜仲、黄柏。

弯曲状：皮片多向内弯曲，通常取自枝干或较小的茎干的皮，易收缩而成弯曲状。由于弯曲的程度不同，又分：反曲状，如石榴树皮；槽状或半管状，如合欢皮；管状或筒状，如牡丹皮；单卷状，如肉桂；双卷筒状，如厚朴；复卷筒状，如锡兰桂皮。（图17-2）

（2）外表面　多为灰黑色、灰褐色、棕褐色或棕黄色等，有的树干皮外表面常有斑片状的地衣、苔藓等物附生。有的常有片状剥离的落皮层和纵横深浅不同的裂纹，有时亦有各种形状的突起物而使树皮表面显示不同程度的粗糙；多数树皮尚可见到皮孔，通常是横向的，

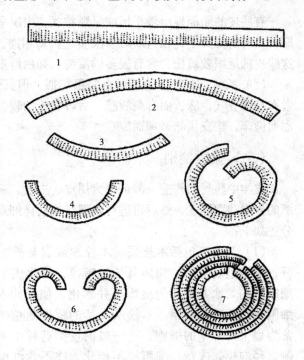

图17-2　皮类中药的各种形状
1. 平坦　2. 弯曲　3. 反曲　4. 槽状
5. 单卷状　6. 双卷状　7. 复卷状

也有纵向延长的，皮孔的边缘略突起，中央略向下凹，皮孔的形状、颜色、分布的密度，常是鉴别皮类中药的特征之一。如合欢皮的皮孔呈红棕色，椭圆形；牡丹皮的皮孔呈灰褐色，横长略凹陷状；杜仲的皮孔呈斜方形。少数有刺毛，如红毛五加皮；或有钉状物，如海桐皮等。部分皮类中药，木栓层已除去或部分除去而较光滑，如桑白皮、黄柏等。

（3）内表面　颜色各不相同，如肉桂呈红棕色，杜仲呈紫褐色，黄柏呈黄色，苦楝皮呈黄白色。有些含油的皮类中药，经刻划出现油痕，可根据油痕的情况结合气味等，判断该药材的质量，如肉桂、厚朴等。一般较平滑或具粗细不同的纵向皱纹，有的显网状纹理，如椿皮。

（4）折断面　皮类中药横向折断面的特征和皮的各组织的组成和排列方式有密切关系，因此是皮类中药的重要鉴别特征，折断面的性状主要有：

平坦状：组织中富有薄壁细胞而无石细胞群或纤维束的皮，折断面较平坦，无显著突起物，如牡丹皮。

颗粒状：组织中富有石细胞群的皮，折断面常呈颗粒状突起，如肉桂。

纤维状：组织中富含纤维的皮，折断面多显细的纤维状物或刺状物突出，如桑白皮、合欢皮。

层状：组织构造中的纤维束和薄壁组织成环带状间隔排列，折断时形成明显的层片状，如苦楝皮、黄柏等。

有些皮的断面外层较平坦或呈颗粒状，内层呈纤维状，说明纤维主要存在于韧皮部，如厚朴。有的皮类中药在折断时有胶质丝状物相连，如杜仲。亦有些皮在折断时有粉尘出现，这些皮的组织较疏松，含有较多的淀粉，如白鲜皮。

（5）气味 各种皮的外形有时很相似，但其气味却完全不同。如香加皮和地骨皮，前者有特殊香气，味苦而有刺激感，后者气味均较微弱。肉桂与桂皮外形亦较相似，但肉桂味甜而微辛，桂皮则味辛辣而凉。

（二）显微鉴别

皮类中药材的构造一般可分为周皮、皮层、韧皮部进行观察。首先观察横切面各部分组织的界限和宽厚度，然后再进行各部组织的详细观察和描述，在观察各部位时应注意的特征分述如下：

（1）周皮 包括木栓层、木栓形成层与栓内层三部分。木栓层细胞多整齐地排列成行，细胞呈扁平形，切向延长，壁薄，栓化或木化，黄棕色或含红棕色物质。有的木栓细胞壁均匀地或不均匀地增厚并木化，如杜仲木栓细胞内壁特厚，肉桂的最内一列木栓细胞的外壁特别增厚。木栓层发达的程度随植物的种类有较大的区别。木栓形成层细胞常为扁平而薄壁的细胞，在一般的皮类药材中不易区别。栓内层存在于木栓形成层的内侧，径向排列成行，细胞壁不栓化，亦不含红棕色物质，少数含叶绿体而显绿色，又称绿皮层。栓内层较发达时，其内部距木栓形成层较远的细胞形态，多为不规则形，此时常不易与皮层细胞区别。

（2）皮层 细胞大多是薄壁性的，略切向延长，常可见细胞间隙，靠近周皮部分常分化成厚角组织。皮层中常可见到纤维、石细胞和各种分泌组织，如油细胞、乳管、黏液细胞等，常见的细胞内含物有淀粉粒和草酸钙结晶。

（3）韧皮部 包括韧皮部束和射线两部分。韧皮部束外方，为初生韧皮部，其筛管群常呈颓废状而皱缩，最外方常有厚壁组织如纤维束、石细胞群形成环带或断续的环带（过去也称为中柱鞘纤维）。次生韧皮部占大部分，除筛管和伴胞外，常有厚壁组织、分泌组织等，应注意其分布位置、分布特点和细胞特征，有些薄壁细胞内常可见到各种结晶体或淀粉粒。

射线可分为髓射线和韧皮射线两种。髓射线较长，常弯曲状，外侧渐宽成喇叭口状；韧皮射线较短，两者都由薄壁细胞构成，不木化，细胞中常含有淀粉粒和草酸钙结晶。射线的宽度和形状在鉴别时较为重要。

粉末的显微观察在鉴定皮类中药时经常应用，如各种细胞的形状、长度、宽度，细胞壁的性质、厚度、壁孔和壁沟的情况及层纹清楚否，都是鉴定的重要依据。

第四节 皮类中药材的鉴定

牡丹皮 Cortex Moutan

【来源】 为芍药科（Paeoniaceae）植物牡丹 *Paeonia suffruticosa* Andr. 的干燥根皮。

【产地】 主产于安徽、四川、河南、山东等省。

【采收加工】 栽培 3 ~ 5 年后采收。常在 10 ~ 11 月挖出根部，除去须根及茎基，剥取根皮，晒干，习称"原丹皮"。趁鲜刮去外皮，纵剖，抽取木心，习称"刮丹皮"或"粉丹皮"。

【性状鉴别】 **原丹皮** 呈筒状或半筒状，有纵剖开的裂缝，向内卷曲或略外翻，长短不一，通常长 5 ~ 25cm，直径 0.5 ~ 1.2cm，皮厚 2 ~ 4mm。外表面灰褐色，有多数横长略凹陷的皮孔及细根痕。内表面淡灰黄色或浅棕色，有明显的细纵纹理，常见发亮的结晶（丹皮酚）。质硬脆，折断面较平坦，粉性，灰白色至粉红色。有特殊香气，味微苦而涩。（彩图 17 - 5）

刮丹皮 外表淡棕色或粉红色，其他特征同原丹皮。

以条粗长、皮厚、无木心、断面白色、粉性足、结晶多、香气浓者为佳。

【显微鉴别】 横切面：①木栓层由多列细胞组成，壁浅红色。②皮层菲薄，为数列切向延长的薄壁细胞。③韧皮部占大部分。④射线宽 1 ~ 3 列细胞。⑤韧皮部、皮层薄壁细胞以及细胞间隙中含草酸钙簇晶；薄壁细胞和射线细胞中含色素或淀粉粒。

粉末：淡红棕色。①淀粉粒众多，单粒呈类球形或多角形，直径 3 ~ 16μm，脐点点状、裂缝状、三叉状或星状；复粒由 2 ~ 6 粒复合而成。②草酸钙簇晶甚多，直径 9 ~ 45μm，有时含晶薄壁细胞排列成行；也有一个薄壁细胞中含有数个簇晶，或簇晶充塞于细胞间隙中。③木栓细胞长方形，壁稍厚，浅红色。

【成分】 鲜皮中含牡丹皮原苷（paeonolide $C_{20}H_{28}O_{12}$）约 5 ~ 6%，但易受本身存在的酶水解成牡丹酚苷（paeonoside）及一分子 L - 阿拉伯糖；根皮含牡丹酚（paeonol）、芍药苷（paeoniflorin）、挥发油以及苯甲酸、植物甾醇、苯甲酰芍药苷和苯甲酰氧化芍药苷。牡丹酚具有镇痛、解痉作用，也有一定的抑菌作用。

【理化鉴别】 取粉末 1g，加乙醚 10ml，密塞，振摇 10 分钟，滤过，滤液挥干，残渣加丙酮 2ml 使溶解，作为供试品溶液。另取牡丹酚对照品，加丙酮制成 1ml 含 5mg 的溶液，作为对照品溶液。吸取上述二种溶液各 10μl，分别点于同一硅胶 G 薄层板上，以环己烷-醋酸乙酯（3:1）为展开剂展开，取出晾干。喷以盐酸酸性 5% 三氯化铁乙醇溶液，热风吹至斑点显色清晰。供试品色谱中，在与对照品色谱相应的位置上，显相同的蓝褐色斑点。

【含量测定】 按高效液相色谱法测定，含丹皮酚（$C_9H_{10}O_3$）不得少于 1.20%。

【功效】 性微寒，味苦、辛。清热凉血，活血散瘀。

厚朴 Cortex Magnoliae Officinalis

【来源】 为木兰科 （Magnoliaceae） 植物厚朴 *Magnolia officinalis* Rehd. et Wils. 及凹叶厚朴 *Magnolia officinalis* Rehd. et Wils. var. *biloba* Rehd. et Wils. 的干燥干皮、枝皮和根皮。

【产地】 主产于四川、湖北、浙江、江西等省。陕西、甘肃、贵州、云南等省亦产，多为栽培。

【采收加工】 4~6月剥取生长15~20年树的干皮，沸水中微煮，堆置土坑里使之"发汗"，待水分自内部渗出后，内表面变紫褐色或棕褐色时，再蒸软，取出，卷成筒状，晒干或炕干。根皮及枝皮剥下后可直接阴干。

【性状鉴别】 干皮 呈卷筒状或双卷筒状，长30~35cm，厚2~7mm，习称"筒朴"；近根部干皮一端展开如喇叭口，长13~25cm，厚3~8mm，习称"靴筒朴"。外表面灰棕色或灰褐色，粗糙，有时呈鳞片状，易剥落，有明显的椭圆形皮孔和纵皱纹；刮去粗皮者显黄棕色。内表面紫棕色或深紫褐色，具细密纵纹，划之显油痕。质坚硬不易折断。断面外部灰棕色，颗粒性；内部紫褐色或棕色，纤维性，富油性，有时可见多数发亮的细小结晶（厚朴酚、和厚朴酚）。气香，味辛辣、微苦。（彩图17-6）

根皮（根朴） 呈单筒状或不规则块片，有的弯曲似"鸡肠"，习称"鸡肠朴"，长8~32cm，厚1~3mm。表面灰棕色，有横纹及纵皱纹，劈破处呈纤维状。质硬，易折断。嚼之残渣较多。余同干皮。

枝皮（枝朴） 皮薄呈单筒状，长10~20cm，厚1~2mm。表面灰棕色，具皱纹。质脆，易折断，断面纤维性。嚼后残渣亦较多。余同干皮。

以皮厚、肉细、油性足、内表面紫棕色且有发亮结晶物、香气浓者为佳。

【显微鉴别】 干皮横切面：①木栓层由多列细胞组成，木栓形成层中含黄棕色物质，栓内层为石细胞环层。②皮层较宽厚，散有多数石细胞群，石细胞多呈分枝状，稀有纤维束，靠内层有切向延长的椭圆形油细胞存在，有时干皮的皮层中可见新的木栓层形成。③韧皮部占极大部分，射线宽1~3列细胞，向外渐宽，韧皮纤维束众多，壁极厚，油细胞颇多，单个散在或2~5个相连；枝皮韧皮部外方可见大型初生韧皮纤维束。④薄壁细胞中含黄棕色物质或充满淀粉粒，淀粉粒有时多已糊化，另含少数草酸钙方晶。（图17-3）

粉末：棕色。①石细胞众多，呈长圆形、类方形或不规则分枝状，直径10~65μm，有时可见层纹，木化。②纤维直径15~32μm，壁甚厚，有的呈波浪形或一边呈锯齿状，孔沟不明显，木化。③油细胞呈椭圆形，直径50~85μm，含黄棕色油状物。④木栓细胞呈多角形，壁薄微弯曲。⑤筛管分子复筛域较大，筛孔明显。⑥草酸钙方晶及棱晶少见。（图17-4）

凹叶厚朴粉末与厚朴区别点为：纤维一边呈齿状凹凸，油细胞直径27~75μm，木栓细胞壁菲薄而平直，常多层重叠。

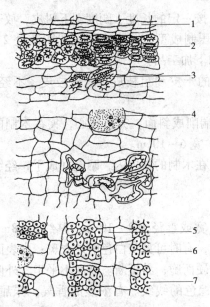

图 17-3　厚朴（干皮）横切面详图

1. 木栓层　2. 石细胞环带　3. 石细胞
4. 油细胞　5. 韧皮射线　6. 韧皮部纤维　7. 韧皮部

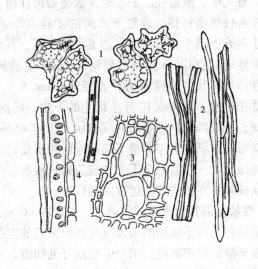

图 17-4　厚朴粉末图

1. 石细胞　2. 纤维　3. 油细胞　4. 筛管分子

【成分】含挥发油约 0.3%。油中主要含 α 及 β-桉油醇，占挥发油的 94%～98%，有镇静作用。另含厚朴酚（magnolol，约 5%，有抗菌作用）及其异构体和厚朴酚（honokiol）。此外，尚含三羟基厚朴酚、去氢三羟基厚朴酚、三羟基厚朴醛、木兰箭毒碱、氧化黄心树宁碱及鞣质。

【理化鉴别】取粉末 0.5g，加甲醇 5ml，密塞，振摇 30 分钟，滤过，滤液作供试品溶液。另取厚朴酚与和厚朴酚对照品，加甲醇制成每 1ml 各含 1mg 的混合溶液，作为对照品溶液。吸取上述二种溶液各 5μl 分别点于同一硅胶 G 薄层板上，以苯-甲醇（27:1）为展开剂展开，取出晾干，喷以 1% 香草醛的硫酸溶液，在 100℃ 烘至斑点显色清晰。供试品色谱中，在与对照品色谱相应的位置上，显相同颜色的斑点。

【含量测定】按高效液相色谱法测定，本品含厚朴酚（$C_{18}H_{18}O_2$）与和厚朴酚（$C_{18}H_{18}O_2$）的总量不得少于 2.0%。

【功效】性温，味苦、辛。行气燥湿，降逆散满。

【附注】目前滇缅厚朴 *Magnolia rostrata* W. W. Sm. 的树皮已收入部颁标准。药材表面灰白色或灰棕色。断面颗粒状，阳光下可见点状闪光结晶，气微香，味微苦。栓内层为排列整齐的非木化细胞，其内方有石细胞环，皮层散有强木化的石细胞和油细胞。纤维束和筛管群相间排列。

肉桂 Cortex Cinnamomi

【来源】为樟科（Lauraceae）植物肉桂 *Cinnamomum cassia* Presl 的干燥树皮。

【产地】主产于广东、广西等省区，云南、福建等省亦产。多为栽培。

【采收加工】每年分两期采收，第一期于 4～5 月间，第二期于 9～10 月间，以第二期产量大，香气浓，质量佳。采收时选取适龄肉桂树，按一定的长度、阔度剥下树皮，放于阴凉处，按各种规格修整，或置于木质的"桂夹"内压制成型，阴干或先放置阴凉处 2~3 天后，于弱光下晒干。根据采收加工方法不同，有如下加工品：

①桂通（官桂）：为剥取栽培 5~6 年生幼树的干皮和粗枝皮、老树枝皮，不经压制，自然卷曲成筒状，长约 30cm，直径 2~3cm。

②企边桂：为剥取 10 年生以上的干皮，将两端削成斜面，突出桂心，夹在木制的凹凸板中间，压成两侧向内卷曲的浅槽状。长约 40cm，宽 6~10cm。

③板桂：剥取老年树最下部近地面的干皮，夹在木制的桂夹内，晒至九成干，经纵横堆叠，加压，约一个月完全干燥，成为扁平板状。

④桂碎：在桂皮加工过程中的碎块。

【性状鉴别】呈槽状或卷筒状，长 30~40cm，宽或直径为 3~10cm，厚约 2~8mm。外表面灰棕色，有不规则的细皱纹及横向突起的皮孔，有时可见灰白色的地衣斑；内表面红棕色，较平滑，有细纵纹，用指甲刻划可见油痕。质硬而脆，易折断。断面不平坦，外侧呈棕色而较粗糙，内侧红棕色而油润，中间有一条黄棕色的线纹。有浓烈的香气，味甜、辣。（彩图 17-7）

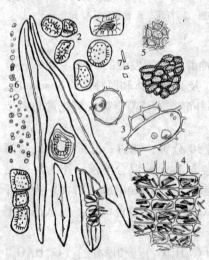

图 17-5　肉桂粉末图
1. 纤维　2. 石细胞　3. 油细胞
4. 草酸钙针晶（射线细胞中）
5. 木栓细胞　6. 淀粉粒　7. 草酸钙结晶

以不破碎、体重、外皮细、肉厚、断面色紫、油性大、香气浓厚、味甜辣、嚼之渣少者为佳。

【显微鉴别】横切面：①木栓细胞数列，最内层细胞外壁特厚，木化。②皮层散有石细胞、油细胞及黏液细胞。③韧皮部约占皮的二分之一厚度，最外石细胞群排列成近于连续的环层，石细胞层外侧有纤维束存在；射线细胞 1~2 列，细胞内常散在多数细小柱晶或针晶；厚壁纤维常单个稀疏散在或 2~3 个成群；油细胞随处可见；黏液细胞亦较多。在较厚的树皮中，韧皮部的石细胞较多，较薄的皮中石细胞较少。④薄壁细胞中充满淀粉粒，直径 10~20μm。

粉末：红棕色。①纤维多单个散在，少数 2~3 个并列，长梭形，平直或波状弯曲，长 195~920μm，直径 25~50μm，壁极厚，纹孔不明显，木化。②石细胞类圆形、类方形或多角形，直径 32~88μm，壁常三面增厚，一面菲薄，木化。③油细胞类圆形或长圆形，直径 45~108μm，含黄色油滴状物。④草酸钙针晶或柱晶较细小，成束或零星散在，于射线细胞中尤多。⑤木栓细胞多角形，含红棕色物质。⑥淀粉粒极多，圆球形或多角形，直径 10~20μm。（图 17-5）

【成分】含挥发油 1%~2%，并含鞣质、黏液、碳水化合物等。油中主成分为桂皮醛（cinnamic aldehyde，约 85%）及醋酸桂皮酯（cinnamyl acetate），另含少量的苯甲醛、桂皮酸、水杨酸、苯甲酸、香兰素、乙酸苯丙酯等。桂皮醛是肉桂镇静、镇痛、解热作用的有效成分。

【理化鉴别】①取粉末少许，加氯仿振摇后，吸取氯仿液2滴于载玻片上，待干，再滴加10%的盐酸苯肼液1滴，加盖玻片镜检，可见桂皮醛苯腙的杆状结晶。

②取粉末0.5g，加乙醇10ml，密塞，冷浸20分钟，时时振摇，滤过，滤液作供试品溶液。另取桂皮醛对照品，加乙醇制成每1ml含1μl的溶液，作为对照品溶液。吸取供试品溶液2~5μl，对照品溶液2μl，分别点于同一硅胶G薄层板上，以石油醚（60℃~90℃）-醋酸乙酯（85:15）为展开剂，展开，取出晾干，喷以二硝基苯肼乙醇试液。供试品色谱中在与对照品色谱相应的位置上，显相同颜色的斑点。

【功效】性大热，味甘、辛。补阳，温肾，祛寒，通脉，止痛。

【附注】①南玉桂：系大叶清化桂 Cinnamomum cassiae Presl. var. macrophyllum Chu 的树皮。主要栽培于广西和广东。树皮与肉桂相似。皮层石细胞较少，初生韧皮部石细胞带较窄。皮含挥发油为2.06%

②桂枝为肉桂的干燥嫩枝。性温，味辛、甘。发汗解肌，温经通脉。

③肉桂油为肉桂的枝或叶经水蒸气蒸馏得到的挥发油。含桂皮醛（C_9H_8O）不得少于75.0%。

④市场上有将调味用的桂皮作肉桂使用，也有误用大叶钩樟树和三钻风的树皮。桂皮为同属植物天竺桂 Cinnamomum japonicum Sieb.、阴香 C. burmanni（C. G. et Th. Nees）Bl.、细叶香桂 C. chingii M. et Calf 等数种樟属植物的树皮。皮薄，质硬，干燥不油润，折断面淡棕色，石细胞环带不明显，香气淡，味微甜辛涩，一般作香料或调味品使用，不供药用。大叶钩樟 Lindera umbellata Thunb. 和三钻风 L. obtusiloba Bl. 的树皮，卷筒状或槽状，外表面灰褐色，内表面红棕色，质坚而脆，断面不平坦，外层浅黄棕色，内层红棕色而略带油性。气微香，味淡。

杜仲 Cortex Eucommiae

【来源】为杜仲科（Eucommiaceae）植物杜仲 Eucommia ulmoides Oliv. 干燥树皮。

【产地】主产于湖北、四川、贵州、云南等省。多为栽培。

【采收加工】春夏两季剥取栽培近10年的树皮，趁新鲜刮去粗皮，将树皮内表面相对层层叠放，严密埋藏于稻草内，使之"发汗"至内皮呈紫褐色时，取出晒干。有的地方采用环剥方法取皮。

【性状鉴别】呈扁平的板片状或两边稍向内卷的块片，厚2~7mm。外表面淡灰棕色或灰褐色，未刮净粗皮者可见纵沟或裂纹，具斜方形皮孔，有的可见地衣斑，刮去粗皮者淡棕色而平滑。内表面红紫色或紫褐色，光滑。质脆，易折断。断面有细密银白色富弹性的胶丝相连，一般可拉至1cm以上才断。气微，味稍苦，嚼之有胶状感。（彩图17-8）

以皮厚、块大、去净粗皮、内表面暗紫色、断面丝多者为佳。

【显微鉴别】横切面：①落皮层残存，内侧有数个木栓组织层带，每层为排列整齐、内壁特别增厚且木化的木栓细胞，两层带间为颓废的皮层组织，细胞壁木化。②韧皮部有5~7条石细胞环带，每环有3~5列石细胞并伴有少数纤维。射线2~3列细胞，近栓内层时向一方偏斜。③白色橡胶质（丝状或团块状）随处可见，以韧皮部为多，此橡胶丝存在于乳汁细胞内。（图17-6）

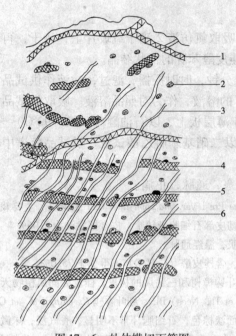

图 17-6 杜仲横切面简图　　　　图 17-7 杜仲粉末图
1. 木栓层 2. 橡胶质 3. 射线　　　1. 石细胞 2. 橡胶丝 3. 木栓细胞 4. 淀粉粒
4. 石细胞层 5. 纤维束 6. 韧皮部

粉末：呈棕色。①石细胞众多，大多成群，类长方形、类圆形或不规则形，壁厚，胞腔小，孔沟明显，有的胞腔内含橡胶团块。②橡胶丝成条或扭曲成团。③木栓细胞成群或单个，表面观呈多角形，壁不均匀增厚，侧面观长方形，一面壁薄，三面壁增厚。（图 17-7）

【成分】含杜仲胶（gutta-percha，其为一种硬质橡胶）、桃叶珊瑚苷（aucubin）、松酯醇二-β-D 葡萄糖苷（降压成分）、β-谷甾醇、杜仲醇、白桦脂醇等。

【理化鉴别】取粗粉 10g，加乙醇 100ml 回流提取，回收乙醇至膏状，加蒸馏水搅拌后过滤，滤液加数滴爱氏（对二甲氨基苯甲醛）试液，加热煮沸 10 分钟，溶液呈蓝色。（检查桃叶珊瑚苷）

【浸出物】本品热浸法 75% 乙醇浸出物不得少于 11.0%。

【功效】性温，味甘、微辛。补肝肾，强筋骨，安胎，降血压。

【附注】①杜仲叶与杜仲皮所含成分近似，药理作用、临床疗效近似，有的地区用 2 倍量的杜仲叶代替杜仲皮用于临床。

②伪品杜仲有夹竹桃科植物藤杜仲 *Parabarium micranthum*（Wall.）、毛杜仲 *P. huaitingii* Chun et Tsiang、红杜仲 *P. chunianum* Tsiang 的树皮，广东、广西、四川部分地区作杜仲用。

③浙江、贵州、湖北、云南、四川部分地区以卫矛科丝棉木 *Euonymus bungeanus* Maxim.、云南卫矛 *E. yunnanensis* Franch.（又称黄皮杜仲）、游藤卫矛 *E. vagars* Wall.（又称银丝杜仲）的干皮作"土杜仲"入药。

黄柏 Cortex Phellodendri Chinenis（附：关黄柏）

【来源】为芸香科（Rutaceae）植物黄皮树 *Phellodendron chinense* Schneid. 的干燥树皮。

习称"川黄柏"

【产地】黄皮树主产于四川、贵州等省，陕西、湖北、云南、湖南等省亦产。

【采收加工】3~6月间采收，选10年左右的树，剥取树皮，除去粗皮，晒干。

【性状鉴别】呈板片状或浅槽状，长宽不等，厚3~7mm。外表面黄棕色或黄褐色，较平坦，皮孔横生，嫩皮较明显，有不规则的纵向浅裂纹，偶有残存的灰褐色粗皮；内表面暗黄色或棕黄色，具细密的纵棱纹。体轻，质较硬。断面深黄色，裂片状分层，纤维性。气微，味苦，嚼之有黏性。（彩图17-9b）

【显微鉴别】横切面：①未去净外皮者，木栓层由多列长方形细胞组成，内含棕色物质，栓内层细胞中含草酸钙方晶。②皮层比较狭窄，散有纤维群及石细胞群，石细胞大多分枝状，壁极厚，层纹明显。③韧皮部占树皮的极大部分，外侧有少数石细胞，纤维束切向排列呈断续的层带（又称硬韧部），纤维束周围薄壁细胞中常含草酸钙方晶。④射线宽2~4列细胞，常弯曲而细长。⑤薄壁细胞中含有细小的淀粉粒和草酸钙方晶，黏液细胞随处可见。（图17-8A）

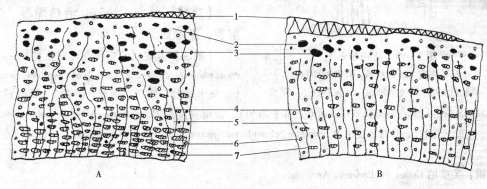

图17-8 黄柏横切面简图

A. 川黄柏 B. 关黄柏

1. 木栓层 2. 皮层 3. 石细胞 4. 纤维束 5. 韧皮部 6. 黏液细胞 7. 射线

粉末：黄色。①石细胞鲜黄色，单个或成群，多呈不规则分枝状，长约至240μm，也有类圆形、类多角形者，壁极厚，层纹细密，孔沟不明显；少数壁稍薄，胞腔较大。有的可见大型纤维状石细胞。②纤维及晶纤维较多，鲜黄色，多成束，壁极厚，胞腔线形；晶纤维的含晶细胞壁不均匀增厚，木化，方晶密集。③黄色黏液细胞多单个散在，遇水膨胀呈圆形或矩圆形，内含无定形黏液汁。④草酸钙方晶较多。（图17-9）

【成分】川黄柏树皮含多种生物碱，主要为小檗碱（berberine，约1.4%~5.8%），并含少量黄柏碱（phellodendrine）、木兰碱（magnoflorine）、掌叶防己碱（即棕榈碱，palmatine）等。另含苦味质黄柏酮（obacunone）、黄柏内酯（即柠檬苦素，limonin）、γ-谷甾醇、β-谷甾醇、豆甾醇和黏液质等。

【理化鉴别】①取粉末1g，加乙醚10ml，振摇后，滤过，滤液挥干后，残渣加冰醋酸1ml使溶解，再加浓硫酸1滴，放置，溶液呈紫棕色。（检查黄柏酮及植物甾醇）

②取粉末0.1g，加甲醇10ml，置水浴上回流30分钟，滤过，滤液作供试品溶液。另取黄柏对照药材，同法制成对照药材溶液。再取盐酸小檗碱对照品，加甲醇制成每1ml含

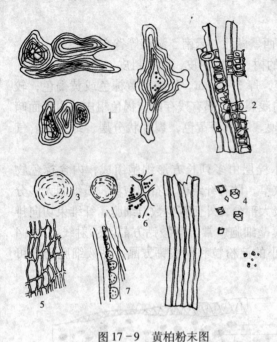

图 17-9　黄柏粉末图
1. 石细胞　2. 晶纤维　3. 黏液细胞
4. 草酸钙方晶　5. 木栓细胞　6. 淀粉粒　7. 筛域

0.5mg 的溶液作对照品溶液。吸取上述溶液各 1μl，分别点于同一硅胶 G 薄层板上；以乙酸乙酯-丁酮-甲醇-水（10:6:1:1）为展开剂展开，置氨蒸气饱和的层析缸内展开，取出晾干，置紫外光灯（365nm）下检视。供试品色谱中，在与对照药材和对照品色谱相应的位置上，显相同颜色的荧光斑点。

【浸出物】照醇溶性浸出物测定法冷浸法测定，用稀乙醇作溶剂，不得少于 14.0%。

【含量测定】照高效液相色谱法测定，按干燥品计算，含小檗碱以盐酸小檗碱（$C_{20}H_{18}ClNO_4$）计，不得少于 3.0%。

【功效】性寒，味苦。清热燥湿，泻火解表，退虚热。

【附注】黄皮树的变种秃叶黄皮树 *Phellodendron chinense* Schneid. var. *glabriusculum* Schneid.（分布于湖北、四川、贵州、陕西）、峨眉黄皮树 *P. chinense* Schneid. var. *omeiense* Huang（分布于四川）、云南黄皮树 *P. chinense* Schneid. var. *yunnanense* Huang（分布于云南）、镰刀黄皮树 *P. chinense* Schneid. var. *falcatum* Huang（分布于云南）等的树皮在产地亦入药。

【附】关黄柏 Cortex Phellodendri Amurensis

为芸香科植物黄檗 *Phellodendron amurense* Rupr. 的干燥树皮。主产于吉林、辽宁等省，内蒙古、河北、黑龙江等省区亦产。以辽宁产量最大。药材呈板片状或浅槽状，长宽不等，厚约 2～4 mm。外表面黄绿色或淡黄棕色，较平坦，具不规则的纵裂纹，皮孔痕小而少见；有不规则的纵向浅裂纹，偶有残存的灰白色的粗皮；内表面黄色或黄棕色。体轻，质较硬。断面纤维性，有的呈裂片状分层，鲜黄色或黄绿色。气微，味苦，嚼之有黏性。（彩图 17-9a）关黄柏横切面显微特征与川黄柏相似，不同点是关黄柏木栓细胞呈方形，皮层比较宽广，石细胞较川黄柏略少，韧皮部外侧几无石细胞。射线较平直，硬韧部不甚发达（图 17-8B）。主含小檗碱 0.6%～2.5%，还含少量药根碱、木兰碱、黄柏碱、掌叶防己碱、蝙蝠葛碱、白栝楼碱（candicine）等生物碱。另含黄柏内酯、黄柏酮、黄柏酮酸、白鲜交酯（dictamnolide）、青荧光酸（lumicaeruleic acid）及菜油甾醇、β-谷甾醇、7-脱氢豆甾醇、黏液质等。照高效液相色谱法测定，按干燥品计算，含小檗碱以盐酸小檗碱（$C_{20}H_{18}ClNO_4$）计，不得少于 0.60%。

第五节　叶类中药材概述

叶（folium）类中药材一般多用完整而已长成的干燥叶，也有只用嫩叶的，如苦竹叶。大多为单叶，仅少数是用复叶的小叶，如番泻叶。有时尚带有部分嫩枝（Cacumen），如侧柏叶等。

（一）性状鉴别

叶类中药材的鉴定首先应观察大量叶片的颜色和状态，如是完整的或是破碎的，是单叶或是复叶的小叶片，在鉴定时要选择具有代表性的样品来观察。由于叶类中药的质地多数较薄，经过采制、干燥、包装和运输等过程，一般均皱缩或破碎，观察特征时常需将其浸泡在水中使湿润展开后才能识别。一般应注意叶的形状、大小、长度及宽度；叶端、叶缘及叶基的情况；叶片上下表面的色泽及有无毛茸和腺点；叶脉的类型、凹凸和分布情况；叶片的质地；叶柄的有无及长短；叶翼、叶轴、叶鞘、托叶及茎枝的有无；气味等。在观察叶的表面特征时，可借助解剖镜或放大镜仔细观察，或对光透视。

（二）显微鉴别

主要观察叶的表皮、叶肉及叶中脉三个部分的特征。通常除作叶中脉部分的横切面外，同时还应作叶片的上下表面制片或粉末制片。

叶横切面主要观察上下表皮细胞特征及附属物，如角质层、蜡被、结晶体、毛茸的种类和形态、细胞内含物等；叶肉主要观察栅栏组织的特点，根据栅栏组织的分布位置和分化程度判断其为等面叶或异面叶；中脉是叶片的维管束，其类型、数目等均是鉴别叶类中药的依据。

（1）表皮　分上下表皮，多为1层排列整齐的细胞，外壁稍厚，上表皮外平周壁常具角质层，常显不同的纹理，有的呈波状、放射状、点状、条状等；垂周壁顶面观时可呈波状弯曲或平直或念珠状增厚。亦有表皮为多层细胞的，称复表皮，如夹竹桃叶。禾本科植物叶的上表皮细胞有较大的运动细胞，如淡竹叶等；桑科植物如桑叶的表皮细胞较大，内含葡萄状钟乳体，而爵床科穿心莲叶的表皮细胞内含螺旋状的钟乳体；唇形科薄荷叶的表皮细胞内含簇状橙皮苷结晶体；豆科番泻叶表皮细胞内则含黏液质。均有一定的鉴定意义。

表皮上可见腺毛、非腺毛和气孔等。腺毛和非腺毛的形态、细胞组成、排列情况、表面状况、壁是否木化、分布密度及气孔类型、分布状况等亦是叶类中药重要的鉴定特征之一。气孔有各种类型，它和植物的科、属、种之间有一定的关系，有的植物的叶片亦可能有不只一种形式的气孔。气孔的数目在植物不同种间差别很大，同一植物的上、下表皮气孔数目亦可不同，通常以下表皮较多。一种植物叶的单位面积上气孔数与表皮细胞数的比例有一定的范围且较为恒定，这种比例关系称为气孔指数（stomatal index）。气孔指数常可用来区别不同种植物的中药。

$$气孔指数 = \frac{单位面积上的气孔数 \times 100}{单位面积上的气孔数 + 同面积表皮细胞数}$$

（2）叶肉　通常分为栅栏组织和海绵组织两部分。

①栅栏组织：由一至数列长柱形细胞组成，一般分布在上表皮细胞下方，细胞内含多量叶绿体，形成异面叶，如薄荷叶；也有上下表皮内方均有栅栏细胞，形成等面叶者，如番泻叶。栅栏细胞一般不通过主脉，有些叶类中药的栅栏组织通过主脉，如穿心莲叶等。

栅栏细胞与表皮细胞之间有一定的关系，一个表皮细胞下的平均栅栏细胞数目称为"栅表比"（palisade ratio），"栅表比"在同属不同种叶的鉴定上亦具有一定的意义。

②海绵组织：常占叶肉组织的大部分，内有侧脉维管束分布，叶肉组织中是否有结晶体如钟乳体、草酸钙结晶，有无分泌组织，如油细胞、黏液细胞、油室、间隙腺毛（广藿香）以及异型细胞的存在，其形状及分布等都是重要的鉴别特征。

（3）中脉　叶片中脉横切面上、下表皮的凹凸程度在叶类的鉴定上有其特殊性。一般叶的中脉上、下表皮内方大多有数层厚角组织，但亦有少数叶的中脉部分有栅栏组织通过，如番泻叶。中脉维管束通常为一外韧型维管束，木质部位于上方，排列呈槽状或新月形至半月形；韧皮部在木质部的下方。有的叶中脉维管束分裂成 2～3 个或更多个，维管束的外围有时有纤维等厚壁组织包围，如蓼大青叶、臭梧桐叶；有的为双韧维管束，如罗布麻叶。

鉴定叶类中药还可应用测定脉岛（指叶脉中最微细的叶脉所包围的叶肉单位为一个脉岛）数目来帮助鉴定。"脉岛数"（vein - islet number）是指每平方毫米面积中脉岛的数目。同种植物的叶上单位面积的脉岛数目是固定不变的，且不受植物生长的年龄和叶片的大小而变化，因此，可作为叶类中药的鉴别特征之一。

第六节　叶类中药材的鉴定

蓼大青叶 Folium Polygoni Tinctorii

【来源】为蓼科（Polygonaccae）植物蓼蓝 *Polygonum tinctorium* Ait. 的干燥叶。

【产地】主产于河北、山东、辽宁、陕西等省。

【采收加工】夏、秋季枝叶茂盛时采收，每年可采二次，除去茎枝及杂质，晒干。

【性状鉴别】本品叶多皱缩、破碎，完整叶展平后呈椭圆形或卵圆形，长 3～8cm，宽 2～5cm。蓝绿色或黑蓝色，先端钝，基部渐狭，全缘。叶脉浅黄棕色，于下表面略突起。叶柄扁平，偶带膜质托叶鞘。质脆。气微，味微涩而稍苦。（彩图 17 - 10）

以叶片完整、色蓝绿者为佳。

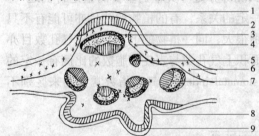

图 17 - 10　蓼大青叶（主脉）横切面简图
1. 上表皮　2、9. 厚角组织　3. 纤维　4. 草酸钙簇晶
5. 韧皮部　6. 栅栏组织　7. 木质部　8. 下表皮

【显微鉴别】横切面：①上下表皮各 1 列细胞，切向延长，有气孔分布，叶缘处可见多列式锥状多细胞非腺毛，壁木化增厚。②叶为异面叶型，栅栏细胞 2～3 列，短柱状，不通过主脉；薄壁细胞内含大量的蓝色物质，有的含大型草酸钙簇晶。③主脉向下突出，维管束外韧型，6～8 个排列成环，上方一个较大，每个维管束韧皮部外围均有纤维束，纤维壁厚且木化。④薄壁细胞内含大型草酸钙簇晶及多量蓝色至蓝黑色色素颗粒。（图 17 - 10）

粉末：蓝绿色。①表皮细胞多角形，垂周壁平直或微波状弯曲。②气孔多为平轴式，少数不等式。③腺毛头部 4～8 个细胞，柄部 2 个细胞。④非腺毛多列性，壁木化增厚，常见于叶片边缘及主脉处，并有黄棕色单细胞非腺毛。⑤叶肉细胞内含多量蓝色至蓝黑色色素颗粒。⑥草酸钙簇晶多见，直径 12～80μm，并有针晶，簇状排列或单个散在。（图 17－11）

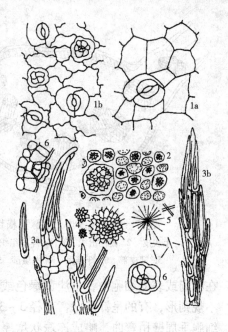

图 17－11 蓼大青叶粉末图
1. 表皮（a 上表皮 b 下表皮）
2. 叶肉（示靛蓝结晶）
3. 非腺毛（a 叶柄 b 叶缘）
4. 草酸钙簇晶 5. 草酸钙针晶 6. 腺毛

【成分】新鲜全草含靛青苷（indican），酸水解后生成吲哚酚（indolol），在空气中被氧化成靛蓝（indigo，$C_{16}H_{10}O_2N_2$），全草能产生靛蓝 4%～5%，另含靛玉红（indirubin）、N－苯基－2－萘胺、β－谷甾醇等。

【理化鉴别】取本品粗粉 25mg，精密称定，置 25ml 量瓶中，加 2% 水合氯醛的氯仿溶液 20ml，超声处理（功率 250W，频率 33kHz）1.5 小时，取出，放冷，加 2% 水合氯醛的氯仿溶液至刻度，摇匀，滤过，取续滤液 10ml，浓缩至约 1ml，作为供试品溶液。另取靛蓝对照品，加氯仿制成每 1ml 含 1mg 的溶液，作为对照品溶液。吸取上述两种溶液各 5μl，分别点于同一硅胶 G 薄层板上，以苯-氯仿-丙酮（5:4:1）为展开剂，展开，取出，晾干。供试品色谱中，在与对照品色谱相应的位置上，显相同的蓝色斑点。

【含量测定】照高效液相色谱法测定，含靛蓝（$C_{16}H_{10}O_2N_2$）不得少于 0.50%。

【功效】性寒，味苦。清热解毒，凉血消斑。

大青叶 Folium Isatidis

【来源】为十字花科（Cruciferae）植物菘蓝 *Isatis indigotica* Fort. 的干燥叶。

【产地】主产于河北、陕西、江苏、安徽等省。大多为栽培品。

【采收加工】一年可采叶 2～3 次，第一次在 5 月中旬，采后及时施肥，第 2 次在 6 月下旬，如施肥管理得当，8 月份可采收第 3 次。北方地区一般在夏、秋（霜降前后）分两次采收。

【性状鉴别】叶片极皱缩卷曲，有的破碎，完整的叶片呈长椭圆形至长圆状倒披针形，长 5～20cm，宽 2～6cm；上表面暗灰绿色，全缘或微波状，有的可见色较深稍突起的小点；先端钝圆，基部渐狭下延至叶柄成翼状；叶脉于背面较明显；叶柄长 4～10cm，淡棕黄色。叶质脆易碎。气微，味微酸、苦、涩。（彩图 17－11）

以完整、色暗灰绿色者为佳。

【显微鉴别】横切面：①上下表皮均为 1 列横向延长的细胞，外被角质层。②叶肉组织栅栏细胞 3～4 列，近长方形，与海绵细胞分化不明显，略呈长圆形。③主脉维管束 4～9

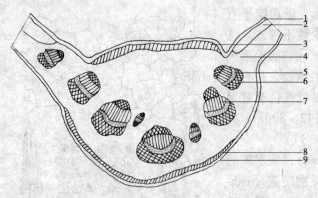

图 17 - 12　大青叶（主脉）横切面简图
1. 上表皮　2. 栅栏组织　3、8. 厚角组织　4. 海绵组织
5. 韧皮部　6. 纤维束　7. 木质部　9. 下表皮

个，外韧型，中间 1 个形状较大，每个维管束上下侧均可见厚壁组织。④薄壁组织中有含芥子酶（myrosin）的分泌细胞，呈类圆形，较其周围薄壁细胞为小，直径 10～40μm，内含棕黑色颗粒状物质。（图 17 - 12）

表面制片：上表皮细胞垂周壁近平直，可见角质层纹理，下表皮细胞垂周壁稍弯曲，略呈连珠状增厚，气孔不等式或不定式，副卫细胞 3～4 个。

粉末：绿褐色。①靛蓝结晶，于叶肉细胞中多见，呈细小颗粒状或片状，多聚集成堆。②橙皮苷样结晶，在叶肉或表皮细胞中，呈淡黄绿色或无色，类圆形或不规则形，有的呈针簇状，直径 3～32μm。③下表皮细胞垂周壁稍弯曲，略成连珠状增厚，气孔不等式或不定式，副卫细胞 3～4 个。④厚角细胞较多，纵断面观呈长条形，直径 14～45μm，角隅处壁厚 14μm。⑤导管网纹及螺纹，直径 7～36～54μm。（图 17 - 13）

【成分】叶含菘蓝苷（isatan）约 1%。另自植物中分离得到芥苷（glucobrassicin）、新芥苷（neoglu-cobrassicin）、1 - 磺基芥苷、黑芥子苷、游离吲哚醇及氧化酶等。菘蓝苷易水解形成靛蓝、靛玉红。

【理化鉴别】①粉末进行微量升华，可得蓝色或紫红色细小针状、片状或簇状结晶。

②粉末水浸液在紫外光灯下有蓝色荧光。

③取本品粉末 0.5g，加氯仿 20ml 加热回流 1 小时，滤过，滤液浓缩到 1ml，作为供试品溶液。另取靛蓝、靛玉红对照品，加氯仿制成每 1ml 各含 1mg 的混合溶液，作为对照品溶液。吸取上述两种溶液各 5μl，分别点于同一硅胶 G 薄层板上，以苯-氯仿-丙酮（5:4:1）为展开剂，展开，取出，晾干。供试品色谱中，在与对照品色谱相应的位置上，分别显相同的蓝色斑点和浅紫红色斑点。

【含量测定】照高效液相色谱法测定，按干品计算，含靛玉红（$C_{16}H_{10}N_2O_2$）不得少于 0.020%。

【功效】性寒，味苦。清热解毒，凉血消斑。

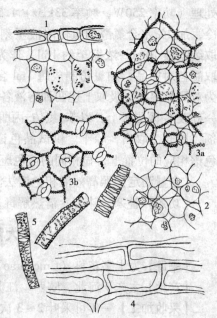

图 17 - 13　大青叶粉末图
1. 靛蓝结晶　2. 橙皮苷样结晶
3. 表皮（a 上表皮　b 下表皮）
4. 厚角组织　5. 导管

【附注】①福建、四川、广西等省区尚用爵床科植物马蓝 *Baphicacanthus cusia* （Nees） Bremek. ［*Strobilanthes cusia* （Nees） O. Ktze.］的叶。其叶片长圆形，长 5~15cm，灰绿色。叶端渐尖，基部呈楔形下延，叶缘有细小钝锯齿。显微特征：叶下表皮具直轴式气孔和腺毛及非腺毛。主脉向下凸出，一个维管束。薄壁组织中有含螺旋状钟乳体的异细胞。②江西、湖南、湖北、广西等省区尚用马鞭草科植物路边青 *Clerodendrum cyrtophyllum* Turcz. 的叶。完整的叶片长卵圆形，长 5~15cm，棕黄绿色。叶端尖，基部钝圆，全缘，有的微有浅刺。显微特征：叶上下表皮均可见腺鳞或非腺毛，非腺毛 1~3 个细胞，具壁疣。主脉维管束 5~9 束，排成环，韧皮部外方有纤维束，纤维束外方有含草酸钙棱晶的晶鞘薄壁细胞。

番泻叶 Folium Sennae

【来源】为豆科（Leguminosae）植物狭叶番泻 *Cassia angustifolia* Vahl 及尖叶番泻 *Cassia acutifolia* Delile 的干燥小叶。

【产地】狭叶番泻主产于红海以东至印度一带，现盛栽于印度南端丁内未利（Tinnevelly），故商品又名印度番泻叶或丁内未利番泻叶，现埃及和苏丹亦产。尖叶番泻主产于埃及的尼罗河中上游地方，由亚历山大港输出，故商品又称埃及番泻叶或亚历山大番泻叶。现我国广东省、海南省及云南西双版纳等地均有栽培。

【采收加工】狭叶番泻在开花前摘下叶片，阴干后用水压机打包。尖叶番泻在 9 月间果实将成熟时，剪下枝条，摘取叶片晒干，按全叶与碎叶分别包装。

【性状鉴别】狭叶番泻叶　呈长卵形或卵状披针形，长 1.5~5cm，宽 0.4~2cm，全缘，叶端急尖，叶基稍不对称。上表面黄绿色，下表面浅黄绿色，无毛或近无毛，叶脉稍隆起，有叶脉及叶片压叠线纹（加压打包所成），革质。气微弱而特异，味微苦，稍有黏性，用开水浸泡为茶色。（彩图 17-12）

尖叶番泻叶　呈披针形或长卵形，长 2~4cm，宽 0.7~1.2cm；略卷曲，叶端短尖或微凸，叶基不对称，上面浅绿色，下面灰绿色，两面均有细短毛茸。无叶脉压叠线纹，质地较薄脆，微呈革质状。气味同上。

以叶片大，完整，色绿，梗少，无泥沙杂质者为佳。

【显微鉴别】两种叶横切面特征大致相似：①上表皮细胞中含黏液质；上下表皮均有气孔；单细胞非腺毛壁厚，多疣状突起，基部稍弯曲。②叶肉组织为等面型，上下均有 1 列栅栏细胞；上面栅栏组织通过主脉，细胞较长，约长 150μm，垂周壁较平直；下面栅栏组织不通过主脉，细胞较短，长 50~80μm，垂周壁波状弯曲；细胞中可见棕色物。海绵组织细胞中含有草酸钙簇晶。③主脉维管束外韧型，上下两侧均有微木化的纤维束，外有含草酸钙棱晶的薄壁细胞，形成晶纤维，薄壁细胞中可见草酸钙簇晶。（图 17-14）

粉末：淡绿色或黄绿色。①上下表皮细胞表面观呈多角形，垂周壁平直；上下表皮均有气孔，主为平轴式，副卫细胞大多为 2 个，也有 3 个的（狭叶番泻叶）。②非腺毛单细胞，长 100~350μm，直径 12~25μm，壁厚，有疣状突起，基部稍弯曲。③晶纤维多，草酸钙方晶直径 12~15μm。④草酸钙簇晶存在于叶肉薄壁细胞中，直径 9~30μm。（图 17-15）

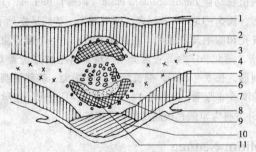

图 17-14 番泻叶（主脉）横切面简图

1. 表皮 2、6. 栅栏组织 3. 草酸钙簇晶

4. 海绵组织 5. 导管 7. 草酸钙棱晶

8. 非腺毛 9. 韧皮部 10. 厚角组织

11. 中柱鞘纤维

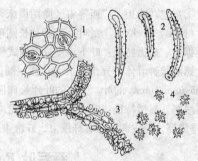

图 17-15 番泻叶粉末图

1. 表皮细胞及平轴式气孔 2. 非腺毛

3. 晶鞘纤维 4. 草酸钙簇晶

【成分】狭叶番泻叶苷 A 及 B（sennoside A、B，两者互为立体异构）、番泻叶苷 C 及 D（sennoside C、D，两者互为立体异构）、芦荟大黄素双蒽酮苷（aloeemodin dianthrone glucoside）、大黄酸葡萄糖苷、芦荟大黄素葡萄糖苷及少量大黄酸、芦荟大黄素。此外，尚含山奈素及番泻叶山奈苷（kaempferin）、蜂花醇、水杨酸、棕榈酸、硬脂酸、植物甾醇及其苷等。

尖叶番泻叶含蒽醌衍生物 0.85% ~2.86%，其中有番泻叶苷 A、番泻叶苷 B、番泻叶苷 C、番泻叶苷 D、芦荟大黄素-17-葡萄糖苷、大黄酸-8-葡萄糖苷、大黄酸-1-葡萄糖苷及芦荟大黄素、大黄酸、异鼠李素、山奈素、植物甾醇及其苷等。

【理化鉴别】①取本品粉末 0.5g，加乙醇和水的等量混合溶液 3ml，超声处理 30 分钟，离心，吸取上清液，作为供试品溶液。另取番泻叶对照药材 0.5g，同法制成对照药材溶液。吸取上述两种溶液各 10μl，分别点于同一硅胶 G 薄层板上，使成条状，以醋酸乙酯-正丙醇-水（4:4:3）为展开剂，展开，取出，晾干，置紫外光灯（365nm）下检视。供试品色谱中，在与对照药材色谱相应的位置上，显相同颜色的荧光斑点；喷以 20% 硝酸溶液，在 120℃ 加热约 10 分钟，放冷，再喷以 5% 氢氧化钾的稀乙醇溶液，在日光下检视，供试品色谱中，在与对照药材色谱相应的位置上，显相同颜色的斑点。

②取本品粉末 25mg，加水 50ml 及盐酸 2ml，置水浴中加热 15 分钟，放冷，加乙醚 40ml，振摇提取，分取醚层，通过无水硫酸钠层脱水，滤过，取滤液 5ml，蒸干，放冷，加氨试液 5ml，溶液显黄色或橙色，置水浴中加热 2 分钟后，变为紫红色。（检查蒽苷类）

【含量测定】采用分光光度法测定，按干燥品计算，本品含总番泻苷以番泻苷 B（$C_{42}H_{38}O_{20}$）计，不得少于 2.5%。（操作全过程应避光进行，所用的试剂均须临用前配制）

【功效】性寒，味甘、苦。泻热行滞，通便，利水。

【附注】①耳叶番泻叶，为同属植物耳叶番泻树 Cassia auriculata L. 的干燥小叶。常混在进口的狭叶番泻叶中，有时甚至可达 60% 左右。本品含蒽苷量极微，应注意鉴别。与以上两种叶的不同点为：小叶片卵圆形或倒卵圆形，先端圆钝或微凹陷，或具刺凸，叶基不对称或对称，表面灰绿色或红棕色，被有极多灰白色短毛。显微特征为上表皮内有栅栏细胞2列，而下表皮内无典型的栅栏组织，非腺毛细长，甚密，长约240～650μm，表面较平滑，含簇晶，棱晶较少。②卵叶番泻叶，为同属植物卵叶番泻树 *C. obovata* Colladon 的干燥小叶。主产于埃及、意大利，又称意大利番泻叶。叶片呈倒卵形，具棘尖，被短毛。显微特征为下表皮细胞呈乳头状突出。栅栏细胞1列通过主脉，下面栅栏细胞类方形或近圆形。

第十八章

花类、果实种子类中药材

第一节 花类中药材概述

花（flos）类中药材通常包括完整的花、花序或花的某一部分。完整的花分为已开放的花，如洋金花、红花；尚未开放的花蕾如辛夷、丁香、金银花、槐米；花序亦有用未开放的（如头状花序款冬花）和已开放的（如菊花、旋覆花）；花的某一部分，雄蕊如莲须，花柱如玉米须，柱头如番红花，花粉粒如松花粉和蒲黄等。

（一）性状鉴别

花类中药材由于经过采制、干燥，因此常干缩、破碎而改变了形状，完整者常见的有圆锥状、棒状、团簇状、丝状、粉末状等；颜色较新鲜时稍有改变；气味较新鲜时淡。鉴别时，以花朵入药者，要注意观察花托、萼片、花瓣、雄蕊和雌蕊的数目及其着生位置、形状、颜色、被毛与否、气味等；如以花序入药，除单朵花的观察外，需注意花序类别、总苞片或苞片等。菊科植物还需观察花序托的形状，有无被毛等。如果花序或花很小，肉眼不易辨认清楚，需将干燥药材先放入水中浸泡后，再行解剖并借助放大镜、解剖镜观察清楚。

（二）显微鉴别

花类中药材的显微鉴别除花梗和膨大花托制作横切片外，一般只作表面制片和粉末观察。

（1）苞片和萼片　与叶片构造相类似，通常叶肉组织分化不明显，故鉴定时以观察表面为主。注意上、下表皮细胞的形态，有无气孔及毛茸等分布，气孔和毛茸的类型、形状及分布情况等在鉴定上具有较重要的意义。此外，尚需注意有无分泌组织、草酸钙结晶以及它们的类型和分布，如锦葵花花萼中有黏液腔，洋金花中有草酸钙砂晶等。

（2）花瓣　花瓣构造变异较大，上表皮细胞常呈乳头状或毛茸状突起，无气孔；下表皮细胞的垂周壁常呈波状弯曲，有时有毛茸及少数气孔存在。相当于叶肉的部分，由数层排列疏松的大型薄壁细胞组成，有时可见分泌组织及贮藏物质，如丁香有油室，红花有管状分泌组织，内贮红棕色物质。维管束细小，仅见少数螺纹导管。

（3）雄蕊　雄蕊包括花丝和花药两部分。花丝构造简单，有时被毛茸，如闹羊花花丝下部被两种非腺毛。花药主为花粉囊，内壁细胞的壁常不均匀地增厚，如网状、螺旋状、环状或点状，且大多木化。成熟的花粉粒有两层壁，内层壁薄，主要由果胶质和纤维素组成，又称内壁（intrine）；外层壁厚，含有脂肪类和色素，又称外壁（exine），花粉的外壁有各种形态，有的光滑，如番红花、槐米等，有的有粗细不等的刺状突起，如红花、金银花等，有的具放射状雕纹，如洋金花，有的具网状纹理如蒲黄，花粉的外壁上还有萌发孔（germ pore）或萌发沟（germ furrow），一般双子叶植物的花粉粒萌发孔为3个或3个以上，单子叶植物和裸子植物花粉粒萌发孔为1个。当花粉萌发时，花粉管由此处长出。花粉粒的大小和形状，也是多种多样的，一般为12~100μm。花粉粒的形状有圆形如金银花、洋金花、红花等，三角形如丁香、木棉花，椭圆形如槐米、油菜等，四分体如闹羊花等。花粉粒的形状、大小以及外壁上的萌发孔和雕纹的形态，常是科、属甚至种的特征，对鉴定花类中药有重要意义，但镜检时，应注意观察极面观或赤道面观的不同。

（4）雌蕊 由子房、花柱和柱头组成。子房的表皮多为薄壁细胞，有的表皮细胞则分化成多细胞束状毛，如闹羊花。花柱表皮细胞无特殊变化，少数分化成毛状物，如红花。柱头表皮细胞常呈乳头状突起如金银花，或分化成毛茸如西红花，也有不作毛茸状突起的如洋金花。

（5）花梗和花托 有些花类中药常带有部分花梗和花托。横切面构造与茎相似，注意表皮、皮层、内皮层、维管束及髓部是否明显，有无厚壁组织、分泌组织存在，有无草酸钙结晶等。

第二节　花类中药材的鉴定

丁香 Flos Caryophylli

【来源】 为桃金娘科（Myrtaceae）植物丁香 *Eugenia caryophyllata* Thunb. 的干燥花蕾。

【产地】 主产于坦桑尼亚的桑给巴尔岛以及马来西亚、印度尼西亚等地。现我国海南省、广东省有引种栽培。

【采收加工】 通常当花蕾由绿转红时采摘，晒干。

【性状鉴别】 花蕾略呈研棒状，长1~2cm。花冠圆球形，直径0.3~0.5cm，花瓣4，覆瓦状抱合，棕褐色或褐黄色，花瓣内为雄蕊和花柱，搓碎后可见众多黄色细粒状的花药。萼筒圆柱状，略扁，有的稍弯曲，长0.7~1.4cm，直径0.3~0.6cm，红棕色或棕褐色，上部有4枚三角状的萼片，十字状分开。质坚实，富油性，指甲划之显油痕。气芳香浓烈，味辛辣，有麻舌感。入水则萼管下沉（与已去油的丁香区别）。（彩图18-1）

以完整、个大、油性足、颜色深红、香气浓郁、入水下沉者为佳。

【显微鉴别】 萼筒中部横切面：①表皮细胞1列，有较厚角质层和气孔。②皮层外侧散有2~3列径向延长的椭圆形油室，长150~200μm；其下有20~50个小型双韧维管束，断续排列成环，维管束外围有少数中柱鞘纤维，壁厚，木化。内侧为数列薄壁细胞组成的通气组织，有大型细胞间隙。③中心轴柱薄壁组织间散有多数细小维管束，15~25个环列，其旁伴有少量纤维。④薄壁细胞含众多细小草酸钙簇晶。（图18-1）

粉末：暗红棕色。①油室多破碎，分泌细胞界限不清，含黄色油状物。②纤维梭形，顶

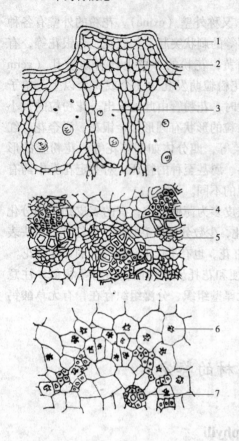

图 18-1 丁香萼筒中部横切面详图
1. 表皮细胞　2. 皮层　3. 油室　4. 中柱鞘纤维
5. 双韧维管束　6. 草酸钙簇晶　7. 维管束

端钝圆，壁较厚。③花粉粒众多，极面观三角形，赤道面观双凸镜形，具 3 副合沟。④草酸钙簇晶众多，直径 4～26μm，存在于较小的薄壁细胞中。⑤表皮细胞呈多角形，有不定式气孔，副卫细胞 6～7 个。（图 18-2）

【成分】花蕾中含挥发油 15%～20%，油中主要成分为丁香酚（eugenol，含量为 80%～95%）、β-丁香烯（9.12%）、乙酰基丁香酚（acetyl eugenol，7.33%），以及其他少量成分甲基正戊酮、醋酸苄酯、苯甲醛、水杨酸甲酯、葎草烯、α-依兰烯、胡椒酚等。本品挥发油含量不得少于 16.0%。

【理化鉴别】取本品粉末 0.5g，加乙醚 5ml，振摇数分钟，滤过，滤液作为供试品溶液。另取丁香酚对照品，加乙醚制成每 1ml 含 16μl 的溶液，作为对照品溶液。吸取上述两种溶液各 5μl，分别点于同一硅胶 G 薄层板上，以石油醚（60℃～90℃）-醋酸乙酯（9:1）为展开剂，展开，取出，晾干，喷以 5% 香草醛硫酸溶液，在 105℃加热至斑点显色清晰。供试品色谱中，在与对照品色谱相应的位置上，显相同颜色的斑点。

【含量测定】按气相色谱法测定，本品含丁香酚（$C_{10}H_{12}O_2$）不得少于 11.0%。

【功效】性温，味辛。温中降逆，补肾助阳。

【附注】母丁香 Fructus Caryophylli 为丁香的成熟干燥果实，又名"鸡舌香"。果实呈长倒卵形至长圆形；长 2～2.5cm，直径 0.6～1cm。顶端有齿状萼片 4 枚，基部具果柄残痕。表面棕褐色，粗糙，果皮与种皮薄壳状。质脆，易破碎脱落，种仁倒卵形，暗棕色，由两片肥厚的子叶抱合而成，子叶形如鸡舌，质坚硬，难破碎。气微香，味辛辣。

洋金花 Flos Daturae

【来源】为茄科（Solanaceae）植物白花曼陀罗 Datura metel L. 的干燥花。习称南洋金花。

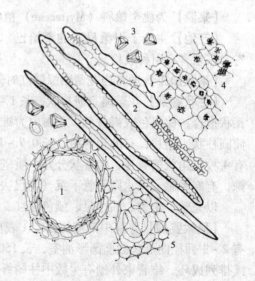

图 18-2 丁香粉末图
1. 油室　2. 纤维　3. 花粉粒
4. 草酸钙簇晶　5. 气孔

【产地】主产于江苏、浙江、福建、广东等省。多为栽培。

【采收加工】花期，分批采收初开放的花，晒干或低温迅速烘干。

【性状鉴别】本品多皱缩成条状，完整者长 9～15cm。花萼呈筒状，长为花冠的 2/5，灰绿色或灰黄色，先端 5 裂，基部具纵脉纹 5 条，表面微有茸毛；花冠呈喇叭状，淡黄色或黄棕色，先端 5 浅裂，裂片有短尖，短尖下有明显的纵脉纹 3 条，两裂片之间微凹；剖开内有雄蕊 5 枚，花丝贴生于花冠筒内，长为花冠的 3/4；雌蕊 1，柱头棒状。烘干品质柔韧，气特异；晒干品质脆，气微，味微苦。（彩图 18－2）

以朵大、不破碎，花冠肥厚者为佳。

【显微鉴别】粉末：淡黄色。①花粉粒呈类球形或长圆形，直径 42～65μm，外壁有细点状条形雕纹，自两极向四周呈放射状排列。②腺毛有二种，一种头部为 2～5 个细胞，柄 1～2 个细胞；一种头部为单细胞，柄 2～5 个细胞。③不同部位的非腺毛也不完全相同，花萼上者由 3～5 个细胞组成，具壁疣；花冠上者长至 10 个细胞，微具壁疣；花丝基部的粗大，由 1～5 个较短的细胞组成。④花萼、花冠薄壁组织中有草酸钙簇晶和砂晶及方晶。（图 18－3）

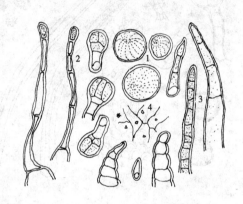

图 18－3　洋金花粉末图
1. 花粉粒　2. 腺毛
3. 非腺毛　4. 薄壁组织

【成分】含总生物碱，主要有东莨菪碱（scopolamine）、莨菪碱（hyosyamine）。尚含阿托品等。

【理化鉴别】取本品粉末 1g，加浓氨试液 1ml，混匀，再加氯仿 25ml，摇匀，放置过夜，滤过，滤液蒸干，残渣加氯仿 1ml 使溶解，作为供试品溶液。另取硫酸阿托品与氢溴酸东莨菪碱对照品，加甲醇制成每 1ml 含 4mg 的溶液及混合溶液，作为对照品溶液。分别吸取上述四种溶液各 10μl，分别点于同一硅胶 G 薄层板上，以醋酸乙酯-甲醇-浓氨试液（17:2:1）为展开剂，展开，取出，晾干，喷以稀碘化铋钾试液。供试品色谱中，在与对照品色谱相应的位置上，显相同颜色的斑点。

【含量测定】按高效液相色谱法测定，本品按干燥品计算，含东莨菪碱（$C_{17}H_{21}NO_4$）不得少于 0.15%。

【功效】性温，味辛；有毒。平喘止咳，镇痛，解痉。

【附注】目前商品除上种外，尚有同属植物毛曼陀罗 *Datura innoxia* Mill. 的花，习称北洋金花；无刺曼陀罗 *D. stramonium* L. 的花，习称野洋金花。北洋金花花萼长 7～9cm，花冠长 9～10.5cm，密被毛茸，花冠边缘 5 裂片三角形，两裂片间有短尖，花丝与花冠近等长，柱头截形。野洋金花较小，花冠上常有紫色脉纹。

金银花 Flos Lonicerae japonicae

【来源】为忍冬科（Caprifoliaceae）植物忍冬 *Lonicera japonica* Thunb. 的干燥花蕾或带初开的花。

【产地】忍冬主产于山东、河南，全国大部分地区均产。

【采收加工】5～6月采取未开放的花蕾，置通风处阴干或摊成薄层晒干。

【性状鉴别】忍冬 呈小棒状，上粗下细略弯曲，长2～3cm，上部直径约3mm，下部直径约1.5mm。表面黄白色或绿白色，久贮色渐深，密被短柔毛。偶见叶状苞片。花萼绿色，先端5裂，裂片有毛，长约2mm。开放者花冠筒状，先端二唇形；雄蕊5个，附于筒壁，黄色；雌蕊1个，子房无毛。气清香，味淡、微苦。（彩图18-3）

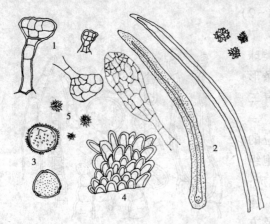

图18-4 金银花（忍冬）粉末图
1. 腺毛 2. 非腺毛 3. 花粉粒
4. 柱头顶端表皮细胞 5. 草酸钙簇晶

【显微鉴别】忍冬粉末：浅黄色。①腺毛有二种，一种头部呈倒圆锥形，顶端平坦，侧面观约10～33个细胞，排成2～4层，直径40～108μm，有的细胞含淡黄色物，柄部（1～）2～5个细胞，长70～700μm；另一种头部类圆形或略扁圆形，侧面观4～20个细胞，直径24～80μm，腺柄2～4个细胞，长24～80μm。②非腺毛为单细胞，有二种，一种长而弯曲，壁薄，有微细疣状突起；另一种非腺毛较短，壁稍厚，具壁疣，有的具单螺蚊或双螺纹。③花粉粒众多，黄色，球形，直径60～70μm，外壁具细刺状突起，萌发孔3个。④柱头顶端表皮细胞呈绒毛状。⑤薄壁细胞中含细小草酸钙簇晶，直径6～20～45μm。（图18-4）

【成分】忍冬花蕾含黄酮类，为木犀草素（luteolin）及木犀草素-7-葡萄糖苷。并含肌醇（inositol）、绿原酸（chlorogenic acid）、异绿原酸、皂苷及挥发油。油中主含双花醇、芳樟醇等。现已证明，金银花的抗菌有效成分以绿原酸和异绿原酸为主。

【理化鉴别】取本品粉末0.2g，加甲醇5ml，放置12小时，滤过，滤液作为供试品溶液。另取绿原酸对照品，加甲醇制成每1ml含1mg的溶液，作为对照品溶液。吸取供试品溶液10～20μl、对照品溶液10μl，分别点于同一以羧甲基纤维素钠为黏合剂的硅胶H薄层板上，以醋酸丁酯-甲酸-水（7:2.5:2.5）的上层溶液为展开剂，展开，取出，晾干，置紫外光（365nm）灯下检视。供试品色谱中，在与对照品色谱相应的位置上，显相同颜色的荧光斑点。

【检查】总灰分不得过10.0%。酸不溶性灰分不得过3.0%。

【含量测定】按高效液相色谱法测定。本品按干燥品计算，含绿原酸（$C_{16}H_{18}O_9$）不得少于1.5%，木犀草苷（$C_{21}H_{20}O_{11}$）不得少于0.10%。

【功效】性寒，味甘。清热解毒，凉散风热。

【附注】《中国药典》2005版收载药材山银花 Flos Lonicerae，来源为灰粘毛忍冬 Lonicera macranthoides Hand.、红腺忍冬 Lonicera hypoglauca Miq. 或华南忍冬 Lonicera confusa DC. 的干燥花蕾或带初开的花。药材灰粘毛忍冬呈棒状而少弯曲，长3～4.5cm，上部直径约2mm。表面绿棕至黄白色，总花梗集结成簇，花冠裂片不及全长之半，质稍硬。红腺忍冬长 2.5 ~ 4.5cm，直径 0.8 ~ 2mm。表面黄白色至黄棕色，无毛或疏被毛。花萼无毛，先端 5 裂，裂片长三角形，被毛。开放者花冠下唇反转，花柱无毛。山银花长 1.6 ~ 3.5cm，直径 0.5 ~ 2mm。萼筒和花冠密被灰白色毛，子房有毛。按高效液相色谱法测定。本品按干燥品计算，含绿原酸（$C_{16}H_{18}O_9$）不得少于 1.5%。

忍冬藤 Caulis Lonicerae 为忍冬科植物忍冬 *Lonicera japonica* Thunb. 的干燥茎枝。常卷扎成把。呈长圆柱形，多分枝，直径 1.5 ~ 6mm，节明显，节部有对生叶或叶脱落后的痕迹及分枝。表面棕红色至暗棕色，有的灰绿色，光滑或被茸毛；老枝味微苦，嫩枝味淡。

各种忍冬所含的绿原酸含量，因加工方法不同而异，以硫熏、蒸晒法加工者含量高，炒晒者含量低。

红花 Flos Carthami

【来源】 为菊科植物红花 *Carthamus tinctorius* L. 的干燥花。

【产地】 主产于河南、河北、浙江、四川等省。均为栽培。

【采收加工】 5 ~ 7 月间花冠由黄变红时择晴天早晨露水未干时采摘，阴干或晒干。

【性状鉴别】 为不带子房的管状花，长约 1 ~ 2cm。表面红黄色或红色。花冠筒部细长，先端 5 裂，裂片狭条形，长 5 ~ 8mm。雄蕊 5，花药黄白色，聚合成筒状；柱头微露出花药筒外，长圆柱形，顶端微分叉。质柔软。微有特异香气，味微苦。花浸水中，水染成金黄色。（彩图 18 - 4）

以花冠色红而鲜艳、无枝刺、质柔润、手握软如茸毛者为佳。

【显微鉴别】 粉末：橙红色。①柱头表皮细胞分化成圆锥形末端较尖的单细胞毛。②花各部均有呈长管道状分泌细胞，分泌细胞单列纵向连接，细胞内充满淡黄色至红棕色物，分泌细胞直径 5 ~ 66μm。③花瓣顶端表皮细胞分化成乳头状绒毛。④花粉粒圆球形、椭圆形或橄榄形，直径约至 60μm，外壁有短刺及疣状雕纹，萌发孔 3 个。（图 18 - 5）

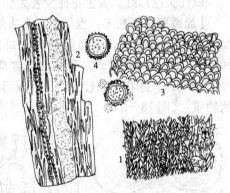

图 18 - 5 红花粉末图
1. 花柱碎片 2. 分泌细胞
3. 花瓣顶端碎片 4. 花粉粒

【成分】 花含红花苷（carthamin）、红花醌苷（carthamone）及新红花苷（neocarthamin）。另含红花素（carthamidin）、红花黄色素（safftor yellow）、羟基红花黄色素 A、山奈素等。

【理化鉴别】 取本品粉末 0.5g，加 80% 丙酮溶液 5ml，密塞，振摇 15 分钟，静置，吸取上清液，作为供试品溶液。另取红花对照药材 0.5g，同法制成对照药材溶液。吸取上述两种溶液各 5μl，分别点于同一羧甲基纤维素钠为黏合剂的硅胶 H 薄层板上，以醋酸乙酯-甲酸-水-甲醇（7:2:3:0.4）为展开剂，展开，取出，晾干。供试品色谱中，在与对照药材色谱相应的位置上，显相同颜色的斑点。

【检查】 杂质不得过 2%，水分不得过 13.0%，总灰分不得过 15.0%。吸收度：红色素不得低于 0.20。

【含量测定】 高效液相色谱法测定，以干燥品计算，含羟基红花黄色素 A（$C_{27}H_{30}O_{15}$）不得少于 1.0%，山柰素（$C_{15}H_{10}O_6$）不得少于 0.050%。

【功效】性温，味辛。活血通经，散瘀止痛。

【附注】①白平子：为红花的成熟瘦果。含脂肪油 24.2%。

②同属植物无刺红花 Carthamus tinctorius L. var. glabrus Hort.，在华北和新疆地区栽培药用。无刺红花的叶缘及总苞片边缘均无刺，花深红色。花含红花苷 0.48% ~ 0.83%（红花为 0.3% ~ 0.6%）。因其无刺，采摘花朵方便，但其茎秆较软，易倒伏，抗病力弱。

西红花 Stigma Croci

【来源】为鸢尾科（Iridaceae）植物番红花 Crocus sativus L. 的干燥柱头。

【产地】主产于西班牙、希腊、法国及苏联中亚西亚一带。我国浙江、江苏、北京等地有少量栽培。

【采收加工】开花期晴天的早晨采花，摘取柱头，摊放在竹匾内，上盖一张薄吸水纸后晒干，或 40℃ ~ 50℃ 烘干或在通风处晾干。

【性状鉴别】干燥柱头为弯曲的细丝状或呈线形，三分枝，长 2 ~ 3cm，暗红色，每一分枝上部较宽而略扁平，顶端边缘显不整齐的齿状，内侧有一短裂隙，下端有时残留一小段黄色花柱。体轻，质松软，无油润光泽，干燥后质脆易断。气特异，微有刺激性，味微苦。（彩图 18 - 5）

以柱头色棕红、黄色花柱少者为佳。

【显微鉴别】粉末：橙红色。①表皮细胞表面观长条形，壁薄，微弯曲，有的外壁凸出呈乳头状或绒毛状，表面隐约可见纤细纹理。②柱头顶端表皮细胞绒毛状，直径 26 ~ 56μm，表面有稀疏纹理。薄壁细胞含草酸钙结晶，呈颗粒状、圆簇状、梭形或类方形。直径 2 ~ 14μm。③花粉粒较少，呈圆球形，红黄色，直径约 10μm，外壁近于光滑，内含颗粒状物质。（图 18 - 6）

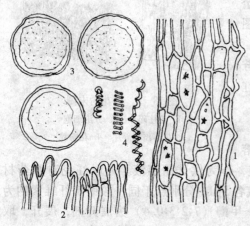

图 18 - 6 西红花粉末图
1. 表皮细胞 2. 柱头顶端表皮细胞
3. 花粉粒 4. 导管

【成分】含胡萝卜素类化合物约 2%，其中主为西红花苷（crocin - 1）、西红花苷 - 2、西红花苷 - 3、西红花苷 - 4、西红花二甲酯、α 胡萝卜素、β - 胡萝卜素、α - 西红花酸、玉米黄质、西红花苦苷（picrocrocin）。此外含挥发油 0.4% ~ 1.3%，油中主为西红花醛（safranal），为西红花苦苷的分解产物，次为桉脑、蒎烯等。

【理化鉴别】①取本品浸水中，可见橙黄色成直线下降，并逐渐扩散，水被染成黄色，无沉淀。柱头膨大呈喇叭状，完整者三分支，顶端近缘显不整齐齿状，内侧有一短缝，下部有一段黄色花柱，在短时间内，用针拨之不破碎。

②取本品少量，置白瓷板上，加硫酸 1 滴，酸液显蓝色经紫色缓缓变为红褐色或棕色。（检查西红花苷和苷元）。

③取测吸收度项下的溶液，照分光光度法，在 458nm 的波长处测定吸收度，458nm 与 432nm 波长处吸光度的比值应为 0.85 ~ 0.90。

【检查】总灰分不得过 7.5%。干燥失重不得过 12.0%。

吸收度：本品的甲醇提取液，照分光光度法，在 432nm 的波长处测定吸收度，不得低于 0.50。

【含量测定】按高效液相色谱法测定。本品按干燥品计算，含西红花苷 I（$C_{44}H_{64}O_{24}$）和西红花苷 II（$C_{38}H_{54}O_{19}$）的总量不得少于 10.0%。

【功效】性平，味甘。活血化瘀，凉血解毒，解郁安神。

【附注】本品为进口药材，价格昂贵，曾发现伪品或掺伪。如以其他植物花丝、花冠狭条或纸浆条片等染色后伪充，可于显微镜下检识；若掺有合成染料或其他色素，则水溶液常呈红色或橙黄色，而非黄色；淀粉及糊精等的掺伪，可用碘试液检识；若有矿物油或植物油掺杂，则在纸上留有油渍；若有甘油、硝酸铵等水溶性物质掺杂，则水溶性浸出物含量增高；掺杂不挥发性盐类，则灰分含量增高。

第三节　果实种子类中药材概述

果实（fructus）及种子（semen）类中药材是指以果实或种子为药用部位的一类药材。在商品药材中二者并未严格区分，大多数是果实、种子一起入药，如枸杞等；少数药材虽然使用种子，但以果实的形式贮存、销售，临用时再剥去果皮，如巴豆、砂仁等。这两类中药材关系密切，且外形和组织构造又有区别，故列入一章，并分别加以概述。

果实类中药是采用完全成熟或将近成熟的果实。有的采用整个果穗，如桑椹；有的采用完整的果实，如女贞子；有的采用果实的一部分，如陈皮、大腹皮等以果皮入药，甜瓜蒂采用带有部分果皮的果柄入药，柿蒂采用果实上的宿萼入药，而橘络、丝瓜络仅采用中果皮部分的维管束组织入药。

种子类中药是采用成熟种子。多数药材是用完整的种子，少数为种子的一部分，如肉豆蔻衣、龙眼肉用假种皮，绿豆衣用种皮，肉豆蔻用除去种皮的种仁，莲子芯用去掉子叶的胚，大豆黄卷则用发了芽的种子，淡豆豉则为发酵加工品。种子的构成包括种皮和种仁两部分；种仁又包括胚乳和胚。

（一）性状鉴别

1. 果实类中药材的性状鉴别应注意其形状、大小、颜色、顶端、基部、表面、质地、破断面及气味等。果实种子类药材性状各异，有的呈类圆形或椭圆形，如五味子、山楂等；有的呈半球性或半椭圆形，如枳壳、木瓜等；有的呈不规则多角形，如八角茴香、化橘红等。果实类中药表面多带有附属物，如顶端有花柱基，下部有果柄，或有果柄脱落的痕迹，如枳实，香橼；有的带有宿存的花被，如地肤子；有时可见凹下的油点，如陈皮、吴茱萸。一些伞形科植物的果实，表面具有隆起的肋线，如茴香、蛇床子。有的果实具有纵直棱角，如使君子。对于完整的果实，还应观察种子的性状特征，尤其应注意其数目和生长的部位（胎座）。气味也是该类药材的主要鉴别特征。有的果实类中药有浓烈的香气及特殊的味，可作为鉴别真伪优劣的重要依据，如枳壳、枳实、吴茱萸等。宁夏枸杞子味甜，鸦胆子味极苦，五味子有酸、甜、辛、苦、咸等味。剧毒中药，如巴豆、马钱子等，尝时应特别注意安全。

2. 种子类中药的性状鉴别注意观察种子的形状、大小、颜色、表面纹理、种脐、合点和种脊的位置及形态，以及质地、纵横剖面、气与味等。种子的形状大多呈不规则圆球形、类圆球形或扁圆球形，少数种子呈线形、纺锤形或心形。种皮的表面常有各种纹理，如王不留行具颗粒状突起，蓖麻子带有色泽鲜艳的花纹，也有的具毛茸，如番木鳖。表面除常有的种脐、合点和种脊外，少数种子有种阜存在，如蓖麻子、巴豆、千金子等。剥去种皮可见种仁部分，有的种子具发达的胚乳，如番木鳖；无胚乳的种子，则子叶常特别肥厚，如杏仁。胚大多直立，少数弯曲，如王不留行、青葙子等。有的种子浸入水中显黏性，如车前子、葶苈子。也可取厚切片加化学试剂观察有无淀粉粒、糊粉粒、脂肪油或特殊成分。

（二）显微鉴别

1. 果实 由果皮及种子组成，果皮的构造包括外果皮、中果皮及内果皮三部分：

（1）外果皮 与叶的下表皮相当。通常为一列表皮细胞，外被角质层。表皮细胞有时有附属物存在，如具有毛茸，多数为非腺毛，少数具腺毛，如吴茱萸；也有的具腺鳞，如蔓荆子偶有气孔存在。有时其表皮细胞中含有色物质或色素，如川花椒；有时在表皮细胞间嵌有油细胞，如五味子。

（2）中果皮 与叶肉组织相当，通常较厚，大多由薄壁细胞组成，细胞中有时含淀粉粒，如五味子。在中部有细小的维管束散在，有时可能有石细胞、油细胞、油室或油管等存在。例如荜澄茄的中果皮内部有石细胞与油细胞分布；茴香的中果皮内可见油管。

（3）内果皮 与叶的上表皮相当，是果皮的最内层组织，大多由1列薄壁细胞组成。也有的内果皮细胞全为石细胞，如胡椒。有些核果的内果皮，则由多层石细胞组成。有的以5~8个狭长的薄壁细胞互相并列为一群，各群以斜角联合呈镶嵌状，称为"镶嵌细胞"（为伞形科植物果实的共同特征）。

2. 种子 由种皮、胚乳和胚三部分组成，种子类中药的显微鉴别特征主要在种皮，因为种皮的构造因植物的种类而异，最富有变化，因而常可找出其在鉴定上具有重要意义的特征。

（1）种皮 种子通常只有一层种皮，但有的种子有两层种皮，即内、外种皮的区分。种皮常由下列一种或数种组织组成。

①表皮层：多数种子的种皮表皮细胞由1列薄壁细胞组成。有的表皮细胞充满黏液质，如白芥子等；有的部分表皮细胞形成非腺毛，如牵牛子；有的全部表皮细胞分化成非腺毛，如马钱子；有的表皮细胞中单独或成群地散列着石细胞，如杏仁、桃仁；也有表皮层全由石细胞组成者，如天仙子；有的表皮细胞为狭长的栅状细胞，其细胞壁常有不同程度的木化增厚，如青葙子以及一般豆科植物的种子；有的表皮细胞中含有色素，如青葙子及牵牛子等。

②栅状细胞层：有些种子的表皮下方有栅状细胞层，由1列或2～3列狭长的细胞排列而成，壁多木化增厚，如决明子；有的内壁和侧壁增厚，而外壁菲薄，如白芥子。在栅状细胞的外缘处，有时可见一条折光率较强的光辉带，如牵牛子、菟丝子。

③油细胞层：有的种子的表皮层下有油细胞层，内贮挥发油，如白豆蔻、砂仁等。

④色素层：具有颜色的种子，除表皮层可含色素物质外，内层细胞或者内种皮细胞中也可含色素物质，如白豆蔻等。

⑤石细胞：除种子的表皮有时为石细胞外，也有表皮的内层几全为石细胞组成（如栝楼仁），或内种皮为石细胞层（如白豆蔻）。

⑥营养层：多数种子的种皮中，常有数列贮有淀粉粒的薄壁细胞，为营养层。在种子发育过程中，淀粉已被消耗，故成熟的种子，营养层往往成为扁缩颓废的薄层。有的营养层中尚包括一层含糊粉粒的细胞。

（2）胚乳　通常由贮藏大量脂肪油和糊粉粒的薄壁细胞组成，有时细胞中含淀粉粒。大多数种子具内胚乳。在无胚乳的种子中，也可见到1～2列残存的内胚乳细胞。胚乳细胞的细胞壁大多为纤维素，也有为半纤维素的增厚壁，其上具有明显微细的纹孔，新鲜时可见胞间联丝，如番木鳖。胚乳细胞中有时含草酸钙结晶；有时糊粉粒中也有小簇晶存在，如茴香。少数种子有发达的外胚乳，或外胚乳成颓废组织而残留。也有少数种子的种皮和外胚乳的折合层，不规则地伸入于内胚乳中，形成错入组织，如槟榔；也有为外胚乳伸入于内胚乳中而形成的错入组织，如肉豆蔻。

（3）胚　胚是种子中未发育的幼体，包括胚根、胚茎、胚芽及子叶四部分。通常以子叶占胚的较大部分，子叶的构造与叶大致相似，其表皮下方常可看到明显的栅栏组织，胚的其他部分一般亦全由薄壁细胞组成。

胚乳和胚中贮藏的营养物质，主要为脂肪油、蛋白质和淀粉粒。其中以蛋白质的存在最为特殊。种子中的贮藏蛋白质，可能呈非晶形状态，也可能成为具有特殊形状的颗粒——糊粉粒。在植物器官中只有种子含有糊粉粒。因此糊粉粒是确定种子类粉末药材的主要标志。糊粉粒的形状、大小及构造常依植物种类而异，在中药鉴定中有着重要的意义。

应用扫描电镜技术对种子类中药的鉴别研究取得了较大进展，对于区别不同来源的植物种子及伪品都有重要意义。聚丙烯酰胺凝胶及其他电泳技术也运用于果实种子类中药材的鉴别。因富含不同蛋白质的药材能产生不同的蛋白质谱带，可作为中药材鉴别的新手段之一。伴随分子生物学的发展，DNA遗传标记技术已被用于中药材的鉴别，对果实种子类药材尤为适用。

第四节　果实种子类中药材的鉴定

五味子 Fructus Schisandrae Chinensis（附：南五味子）

【来源】为木兰科（Magnoliaceae）植物五味子 *Schisandra chinensis* (Turcz.) Baill. 的干

燥成熟果实。习称"北五味子"。

【产地】主产于吉林、辽宁、黑龙江等省，河北亦产。

【采收加工】秋季果实完全成熟时采收，拣出果梗等杂质，晒干。

【性状鉴别】呈不规则的圆球形或扁球形，直径5~8mm。外皮紫红色或暗红色，皱缩，显油性，果肉柔软，有的表面呈黑红色或出现"白霜"。种子1~2粒，呈肾形，表面棕黄色，有光泽，种皮薄而脆，较易破碎，种仁呈钩状，黄白色，半透明，富有油性。果肉气弱，味酸；种子破碎后，有香气，味辛、微苦。（彩图18-6）

以粒大、果皮紫红、肉厚、柔润者为佳。

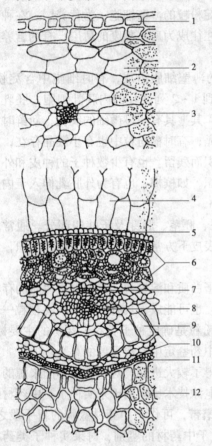

图18-7 五味子（通过种脊部分）横切面详图
1. 外果皮 2. 中果皮 3. 维管束 4. 中果皮薄壁细胞
5. 内果皮 6. 种皮石细胞层 7. 纤维束
8. 种脊维管束 9. 油细胞 10. 薄壁细胞
11. 种皮内表皮细胞 12. 胚乳组织

【显微鉴别】横切面：①外果皮为1列方形或长方形表皮细胞，壁稍厚，外被角质层，散有油细胞。②中果皮有十余层薄壁细胞，细胞切向延长，内含淀粉粒，散有小形外韧维管束十余个。③内果皮为1列小方形薄壁细胞。④种皮最外层为1列径向延长的石细胞，呈栅栏状，壁厚，密具细小孔沟，其下为数列类圆形、三角形或多角形的石细胞，壁厚，孔沟较大而疏，最内侧的石细胞形状不规则，壁较薄。⑤石细胞下方为3~4列较小的薄壁细胞。在种脊部位有维管束，并有纤维束。⑥油细胞1列，细胞径向延长，含棕黄色挥发油。⑦种皮内层细胞形小，壁略厚。⑧胚乳细胞呈多角形，内含脂肪油和糊粉粒。（图18-7）

粉末：暗红色。①果皮的表皮细胞呈多角形，排列紧密整齐，表面有微细的角质线纹，内含颗粒状色素物质，随处可见类圆形或多角形的油细胞，其四周有6~7个细胞围绕。②种皮外层石细胞群呈多角形或稍长，大小颇均匀，直径18~50μm，壁厚，孔沟极细密，胞腔小，内含棕色物质；内层石细胞呈类圆形、多角形或不规则形，直径约至83μm，壁稍厚，纹孔较大。③种皮油细胞类圆形，含黄色挥发油。④导管螺纹，偶有网纹，直径15~24μm。⑤胚乳细胞呈多角形，壁薄，内含脂肪油及糊粉粒。⑥淀粉粒类圆形或多角形，可见脐点，偶有复粒。（图18-8）

【成分】果实含挥发油0.89%。油中含倍半萜烯（sesquicarene）、β_2-没药烯（β_2-bisabolene）、β-花柏烯（β-chamigrene）及α-衣兰烯（α-ylangene）。含木脂素约5%，为

本品的有效成分。木脂素系五味子甲素（schizandrin A）和它的类似物 α-五味子素、β-五味子素、γ-五味子素、δ-五味子素、ε-五味子素、伪 γ-五味子素（pseudo-γ-schizandrin）、五味子乙素（deoxyschizandrin B）、新五味子素（neoschizandrin）、五味子醇甲（schizandrol A）及五味子素（戈米辛）（gomisins）A、B、C、D、E、F、G、H、J、N、O 和(-)-五味子素 K_1[(-)-gomisins K_1]、(+)-五味子素 K_2、(+)-五味子素 K_3、(-)-五味子素 L_1、(-)-五味子素 L_2、(±)-五味子素 M_1[(±)-gomisin M_1]、(+)-五味子素 M_2、表五味子素 O（epigomisin O）、当归酰五味子素 Q（angeloylgomisin Q）、当归酰五味子素 P、顺芷酰五味子素 P（tigloylgomisin P）等。

　　此外，尚含有机酸 9.11%，主要为枸橼酸、苹果酸、酒石酸、琥珀酸、维生素 C 等。种子含脂肪油约 33%。

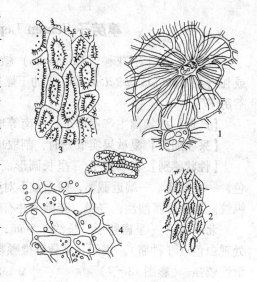

图18-8　五味子粉末图
1. 果皮碎片（示分泌细胞，角质层纹理）
2. 种皮外层石细胞　3. 种皮内层石细胞
4. 胚乳细胞

五味子甲素　　　　　γ-五味子素

　　【理化鉴别】取本品粉末 1g，加氯仿 20ml，置水浴上加热回流 0.5 小时，滤过，滤液蒸干，残渣加氯仿 1ml 使溶解，作为供试品溶液。另取五味子对照药材，同法制成对照药材溶液。再取五味子甲素对照品加氯仿制成每 1ml 各含 1mg 的混合溶液，作为对照品溶液。吸取上述三种溶液各 2μl，分别点于同一硅胶 GF_{254} 薄层板上，以石油醚（30℃～60℃）-甲酸乙酯-甲酸（15:5:1）的上层溶液为展开剂，展开，取出，晾干，置紫外光灯（254nm）下检视。供试品色谱中，在与对照药材和对照品色谱相应的位置上，显相同颜色的斑点。

　　【检查】杂质不得过 1%。

　　【功效】性温，味酸。益气敛肺，滋肾涩精，生津止渴，止泻敛汗。

　　【附】南五味子 Fructus Schisandrae Sphenantherae

　　本品为木兰科植物华中五味子 *Schisandra sphenanthera* Rehd. et Wils. 的干燥成熟果实。药材呈球形或扁球形，直径 4～6mm。表面棕红色至暗棕色，干瘪，皱缩，果肉紧贴于种子之上。种子 1～2 枚，肾形，表面棕黄色，有光泽，种皮薄而脆。果肉气微，味微酸。含五味子甲素五味子酯甲、乙、丙、丁、戊（schisantherin A、B、C、D、E）等成分。

葶苈子 Semen Lepidii, Semen Descurainiae

【来源】为十字花科（Cruciferae）植物播娘蒿 *Descurainia sophia* (L.) Webb ex Prantl 或独行菜 *Lepidium apetalum* Willd. 的干燥成熟种子。前者习称"南葶苈子"，后者习称"北葶苈子"。

【产地】播娘蒿主产于华东、中南等地区；独行菜以华北、东北为主要产区。

【采收加工】夏秋果实成熟时，割取地上部分，晒干，打下种子，筛去杂质。

【性状鉴别】**南葶苈子** 呈长圆形而略扁，长约 1mm，宽约 0.5mm。外表棕色或红棕色，一端钝圆，一端近截形，两面常不对称。在放大镜下观察，表面具细密网纹，可见二条纵纹。压碎后富油性，气微，味微辛并有黏性。

北葶苈子 呈扁卵形，长约 1.5mm，宽 0.5~1mm。一端钝圆；另一端渐尖而微凹，凹处现白色点（种脐）。表面具多数细微颗粒状突起，可见 2 条纵列的浅槽。味微辛，遇水黏滑性较强。（彩图 18-7）

均以身干、子粒饱满、无泥屑杂质者为佳。

【成分】南葶苈子含挥发油，油中含异硫氰酸苄酯（benzylisothiocyanate）60%，其他尚含异硫氰酸烯丙酯（allylisothiocyanate）、丁烯腈（butene-[3]-cyanide）。含脂肪油 15%~20%，油中含油酸、亚麻酸、白芥酸以及 β-谷甾醇等。此外，含五种强心成分，即毒毛旋花子苷元（strophanthidine）、卫矛苷（evomonoside）、葶苈苷（helveticoside）、卫矛双糖苷（evobioside）、糖芥苷（erysimoside）。

北葶苈子含芥子苷，脂肪油，蛋白质，糖类，生物碱，挥发油及强心成分。

【检查】称取药材约 0.6g，按膨胀度测定法测定，北葶苈子不得低于 12，南葶苈子不得低于 3。

【功效】性寒，味辛、苦。泻肺定喘，利水消肿。

木瓜 Fructus Chaenomelis

【来源】为蔷薇科（Rosaceae）植物贴梗海棠 *Chaenomeles speciosa* (Sweet) Nakai 的干燥近成熟果实。

【产地】主产于安徽、湖北、四川、浙江等省。自古以来以安徽宣城木瓜为上品，现多为栽培。

【采收加工】夏秋二季果实绿黄时采收，纵剖成对开或四瓣后，晒干；也有入沸水中烫约 5 分钟，外皮全部转色时，捞出摊晒，日晒夜露，色泽变红，外皮有皱纹时干燥即可；有的地方直接晒干。

【性状鉴别】为纵剖的长圆形，长 4~8cm，宽 2~5cm。外表紫红色或棕红色，有多数不规则的深皱纹，剖面周边均向内卷曲，果肉红棕色，中心部分可见凹陷的棕黄色子房室，种子常脱落，脱落处表面平滑而光亮。种子形似橘核稍大而扁，表面红棕色，有皱纹。质坚实。果肉微有清香气，味酸微涩。（彩图 18-8）

【成分】果实含皂苷、黄酮类、维生素 C 及苹果酸、酒石酸、枸橼酸等大量有机酸。此外还含过氧化氢酶（catalase）、过氧化物酶（peroxidase）、酚氧化酶（phenol oxidase）、鞣质、果胶等。种子含氢氰酸。

【功效】　性温，味酸。平肝舒筋，和胃化湿。

【附注】　除上种外，不少地区使用同属植物木瓜（榠楂）*Chaenomeles sinensis*（Thouin）Koehne 的成熟果实，习称"光皮木瓜"。植物高 5～10m，枝无刺。叶片边缘带刺芒状尖锐锯齿，齿尖与叶柄均有腺体，托叶小。花单生于叶腋，萼片有锯齿，外翻；花冠淡粉红色。果实长圆形。药材多纵剖为 2～4 瓣，外表红棕色，光滑无皱或稍粗糙，剖开面较饱满，果肉粗糙，显颗粒性；种子多数密集，扁三角形。气微，果肉微酸涩。果肉横切面可见花托部分皮层占整个果肉厚度的 2/3 以上。石细胞群散在。

补骨脂 Fructus Psoraleae

【来源】　为豆科（Leguminosae）植物补骨脂 *Psoralea corylifolia* L. 的干燥成熟果实。

【产地】　除东北、西北地区外，全国各地均产。

【采收加工】　秋季果实成熟时，摘取果穗或割取全株，晒干，打下果实。

【性状鉴别】　呈肾形，略扁，长 3～5mm，宽 2～4mm，厚约 1mm。果皮黑色、黑褐色或灰褐色，具细微网状皱纹。扩大镜下观察，果实表面凹凸不平。有时外附绿色膜质宿萼，上有棕色腺点。种子 1 枚，黄棕色，光滑，种脐位于凹侧的一端，呈突起的点状；另一端有微突起的合点。质坚硬，子叶黄白色，富油质。微有香气，味辛、微苦。（彩图 18-9）

以粒大、饱满、色黑者为佳。

【显微鉴别】　果实（中部）横切面：①果皮波状弯曲，表皮细胞 1 列，凹陷处表皮下有众多扁圆形壁内腺（intramural gland）。②中果皮薄壁组织中有小形外韧维管束；薄壁细胞含有草酸钙小柱晶。③种皮外表皮为 1 列栅状细胞，其内为 1 列哑铃状支持细胞。④种皮薄壁组织中有小形维管束。⑤色素细胞 1 列，与种皮内表皮细胞相邻。⑥子叶细胞充满糊粉粒与油滴。（图 18-9）

【成分】　含挥发油、香豆素、黄酮类、单萜酚、脂类化合物、树脂及豆甾醇等。香豆素衍生物主要为补骨脂素（psoralen）、异补骨脂素（isopsoralen）、补骨脂定（psoralidin）、异补骨脂定（isopsoralidin）、双羟异补骨脂定（corylidin）等。黄酮类有补骨脂甲素（coryfolin，bavachin）、补骨脂乙素（corylifolinin，isobavachalcone）、补骨脂甲素甲醚（bavachinin）、异补骨脂甲素（isobavachin）、异补骨脂乙素甲醚、新补骨脂异黄酮（neobavaisoflavone）、补骨脂色烯素、补骨脂宁，以及补骨脂查耳酮、新补骨脂查耳酮等。单萜酚类有补骨脂酚等。

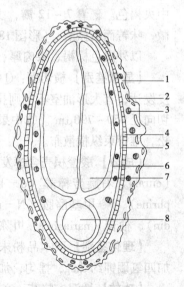

图 18-9　补骨脂横切面简图
1. 果皮　2. 壁内腺　3. 维管束
4. 种皮外表皮　5. 种皮下皮
6. 种皮内表皮　7. 子叶
8. 胚根

【理化鉴别】　取粉末 0.5g，加醋酸乙酯 20ml，超声处理 15 分钟，滤过，滤液蒸干，残渣加醋酸乙酯 1ml 使溶解，滤液作为供试品溶液。另取补骨脂素、异补骨脂素对照品，加醋酸乙酯制成每 1ml 各含 2mg 的混合溶液，作为对照品溶液。吸取上述两种溶液各 2～4μl，分别点于同一硅胶 G 薄层板上，以正己烷-醋酸乙酯（4:1）为展开剂，展开，取出，晾干，喷以 10% 氢氧化钾甲醇溶液，置紫外光灯（365nm）下检视。供试品色谱中，在与对照品色谱相应的位置上，显相同的两个蓝白色荧光斑点。

【功效】性大温，味辛、苦。补肾，助阳，止泻。补骨脂内酯能促进皮肤色素新生，治疗白癜风。

枳壳 Fructus Aurantii（附：枳实）

【来源】为芸香科（Rutaceae）植物酸橙 *Citrus aurantium* L. 及其栽培变种的干燥未成熟果实。

【产地】主产于江西、四川、湖北、贵州等省。多系栽培。以江西清江、新干最为闻名，商品习称"江枳壳"。

【采收加工】7～8 月（大暑）果实尚未成熟时采收，不宜过迟，否则果实老熟，皮薄瓤多，影响质量。采后横切成两瓣，仰面晒干或低温干燥。

【性状鉴别】为半圆球形，翻口似盆状。直径 3～5cm。外表棕褐色至褐色，有颗粒状突起，突起的顶端有凹点状油室；顶端有明显的花柱基痕，基部有果柄痕。质坚硬，不易折断。横切面略现隆起，果皮黄白色，厚 0.4～1.3cm，果皮边缘外侧散有 1～2 列点状油点，中央褐色。瓤囊 7～12 瓣，少数至 15 瓣，囊内有种子数粒，中心柱直径 0.7～1.1cm。气微，味苦而后微酸。（彩图 18－10）

以外皮色棕褐、果肉厚、质坚硬、香气浓者为佳。

【显微鉴别】横切面：①表皮由 1 列极小的细胞组成，外被角质层，并具气孔。②中果皮发达，有大形油室不规则排列成 1～2 列，油室呈卵形或椭圆形，径向径 410～1330μm，切向径 250～790μm。③中果皮外侧细胞散有较多草酸钙斜方晶或棱晶；内侧细胞排列极疏松，维管束纵横散布。

【成分】酸橙枳壳含挥发油。油中主要为右旋柠檬烯（d－limonene，约 90%）、枸橼醛（citral）、右旋芳樟醇（d－linalool）和邻氨基苯甲酸甲酯等。此外，尚含辛弗林（synephrine）、N－甲基酪胺（N－methyltyramine）、橙皮苷（hesperidin）、新橙皮苷（neohesperidin）、柚苷（naringin）、川陈皮素及苦味成分苦橙苷（aurantiamarin）、苦橙酸。

【理化鉴别】取本品粉末 0.5g，加甲醇 10ml，加热回流 10 分钟，滤过，取滤液 1ml，加四氢硼钾约 5mg，摇匀，加盐酸数滴，溶液显樱红色至紫红色。

【功效】性温，味苦、辛、酸。理气宽中，行滞消胀。辛弗林和 N－甲基酪胺有升压作用。

【附注】除酸橙的果实作枳壳入药外，常见的还有：①同属植物代代花 *Citrus aurantium* 'Daidai' 的果实，又名苏枳壳。主产于江苏，药材直径 3～5.5cm，外皮绿褐色或棕褐色，基部常带有残存的宿萼和果柄残基。中心柱直径 0.5～1cm。②同科植物枸橘 *Poncirus trifoliata*（L.）Rafin. 的果实。产于福建等地。药材直径 2.5～3cm，外皮灰绿色，有细柔毛。中心柱直径 2～5mm。③同属植物香圆 *C. wilsonii* Tanaka 的果实。产于陕西等地。药材直径 4～7cm，外皮灰绿色，常有棕黄色斑块，表面粗糙。果顶具金钱环，中心柱直径

0.4～1cm。

【附】枳实 Fructus Aurantii Immaturus

本品为芸香科植物酸橙 *Citrus aurantium* L. 及其栽培变种或甜橙 *C. sinensis* Osbeck 的干燥幼果。夏至前拾取地上经风吹落或自行脱落的幼小果实，晒干（鹅眼枳实）。较大者横切为两瓣后，晒干。药材呈半球形，少数为球形，直径 0.5～2.5cm。外表面黑绿色或暗棕绿色，有颗粒状的突起和皱纹，有果柄痕迹。切面略现隆起，光滑，黄白色或黄褐色，厚 3～12mm，边缘有 1～2 列油室，果皮不易剥离，中央有棕褐色的瓤囊，呈车轮形。质坚硬。气清香，味苦而微酸。本品性温，味苦、辛、酸。破气，泻痰，消积，除痞。

吴茱萸 Fructus Evodiae

【来源】为芸香科植物吴茱萸 *Evodia rutaecarpa*（Juss.）Benth.、石虎 *Evodia rutaecarpa*（Juss.）Benth. var. *officinalis*（Dode）Huang 或疏毛吴茱萸 *Evodia rutaecarpa*（Juss.）Benth. var. *bodinieri*（Dode）Huang 的干燥近成熟果实。

【产地】主产于贵州、广西、湖南、云南等省区。多系栽培。以贵州、广西产量较大，湖南常德者质量最好，销全国各地，并出口。

【采收加工】8～9 月果实呈茶绿色尚未开裂时，剪下果枝，晒干或低温干燥，除去枝、叶、果梗等杂质。

【性状鉴别】呈球形或略呈五角状扁球形，直径 2～5mm。表面暗黄绿色至褐色，粗糙，有多数点状突起或凹下的油点。顶端有五角星状的裂隙，基部残留被有黄色茸毛的果梗。质硬而脆，破开后内部黑色，用放大镜观察，边缘显黑色油质麻点（油室），横切面可见子房 5 室，每室有淡黄色种子 1 粒。气芳香浓郁，味辛辣而苦。用水浸泡果实，有黏液渗出。（彩图 18－11）

以粒小、饱满坚实、色绿、香气浓烈者为佳。

【显微鉴别】粉末：褐色。①非腺毛 2～6 细胞，长 140～350μm，壁疣明显，有的胞腔内含棕黄色至棕红色物。②腺毛头部 7～14 细胞，椭圆形，常含黄棕色内含物；柄 2～5 细胞。③草酸钙簇晶较多，直径 10～25μm；偶有方晶。④石细胞类圆形或长方形，直径 35～70μm，胞腔大。⑤油室碎片有时可见，淡黄色。

【成分】吴茱萸含挥发油 0.4% 以上，油中主要成分为吴萸烯（evodene），为油的香气成分；并含罗勒烯（ocimene）、吴萸内酯（evodin）等。还含生物碱吴茱萸碱（evodiamine）、去甲基吴茱萸碱（rutaecarpine）、羟基吴茱萸碱（hydroxyevodiamine）、吴茱萸喹酮碱（evocarpine）、N，N-二甲基-5-甲氧基色胺（N，N-dimethyl-5-methoxytryptamine）、N-甲基氨茴香酰胺（N-methylanthranylamide）、吴茱萸素（wuchuyine）等。苦味质为吴茱萸醇（evodol）及吴萸苦素（rutaevin）等。国家"九五"攻关课题研究中发现新化合物 1 个，即石虎柠檬素 A（shihulimonin-A）。

石虎果实挥发油含吴萸内酯等。含吴茱萸碱、去甲基吴茱萸碱、羟基吴茱萸碱、dl-去甲基衡州乌药碱（dl-demethylcoclaurine）等生物碱。还含石虎甲素（$C_{18}H_{18}O_6$）。

【含量测定】采用高效液相色谱法测定，本品含吴茱萸碱（$C_{19}H_{17}N_3O$）和吴茱萸次碱（$C_{18}H_{13}N_3O$）的总量不得少于 0.15%。

【功效】性热，味辛、苦。有小毒。散寒止痛，降逆止呕，助阳止泻。

巴豆 Fructus Crotonis

【来源】 为大戟科（Euphorbiaceae）植物巴豆 *Croton tiglium* L. 的干燥成熟果实。

【产地】 主产于四川、贵州、云南、广西等省区。多系栽培。

【采收加工】 秋季果实初熟时采收，堆置 2～3 天发汗，摊开晾晒或烘干。

【性状鉴别】 呈卵圆形，一般具三棱，长 1.8～2.2cm，直径 1.4～2cm。表面灰黄色或稍深，粗糙，有纵线 6 条，顶端平截，基部有果柄痕。破开果壳，可见 3 室，每室含种子 1 粒。种子呈略扁的椭圆形，长 1.2～1.5cm，直径 7～9mm，表面棕色或灰棕色，一端有小点状的种脐及种阜的疤痕，另端有微凹的合点，其间有隆起的种脊；外种皮薄而脆，内种皮呈白色薄膜；剥去种皮可见种仁外被 1 层银白色薄膜，内胚乳肥厚，淡黄色，油质，子叶 2 片菲薄。无臭，味辛辣。有毒，不宜口尝。（彩图 18-12）

【成分】 种仁含脂肪油（巴豆油）34%～57%，蛋白质约 18%。巴豆油中含巴豆树脂（croton resin），系巴豆醇（phorbol）、甲酸、丁酸及巴豆油酸（crotonic acid）结合而成的酯，有强烈的致泻作用。巴豆油含多种脂肪酸，油中尚含强刺激性（具泻下成分）和致癌成分，为亲水性的巴豆醇的十多种双酯化合物。此外，蛋白质中一种毒性球蛋白称巴豆毒素（crotin）。本品性热，味辛。有大毒。外用蚀疮。

小茴香 Fructus Foeniculi

【来源】 为伞形科（Umbelliferae）植物茴香 *Foeniculum vulgare* Mill. 的干燥成熟果实。

【产地】 全国各地均有栽培。原产欧洲。

【采收加工】 秋季果实初熟时采割植株，晒干，打下果实，除杂质。

【性状鉴别】 为双悬果，呈圆柱形，有的稍弯曲，长 4～8mm，直径 1.5～2.5mm。表面黄绿色或淡黄色，两端略尖，顶端残留有黄棕色突起的柱基，基部有时有细小的果柄。分果呈长椭圆形，背面有纵棱 5 条，接合面平坦而较宽。横切面略呈五边形，背面的四边约等长。有特异香气，味微甜、辛。（彩图 18-13）

【显微鉴别】 分果横切面：① 外果皮为 1 列扁平细胞，外被角质层。② 中果皮纵棱处有维管束，其周围有多数木化网纹细胞；背面纵棱间各有维管束，其周围有大的椭圆形棕色油管 1 个，接合面有油管 2 个，共 6 个。③ 内果皮为 1 列扁平薄壁细胞，细胞长短不一。④ 种皮细胞扁长，含棕色物。⑤ 胚乳细胞多角形，含多数糊粉粒，每个糊粉粒中含有细小草酸钙簇晶。（图 18-10）

粉末：绿黄色或黄棕色。① 网纹细胞棕色，壁颇厚，木化，具卵圆形网状壁孔。② 油管显黄棕色至深红棕色，常已破碎。分泌细胞呈扁平多角形。③ 镶嵌状细胞为内果皮细胞，由 5～8 个狭长细胞为 1 组，以其长轴相互作不规则方向嵌列。④ 内胚乳细胞多角形，无色，壁颇厚，含多数直径约 10μm 的糊粉粒，每一糊粉粒中含细小簇晶 1 个，直径约 7μm。（图 18-11）

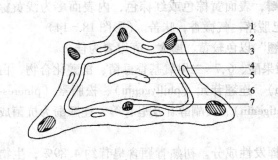

图 18-10　小茴香（分果）横切面简图
1. 外果皮　2. 维管束　3. 内果皮　4. 油管
5. 胚　6. 内胚乳　7. 种脊维管束

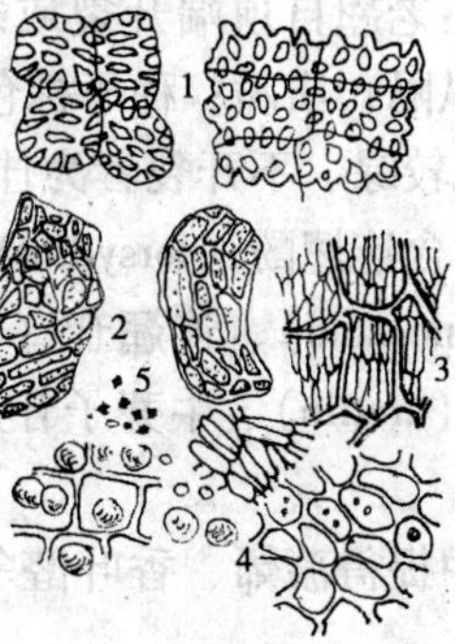

图 18-11　小茴香粉末图
1. 网纹细胞　2. 油管碎片
3. 镶嵌状细胞　4. 内胚乳细胞

【成分】果实中含挥发油约 3% ~8%，称茴香油。油中含反式茴香脑（transanethole）50% ~78%，α-茴香酮（α-fenchone）18% ~20%，甲基胡椒酚约 10%，尚含 α-蒎烯、双戊烯、茴香醛（anisaldehyde）、柠檬烯等。胚乳中含脂肪油约 15%，蛋白质约 20%。另从果实中分离出黄酮类化合物槲皮素（quercetin）、7-羟基香豆素及甾类化合物。果实脂肪油中含多种天然抗氧化剂。

【理化鉴别】取本品粉末 2g，加乙醚 20ml，超声处理 10 分钟，滤过，滤液挥干，残渣加氯仿 1ml 使溶解，作为供试品溶液。另取茴香醛对照品，加乙醇制成每 1ml 含 1μl 的溶液，作为对照品溶液。吸取供试品溶液 5μl，对照品溶液 1μl，分别点于同一以羧甲基纤维素钠为黏合剂的硅胶 G 薄层板上，以石油醚（60℃ ~90℃）-醋酸乙酯（17:2.5）为展开剂，展至 8cm，取出，晾干，喷以二硝基苯肼试液。供试品色谱中，在与对照品色谱相应的位置上，显相同的橙红色斑点。

【检查】含杂质不得过 4%，总灰分不得过 10.0%。

【含量测定】本品含挥发油不得少于 1.5%（ml/g）。

【功效】性温，味辛。散寒止痛，理气和胃。

【附注】有将同科莳萝 Anethum graveolens L. 的果实误作小茴香药用，也有将同科葛缕子 Carum carvi L. 的果实误做药用，称野茴香。应注意鉴别。

连翘 Fructus Forsythiae

【来源】为木犀科（Oleaceae）植物连翘 Forsythia suspensa（Thunb.）Vahl 的干燥果实。

【产地】主产于山西、陕西、河南等省。多为栽培。

【采收加工】秋季果实初熟尚带绿色时，摘下青色果实，除去杂质，蒸熟，晒干，习称"青翘"；果实熟透时采收，色黄，除去杂质，晒干，习称"黄翘"或"老翘"。

【性状鉴别】呈长卵形至卵形，稍扁，长 1.5 ~2.5cm，直径 0.5 ~1.3cm。表面有不规则的纵皱纹及多数凸起的小斑点，两面各有 1 条明显的纵沟。顶端锐尖，基部有小果柄或已脱落。青翘多不开裂，表面绿褐色，凸起的灰白色小斑点较少；质硬；种子多数，黄绿色，细长，一侧有翅。老翘自顶端开裂或裂成两瓣，表面黄棕色或红棕色，内表面多为浅黄棕色，平滑，具一纵隔；质脆；种子棕色，多已脱落。气微香，味苦。（彩图 18 - 14）

"青翘"以色较绿、不开裂者为佳；"老翘"以色较黄、瓣大、壳厚者为佳。

【成分】 果皮含连翘酚（forsythol）、齐墩果酸、6,7 - 二甲氧基香豆精、甾醇化合物、白桦脂醇酸（betulinic acid）、连翘苷（phillyrin）、连翘苷元（phillygenin）、松脂素（pinoresinol）、牛蒡子苷（arctiin）、牛蒡子苷元（arctigenin）、黄酮醇苷及皂苷等。连翘酚为抗菌成分。

在连翘种子中提得蒎烯、香叶醛等多种挥发性成分。初熟青翘含皂苷约 4.89%，生物碱 0.2%。

【浸出物】 按醇溶性浸出物测定法中冷浸法测定，用 65% 乙醇作溶剂，青翘不得少于30.0%，老翘不得少于 16.0%。

【含量测定】 按高效液相色谱法测定，本品含连翘苷（$C_{29}H_{36}O_{15}$）不得少于 0.15%。

【功效】 性微寒，味苦。清热解毒，消肿散结。

【附注】 连翘心，系连翘的种子，能清心热，治热病心烦，不寐。

马钱子 Semen Strychni

【来源】 为马钱科（Loganiaceae）植物马钱 *Strychnos nux - vomica* L. 的干燥成熟种子。

【产地】 主产于印度、越南、泰国等国。

【采收加工】 冬季采收成熟果实，取出种子，洗净附着的果肉，晒干。

【性状鉴别】 马钱呈纽扣状扁圆形，通常一面隆起，另一面微凹，直径 1.5 ~ 3cm，厚3 ~ 6mm。表面密被灰棕色或灰绿色绢状茸毛，自中央向四周呈辐射状排列，有丝样光泽。边缘稍隆起，较厚，有突起的珠孔，底面中心有突起的圆点状种脐。质坚硬，沿边缘剖开，平行剖面可见淡黄白色胚乳，角质状，子叶心形，有叶脉 5 ~ 7 条及短小的胚根。无臭，味极苦。（彩图 18 - 15）

以个大，肉厚饱满，表面灰棕色微带绿，有细密毛茸，质坚硬无破碎者为佳。

【显微鉴别】 刮取种子表皮毛茸少许，封藏在间苯三酚及盐酸中，置显微镜下观察：被染成红色的表皮细胞所形成的单细胞毛茸，细胞壁厚，强烈木化，具纵条纹，毛茸基部膨大略似石细胞样，但多数已折断。马钱种子的表皮毛茸平直不扭曲，毛肋不分散。

粉末：灰黄色。①非腺毛单细胞，基部膨大似石细胞，壁极厚，多碎断，木化。②胚乳细胞多角形，壁厚，内含脂肪油及糊粉粒。

【成分】 马钱种子含总生物碱 2% ~ 5%，主要为番木鳖碱（士的宁 strychnine，$C_{21}H_{22}O_2N_2$，约 1.23%），马钱子碱（brucine，$C_{23}H_{26}O_4N_2$，约 1.55%），另含微量的番木鳖次碱（vomicine）、伪番木鳖碱（pseudostrychnine）、伪马钱子碱（pseudobrucine）、奴伐新碱（novacine，$C_{24}H_{28}O_5N_2$）等多种生物碱。此外，尚含番木鳖苷（loganin，$C_{17}H_{26}O_{10}$）、绿原酸、棕榈酸及脂肪油。

番木鳖碱为马钱子的最主要成分，约占总生物碱的 45%（马钱子碱的药效只有番木鳖碱的 1/40）。

【理化鉴别】取干燥种子的胚乳部分作切片，加 1% 钒酸铵的硫酸溶液 1 滴，胚乳即显紫色；另取胚乳切片，加发烟硝酸 1 滴，即显橙红色。

取本品粉末 0.5g，加氯仿-乙醇（10:1）混合液 5ml 与浓氨试液 0.5ml，密塞，振摇 5 分钟，放置 2 小时，滤过，滤液作为供试品溶液。另取士的宁和马钱子碱对照品，加氯仿制成每 1ml 各含 2mg 的混合溶液，作为对照品溶液。吸取上述两种溶液各 10μl，分别点于同一硅胶 G 薄层板上，以甲苯-丙酮-乙醇-浓氨试液（4:5:0.6:0.4）为展开剂，展开，取出，晾干，喷以稀碘化铋钾试液。供试品色谱中，在与对照品色谱相应的位置上，显相同颜色的斑点。

【含量测定】按高效液相色谱法测定，本品按干燥品计算，含士的宁（$C_{21}H_{22}O_2N_2$）应为 1.20%~2.20%，马钱子碱（$C_{23}H_{26}O_4N_2$）不得少于 0.80%。

【功效】性温，味苦，有大毒。通络止痛，散结消肿。

【附注】①同属植物云南马钱 *Strychnos pierriana* A. W. Hill 的干燥成熟种子，曾被 1995 年版《中国药典》收载作马钱子药用。其主要鉴别点：呈扁椭圆形或扁圆形，边缘较薄而微翘，子叶卵形，叶脉 3 条。种子表皮毛茸平直或多少扭曲，毛肋常分散。种子含总生物碱 2.18%，番木鳖碱占 1.33%，亦含马钱子碱等。

②据报道，植物马钱除种子外，其茎、叶、果皮亦含微量番木鳖碱及马钱子碱等。我国海南岛产的海南马钱 *Strychnos hainanensis* Merr. et Chun 种子含总生物碱 2.9%，主含马钱子碱和番木鳖碱。密花马钱 *S. confertiflora* Merr. et Chun 根含总生物碱 1.26%，番木鳖碱 1.1%。

栀子 Fructus Gardeniae

【来源】为茜草科（Rubiaceae）植物栀子 *Gardenia jasminoides* Ellis 的干燥成熟果实。

【产地】主产于湖南、江西、湖北、浙江等省。

【采收加工】9~11 月间采摘呈红黄色的成熟果实，入沸水中烫，随即捞出，晒干；也可蒸熟后晒干。

【性状鉴别】呈长卵圆形或椭圆形，长 1.5~3.5cm，直径 1~1.5cm。表面红黄色或棕红色，具 6 条翅状纵棱，棱间常有 1 条明显的纵脉纹，并有分枝。顶端残存萼片，基部稍尖，有残留果梗。果皮薄而脆，略有光泽；内表面较浅，有光泽，具 2~3 条隆起的假隔膜。种子多数，扁卵圆形，集结成团，深红色或红黄色，表面密具细小疣状突起。气微，味微酸而苦。（彩图 18-16）

以皮薄、饱满、色红黄者为佳。

【成分】含栀子苷（geniposide）、羟异栀子苷（gardenoside）、山栀苷（shanzhiside）、栀子新苷（gardoside）、京尼平-1-β-D-龙胆双糖苷（genipin-1-β-D-gentiobioside）等多种环烯醚萜及苷类，绿原酸等有机酸类，还含有黄酮类成分栀子素（gardenin）、藏红花素（crocin）、藏红花酸（crocetin）等色素类。另含果胶、鞣质、挥发油等成分。

【含量测定】按高效液相色谱法测定，本品按干燥品计算，含栀子苷（$C_{17}H_{24}O_{10}$）不得少于 1.8%。

【功效】性寒，味苦。泻火除烦，清热利尿，凉血解毒。

【附注】水栀子，又称大栀子，系大花栀子 *Gardenia jasminoides* Ellis var. *grandiflora* Nakai 的干燥果实。

主要区别为果大，长圆形，长 3～7cm，棱高。不作内服，可外用做伤药。可作无毒染料，供工业用。

槟榔 Semen Arecae

【来源】 为棕榈科（Palmae）植物槟榔 *Areca catechu* L. 的干燥成熟种子。

【产地】 主产于海南、云南、广东等省。福建、广西、台湾南部亦有栽培。原产印度尼西亚、马来西亚等国，以印度尼西亚、印度、菲律宾等地产量大。

【采收加工】 春末至秋初采收成熟果实，用水煮后，低温烘干，剥去果皮，取出种子，再干燥。

【性状鉴别】 种子呈扁球形或圆锥形，高 1.5～3.5cm，底部直径 1.5～3cm。表面淡黄棕色或淡红棕色，粗糙，具稍凹下的网状沟纹，常附着少量灰白色内果皮碎片。底部中央有圆形凹陷的种孔，旁边有一新月形或三角形的疤痕状种脐，并有维管束痕迹。质坚硬，不易破碎，断面可见棕白相间的大理石样花纹。气微，味涩、微苦。（彩图 18－17）

以个大、体重、坚实、断面颜色鲜艳、无破裂者为佳。

饮片为类圆形薄片，切面呈棕白相间的大理石样花纹；周边淡黄棕色或红棕色。质坚脆易碎。气微，味涩、微苦。（彩图 18－17）

【显微鉴别】 横切面：①种皮组织分内、外两层，外层为数列切向延长的扁平石细胞，内含红棕色物，石细胞形状、大小不一，常有细胞间隙；内层为数列薄壁细胞，内含棕红色物，并散有少数维管束，导管非木化。②外胚乳为数列切向延长的大型细胞，壁较厚，内含黑棕色物；种皮内层与外胚乳的折合层常不规则地插入到内胚乳中，形成错入组织。内胚乳细胞多角形，近无色，壁厚，具大型纹孔，细胞内含脂肪油滴及糊粉粒。

【成分】 种子含多种与鞣质结合的生物碱，总生物碱含量 0.3%～0.7%，槟榔碱（arecoline）含量最高，为其有效成分。其次为槟榔次碱（arecaidine）、去甲基槟榔碱（guvacoline）、去甲基槟榔次碱（guvacine）、异去甲基槟榔次碱（isoguvacine）、槟榔副碱（arecolidine）及高槟榔碱（homoarecoline）等。并含鞣质、脂肪油（主要脂肪酸有肉豆蔻酸、月桂酸、棕榈酸等）、氨基酸等。

【理化鉴别】 取粉末 0.5g，加水 3～4ml，再加 5% 硫酸液 1 滴，微热数分钟，滤过。取滤液 1 滴于玻片上，加碘化铋钾试液 1 滴，即显混浊，放置后，置显微镜下观察，有石榴红色球晶或方晶产生。（检查槟榔碱）

【含量测定】 按酸碱滴定法测定，本品含醚溶性生物碱以槟榔碱（$C_8H_{13}NO_2$）计，不得少于 0.30%。

【功效】 性温，味苦、辛。杀虫消积，降气，行水，截疟。

【附注】 ①枣儿槟为未成熟或近成熟槟榔的干燥种子。药材呈压扁状，似干瘪的红枣。表面暗红棕色，具皱纹，种脐大而明显。气微，味微涩、微甘。药效较槟榔缓和，可消痰止咳，消食醒酒，宽胸止呕。

②大腹皮 Pericarpium Arecae 为植物槟榔 *Areca catechu* L. 的干燥果皮。冬季至次春采收未成熟的果实，煮后干燥，纵剖两瓣，剥取果皮，习称"大腹皮"；春末至秋初采收成熟果实，煮后干燥，剥取果皮，打松，晒干，习称"大腹毛"。

砂仁 Fructus Amomi

【来源】 为姜科（Zingiberaceae）植物阳春砂 *Amomum villosum* Lour.、绿壳砂 *Amomum villosum* Lour. var. *xanthioides* T. L. Wu et Senjen 或海南砂 *Amomum longiligulare* T. L. Wu 的干燥成熟果实。

【产地】 阳春砂主产于广东省，以阳春、阳江产最著名。广西亦产，多为栽培。绿壳砂主产于云南南部临沧、文山、景洪等地。海南砂主产于海南等省。

【采收加工】 夏、秋间果实成熟时采收，阳春砂、海南砂连壳低温干燥。绿壳砂（缩砂）连壳晒干，称"壳砂"；剥去果皮，将种子团晒干，并上白粉，称"砂仁"。

【性状鉴别】 **阳春砂** 果实呈椭圆形或卵圆形，具不明显三棱，长1.5~2cm，直径1~1.5cm。表面棕褐色，密生刺状突起，顶端有花被残基，基部常带有果梗。果皮薄而软。种子集结成团，具三钝棱，中有白色隔膜，将种子团分成3瓣，每瓣有种子5~26粒。种子为不规则多面体，直径2~3mm；表面棕红色或暗褐色，有细皱纹，外被淡棕色膜质假种皮；质硬，胚乳灰白色。气芳香而浓烈，味辛凉、微苦。（彩图18-18）

以个大、饱满、坚实、种仁红棕色、香气浓、搓之果皮不易脱落者为佳。

绿壳砂 呈椭圆形或长卵形，长1~1.5cm，直径0.8~1cm。表面黄棕色至棕色，密具刺片状突起。种子团较圆，表面灰棕色至棕色。余同阳春砂。气味较淡。

海南砂 呈长椭圆形或卵圆形，具明显三棱，长1.5~2cm，直径0.8~1.2cm。表面被片状、分枝状软刺，基部具果梗痕。果皮厚而硬。种子团较小，每瓣有种子3~24粒；种子直径1.5~2mm。气味稍淡。

以个大、坚实、气味浓者为佳。

【显微鉴别】 阳春砂种子横切面：①假种皮有时残存，细胞狭长，壁薄。②种皮表皮细胞1列，径向延长，壁稍厚；下皮细胞1列，含棕色或红棕色物；油细胞层细胞1列，切向长方形，长76~106μm，宽16~25μm，含黄色油滴。色素层为数列棕色细胞，细胞多角形，排列不规则。内种皮为1列栅状厚壁细胞，黄棕色，内壁及侧壁极厚，胞腔小，偏于外侧，内含硅质块。③外胚乳细胞含淀粉粒，并有少数细小的草酸钙方晶。④内胚乳细胞含细小糊粉粒及脂肪油滴。（图18-12）

【成分】 阳春砂种子含挥发油3%以上，油中主成分为醋酸龙脑酯（bornyl acetate）、芳樟醇（linalool）、橙化叔醇（nerolidol）、龙脑（borneol）、樟脑、柠檬烯等；又含皂苷（约0.69%）及锌、铁、锰、铜等。绿壳砂（缩砂）种子挥发油的主成分与阳春砂相似，另含豆蔻苷（amomumoside）。海南砂种子挥发油的组分与阳春砂相

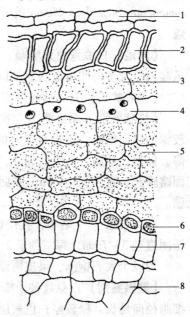

图18-12　砂仁（阳春砂种子）
横切面详图

1. 假种皮　2. 表皮细胞　3. 下皮细胞层
4. 油细胞层　5. 色素层　6. 硅质块
7. 内种皮　8. 外胚乳

似，但含量较低。

【理化鉴别】 取砂仁挥发油，加乙醇制成每 1ml 含 20μl 的溶液，作为供试品溶液。以醋酸龙脑酯为对照品。吸取上述溶液各 1μl，点于同一硅胶 G 薄层板上，以环己烷-醋酸乙酯（22:1）展开，取出，晾干。喷以 5% 香草醛硫酸溶液，加热至斑点显色清晰。本品在与对照品色谱相应的位置上，显相同的紫红色斑点。

【含量测定】 按挥发油测定法测定，阳春砂、绿壳砂种子团含挥发油不得少于 3.0%（ml/g）；海南砂种子团含挥发油不得少于 1.0%（ml/g）。

【功效】 性温，味辛。化湿开胃，温脾止泻，理气安胎。

【附注】 ①进口砂仁原植物与绿壳砂一致。产于越南、缅甸、印度尼西亚等地。药材称缩砂。

②红壳砂仁 *Amomum aurantiacum* H. T. Tsai et S. W. Zhao 等数种植物的果实在我国云南等省区亦作砂仁入药。

③山姜 *Alpinia japonica*（Thunb.）Miq.、华山姜 *A. chinensis*（Retz.）Rosc. 及艳山姜 *A. zerumbet*（Pers.）Burtt. et Smith 等植物的种子团，习称"土砂仁"、"建砂仁"或"川砂仁"。该属植物的果实或种子团，不宜作砂仁使用。果实表面均无刺状突起，应注意鉴别。

豆蔻 Fructus Amomi Rotundus

【来源】 为姜科植物白豆蔻 *Amomum kravanh* Pierre ex Gagnep. 或爪哇白豆蔻 *Amomum compactum* Soland ex Maton 的干燥成熟果实。商品药材分别称作"原豆蔻"和"印尼白蔻"。

【产地】 白豆蔻由柬埔寨、泰国、越南、缅甸等国进口。海南和云南南部有少量栽培。爪哇白豆蔻多由印度尼西亚进口，海南和云南南部有栽培。

【采收加工】 夏、秋间果实成熟时采收，晒干或低温干燥。

【性状鉴别】 原豆蔻 呈类球形，直径 1.2 ~ 1.8cm。表面黄白色至淡黄棕色，有 3 条较深的纵向槽纹，顶端有突起的柱基，基部有凹下的果柄痕，两端均被浅棕色绒毛。果皮薄，体轻，质脆，易纵向裂开，内分 3 室，每室含种子约 10 粒；种子呈不规则多面体，背面略隆起，直径 3 ~ 4mm，表面暗棕色，有皱纹，并残留假种皮。气芳香，味辛凉略似樟脑。

印尼白蔻 个略小，直径 0.8 ~ 1.2cm。表面黄白色，有的微显紫棕色。果皮较薄。种子团直径 3 ~ 7mm，每室种子 2 ~ 8 粒，种子瘦瘪。气味较弱。（彩图 18 - 19）

均以个大、饱满、果皮薄而洁白、气味浓者为佳。

【显微鉴别】 白豆蔻种子横切面：①假种皮为长形薄壁细胞，部分已剥落。②种皮表皮细胞径向延长，壁较厚；色素层常为 2 列细胞，壁厚，多切向延长；油细胞层由 1 列类方形大细胞组成，壁薄，径向长 32 ~ 104μm，切向长 16 ~ 96μm，内含油滴；色素层为数列压扁的细胞，内含红棕色物质；内种皮为 1 列石细胞，内壁及侧壁极厚，胞腔偏靠于外侧。种脊维管束位于凹端处。③外胚乳细胞径向延长，内含淀粉粒及少数草酸钙结晶。④内胚乳细胞排列不规则，内含糊粉粒。⑤胚位于内胚乳中央，细胞壁不明显。纵切面外胚乳肥厚，胚呈圆柱形，内胚乳包在胚的周围。

【成分】两种豆蔻均含挥发油。原豆蔻油中主成分为 1,8 -桉油精（1,8 - cineole）、α -蒎烯、β -蒎烯、丁香烯等；印尼白蔻油中主成分为 1,8 -桉油精、葛缕酮（carvone）、α -松油醇（α - terpineol）等。还含皂苷、色素及脂肪油等。

【理化鉴别】取种子挥发油作为供试品溶液，以桉油精为对照品（必要时可分别加乙醇适量稀释），吸取两种溶液各 10μl，点于同一硅胶 G 薄层板上，以苯-醋酸乙酯（19:1）展开，晾干，喷以 5% 香草醛硫酸溶液，在 105℃ 加热至斑点显色清晰，立即检视。本品在与对照品色谱相应的位置上，显相同颜色的斑点。

【检查】杂质：原豆蔻不得过 1%；印尼白蔻不得过 2%。水分：原豆蔻不得过 11.0%；印尼白蔻不得过 12.0%。

【含量测定】按挥发油测定法测定，原豆蔻仁含挥发油不得少于 5.0%（ml/g）；印尼白蔻仁不得少于 4.0%（ml/g）。按高效液相色谱法测定，豆蔻仁含桉油精（$C_{10}H_{18}O$）不得少于 3.0%。

【功效】性温，味辛。化湿消痞，行气温中，开胃消食。

【附注】豆蔻果壳亦入药，功用与种子相同，但温性略低，药效较弱。

第十九章

草类、藻菌地衣类、树脂类与其他类中药材

第一节 草类中药材

一、草类中药材概述

全草（herba）类中药材又称草类中药材，大多为干燥的草本植物的地上部分，如广藿香、淫羊藿、益母草等；亦有少数带有根或根及根茎，如蒲公英等；或小灌木的草质茎，如麻黄等；或常绿寄生小灌木，如槲寄生等。均列入全草类药材。

（一）性状鉴别

全草类药材的鉴定，应按所包括的器官，如根、茎、叶、花、果实、种子等分别处理，这些器官的性状鉴别与显微鉴别（草质茎除外）已在前面各章中分别进行了论述，这里不再重复。这类药材主要是由草本植物的全株或地上的某些器官直接干燥而成的，因此，应用原植物分类的鉴定更为重要，原植物的特征一般反映了药材性状的特征。

（二）显微鉴别

双子叶植物草质茎的组织构造从外向内分为表皮、皮层和维管柱三部分。①表皮为一层长方形、扁平、排列整齐无细胞间隙的细胞组成。观察时应注意有无各式毛茸、气孔、角质层、蜡被等附属物。②皮层主要由薄壁细胞组成，细胞形大，壁薄，排列疏松。靠近表皮部分的细胞常具叶绿体，故嫩茎呈绿色。有的具厚角组织（排列成环形，亦有分布在茎的棱角处）。观察时应注意有无纤维、石细胞、分泌组织等。③维管柱占较大比例，大多数草本植物茎维管束之间距离较大，即束间区域较宽，呈环状排列，髓部发达，髓射线较宽。

单子叶植物草质茎的组织构造最外为表皮，向内是基本薄壁组织，其中散布多数有限外韧型维管束，无皮层和髓及髓射线之分；观察时应注意有无厚壁组织、草酸钙晶体及分泌组织等。

二、草类中药材的鉴定

麻黄 Herba Ephedrae

【来源】　为麻黄科（Ephedraceae）植物草麻黄 *Ephedra sinica* Stapf、中麻黄 *Ephedra inter-media* Schrenk et C. A. Mey. 或木贼麻黄 *Ephedra equisetina* Bge. 的干燥草质茎。

【产地】　主产于内蒙古、山西、陕西、宁夏等省区。

【采收加工】　秋季采割绿色的草质茎，晒干。

【性状鉴别】　**草麻黄**　呈细长圆柱形，少分枝，直径 1 ~ 2mm。有的带少量棕色木质茎。表面淡绿色至黄绿色，有细纵脊线，触之微有粗糙感。节明显，节间长 2 ~ 6cm。节上有膜质鳞叶，长 3 ~ 4mm；裂片 2（稀 3），锐三角形，先端灰白色，反曲，基部联合成筒状，红棕色。体轻，质脆，易折断，断面略呈纤维性，周边黄绿色，髓部红棕色，近圆形。气微香，味涩、微苦。（彩图 19 - 1）

中麻黄　多分枝，直径 1.5 ~ 3mm。有粗糙感。节间长 2 ~ 6cm，膜质鳞叶长 2 ~ 3mm；裂片 3（稀 2），先端锐尖，断面髓部呈三角状圆形。

木贼麻黄　较多分枝，直径 1 ~ 1.5mm。无粗糙感。节间长 1.5 ~ 3cm，膜质鳞叶长 1 ~ 2mm；裂片 2（稀 3），上部为短三角形，灰白色，先端多不反曲，基部棕红色至棕黑色。

均以干燥、茎粗、淡绿色、内心充实、味苦涩者为佳。

【显微鉴别】　**草麻黄茎横切面**：①表皮细胞外被厚的角质层；脊线较密，有蜡质疣状凸起，两脊线间有下陷气孔。②下皮纤维束位于脊线处，壁厚，非木化。③皮层较宽，纤维成束散在。④中柱鞘纤维束新月形。⑤维管束外韧型，8 ~ 10 个。⑥形成层环类圆形。⑦木质部呈三角状。⑧髓部薄壁细胞含棕色块，偶有环髓纤维。⑨表皮细胞外壁、皮层薄壁细胞及纤维均有多数微小草酸钙砂晶或方晶。（图 19 - 1）

中麻黄茎横切面：①维管束 12 ~ 15 个。②形成层环类三角形。③环髓纤维成束或单个散在。

木贼麻黄茎横切面：①维管束 8 ~ 10 个。②形成层环类圆形。③无环髓纤维。

草麻黄粉末：①表皮组织碎片甚多，细胞呈长方形，含颗粒状晶体；气孔特异，内陷，保卫细胞侧面观呈哑铃形或电话听筒形。②角质层极厚，呈脊状突起，常破碎呈不规则条块状。③纤维多而壁厚，木化或非木化，狭长，胞腔狭小，不明显，附有细小众多的砂晶和方晶。④皮层薄壁细胞呈类圆形，壁薄，非木化，含多数细小颗粒状结晶。⑤棕色块散在，棕色或红棕色，形状不规则。（图 19 - 2）

【成分】　草麻黄含生物碱约 1.315%，主要为左旋麻黄碱（l - ephedrine）、右旋伪麻黄碱（d - pseudoephedrine）。尚含微量左旋甲基麻黄碱（l - N - methyl - ephedrine）、右旋甲基伪麻黄碱（d - N - methyl - pseudoephedrine）、左旋去甲基麻黄碱（l - nor - ephedrine）、右旋去甲基伪麻黄碱（d - nor - pseudoephedrine）等。另外尚含挥发性的苄甲胺（benzyl - methyl-amine）、儿茶酚、鞣质以及少量挥发油。其中麻黄碱为主要有效成分。近年来又分离出多种新成分，其中 2,3,5,6 -四甲基吡嗪和 1 - α 萜品烯醇为平喘有效成分。

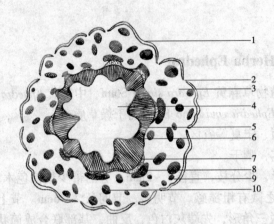

图 19-1 麻黄（草麻黄）横切面简图
1. 表皮 2. 气孔 3. 皮层 4. 髓 5. 形成层
6. 木质部 7. 韧皮部 8. 中柱鞘纤维
9. 下皮纤维 10. 皮层纤维

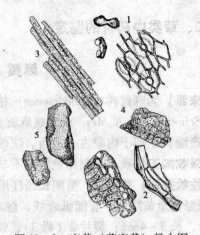

图 19-2 麻黄（草麻黄）粉末图
1. 表皮细胞及气孔 2. 角质层突起部分
3. 纤维上附小晶体 4. 皮层薄壁细胞 5. 棕色块

木贼麻黄含生物碱量最高，1.02%～3.33%，其中麻黄碱占55%～75%，右旋伪麻黄碱占25%～45%，并含甲基麻黄碱等。

中麻黄含生物碱量最低，占0.25%～0.89%。据报道，三种麻黄均含有麻黄噁唑烷酮（ephedroxane）。麻黄碱和麻黄噁唑烷酮均有抗炎作用。

生物碱主要存在于麻黄茎的髓部，节部生物碱为节间的1/2～1/3左右，但伪麻黄碱的含量高。

【理化鉴别】①取本品粉末0.2g，加水5ml与稀盐酸1～2滴，煮沸2～3分钟，滤过。滤液置分液漏斗中，加氨试液数滴使呈碱性，再加氯仿5ml，振摇提取。分取氯仿液，置2支试管中，一管加氨制氯化铜试液与二硫化碳各5滴，振摇，静置，氯仿层显深黄色；另一管为空白，以氯仿5滴代替二硫化碳5滴，振摇后氯仿层无色或显微黄色。

②取本品粉末1g，加浓氨试液数滴，再加氯仿10ml，加热回流1小时，滤过，滤液蒸干，残渣加甲醇2ml充分振摇，滤过，滤液作为供试品溶液。另取盐酸麻黄碱对照品，加甲醇制成每1ml含1mg的溶液，作为对照品溶液。吸取上述两种溶液各5μl，分别点于同一硅胶G薄层板上，以氯仿-甲醇-浓氨试液（20:5:0.5）为展开剂，展开，取出，晾干，喷以茚三酮试液，105℃加热至斑点显色清晰。供试品色谱中，在与对照品色谱相应的位置上，显相同的红色斑点。

【含量测定】按高效液相色谱法测定，本品含盐酸麻黄碱（$C_{10}H_{16}ONCl$）不得少于1.0%。

【功效】性温，味辛、微苦。发汗散寒，宣肺平喘，利水消肿。

【附注】①在云南、四川、贵州尚用同属植物丽江麻黄 *Ephedra likiangensis* Florin. 的草质茎作麻黄入药。

②麻黄根为草麻黄和中麻黄的干燥根。呈圆柱形，略扭曲，直径0.5～1.5cm。表面红棕色或灰棕色，有纵皱纹及支根痕。栓皮易成片剥落。体轻，质硬而脆，断面皮部黄白色，木部浅黄色或黄色，有放射状

纹理。功效与麻黄相反，有止汗作用。现已从麻黄根中分离出呈现弱降压作用的麻黄考宁（maokonine），还分离出呈现显著降压作用的麻黄新碱 A、B、C（ephedradine A、B、C）。

紫花地丁 Herba Violae

【来源】为堇菜科（Violaceae）植物紫花地丁 *Viola yedoensis* Makino 的干燥全草。

【产地】主产于江苏、浙江及东北地区。

【采收加工】春、秋二季采收，除去杂质，晒干。

【性状鉴别】本品多皱缩成团。主根长圆锥形，直径 1~3mm；淡黄棕色，有细纵皱纹。叶基生，灰绿色，展平后叶片呈披针形或卵状披针形，长 1.5~6cm，宽 1~2cm；先端钝，基部截形或稍心形，边缘具钝锯齿，两面有毛；叶柄细，长 2~6cm，上部具明显狭翅。花茎纤细；花瓣 5，紫堇色或淡棕色；花距细管状，蒴果椭圆形或 3 裂。种子多数；淡棕色。气微，味微苦，稍黏。（彩图 19-2）

以根、花、叶、果齐全，叶灰绿色，花紫色，根黄，味微苦者为佳。

【显微鉴别】叶横切面：①上表皮细胞较大，切向延长，外壁较厚，内壁黏液化，常膨胀呈半圆形。②下表皮细胞较小，偶有黏液细胞；上、下表皮有单细胞非腺毛，长 32~240μm，直径 24~32μm，具角质短线纹。③栅栏细胞 2~3 列。④海绵细胞类圆形，含草酸钙簇晶，直径 11~40μm。⑤主脉维管束外韧型，上下表皮内方有厚角细胞 1~2 列。

叶表面制片：①上表皮细胞垂周壁平直，有串珠状增厚，表面有明显角质纹理。②气孔为不等式。下表皮细胞垂周壁略弯曲，增厚现象不明显，表面亦有角质纹理。③上下表皮均有单细胞非腺毛。一种稍短，呈圆锥形，壁厚，有明显疣状突起，另一种长，略弯曲，壁有短线纹。叶肉组织中可见草酸钙簇晶，直径 15~40μm。

【成分】全草含苷类、黄酮类、黏液质及蜡。尚从全草中分离得软脂酸、对羟基苯甲酸、反式对羟基桂皮酸、丁二酸、二十四酰对羟基苯乙胺和阿福豆苷、山柰酚-3-O-鼠李糖苷。

【功效】性寒，味辛苦。清热解毒，凉血消肿。

【附注】①除上种外，东北、华北地区尚用同属植物东北紫堇 *Viola mandshurica* W. Beck. 的全草入药。

②米口袋 *Gueldenstaedtia verna*（Georgi）A. Bor. 的带根全草作地丁药用，又名"甜地丁"。根呈长圆锥形，向一边扭转，长约 20cm，茎短，单数羽状复叶成丛，小叶多数脱落，完整者呈椭圆形，长 0.6~2.2cm，花紫色。荚果棕色，圆筒形，长 1.5cm。

③北京、天津、辽宁等地有以罂粟科植物布氏紫堇 *Corydalis bungeana* Turcz. 的带根全草作地丁药用，习称"苦地丁"。《中国药典》2005 版已经收载。全草味苦，含多种生物碱，主要有消旋和右旋紫堇灵（corynoline）、乙酰紫堇碱、四氢黄连碱和普罗托品等。

金钱草 Herba Lysimachiae

【来源】为报春花科（Primulaceae）植物过路黄 *Lysimachia christinae* Hance 的干燥全草。

【产地】主产于四川省，长江流域。山西、陕西、云南、贵州等省亦产。

【采收加工】夏、秋二季采收，除去杂质，晒干。

【性状鉴别】 常缠结成团，无毛或被疏柔毛。茎扭曲，表面棕色或暗棕红色，有纵纹，下部茎节上有时具须根，断面实心。叶对生，多皱缩，展平后呈宽卵形或心形，长 1～4cm，宽 1～5cm，基部微凹，全缘；上表面灰绿色或棕褐色，下表面色较浅，主脉明显突起，用水浸后，对光透视可见黑色或褐色条纹；叶柄长 1～4cm。有的带花，花黄色，单生叶腋，具长梗。蒴果球形。质易碎。气微，味淡。（彩图 19－3）

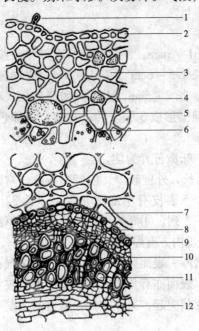

图 19－3　金钱草（茎）横切面详图
1. 腺毛　2. 表皮细胞　3. 皮层　4. 棕色块
5. 分泌道　6. 薄壁细胞含淀粉粒　7. 内皮层
8. 中柱鞘纤维　9. 韧皮部　10. 形成层
11. 木质部　12. 髓

【显微鉴别】 茎横切面：①表皮细胞外被角质层，有时可见腺毛，头部单细胞，柄 1～2 细胞。②皮层宽广，细胞中有的含红棕色分泌物；分泌道散在，周围分泌细胞 5～10 个，内含红棕色块状分泌物。内皮层明显。③中柱鞘部位纤维断续排列成环，壁微木化。④形成层不明显。⑤韧皮部狭窄，木质部连接成环。⑥髓常成空腔。本品薄壁细胞含淀粉粒。（图 19－3）

【成分】 含酚性成分、甾醇、黄酮类、氨基酸、鞣质、挥发油、胆碱等。黄酮类有：槲皮素、槲皮素－3－O－葡萄糖苷（quercetin－3－O－glucoside）、山奈酚（kaempferol）、山奈素－3－O－半乳糖苷（kaempferol－3－O－galauctoside）和 3,2′,4′,6′－四羟基－4,3′－二甲氧基查尔酮（3,2′,4′,6′－tetrahydroxy－4,3′－dimethoxychalcone）。

【检查】 杂质不得过 8%。

【功效】 性微寒，味甘、咸。清利湿热，通淋，消肿。

【附注】 ①《中国药典》2005 版收载有金钱草及豆科的广金钱草。全国各地以金钱草名入药的药材种类繁多，主要有：江苏金钱草，又称"连钱草"，为唇形科植物活血丹 Glechoma longituba（Nakai）Kupr. 的全草；江西金钱草，为伞形科植物天胡荽 Hydrocotyle sibthorpioides Lam. 的全草。

②同科植物点腺过路黄 Lysimachia hemsleyana Maxim.、聚花过路黄 L. congestiflora Hemsl. 和巴东过路黄 L. patungensis Hand.－Mazz. 的全草在全国部分地区有作金钱草收购或混用现象，应注意区别。点腺过路黄与过路黄近似，惟植株具小型叶的鞭状枝，叶片具淡黄色或橘红色颗粒状的腺点。聚花过路黄与过路黄的主要区别为：花生于茎端的叶腋；全体被多节卷曲的长柔毛。叶片卵形至宽卵形，具红色或黑色颗粒状的腺点。巴东过路黄与聚花过路黄近似，惟叶片宽卵形至近圆形，具透明或带淡红色短线状的条纹。

广金钱草 Desmodii Styracifolii

为豆科植物广金钱草 Desmodium styracifolium（Osb.）Merr. 的干燥地上部分。野生或栽培。夏、秋二季采割，除去杂质，晒干。茎呈圆柱形，长可达 1m；密被黄色伸展的短柔毛；质稍脆，断面中部有髓。叶互生，小叶 1 或 3，圆形或矩圆形，直径 2～4cm；先端微凹，基部心形或钝圆，全缘；上表面黄绿色或灰绿色，无毛，下表面具灰白色紧贴的绒毛，侧脉羽状；叶柄长 1~2cm，托叶 1 对，披针形，长约 0.8cm。气微香，味微甘。全草含生物碱、黄酮苷、酚类、鞣质。另据报道，含木犀草素（luteolin）。按水溶性浸出物测定法中冷浸法测定，不得少于 5.0%。本品性凉，味甘、淡。清热除湿，利尿通淋。（彩图 19-4）

广藿香 Herba Pogostemonis

【**来源**】为唇形科（Labiatae）植物广藿香 *Pogostemon cablin*（Blanco）Benth. 的干燥地上部分。按产地不同分为石牌广藿香及海南广藿香。

【**产地**】主产于广东省广州市的石牌，海南、台湾、广西、云南等省区有栽培。

【**采收加工**】夏、秋季枝叶茂盛时采割，日晒夜闷，反复至干。

【**性状鉴别**】本品茎略呈方柱形，多分枝，枝条稍曲折，长 30~60cm，直径 0.2~0.7cm。表面被柔毛；质脆，易折断，断面有髓；老茎类圆柱形，直径 1~1.2cm，被灰褐色栓皮。叶对生，皱缩成团，展平后叶片呈卵形或椭圆形，长 4~9cm，宽 3~7cm，两面均被灰白色茸毛；先端短尖或钝圆。基部楔形或钝圆，边缘具大小不规则的钝锯齿；叶柄细，长 2~5cm，被柔毛。气香特异，味微苦。（彩图 19-5）

石牌广藿香枝条较瘦小，表面较皱缩，灰黄色或灰褐色，节间长 3~7cm，叶痕较大而凸出，中部以下被栓皮，纵皱较深，断面呈类圆形，髓部较小。叶片较小而厚，暗绿褐色或灰棕色。

海南广藿香枝条较粗壮，表面较平坦，灰棕色或浅紫棕色，节间长 5~13cm，叶痕较小，不明显凸出，枝条近下部始有栓皮，纵皱较浅，断面呈钝方形。叶片较大而薄，浅棕褐色或浅黄棕色。

均以茎叶粗壮，不带须根，香气浓郁者为佳。

【**显微鉴别**】叶片粉末：淡棕色。①非腺毛 1~6 细胞，平直或先端弯曲，长约至 590μm，壁具刺状突起，有的胞腔含黄棕色物质。②叶表皮细胞不规则形，气孔直轴式，副卫细胞清晰可见。③腺鳞头部单细胞状，顶面观常作窗形或缝状开裂，柄单细胞，极短。④小腺毛头部 2 细胞，柄 1~3 细胞，甚短。⑤草酸钙针晶细小，散在于叶肉细胞中，长约至 27μm。⑥间隙腺毛存在于栅栏组织或薄壁组织的细胞间隙中，头部单细胞，呈不规则囊状，直径 13~50μm，长约至 113μm，柄短，单细胞。（图 19-4）

【**成分**】全草含挥发油，油中主要成分为百秋李醇（patchouli alcohol，占挥发油的 52%~57%）和广藿香酮（pogostone）。尚含少量苯甲

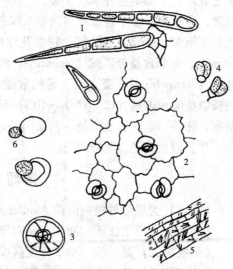

图 19-4 广藿香（叶）粉末图
1. 非腺毛 2. 表皮细胞及气孔 3. 腺鳞
4. 小腺毛 5. 针晶 6. 间隙腺毛

醛、丁香酚、桂皮醛、α-广藿香萜烯、β-广藿香萜烯、丁香烯、β-榄香烯、α-桉树烯、β-龙脑胶萜烯、γ-杜松烯、菖蒲烯等。

据报道,从广藿香油中分离出两种生物碱:广藿香吡啶碱(patchoulipyridin)及表瓜亚吡啶碱(epiguaipyridine)。不同产地的广藿香含油量及油中组分比率明显不同,海南广藿香挥发油含量(叶含挥发油3%~6%,茎含挥发油0.5%~0.7%)比石牌产的含量(叶含挥发油0.3%~0.4%,茎含挥发油0.1%~0.15%)高。广藿香酮为石牌广藿香挥发油中的主要成分之一,但在海南广藿香的挥发油中含量甚微。

【理化鉴别】取挥发油0.5ml,加醋酸乙酯稀释至5ml,作为供试品溶液。另取百秋李醇对照品,加醋酸乙酯制成每1ml含2mg的溶液,作为对照品溶液。吸取上述两种溶液各1~2μl,分别点于同一硅胶 G 薄层板上,以石油醚(30℃~60℃)-醋酸乙酯-冰醋酸(95:5:0.2)为展开剂展开,取出,晾干,喷以5%三氯化铁乙醇溶液,加热至斑点显色清晰,供试品色谱中,在与对照品色谱相应的位置上,显相同的紫蓝色斑点。

【功效】性微温,味辛。芳香化浊,开胃止呕,发表解暑。

益母草 Herba Leonuri

为唇形科植物益母草 *Leonurus japonicus* Houtt. 的新鲜或干燥地上部分。全国各地均有野生或栽培。鲜品春季幼苗期至初夏花前期采割;干品夏季当茎叶茂盛,花未开或初开时,割取茎的上部,阴干或晒干。①鲜益母草幼苗期无茎,茎生叶圆心形,边缘5~9浅裂,每裂片有2~3钝齿。花前期茎呈方柱形,上部多分枝,四面凹下成纵沟,长30~60cm,直径0.2~0.5cm;表面青绿色;折断面中部有髓。叶交互对生,有柄;叶片青绿色,质鲜嫩,揉之有汁;下部茎生叶掌状3裂,上部叶羽状深裂或浅裂成3片,裂片全缘或具少数锯齿。气微,味微苦。②干益母草茎表面灰绿色或黄绿色;体轻,质韧,断面中空有髓。叶片灰绿色,多皱缩,破碎,易脱落。轮伞花序腋生,小花淡紫色,花萼筒状,花冠二唇形(彩图19-6)。全草含益母草碱(leonurine,约0.05%,开花初期仅含微量,中期逐渐增高)、水苏碱(stachydrine)、芸香碱、延胡索酸等。按分光光度法测定,本品按干燥品计算,含生物碱以盐酸水苏碱($C_7H_{13}NO_2 \cdot HCl$)计,干品不得少于0.40%,鲜品不得少于1.0%。性微寒,味苦、辛。活血调经,利尿消肿。益母草干燥成熟的果实入药称茺蔚子,性微寒,味辛、甘。活血调经,清肝明目。

薄荷 Herba Menthae

【来源】为唇形科植物薄荷 *Mentha haplocalyx* Briq. 的干燥地上部分。

【产地】主产于江苏、浙江、湖南等地。

【采收加工】夏、秋二季茎叶茂盛或花开至三轮时,选晴天,分次采割,晒干或阴干。

【性状鉴别】茎方柱形,有对生分枝,长15~40cm,直径0.2~0.4cm;表面紫棕色或淡绿色,棱角处具茸毛,节间长2~5cm;质脆,断面白色,髓部中空。叶对生,有短柄;叶片皱缩卷曲,完整者展平后呈宽披针形、长椭圆形或卵形,长2~7cm,宽1~3cm;上表面深绿色,下表面灰绿色,稀被茸毛,有凹腺点状腺鳞。轮伞花序腋生,花萼钟状,先端5

齿裂，花冠淡紫色，揉后有特殊的清凉香气，味辛凉。（彩图 19-7）

以叶多，色绿深，气味浓者为佳。

【显微鉴别】叶横切面：①上表皮细胞呈方形，下表皮细胞细小扁平，均被角质层，有气孔；上下表皮凹陷处有腺鳞。②栅栏组织通常为 1 列细胞。③海绵组织为 4~5 列细胞。主脉上下表皮内方有厚角组织及薄壁组织。④主脉维管束外韧形，木质部导管常 2~6 个排列成行，韧皮部细胞细小。⑤表皮细胞、叶肉细胞、薄壁细胞及导管中有时含有橙皮苷（hesperidin）结晶。

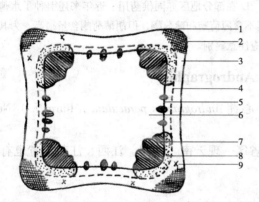

图 19-5　薄荷（茎）横切面简图
1. 表皮　2. 厚角组织　3. 皮层　4. 内皮层　5. 形成层
6. 髓部　7. 木质部　8. 韧皮部　9. 橙皮苷结晶

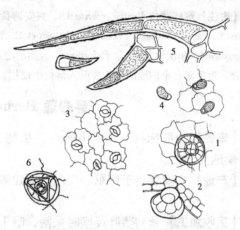

图 19-6　薄荷（叶）粉末图
1. 腺鳞顶面观　2. 腺鳞侧面观　3. 气孔
4. 小腺毛　5. 非腺毛　6. 腺鳞角质层皱缩

薄荷茎横切面：切面呈四方形。①表皮细胞 1 列，外被角质层，有扁球形腺鳞，单细胞头的腺毛和非腺毛。②皮层为数列薄壁细胞，排列疏松。③四角有明显的棱脊，向内有 10 数列厚角细胞。④内皮层 1 列，凯氏点清晰可见。⑤维管束于四角处较发达，于相邻两角间具数个小维管束。韧皮部狭窄；木质部于四角处较发达，由导管、木薄壁细胞及木纤维等组成；髓部为薄壁细胞组成。⑥茎各部细胞内有时含有针簇状橙皮苷结晶。（图 19-5）

叶表面制片或粉末：①腺鳞的腺头呈扁圆球形，由 8 个分泌细胞排列成辐射状，直径约 90μm，腺头外围有角质层，在分泌细胞的间隙处有浅黄色油质，腺柄单细胞，极短，四周表皮细胞作放射状排列。②表皮细胞壁薄，呈微波状，上、下表皮有直轴式气孔，以下表皮为多。③小腺毛为单细胞头，单细胞柄。④非腺毛由 1~8 个细胞组成，常略弯曲，壁厚，有疣状突起。（图 19-6）

【成分】茎和叶含挥发油 1.3%~2.0%，称薄荷油，油中主要含 l-薄荷脑（l-menthol），用气相色谱测定含量为 62.3%~87.2%。其次为 l-薄荷酮（l-menthone，约 10%）、异薄荷酮、胡薄荷酮（pulegone）及薄荷酯（3%~6%）等。温度稍低时即析出大量无色薄荷脑结晶体。叶尚含苏氨酸、丙氨酸、谷氨酸、天冬酰胺等多种游离氨基酸。

薄荷醇（薄荷脑）

【理化鉴别】①取本品叶粉末少量，经微量升华得油状物，加硫酸 2

滴及香草醛结晶少量，初显黄色至橙黄色，再加水 1 滴，即变紫红色。

②以本品粉末的石油醚提取液为供试品溶液，薄荷脑为对照品，分别点于同一硅胶 G 薄层板上，以苯-醋酸乙酯（19:1）为展开剂，展开，以香草醛硫酸-乙醇（2:8）的混合液为显色剂，在 100℃加热至斑点显色清晰，供试品色谱中，在与对照品色谱相应的位置上，显相同颜色的斑点。

【含量测定】照挥发油测定法测定，本品含挥发油不得少于 0.8%（ml/g）。

【功效】性凉，味辛。宣散风热，清头目，透疹。

【附注】辣梓薄荷 *Mentha piperita* L.、兴安薄荷 *M. dahurica* Fisch. ex Benth. 以及栽培的龙脑薄荷 *M. arvensisl* L. var. *malinvandi*（Lévl.）C. Y. wu et H. W. Li 在部分地区亦同供药用。近年来还引种了水薄荷 *M. aquatica* L. 和伏地薄荷 *M. Pulegium* L.，据测定其不含薄荷脑和薄荷酮，但胡薄荷酮含量很高，为其主要成分。近年来有个别地区留兰香混入薄荷中使用，应注意鉴别。

穿心莲 Herba Andrographis

【来源】为爵床科（Acanthaceae）植物穿心莲 *Andrographis paniculata*（Burm. f.）Nees 的干燥地上部分。

【产地】主要栽培于广东、广西、福建等省区。现云南、四川、江西、江苏等省也有栽培。

【采收加工】秋初茎叶茂盛时采割，晒干。

【性状鉴别】茎呈方柱形，多分枝，长 50～70cm，节稍膨大；质脆，易折断。单叶对生，叶柄短或近无柄；叶片皱缩、易碎，完整者展开后呈披针形或卵状披针形，长 3～12cm，宽 2～5cm，先端渐尖，基部楔形下延，全缘或波状；上表面绿色，下表面灰绿色，两面光滑。气微，味极苦。（彩图 19-8）

以色绿、叶多者为佳。

【显微鉴别】叶横切面：①表皮为一层薄壁细胞。上表皮细胞类方形或长方形，下表皮细胞较小，上、下表皮均含有圆形、长椭圆形或棒状钟乳体的晶细胞；并有腺鳞，有的可见非腺毛。②栅栏组织为 1～2 列细胞，贯穿于主脉上方；海绵细胞 4～5 列，排列疏松。③主脉维管束外韧型，呈凹槽状，木质部上方薄壁组织内亦有晶细胞。（图 19-7）

叶粉末：鲜绿色。①上下表皮均有增大的晶细胞，内含大型螺状钟乳体，直径 32～67μm，较大端有脐样点痕，层纹波状。②气孔直轴式，副卫细胞大小悬殊，少数为不定式。③腺鳞头部扁球形，4、6 或 8 细胞，直径 27～33μm，柄仅 3μm。④非腺毛圆锥形，1～3 细胞，长至 144μm，先端钝圆，基部直径至 40μm，具角质线纹。（图 19-8）

【成分】全草含大量苦味素，主要为穿心莲内酯（andrographolide，$C_{20}H_{30}O_5$，含 1.5%以上，其次为新穿心莲内酯（neo-andrographolide，为一种苷类）和去氧穿心莲内酯（deoxyandrographolide）。此外尚含有高穿心莲内酯（homoandrographolide）、穿心莲酮（andrographon）、穿心莲烷（andrographan）、14-去氧-11-氧穿心莲内酯（14-deoxy-11-oxoandrographolide）及 14-去氧-11,12-二去氢穿心莲内酯（14-deoxy-11,12-dide-hydroandrographolide）。另含 β-谷甾醇-D-葡萄糖苷、缩合性鞣质、蜡及氯化钾、氯化钠

等。

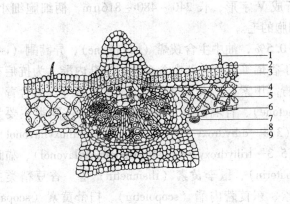
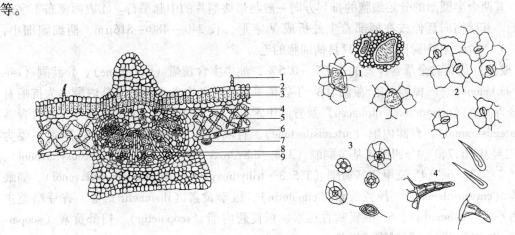

<table>
<tr><td>图 19-7　穿心莲（叶）横切面详图</td><td>图 19-8　穿心莲（叶）粉末图</td></tr>
</table>

图 19-7　穿心莲（叶）横切面详图　　　图 19-8　穿心莲（叶）粉末图

1. 非腺毛　2. 上表皮细胞　3. 栅栏组织　4、6 钟乳体　　　1. 晶细胞　2. 下表面的气孔　3. 腺鳞　4. 非腺毛

5. 海绵组织　7. 腺鳞　8. 木质部导管　9. 韧皮部

近据报道，本品尚含穿心莲内酯苷（androgrhoside）、14-去氧穿心莲内酯苷（14-deoxyandrographoside）及 19-葡萄糖基脱氧穿心莲内酯（19-glucosyl-deoxyandrographo-lide）。近年来又从根、茎中分出黄酮类化合物 5-羟基-7,8,2,3-四甲氧基黄酮（5-hydroxy-7,8,2,3-tetramethoxyflovone）、汉黄芩素、千层纸黄素 A。

穿心莲内酯等苦味素是抗菌和抗钩端螺旋体的有效成分。穿心莲内酯在叶中的含量达 2% 以上。10~11 月开花前采收，若迟到来年 1 月，其含量降至 0.5%。根和种子中无。

【浸出物】按醇溶性浸出物测定法中热浸法测定，用乙醇作溶剂，本品醇溶性浸出物含量不得少于 8.0%。

【含量测定】按高效液相色谱法测定，本品按干燥品计算，含脱水穿心莲内酯（$C_{20}H_{28}O_4$）和穿心莲内酯（$C_{20}H_{30}O_5$）的总量不得少于 0.80%。

【功效】性寒，味苦。清热解毒，凉血，消肿。

青蒿 Herba Artemisiae Annuae

【来源】为菊科植物黄花蒿 *Artemisia annua* L. 的干燥地上部分。

【产地】分布于全国各地。

【采收加工】夏、秋季花盛开时割取地上部分，除去老茎，阴干。

【性状鉴别】黄花蒿茎呈圆柱形，上部多分枝，长 30~80cm，直径 0.2~0.6cm；表面黄绿色或棕黄色，具纵棱线；质略硬，易折断，折断面黄白色，中部有髓。叶互生，暗绿色或棕绿色，卷缩易碎，完整者展平后为三回羽状深裂，裂片及小裂片矩圆形或长椭圆形，两面被短毛。气香特异，味微苦。以绿色叶多、香气浓者为佳。（彩图 19-9）

【显微鉴别】叶表面制片：①上下表皮细胞不规则，垂周壁波状弯曲，脉脊上的表皮细胞为窄长方形。②不定式气孔微突于表面，保卫细胞肾形。③腺毛呈椭圆形，常充满黄色挥发油，其两个半圆形的分泌细胞的排列方向一般与最终裂片的中脉平行。④表面密布丁字形非腺毛，其壁横向延伸或在柄部着生处折成 V 字形，长 240～480～816μm，柄细胞细小，单列，3～8 个，在中脉附近可见只具柄细胞的毛。

【成分】 黄花蒿全草含挥发油 0.3%～0.5%，油中主含莰烯（camphene）、异蒿酮（iso-artemisia ketone）、l-樟脑、β-蒎烯、β-丁香烯等。黄花蒿中含多种倍半萜内酯，为抗疟有效成分青蒿素（arteannuin，qinhaosu）及青蒿甲素、乙素、丙素、丁素、戊素等。另含青蒿酸（artemisic acid）、青蒿内酯（artemisilactone）、青蒿醇（artemisinol）等。黄酮类主要为 3,4-二羟基-6,7,3′,4′-四甲氧基黄酮醇（3,4-dihydroxy-6,7,3′,4′-tetramethoxyflavonol）、3,5,3′-三羟基-6,7,4′-三甲氧基黄酮（3,5,3′-trihydroxy-6,7,4′-trimethoxyflavonol）、猫眠草黄素（chrysosplenetin）、泽兰黄素（eupatorin）、鼠李黄素（rhamnetin）等。香豆精类主要有香豆素（coumarin）、6-甲氧基香豆素、东莨菪内酯（scopoletin）、扫帚黄素（scopartin）、6,8-二甲基-7-羟基香豆素等。

【理化鉴别】 取本品粉末 3g，加石油醚（60℃～90℃）50ml，加热回流 1 小时，滤过，滤液蒸干，残渣加正己烷 30ml 使溶解，用 20% 乙腈溶液提取 3 次，每次 10ml，合并乙腈液，蒸干，残渣加乙醇 0.5ml 使溶解，作为供试品溶液。另取青蒿素对照品，加乙醇制成每 1ml 含 1mg 的溶液，作为对照品溶液。吸取上述两种溶液各 5μl，分别点于同一硅胶 G 薄层板上，以石油醚（60℃～90℃）-乙醚（3∶2）为展开剂展开，取出，晾干，喷以 10% 硫酸乙醇溶液，在 105℃加热至斑点显色清晰，置紫外光灯（365nm）下检视。供试品色谱中，在与对照品色谱相应的位置上，显相同颜色的荧光斑点。

【功效】 性寒，味苦、辛。清热解暑，除蒸，截疟。

【附注】 河北、江苏、江西等地区亦有用同属植物邪蒿 A. apiacea Hance（植物名青蒿）的全草作青蒿药用，其叶为二回羽状深裂，最终小裂片长而尖；头状花序较大，直径 5mm。

石斛 Caulis Dendrobii

【来源】 为兰科（Orchidaceae）植物金钗石斛 Dendrobium nobile Lindl.、铁皮石斛 Dendrobium candidum Wall. ex Lindl. 或马鞭石斛 Dendrobium fimbriatum Hook. var. oculatum Hook. 及其近似种的新鲜或干燥茎。

【产地】 以上各种石斛主产于广西、贵州、广东、云南等省区。

【采收加工】 全年均可采收，鲜用者除去根及泥沙；干用者采收后，除去杂质，用开水略烫或烘软，再边搓边烘晒，至叶鞘搓净，干燥。铁皮石斛剪去部分须根后，边炒边扭成螺旋形或弹簧状，烘干，习称"铁皮枫斗（耳环石斛）"。

【性状鉴别】 鲜石斛呈圆柱形或扁圆柱形，长约 30cm，直径 0.4～1.2cm。表面黄绿色，光滑或有纵纹，节明显，色较深，节上有膜质叶鞘。肉质，多汁，易折断。气微，味微苦而回甜，嚼之有黏性。

金钗石斛呈扁圆柱形，长 20～40cm，直径 0.4～0.6cm，节间长 2.5～3cm。表面金黄色或黄中带绿色，有深纵沟。质硬而脆，断面较平坦。味苦。（彩图 19-10）

铁皮枫斗（耳环石斛）呈螺旋形或弹簧状，一般为 2～4 个旋纹，茎拉直后长 3.5～

8cm，直径 0.2~0.3cm。表面黄绿色，有细纵皱纹，一端可见茎基部留下的短须根。质坚实，易折断，断面平坦。嚼之有黏性。（彩图 19-10）

马鞭石斛呈长圆锥形，长 40~120cm，直径 0.5~0.8cm，节间长 3~4.5cm。表面黄色至暗黄色，有深纵槽。质疏松，断面呈纤维性。味微苦。（彩图 19-10）

干品以色金黄、有光泽、质柔韧者为佳。

【显微鉴别】茎横切面：①金钗石斛表皮细胞 1 列，扁平，外被鲜黄色角质层。②基本组织细胞大小较悬殊，有壁孔，散在多数外韧型维管束，略排成 7~8 圈。③维管束外侧纤维束新月形或半圆形，其外侧薄壁细胞有的含类圆形硅质块，木质部有 1~3 个导管直径较大。④含草酸钙针晶细胞多见于维管束旁。（图 19-9、图 19-10）

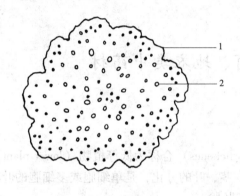

图 19-9 石斛茎横切面简图
1. 表皮 2. 维管束

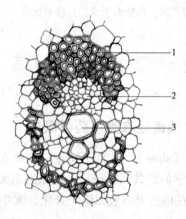

图 19-10 石斛茎横切面详图
1. 纤维束 2. 韧皮部 3. 木质部

铁皮枫斗表皮细胞外壁及侧壁少增厚，微木化。维管束略排成 4~5 圈，外侧小型薄壁细胞中有的含硅质块。含草酸钙针晶束细胞多见于近表皮处。

马鞭石斛表皮细胞扁圆形，外壁及侧壁增厚，木化，有层纹。基本组织细胞大小相近，有壁孔，维管束略排成 3~4 圈。

【成分】金钗石斛茎含生物碱 0.3%，主要为石斛碱（dendrobine）、石斛次碱（nobilonine）、6-羟基石斛碱（6-hydroxydendrobine）、石斛醚碱（dendroxine）、6-羟基石斛醚碱、4-羟基石斛醚碱、石斛酯碱（dendrine）及次甲基石斛碱（nobilmethylene）等。此外，尚含黏液质等。

【功效】性微寒，味甘。益胃生津，滋阴清热。

【附注】

（1）近据报道，全国商品石斛中来自石斛属（Dendrobium）的植物有 33 种，其中产量较大，使用最广的除上述几种外，还有同属植物环草石斛 Dendrobium loddigesii Rolfe.、黄草石斛 D. chrysanthum Wall.、细茎石斛 D. moniliforme（L.）Sw.、重唇石斛 D. hercoglossum Reichb. f.、钩状石斛 D. aduncum Wall. ex Lindl.、齿瓣石斛 D. devonianum Paxt. 和罗河石斛 D. loohohense Tang et Wang 等。环草石斛呈细长圆柱形，常弯曲或盘绕成团，长 15~35cm，直径 0.1~0.3cm，节间长 1~2cm。表面金黄色，有光泽，具细纵纹。质柔韧而

实，断面较平坦。无臭，味淡。黄草石斛长 30～80cm，直径 0.3～0.5cm，节间长 2～3.5cm。表面金黄色至淡黄褐色，具纵沟。体轻，质实，易折断，断面略呈纤维性。嚼之有黏性。环草石斛与黄草石斛茎横切面：①表皮细胞 1 列，扁平，外被鲜黄色角质层。②基本薄壁组织细胞大小近似，有壁孔，散在多数外韧型维管束，略排成 3～4 圈。③维管束外侧纤维群新月形或半圆形，其外缘薄壁细胞有的含类圆形硅质块，木质部有 1～3 个导管较大。④含草酸钙针晶细胞多见于维管束旁。

（2）在商品石斛中曾多次发现有兰科金石斛属（Ephemerantha）、石仙桃属（Pholidota）、石豆兰属（Bulbophyllum）植物的根状茎及假鳞茎混作石斛入药，前二者商品称"有瓜石斛"。金石斛属植物如二裂金石斛 Ephemerantha bifida（Ridley）Hunt et Summerh.、流苏金石斛 E. fimbriata（Blume）Hunt et Summerh. 与石斛的主要区别点为：具长的匍匐根状茎，茎呈假单轴分枝，每一分枝顶端膨大而成压扁状纺锤形的假鳞茎。石仙桃属植物如石仙桃 Pholidota chinensis Lindl.，根状茎圆柱形，每节之下有残留的根，节上生假鳞茎略呈长圆柱形，肉质而干瘪，具纵皱纹。

第二节　藻、菌、地衣类中药材

一、藻菌地衣类中药材概述

藻类（algae）、菌类（fungi）和地衣类（lichenes）合称为低等植物（lower plant）或无胚植物。它们的共同特征是：在形态上无根、茎、叶的分化，是单细胞或多细胞的叶状体或菌丝体，在构造上一般无组织分化，无中柱和胚胎。

（一）藻类

藻类植物是植物界中一群最原始的低等类群，藻类植物的细胞内具有叶绿素、胡萝卜素、叶黄素及藻蓝素、藻红素、藻褐素等色素，不同藻类含不同的色素，因此，不同种类的藻体显不同的颜色。由于藻类含有各种不同的光合色素，能进行光合作用，是能独立生活的一类自养原植体植物（autotrophic thallophytes）。各种藻类植物的光合作用产物及贮藏养分不同。藻类常含多聚糖、糖醇及糖醛酸、氨基酸及其衍生物、胆碱、蛋白质、甾醇、叶绿素、胡萝卜素，以及碘、钾、钙、铁等无机元素。

藻类植物主要生长在水中（海水或淡水）。植物体在形态上千差万别，小的直径只有几微米，在显微镜下才能见到；大的体长可达 60m 以上，如太平洋的巨藻。根据藻类细胞内所含不同的色素、不同的储存物、植物体的形态构造、繁殖方式、鞭毛的数目及着生位置、细胞壁成分等的差异，一般将藻类分为八个门，与药用关系密切的藻类主要在褐藻门、红藻门，少数在绿藻门。

绿藻多数生活在淡水中，极少数在海水中。植物体蓝绿色。贮存的养分主要是淀粉，其次是油类。细胞壁内层为纤维素，外层为果胶质，少数具有膜质鞘。药用的绿藻有石莼 Ulva lactuca L. 及孔石莼 Ulva pertusa Kjellm. 等。

红藻绝大多数生长在海水中。多数种类呈红色至紫色。贮存的养分通常为红藻淀粉（floridean starch），这是一种肝糖类多糖，以小颗粒状存在于细胞质中而不是染色体中，遇碘试液不呈蓝紫色，而是变成葡萄红色至紫色。有的贮存养分是可溶性的红藻糖（florido-side）。细胞壁内层为纤维素，外层为果胶质，在热水中果胶可溶解成琼脂糖溶液，稀酸中可分解成半乳糖。植物体少数为简单的丝状体，多数为假薄壁组织体。药用的红藻有鹧鸪菜 *Caloglossa leprieurii* (Mont.) J. Ag. 、海人草 *Digenea simplex* (Wulf.) C. Ag. 等。

　　褐藻是藻类中比较高级的一大类群，绝大多数生活在海水中。植物体常呈褐色。贮存的养分主要是可溶性的褐藻淀粉（laminarin）和甘露醇（mannitol），还有油类和还原糖，细胞中常含碘，如海带中含碘量高达 0.34%，而海水中含碘仅有 0.0002%。细胞壁内层为纤维素，外层为藻胶。药用的褐藻有海带 *Laminaria japonica* Aresch、海蒿子 *Sargassum pallidum* (Turn.) C. Ag. 、羊栖菜 *Sargassum fusiforme* (Harv.) Setch. 、昆布 *Ecklonia kurome* Okam. 等。

　　藻类植物种类繁多，资源丰富，我国对藻类的应用（食用和药用）历史悠久，近年来开展的从海藻中寻找抗肿瘤、抗菌、抗病毒等多种功效的药物研究，证明对藻类的研究和药用是有广阔前景的。

（二）菌类

　　菌类植物一般不含光合色素，不能进行光合作用和独立生活，与药用关系密切的是细菌门和真菌门。

　　细菌（bacteria）是微小的单细胞有机体（植物），有细胞壁，无细胞核，细胞壁主要由蛋白质、类脂质和多糖复合物组成，一般不具纤维素壁。放线菌是抗生素的主要产生菌，迄今已知的抗生素中，有 2/3 是由放线菌产生的，如氯霉素、链霉素、金霉素、土霉素、四环素等。

　　真菌（Fungi）是有细胞核、细胞壁的典型异养植物。细胞壁的成分大多为几丁质，少数为纤维素。真菌的营养体除少数原始种类是单细胞外，一般都是由多数分枝或不分枝，分隔或不分隔的菌丝交织在一起，组成菌丝体。储藏的营养物质是多糖、油脂和菌蛋白。活跃地进行营养功能的菌丝或菌丝体是疏松的，当环境条件不良或繁殖时，菌丝互相密结，菌丝体变态成菌丝组织体。常见的有：①根状菌索（rhizomorph），是密结成绳索状，外形似根的菌丝体。②子座（stroma）是容纳子实体的褥座，是从营养阶段到繁殖阶段一种过渡的菌丝组织体。子座形成后，常在其上或其内产生子实体。子实体是真菌（多是高等真菌）在生殖时期，形成一定形状和结构、能产生孢子的菌丝体结构，如灵芝。菌核（sclerotium）是菌丝密结成的颜色深、质地坚硬的核状体，是菌丝抵抗外界不良环境的休眠体，当条件良好时能萌发产生子实体，如茯苓。

　　真菌是生物界中很大的一个类群，约 10 万种，通常分为四纲，即藻菌纲、子囊菌纲、担子菌纲、半知菌纲。与药用关系密切的是子囊菌纲和担子菌纲。

　　子囊菌的主要特征是有性生殖产生子囊，子囊中形成子囊孢子，绝大多数子囊包于子实体内。如冬虫夏草、蝉花、竹黄等药用真菌。担子菌的主要特征是不形成子囊，而依靠担子形成担孢子来繁殖。药用的部分主要是子实体（如马勃、灵芝等）和菌核（如猪苓、茯苓、雷丸等）。

真菌类常含多糖、氨基酸、生物碱、蛋白质、蛋白酶、甾醇和抗生素等成分。其中多糖类如灵芝多糖、茯苓多糖、猪苓多糖、银耳多糖、云芝多糖等有增强免疫及抗肿瘤作用。

（三）地衣类

地衣是由一种藻类和一种真菌高度结合的共生复合体，它们无论在形态、构造、生理和遗传上都已经形成了一类单独的生物类型。组成地衣的真菌绝大多数为子囊菌，少数为担子菌。组成地衣的藻类是蓝藻及绿藻。

地衣类按形态可分为三种类型：壳状地衣，地衣体是壳状物，菌丝与基质紧密相连；叶状地衣，地衣体呈叶片状，叶片下有假根或脐附着于基质上，易与基质分离；枝状地衣，地衣体呈分枝状，其基部附着于基质上。

地衣的解剖面构造可分为：①上、下皮层，由致密交织的菌丝构成；②髓层，界于上、下皮层之间，由疏松的菌丝和藻类细胞构成；③藻胞层，单独的藻细胞层。无单独的藻胞层、藻类细胞在髓层中均匀分布的地衣称为同层地衣。有单独藻胞层的地衣称为异层地衣。枝状地衣内部构造呈辐射状，具有致密的外皮层、薄的藻胞层及中轴型的髓，如松萝科的地衣。

地衣类含特有的地衣酸、地衣色素、地衣多糖、地衣淀粉，尚含蒽醌类等。地衣酸有的只存在于地衣体中。据报道，大约有50%地衣类含有抗菌活性物质，如抗菌消炎的松萝酸。

二、藻菌地衣类中药材的鉴定

冬虫夏草 Cordyceps

【来源】为麦角菌科（Clavicipitaceae）真菌冬虫夏草 *Cordyceps sinensis*（Berk.）Sacc. 寄生在蝙蝠蛾科昆虫幼虫上的子座及幼虫尸体的复合体。

【产地】主产于四川、青海、西藏、云南等省区。

【采收加工】夏初子座出土、孢子未发散时挖取，晒至6~7成干，除去似纤维状的附着物及杂质，晒干或低温干燥。

【性状鉴别】本品由虫体与真菌子座相连而成。虫体似蚕，长3~5cm，粗约3~8mm。外表深黄色至黄棕色，环纹明显，约20~30条环纹，近头部环纹较细。足8对，近头部3对，中部4对，近尾部1对，中部4对明显。头部黄红色，尾如蚕尾。质脆，易折断，断面略平坦，淡黄白色。子座深棕色至棕褐色，细长圆柱形，一般比虫体长，长4~7cm，粗约3mm，表面有细小纵向皱纹，上部稍膨大，尖端有一段光滑的不育顶端。质柔韧，折断面纤维状，类白色。气微腥，味微苦。（彩图19-11）

以完整、虫体丰满肥大、外色黄亮、内部色白、子座短者为佳。

【显微鉴别】子座头部横切面：①子座周围1列子囊壳，子囊壳卵形至椭圆形，下半部埋生于凹陷的子座内。②子囊壳内有多数线形子囊，每个子囊内又有2~8个线形的子囊孢子。③子座中央充满菌丝，其间有裂隙。子座先端部分为不育顶端，无子囊壳。（图19-11）

虫体横切面：不规则形，四周为虫体的躯壳，其上着生长短不一的锐利毛和长绒毛，有的似分枝状。躯壳内为大量菌丝，其间有裂隙。

【成分】含粗蛋白（25%～30%），氨基酸，脂肪（约 8.45%），D－甘露醇［即虫草酸（cordycepic acid）］，虫草素［cordycepin，即 3′－脱氧腺苷（3′－deoxyadenosine）］，麦角甾醇，虫草多糖，生物碱，尿嘧啶，腺嘌呤，多种微量元素，维生素 B_{12} 等。虫草酸和虫草菌素是虫草的主要活性物质。

【含量测定】按高效液相色谱法测定，本品含腺苷（$C_{10}H_{13}N_5O_4$）不得少于 0.01%。

【功效】性平，味甘。补肺益肾，止血化痰。

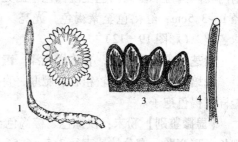

图 19-11 冬虫夏草
1. 全形（上部为子座，下部为已毙幼虫）
2. 子座横切面，示子囊壳 3. 子囊壳放大，示子囊
4. 子囊放大，示子囊孢子

【附注】蛹草 Cordyceps militaris (L.) Link. 的干燥子座及虫体，药材习称"北虫草"，发现在吉林、河北、陕西、安徽、广西、云南等省区混充。其主要区别为子座头部椭圆形，顶端钝圆，橙黄色或橙红色，柄细长，圆柱形。寄主为夜蛾科幼虫，常发育成蛹后才死，所以虫体呈椭圆形的蛹。其主要化学成分与冬虫夏草基本相同。其人工培养液中分离出一种代谢产物虫草菌素（cordycepin），有抗菌作用，现已能化学合成。

亚香棒虫草 C. hawkesii Gray 的干燥子座及虫体，发现于湖南、安徽、福建、广西等省区。本品虫体蚕状，长 3～5cm，直径 0.4～0.6cm，表面有类白色的菌膜，除去菌膜显褐色，环纹 20～30 个，可见黑点状气门。子座单生或有分枝，长 5～8cm，柄多弯曲，黑色，有纵皱或棱，上部光滑，下部有细绒毛；子实体头部短圆柱形，长 1～2cm，茶褐色。

凉山虫草 C. liangshanensis Zang, Hu et Liu 的干燥子座及虫体，发现于四川。虫体似蚕，较粗，长 3～6cm，直径 0.6～1cm；表面被棕褐色菌膜，菌膜脱落处暗红棕色，有环纹 9～12 个，足不明显；质脆，易折断，断面类白色，周边红棕色。子座呈线形，纤细而长，或折曲，多不分枝或分枝；长 10～30cm，直径 0.1～0.2cm；表面黄棕色或黄褐色，头部稍膨大，柄部极长，多弯曲具细纵皱纹；质柔韧。气微腥，味淡。

有以唇形科植物地蚕 Stachys geobombycis C. Y. Wu 及草石蚕 S. sieboldi Miq. 的块茎伪充。块茎呈梭形，略弯曲，有 3～15 环节；外表淡黄色，长 2～5cm，直径 0.3～1cm；质脆；断面类白色；用水浸泡易膨胀，呈明显结节状。此外，还发现有用面粉、玉米粉、石膏等经加工压模而伪充虫草者。其外表显黄白色，虫体光滑，环纹明显，断面整齐，淡白色，体重，久尝粘牙。遇碘液显蓝色。

灵芝 Ganoderma

【来源】为多孔菌科（Polyporaceae）真菌赤芝 Ganoderma lucidum (Leyss. ex Fr.) Karst. 或紫芝 Ganoderma sinense Zhao, Xu et Zhang 的干燥子实体。

【产地】赤芝产于华东、西南及河北、山西、江西、广西等省区。紫芝产于浙江、江西、湖南、广西等省区。两者现有人工繁殖，但野生及栽培紫芝均较赤芝数量少。

【采收加工】秋季采收，去泥沙及杂质，阴干或晒干。

【性状鉴别】**赤芝** 外形呈伞状，菌盖半圆形、肾形或近圆形，宽 10～18cm，厚 1～2cm。皮壳坚硬，黄褐色至红褐色，有光泽，具环状棱纹和辐射状皱纹，边缘薄而平截，常稍内卷。菌盖下菌肉白色至浅棕色，由无数菌管构成。菌柄侧生，少偏生，长 7～15cm，直径 1～3.5cm，红褐色至紫褐色，光亮。菌管内有多数孢子，孢子细小，黄褐色。气微香，味苦涩。（彩图 19－12）

紫芝 皮壳紫黑色，有漆样光泽。菌肉锈褐色。菌柄长 17～23cm。

栽培灵芝 子实体较粗壮、肥厚，直径 12～22cm，厚 1.5～4cm。皮壳外常被有大量粉尘样黄褐色孢子。

【显微鉴别】粉末：浅棕色、棕褐色至紫褐色。菌丝散在或黏结成团，无色或淡棕色，细长，稍弯曲，有分枝，直径 2.5～6.5μm。孢子褐色，卵形，顶端平截，外壁无色，内壁有疣状突起，长 8～12μm，宽 5～8μm。

【成分】灵芝含麦角甾醇（ergosterol，0.3%～0.4%）、真菌溶菌酶及酸性蛋白酶、水溶性蛋白质、氨基酸、多肽、生物碱、多种多糖类；含多种苦味的三萜化合物，如灵芝酸（ganoderic acid）、赤芝酸（lucedenic acid）、灵赤酸（ganolucidic acid）等。两类水溶性成分灵芝多糖（BN_3C_1、BN_3C_2、BN_3C_3 及 BN_3C_4）和灵芝多肽（GPC_1、GPC_2），具有明显的抗衰老作用。

【功效】性平，味甘。补气安神，止咳平喘。

茯苓 Poria

【来源】为多孔菌科（Polyporaceae）真菌茯苓 *Poria cocos* （Schw.）Wolf 的干燥菌核。

【采收加工】多在 7～9 月采挖（野生茯苓常在 7 月至次年 3 月到松林中采挖，人工栽培茯苓于接种后第二年 7～8 月间采挖），挖出后除去泥沙，堆置"发汗"后，摊开晾至表面干燥，再"发汗"。反复发汗数次至外现皱纹，内部水分大部散失后，阴干，称为"茯苓个"；或将鲜茯苓按不同部位切制，阴干，分别称为"茯苓皮"及"茯苓块"。

【产地】主产于湖北、安徽、云南和贵州等省。栽培或野生，栽培者以湖北、安徽量大，野生者以云南产者质优，称"云苓"。

【性状鉴别】**茯苓个** 呈类球形、椭圆形或不规则的块状，大小不一。外皮薄而粗糙，棕褐色至黑褐色，有明显隆起的皱纹。体重，质坚实，断面颗粒性，有的具裂隙，外层淡棕色，内部白色，少数淡红色，有的中间抱有松根。无臭，味淡，嚼之粘牙。

以体重，质坚实，外皮色棕褐、纹细、无裂隙，断面白色细腻，粘牙力强者为佳。

茯苓皮 为削下的茯苓外皮。形状大小不一。外面棕褐色至黑褐色，内面白色或淡棕色。体软质松，略具弹性。

茯苓块 为去皮后切制的茯苓，呈块片状，大小不一。白色、淡红色或淡棕色。（彩图 19－13）

【显微鉴别】粉末：灰白色。①用水或稀甘油装片，可见无色不规则颗粒状团块或末端钝圆的分枝状团块，用水合氯醛液或 5% 氢氧化钾液装片，则团块溶化露出菌丝。②菌丝细长，稍弯曲，有分枝，无色或带棕色（外层菌丝），直径 3～8μm，稀至 16μm，横壁偶可察见。（图 19－12）

本品不含淀粉粒及草酸钙晶体。

粉末加 α-萘酚及浓硫酸,团块物即溶解,可显橙红色至深红色。

【成分】含 β-茯苓聚糖(β-pachyman),为具有 β-(1→6)吡喃葡萄糖为支链的 β-(1→3)葡萄糖聚糖,含量可高达75%。含多种四环三萜酸类化合物,如茯苓酸(pachymic acid)、齿孔酸(ebricoic acid)、块苓酸(tumulosic acid)、松苓酸(pinicolic acid)等。尚含麦角甾醇、胆碱、腺嘌呤、卵磷脂、蛋白质、氨基酸、β-茯苓聚糖分解酶、蛋白酶等。据报道,茯苓皮中锌、锰的含量高于茯苓块,并含有茯苓块中不含的铜和硒。

茯苓聚糖无抗肿瘤活性,若切断其支链,成为单纯的 β-(1→3)葡萄糖聚糖,称为茯苓次聚糖(pachymaran),具抗肿瘤活性。

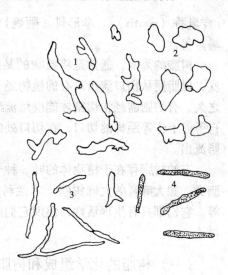

图 19-12 茯苓粉末图
1. 分枝状团块 2. 颗粒状团块
3. 无色菌丝 4. 有色菌丝

【理化鉴别】①取粉末1g,加丙酮10ml,在水浴上加热回流10分钟,滤过,滤液蒸干,残渣加1ml冰醋酸,再加硫酸1滴,显淡红色,后变淡褐色。(麦角甾醇反应)

②取茯苓片或粉末少许,加碘化钾碘试液1滴,显深红色。(多糖类的显色反应)

【功效】性平,味甘、淡。利水渗湿,健脾宁心。

【附注】茯苓中有松根者为"茯神"。茯神呈方块状,附有切断的一块茯神木,质坚实,色白。据报道,有用茯苓粉末加黏和剂包埋松木块而充"茯神"出售者。

去茯苓皮后,内部显淡红色者为"赤茯苓";切去赤茯苓后的白色部分为"白茯苓";在调查中尚发现有用淀粉加工伪制的茯苓片,其切面白色,细腻,无颗粒感,遇稀碘液变蓝色,应注意鉴别。

第三节 树脂类中药材

一、树脂类中药材概述

树脂(resina)类中药材系指从植物体内得到的正常代谢产物或割伤后的分泌产物,一般认为树脂是由植物体内的挥发油成分如萜类,经过复杂的化学变化如氧化、聚合、缩合等作用形成的,因此,树脂和挥发油常并存于植物的树脂道中或分泌细胞中。树脂在植物中被认为是植物组织的正常代谢产物或分泌产物,它亦可因植物受机械损伤如割伤后分泌物逐渐增加,如松树中的松油脂;但也有些植物原来组织中并无分泌组织,只有损伤后才产生新的木质部或新的韧皮部,并形成分泌组织或树脂道而渗出树脂,如吐鲁香树、安息香树、苏合香树等。

树脂广泛存在于植物界,特别是种子植物。如松科(松油脂、松香、加拿大油树脂)、豆科(秘鲁香、吐鲁香)、金缕梅科(苏合香、枫香脂)、橄榄科(乳香、没药)、漆树科

[洋乳香（mastix）]、伞形科（阿魏）、安息香科（安息香）、藤黄科（藤黄）、棕榈科（血竭）等。

树脂的采取，通常是将植物的某些部分经过简单的切割或加工而得到的。如刀切割树皮，树脂便从伤口流出。有的植物经一次切割后，可持续流出树脂的时间长达数日乃至数月之久，有的则需经常切割才能继续流出。切割的方法随着植株的大小而定，最常用的方法是自下而上作等距离的切口，在切口处的下端放接受树脂的容器，必要时插竹片或引流物使树脂流出。

有的树脂存在于植物体的叶、种子或根及根茎中，而与其他成分结合形成树脂苷类或木脂类，如大麻科的大麻树脂、木兰科的五味子脂、小檗科的鬼臼脂、旋花科的牵牛子脂等等。它们都具有生理活性，但因它们的形成机理和理化性质与树脂类不相同，故不列入本章讨论。

（一）树脂的化学组成和树脂类中药材的分类

1. 树脂的化学组成

树脂是由多种化学成分混合而成。但多数是二萜烯和三萜烯的衍生物（除真菌、致病霉菌及海绵动物中的二倍半萜类衍生物以外）。因此，树脂类中药材的含义不是作为单一类型的化学成分来研究它，而是从其来源和组成上来认识和分类鉴别的。根据其主要组成，分以下四类：

（1）树脂酸（resin acids）：是分子量大、构造复杂的不挥发性成分，常具有 1 个或几个羟基及羧基，能溶于碱性水溶液形成肥皂样的乳液，它们大多游离存在，如松香中含有90%以上的树脂酸（松香酸），是二萜烯的酸类，乳香中含有大量乳香酸，是三萜烯酸类。过去树脂酸是制造肥皂、油漆的重要工业原料。

（2）树脂醇（resin alcohols）：可分为树脂醇和树脂鞣醇两类。树脂醇（resinols）是无色物质，含醇性羟基，遇三氯化铁试液不显颜色反应；树脂鞣醇（resino tannols）分子量较大，含酚性羟基，遇三氯化铁试液则显鞣质样蓝色反应。它们在树脂中呈游离状态或与芳香酸结合成酯存在。

（3）树脂酯（resin esters）：是树脂醇或鞣醇与树脂酸或芳香酸如桂皮酸、苯甲酸、水杨酸、阿魏酸等化合而成的酯。芳香酸在树脂中亦有游离存在的，这些存在于树脂中的芳香酸，通称为香脂酸，它们多数是香树脂中的主要成分，有能与氢氧化钾的醇溶液共煮则皂化的性质，常是代表树脂生理活性的成分。

（4）树脂烃（resenes）：是一类化学性质比较稳定，不溶于碱，不被水解和氧化，不导电的物质，它是与光、空气、水分或一般化学试剂长久接触均不起变化的一类更高分子的环状化合物。其化学组成可能是倍半萜烯及多萜烯的衍生物或其氧化产物。树脂中如含有较多的树脂烃时，在药用上多用作丸剂或硬膏的原料，工业上因其能形成坚固的薄膜而多用作油漆、涂料等。

2. 树脂类中药材的分类

树脂中常混有挥发油、树胶及游离的芳香酸等成分。树脂类中药材的分类通常根据其中所含的主要化学成分为以下几类：

（1）单树脂类（resina）：一般不含或很少含挥发油及树胶的树脂。通常又可分为：

①酸树脂：主成分为树脂酸，如松香。

②酯树脂：主成分为树脂酯，如枫香脂、血竭等。

③混合树脂：无明显的主成分，如洋乳香。

（2）胶树脂类（gummi - resina）：主要组成为树脂和树胶，如藤黄。

（3）油胶树脂（oleo - gum mi resina）：为胶树脂中含有较多挥发油者，如乳香、没药、阿魏等。

（4）油树脂（oleo - resina）：主要组成为树脂与挥发油，如松油脂、加拿大油树脂等。

（5）香树脂（balsamun）：油树脂中含有多量的游离芳香酸，如苏合香、安息香等。

（二）树脂的通性和树脂类中药材的鉴定方法

1. 树脂的通性

树脂是由树脂烃、树脂酸、高级醇及酯等多种成分所组成的混合物。大多为无定形的固体或半固体，极少数是液体。表面微有光泽，质硬而脆。不溶于水，也不吸水膨胀，易溶于醇、乙醚、氯仿等大多数有机溶剂中，在碱液中能部分或完全溶解，加酸酸化后又产生沉淀。加热后则软化，最后熔融，冷却后又变硬。燃烧时有浓烟，并有特殊的香气或臭气。将树脂的乙醇液蒸干，则形成薄膜状物质。

2. 树脂类中药的鉴定

商品树脂中常混有杂质，如树皮、泥土、砂石、色素以及无机物等。因此，除了依靠树脂的性状鉴别和化学定性反应来鉴定其真实性外，常采用物理的、化学的测定方法判断其品质的优良度并测定树脂的酸价、皂化价、碘价及醇不溶物、挥发油、香脂酸的含量等。其中酸价对于树脂的真伪和掺假具有一定的鉴定意义。

二、树脂类中药材的鉴定

乳香 Olibanum

【来源】 为橄榄科（Burseraceae）植物卡氏乳香树 *Boswellia carterii* Birdwood 及同属其他数种植物皮部切伤后渗出的油胶树脂。

【产地】 主产于索马里、埃塞俄比亚及阿拉伯半岛南部。

【采收加工】 乳香树干的皮部有离生树脂道，通常以春季为盛产期。采收时，于树干的皮部由下向上顺序切伤，开一狭沟，使树脂从伤口渗出，流入沟中，数天后凝成硬块，即可采取。落于地面者常黏附砂土杂质，品质较次，宜密闭防尘；遇热易软化变色，宜贮于阴凉处。

【性状鉴别】 呈小形乳头状、泪滴状或不规则小块，长 0.5～2cm，有时粘连成团块。淡黄色，有时微带绿色或棕红色。半透明，有的表面无光泽并常有一层类白色粉尘。质坚脆，断面蜡样，无光泽，亦有少数呈玻璃样光泽。气微芳香，味微苦，嚼时开始碎成小块，迅即

软化成胶块样，黏附牙齿，唾液成乳白色，并微有香辣感。（彩图 19-14）

以色淡黄、颗粒状、半透明、无杂质、气芳香者为佳。

【成分】含树脂 60%~70%、树胶 27%~35%、挥发油 3%~8%。树脂的酸性部分主要含 α-乳香酸、β-乳香酸及其衍生物约 33%；中性部分含 α-香树脂素、β-香树脂素的衍生物，如 α-香树脂酮（α-amyrone）；乳香树脂烃 33%。树脂尚含绿花白千醇（viridiflorol）、乳香萜烯（insensole）及氧化乳香萜烯（insensoleoxide）。

树胶主要含多聚糖，分离得多聚糖 I [polysaccharide I，平均分子量为 4400，水解得阿拉伯糖、半乳糖及糖醛酸（uronic acid）]、多聚糖 II（polysaccharide II，平均分子量为 5500，水解得糖醛酸及半乳糖）。此外，含西黄芪胶黏素（bassorin，6%）及苦味质等。挥发油中含蒎烯（pinene）、α-水芹烯（α-phellandrene）、二戊烯，树脂挥发油有 α-樟脑烯醛（α-camphorenealdehyde）、d-马鞭草烯醇（d-verbenol）及马鞭草烯酮（verbenone）等。

【理化鉴别】①本品遇热变软，烧之微有香气（但不应有松香气），冒黑烟，并遗留黑色残渣。与少量水共研，能形成白色乳状液。

②取粗粉 0.05g，置小蒸发皿中，加入苯酚-四氯化碳（1:5）液一滴，即显褐色或紫色。

③取本品 1g，研碎，加甲醇 10ml，振摇，放置 24 小时，滤过。取滤液 5ml，蒸干，残渣加稀硫酸 10ml 转移到分液漏斗中，用氯仿 20ml 振摇提取 2 次，每次 10ml，合并氯仿液并浓缩至除尽氯仿，残渣加醋酸 1ml 溶解，再加醋酸酐-浓硫酸（19:1）试剂 1ml，溶液很快变成紫色。（检查乳香酸）

【功效】性温，味苦、辛。调气活血，舒筋止痛，排脓消肿。

【附注】洋乳香（mastix）为漆树科植物粘胶乳香树 *Pistacia lentiscus* L. 的树干或树枝切伤后流出并干燥的树脂。主产于希腊，与乳香相似，但颗粒较小而圆，直径约 3~8mm。新鲜品表面有光泽，半透明。质脆，断面透明，玻璃样。气微芳香，味苦。咀嚼时先碎成砂样粉末，后软化成可塑性团，不粘牙齿。与水共研，不形成乳状液体。本品含树脂酸约 43%、树脂烃约 50%、挥发油约 2%。从树脂中曾分离出薰陆香二烯酮酸（masticatienonic acid）和异薰陆香二酮酸（isomasticadienonic acid），为制硬膏原料和填齿料。

没药 Myrrha

【来源】为橄榄科植物没药树 *Commiphora myrrha* Engler（*C. molmol* Engler）及同属其他种植物树干皮部渗出的油胶树脂。

【产地】主产于索马里、埃塞俄比亚、阿拉伯半岛南部及印度等地。以索马里所产没药最佳，销世界各地。

【采收加工】11 月至次年 2 月间将树刺伤，树脂由伤口或裂缝口自然渗出（没药树干的韧皮部有多数离生的树脂道，受伤后，附近的细胞逐渐破坏，形成大形溶生树脂腔，内含油胶树脂）。初为淡黄白色液体，在空气中渐变为红棕色硬块。采后拣去杂质。

【性状鉴别】呈不规则颗粒状或黏结成团块，大小不一，一般直径约 2.5cm，有的可达 10cm。表面红棕色或黄棕色，凹凸不平，被有粉尘。质坚脆，破碎面呈颗粒状，带棕色油

样光泽，并常伴有白色斑点或纹理；薄片半透明。气香而特异，味苦而微辛。 （彩图 19 - 15）

以块大、色红棕、半透明、微粘手、香气浓而持久、杂质少者为佳。

【成分】因来源不同而常有差异，一般商品含树脂25% ~35%、树胶57% ~61%、挥发油7% ~17%。尚含少量苦味质、蛋白质、甾体、没药酸（myrrholic acid）、甲酸、乙酸及氧化酶等。

没药树脂含 α-没药脂酸、β-没药脂酸、γ-没药脂酸、次没药脂酸（commiphorinic acid）、α-罕没药脂酚、β-罕没药脂酚、乙酸异芳香脂（isolinalyl acetate）、β-乙酸异芳香脂、没药萜醇（commiferin）、罕没药树脂（heeraboresene）、3-表羽扇醇乙酯（3 - epilupeol acetate）、羽扁酮（lupemone）、3-表-α-香树脂醇（3 - epi - α - amyrin）和香树脂酮（α - amyrone）。

挥发油为黄色或黄绿色浓稠液体，具有特殊气味，暴露在空气中易树脂化，油中含丁香油酚、间苯甲基酚（m - cresol）、枯茗醛（cuminaldehyde）、桂皮醛、甲酸酯、乙酸酯等。

树胶类似阿拉伯树胶，水解后得阿拉伯糖、木糖、半乳糖等。

【理化鉴别】①取本品与水共研形成黄棕色乳状液。粉末遇硝酸呈紫色。

②取粉末0.1g，加细砂0.5g，研匀置试管中，加乙醚振摇提取，将提取液置蒸发皿中，待乙醚挥散后，残留一层薄膜，用溴或发烟硝酸蒸气接触皿底残渣，即显紫红色。（检查挥发油，伪品无此反应）

③取粉末少许，加新配置的香草醛盐酸试液数滴，挥发油含量高者立即显紫红色，挥发油含量低者，则初显黄色，渐渐变成紫红色。

【功效】性平，味苦。破血，消肿，生肌，止痛。

血竭 Sanguis Draxonis

【来源】为棕榈科（Palmae）植物麒麟竭 Daemonorops draco Bl. 果实中渗出的树脂经加工制成。

【产地】麒麟竭主产于印度尼西亚的加里曼丹和苏门答腊及印度、马来西亚等国。

【采收加工】采集麒麟竭成熟果实，其外密被硬质小鳞片，由鳞片间分泌的红色树脂，几将鳞片全部遮蔽，充分晒干，加贝壳同入笼中强力振摇，松脆的树脂块即脱落，筛去果实鳞片杂质，用布包起，入热水中使软化成团，取出放冷，即为原装血竭；加入辅料如达玛树脂原白树脂等，称加工血竭。

【性状鉴别】呈类圆四方形或方砖形，表面暗红色，有光泽，附有因摩擦而成的红粉。质硬而脆，破碎面红色，研粉呈砖红色。无臭，味淡。不溶于水，在热水中软化。（彩图 19 -16）

均以外色黑似铁、研粉红似血、火燃呛鼻、有苯甲酸样香气者为佳。

【成分】麒麟竭中含红色树脂酯约57%。结晶形红色素有：血竭红素（dracorubin）、血竭素（dracorhodin）、去甲基血竭红素（nordracorubin）、去甲基血竭素（nordracorhodin）、(2S)-5-甲氧基-6-甲基黄烷-7-醇〔(2S)-5 - methoxy -6 - methylflavan -7 - ol，简称黄

烷素]、(2S)-5-甲氧基黄烷-7-醇［(2S)-5-methoxyflavan-7-ol］。另含松脂酸（pimaric acid）、异松脂酸（isopimaric acid）、去氢松香酸（dehydroabietic acid）、山答腊松脂酸（sandaracopimaric acid）等。红色树脂为血竭树脂鞣醇（dracoresino tannol）与苯甲酸及苯甲酰乙酸的化合物。

【理化鉴别】①取本品粉末置白纸上，用火隔纸烘烤即熔化，应无扩散的油迹，对光照视呈鲜艳的血红色。以火燃烧则产生呛鼻烟气。

②取粉末0.1g，加乙醚10ml，密塞振摇10分钟，滤过。滤液作为供试品溶液。另取血竭对照药材0.1g，同法制成对照药材溶液。吸取上述两种溶液及每1ml含26μg血竭素的血竭素高氯酸盐对照品溶液各10～20μl，分别点于同一硅胶G薄层板上，以三氯甲烷-甲醇（19:1）为展开剂，展开，取出，晾干。供试品色谱中，在与对照品色谱相应的位置上，显相同的橙色斑点；在与对照药材色谱相应的位置上，显相同橙色斑点。

【功效】性平，味甘、咸。活血祛瘀，消肿止痛，收敛止血。

【附注】①根据中华人民共和国卫生部进口药材标准（1986年）规定，血竭可采用薄层色谱法与标准品、标准药材对照，在相同位置应显有血竭素、黄烷醇及血竭红素的斑点。如用分光光度法测定，在270nm±1nm波长处应有最大吸收。本品粉末经石油醚（60℃～90℃）浸取，滤液加新配制的0.5%醋酸铜溶液，振摇后分层，石油醚层不得显绿色。（检查松香）

②加工血竭（手牌、皇冠牌）：略呈扁圆四方形，直径6～8cm，厚约4cm，重250～280g。表面暗红色或黑红色，有光泽，底部平圆，顶端有包扎成型时所成的纵折纹。原装血竭：呈四方形或不定形块状，大小不等，表面铁黑色或红色，常附有因摩擦而成的红粉。断面有光泽或粗糙而无光泽，黑红色，研成粉末血红色。加工血竭习用品牌有手牌、皇冠牌。后来杂牌血竭先后有B级、AA牌、三A牌、鸡牌、金鱼牌、手牌A等进口，因质量低劣均不准订购。1979年曾进口太阳牌及金星牌，质量较优。

③国产血褐为百合科植物海南龙血树 Dracaena cambodiana Pierre ex Gagnep. 的含脂木质部提取而得的树脂。

第四节 其他类中药材

一、其他类中药材概述

其他类中药材是指本教材上述各章中未能收载的中药材。包括：①由植物体的某一部分或间接使用植物的某些制品为原料，经过不同的加工处理所得到的产品，如樟脑、冰片、芦荟、青黛等。②蕨类植物的成熟孢子，如海金沙。③植物器官因昆虫的寄生而形成的虫瘿，如五倍子。④植物体分泌或渗出的非树脂类混合物，如天竺黄。

本类中药材一般采用性状鉴别法。少数中药可采用显微鉴别法，如海金沙、五倍子等。理化鉴别法较为常用，尤其对一些加工品，如青黛、芦荟、冰片等，可依据其主要成分或功效成分的性质进行定性鉴别和质量评价。

二、其他类中药材的鉴定

海金沙 Spora Lygodii

【来源】 为海金沙科（Lygodiaceae）植物海金沙 Lygodium japonicum（Thunb.）Sw. 的干燥成熟孢子。

【产地】 主产于广东、浙江、江苏、湖北、湖南等省。

【采收加工】 秋季孢子未脱落时采割藤叶，晒干，搓揉或打下孢子，除去藤叶。

【性状鉴别】 药材呈粉末状，棕黄色或浅棕黄色。体轻，手捻有光滑感，置手中易由指缝滑落。气微，味淡。撒在水中则浮于水面，加热始逐渐下沉。撒于火上易燃烧发生爆鸣声且有闪光，无残留灰渣。（彩图 19 - 17）

以质轻、色棕黄、有光滑感、无杂质者为佳。

【显微鉴别】 粉末：棕黄色或浅棕黄色。孢子为四面体形或三角状圆锥形，辐射对称。极面观钝三角形；赤道面观类三角形或超半圆形；极轴长 58～72（97）μm，赤道轴长 70～108μm；周壁具瘤状或颗粒状雕纹，有的周壁开裂或脱落，外壁光滑，近极面有三叉状裂缝。有时可见非腺毛混入。

【成分】 孢子含水溶性成分海金沙素（lygodin），又含脂肪油，其主要脂肪酸为油酸、亚油酸、棕榈酸和肉豆蔻酸等。还含反式-对-香豆酸和咖啡酸等利胆成分。

【检查】 酸不溶性灰分不得过 15.0% 。

【功效】 性寒，味甘、咸。清利湿热，通淋止痛。

【附注】 全草称为"海金沙藤"，功效同海金沙。

儿茶 Catechu

【来源】 为豆科（Leguminosae）植物儿茶 Acacia catechu（L. f.）Willd. 去皮枝、干的干燥煎膏。商品习称"儿茶膏"或"黑儿茶"。

【产地】 主产于云南勐腊、景洪等地；广东、广西、福建、海南等省区亦产。

【采收加工】 冬季采收枝、干，除去外皮，砍成大块，加水煎煮，浓缩至糖浆状，冷却，倾于特制的模型中，干燥。

【性状鉴别】 呈方块形或不规则块状，大小不一。表面棕褐色或黑褐色，光滑而稍有光泽。质硬，易碎，断面不整齐，具光泽，有细孔，遇潮有黏性。无臭，味涩、苦，略回甜。（彩图 19 - 17）

以黑色略带棕色、不糊不碎、尝之收涩性强者为佳。

【显微鉴别】 粉末棕褐色。水装片可见大量针晶、针晶束和黄棕色块状物。

【成分】 含儿茶鞣质、儿茶素、表儿茶素（epicatechin）、儿茶鞣红（catachu red）、槲皮素、树胶、低聚糖等。

【理化鉴别】 ①取火柴杆浸于本品水浸液中，使轻微着色，待干燥后，再浸入盐酸中立即取出，置火焰附近烘烤，杆上即显深红色。

②取粉末 1g，加甲醇 10ml 溶解，滤过，滤液为供试品溶液。另取儿茶素对照品，加甲醇制成每 1ml 含 0.2mg 的溶液。吸取上述溶液各 5μl 点于同一硅胶 G－CMCNa 板上，用氯仿-甲醇-甲酸（8:2:0.08）展开，晾干，喷以含 1% 盐酸的 0.05% 对二甲氨基苯甲醛乙醇溶液。本品在与对照品色谱相应的位置上，显相同的紫色斑点。

【含量测定】 按高效液相色谱法测定，本品含儿茶素（$C_{15}H_{14}O_6$）和表儿茶素（$C_{15}H_{14}O_6$）的总量不得少于 21.0%。

【功效】 性微寒，味苦、涩。收湿生肌敛疮。

【附注】 茜草科（Rubiaceae）植物儿茶钩藤 *Uncaria gambier* Roxb. 带叶嫩枝的干燥煎膏，商品习称"方儿茶"或"棕儿茶"。儿茶钩藤为常绿木质藤本。单叶对生，有柄；叶片革质，卵形或短椭圆形，具大型托叶 2 片。叶腋具钩。头状花序腋生，花白色，花冠稍漏斗形。蒴果棕色。主产于缅甸、印度、马来西亚等国。割取带叶小枝放于铜锅中，加水煮沸 6～8 小时，待叶变黄时，取出枝叶，药液浓缩成糖浆状，倒入木盘中冷却，凝固后，切成方块，干燥。本品呈方块形，边长约 2cm，各边均凹缩，棱角多偏斜或破碎，表面棕色至黑褐色，多平坦无光泽，有时可见裂纹。质坚实或较松脆。断面浅棕红色。无臭，味苦、涩。含儿茶鞣质约 24%，儿茶素 30%～35%。还含儿茶荧光素（gambir fluorescein）、棕儿茶碱（gambirine）及槲皮素等。

五倍子 Galla Chinensis

【来源】 为漆树科（Anacardiaceae）植物盐肤木 *Rhus chinensis* Mill.、青麸杨 *R. potaninii* Maxim. 或红麸杨 *R. punjabensis* Stew. var. *sinica* （Diels） Rehd. et Wils. 叶上的虫瘿，主要由五倍子蚜 *Melaphis chinensis* （Bell） Baker 寄生而形成。按外形不同，商品药材分为"肚倍"和"角倍"。

【产地】 主产于四川、贵州、云南、陕西等省。

【采收加工】 立秋至白露前虫瘿由青色转成黄褐色时采摘，置沸水中略煮或蒸至外表面成灰色，杀死蚜虫，取出，晒干。

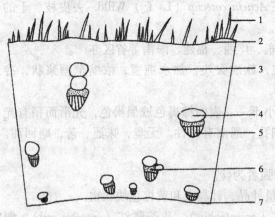

图 19－13 五倍子横切面简图
1. 表皮毛 2. 外表皮 3. 基本组织 4. 树脂道
5. 木质部 6. 韧皮部 7. 内表皮

【性状鉴别】 肚倍 呈长圆形或纺锤形囊状，长 2.5～9cm，直径 1.5～4cm。表面灰褐色或灰棕色，被柔毛。质硬脆，易破碎，断面角质样，有光泽，壁厚 2～3mm，内壁平滑，有黑褐色死蚜及灰色粉末状排泄物。气特异，味涩。

角倍 呈菱形，具不规则的角状分枝，柔毛较明显，壁较薄。（彩图 19－18）

均以个大、完整、色灰褐、壁厚者为佳。

【显微鉴别】 横切面：①表皮细胞一列，往往分化成 1～3～6 细胞的非腺毛，长 70～140（350）μm。②内侧薄壁组织中散有多数外韧型维管束，维管束外侧有大型的树脂道，

直径达 270μm。③薄壁细胞内含糊化淀粉粒，直径约 10μm，并有少数草酸钙结晶。（图19-13）

【成分】含五倍子鞣质（gallotannin），习称五倍子鞣酸（gallotannic acid），含量 60% ~ 70%，有的达 78%；另含没食子酸（2% ~4%）、脂肪、树脂及蜡质等。

【理化鉴别】取粉末 0.5g，加甲醇 5ml，超声处理 15 分钟，滤过，滤液作为供试品溶液。另取五倍子对照药材，同法制备对照药材溶液，再取没食子酸制成对照品溶液，吸取上述溶液各 2μl，点于同一硅胶 GF$_{254}$薄层板上，以氯仿-甲酸乙酯-甲酸（5:5:1）展开，晾干。置紫外光（254nm）灯下观察，本品在与对照药材和对照品色谱相应的位置上，显相同颜色的斑点。

【含量测定】按高效液相色谱法测定，本品按干燥品计算，含鞣质以水解的没食子酸（C$_7$H$_6$O$_5$）计不得少于 50.0%。

【功效】性寒，味酸、涩。敛肺降火，涩肠止泻，敛汗止血，收湿敛疮。

【附注】五倍子蚜生活史与五倍子的形成：五倍子蚜的有翅胎生雌虫（秋季迁移蚜），于 9 月中旬至 10 月中旬自虫瘿穿孔飞出，寄生于中间寄主提灯藓科提灯藓属（Mnium）多种植物上，进行孤雌生殖产生幼蚜，并吸取藓类营养，作白色蜡质茧越冬，至次年春季再羽化成有翅胎生雌虫（春季迁移蚜），飞散至盐肤木等植物上，产生雌、雄无翅幼虫，经交尾后产生无翅雌虫（干母）。无翅雌虫在吸取盐肤木等嫩叶汁时，叶部组织受到刺激，逐渐膨大，开始形成虫瘿（即五倍子）。产生五倍子必须具备三要素，即寄主盐肤木类植物、五倍子蚜虫和过冬寄主提灯藓类植物。由于五倍子蚜虫种类的不同及其营瘿部位习性的不同，形成的五倍子外形各异。

第二十章

动物类中药材

第一节 动物类中药材概述

动物类中药材是指用动物的整体或动物体的某一部分、动物体的生理或病理产物、动物体的加工品等供药用的一类中药材。

（一）动物类中药材的应用与研究

动物类中药材在我国的应用历史悠久，早在 4000 年前甲骨文就记载有麝、犀、牛、蛇等 40 余种药用动物。在 3000 多年前，我国就开始了蜜蜂的利用；珍珠、牡蛎的养殖始于我国，已有 2000 多年的历史；鹿茸、麝香、阿胶、蕲蛇等在我国的应用也有两三千年之久。《神农本草经》载有动物药 65 种，《新修本草》载有 128 种，历代本草共计约载有动物药 600 余种。

新中国成立以来，我国在开展大规模的区域性和全国性的药用动物资源普查的基础上编写的《中国药用动物志》，收载药用动物共 1257 种，《中华本草》收载动物药 1047 种。《中国中药资源志要》记载药用动物 1581 种，分布在 11 门、415 科、861 属中，占全部中药资源总数的 12%。近有文献报道，我国有药用动物约 1850 种。

动物药，尤其是某些来源于高等动物的中药，所含化学成分常与人体中的某些物质成分相似，因而可直接用于改善和调节人体的生理功能，具有显著的生理活性。常用动物药，如牛黄、麝香、鹿茸等均有独特的疗效。近年来从药用动物中发现了一些疗效显著的物质，如斑蝥中的斑蝥素有治疗原发性肝癌和病毒性肝炎的作用；僵蚕中的过氧麦角甾醇及 7β-羟基胆甾醇有体外抗癌活性；刺参中的刺参素 A、B、C（holotoxin A、B、C）能抑制癌细胞生长，并有抗菌、增强白细胞吞噬功能等作用。水蛭中的水蛭素为凝血酶特效抑制剂，有很强的抗凝血作用；蝮蛇毒中的抗栓酶，蚯蚓中的溶纤酶，人尿中提制的尿激酶等具有抗凝血作用，用于治疗脑血管疾病和静脉血栓、弥漫性血管内凝血。蟾酥中的脂蟾毒配基有升压、强心、兴奋呼吸作用，已用于呼吸、循环衰竭和失血性休克等疾病。鹿茸中的多胺类化合物是刺激核酸和蛋白质合成的有效成分；昆虫中所含的促蜕皮激素（ecdysone）以及甲壳类的蜕皮甾酮（ecdysterone）有促进蛋白质合成、降血脂和抑制血糖升高等作用。麝香中的多肽类成分有明显的抗凝血、抗肿瘤、抗炎、抗氧化、抗真菌、强心等生理活性。河豚毒素（tetrodotoxin）有剧毒，有镇静与局部麻醉作用，局部麻醉作用是可卡因的 16000 倍；蟾毒灵的麻醉力为可卡因的30 ～ 60倍。甲壳纲动物及昆虫中含有丰富的甲壳质，可作为药物的良好载体，并有降低胆固醇、降血脂的作用。

值得指出的是，海洋占地球表面积的71%，有30门50余万种生物生活其间，所以海洋中蕴藏着极其丰富的生物资源。我国海域辽阔，海洋药用动物资源极为丰富，约有350种之多。其中石决明、牡蛎、海螵蛸、珍珠母、海龙、海马等为常用中药。从某些海洋动物，如刺参中分离出的刺参黏多糖类、海参皂苷类等均具有明显的生理活性，特别是抗肿瘤和抗真菌活性。乌贼墨主成分黑色素蛋白中的黑色素是吲哚-5,6-醌与2-羧基-吲哚-5,6-醌(4:1)的共聚物，有止血作用。

由于不少珍稀动物药具有十分显著而独特的临床疗效，长期以来使用十分广泛，如麝香，因此，对濒危珍稀动物类中药的野生资源加强保护，变野生为家养，积极寻找代用品以利于可持续利用，已成为亟待解决的重大课题。现已人工养殖的动物药材有数十种。如人工养麝，活体取香，养熊人工引流胆汁，鹿的驯化及鹿茸的生产，人工育珠，蛤蚧、金钱白花蛇、蕲蛇、全蝎、蜈蚣等的养殖都已成为商品药材的重要来源。麝香的代用品，大小灵猫香、麝鼠香的研究，人工麝香的合成；虎骨的代用品，塞隆骨的开发与应用；犀角的代用品，水牛角粉和水牛角浸膏的使用等，既保护了野生动物资源，使之可持续利用，又获得了贵重的商品药材。成功地进行人工培植牛黄、体外培植牛黄及人工合成牛黄的生产为稀有贵重药材的生产拓展了新的方法。利用现代生物技术，如细胞工程、基因工程技术生产有效成分，近年来已有不少新进展，如水蛭素基因工程、羚羊角蛋白质基因工程等，为减轻对自然资源的依赖和破坏，获得有效成分高含量的中药材开辟了新途径。

（二）药用动物的分类与动物类中药材的分类

1. 药用动物的分类

动物学的自然分类系统通常是以动物形态上或解剖上的相似程度为基础的，并结合其生态习性和地理分布来进行，基本上能反映各种动物在动物界的地位、各类群之间的亲缘关系及动物进化的途径。和植物界一样，动物界也划分为若干个等级，如门、纲、目、科、属、种，而以种为分类的基本单位。动物的分类主要是根据动物细胞的分化、胚层的形成、体腔的有无、对称的形式、体节的分化、骨骼的性质、附肢的特点及其他的器官系统的发生、发展等基本特征而划分为若干动物类群。在动物分类系统中与药用动物有关的有10门，它们是（由低等到高等）：

　　原生动物门（Protozoa）；

　　多孔动物门（Porifera），又称海绵动物门（Spongia），药用动物如脆针海绵；

　　腔肠动物门（Coelenterata），药用动物如海蜇、珊瑚等；

　　扁形动物门（Platyhelminthes）；

　　线形动物门（Nemathelminthes）；

　　环节动物门（Annelida），药用动物如蚯蚓、水蛭等；

　　软体动物门（Mollusca），药用动物如石决明、牡蛎、乌贼等；

　　节肢动物门（Arthropoda），药用动物如东亚钳蝎、蜈蚣、地鳖、南方大斑蝥等；

棘皮动物门（Echinodermata），药用动物如海参、海胆；

脊索动物门（Chordata），药用动物如海马、蟾蜍、乌梢蛇、黑熊、梅花鹿、林麝、牛等。

中药药用种类较多的有脊索动物门、节肢动物门和软体动物门，其次是环节动物门和棘皮动物门。

现将以上 10 个动物门的主要特征简介如下：

（1）原生动物门（Protozoa）：是最原始、最古老、构造最简单的类型。为单细胞动物，体形微小，$30 \sim 300 \mu m$。营养方式为自养性（植物性）、非自养性（动物性）、腐生性三种。具无性生殖或有性生殖。生活于水中或湿土内，一部分营寄生生活。如草履虫。

（2）多孔动物门（Porifera）：又称海绵动物门（Spongia），是最原始、最低等的多细胞动物。体形多数不对称，或辐射对称，体表多孔，故名多孔动物。体壁可由二层细胞构成，但不分化为内外二个胚层，体壁有钙质或硅质的骨针或类蛋白质海绵丝所支持，无器官系统和明确的组织分化，具特有的水沟系。全为水生固着生活，主要生活在海水中。如脆针海绵。

（3）腔肠动物门（Coelenterata）：为低等后生动物，所有的后生动物都是经过这个阶段进化发展而成。体形辐射对称，具内外两胚层，有原始的消化腔，有口无肛门，行细胞外及细胞内消化。有组织分化，具原始的肌肉结构和原始的神经系统（神经网），有刺细胞。有骨骼时，为钙质或角质。全为水生，营固着或漂浮生活。如海蜇、珊瑚等。

（4）扁形动物门（Platyhelminthes）：身体为两侧对称，分化为外、中、内三个胚层，身体柔软，无体腔，背腹扁平，有口无肛门，大都雌雄同体，营自由生活或寄生生活。

（5）线形动物门（Nemathelminthes）：又称假体腔动物或原腔动物。身体一般为两侧对称，呈长线形或圆筒状，三胚层，有圆体腔（又称假体腔），消化管末端有肛门，不分节，体表被半透明的弹性角质膜，大都为雌雄异体。生活于海水、淡水和土壤中，有些种类是人体寄生虫，如蛔虫、血丝虫等。

（6）环节动物门（Annelida）：是真体腔动物，为高等无脊椎动物开端。体圆柱形或扁平形，两侧对称，身体分节（由相似的体节组成），具三胚层。除蛭纲外有真体腔及闭管式循环系统，多数具运动器官刚毛或疣足，消化道发达，有口和肛门，具有排泄器官后肾管，有链状神经系统。多为自由生活。如蚯蚓、水蛭等。

（7）软体动物门（Mollusca）：为动物界第二大门。身体柔软，不分节，除腹足纲外为左右对称，由头、足及内脏团三部分组成，具次生体腔。外套膜和贝壳的形成是软体动物的显著特征。外套膜由躯干背侧皮肤褶壁向下延伸而成，并由它分泌出一两个或多个覆盖柔软体部的贝壳。外套膜由内、外表皮和结缔组织及少数肌肉纤维组成。贝壳主要由碳酸钙（95%）和少量壳质素组成，一般分 3 层，最外一般为角质层，由壳质素构成，薄而透明，有色泽，由外套膜边缘分泌而成；中间的一层为棱柱层（壳层），占壳的大部分，由石灰质小角柱并列而成；最下面一层为珍珠层，一般由叶片状的霰石构成，表面光滑，具珍珠色彩。身体具次生体腔，消化道完全，有心脏及血管，除头足纲外为开放式循环，有栉状鳃或类似肺的构造。多为水生，少数陆生。如杂色鲍、乌贼等。

（8）节肢动物门（Arthropoda）：为动物界种类最多的一门，现存种类已达 100 余万种，占已知动物种类的 85%。它们分布极广，具有高度的适应性。身体多由头部、胸部、腹部组成，附肢常分节，体外被几丁质外骨骼，生长发育过程需蜕皮。外骨骼的最外一层是很薄的蜡质，水不能渗透；其下是较厚的几丁质层，几丁质是复杂的含氮多糖类，其分子式为 $(C_{32}H_{54}N_4O_{21})_n$，是外骨骼的主要组成部分，几丁质又分为外层和内层，外层致密，常为蛋白质或钙质沉积而成，因而成为坚硬的骨片，内层富有弹性；再其下是分泌外骨骼的表皮细胞。肌肉为横纹肌，常呈束，消化系统完整，口器适于咀嚼或吸吮，形式多样。体腔为混合腔，内部充满血液，又称血腔，循环系统为开管式。用鳃、气管或书肺呼吸。水生或陆生。

（9）棘皮动物门（Echionodermata）：成体为辐射对称，幼体则两侧对称。体表有许多棘状突起，故称棘皮动物。体腔发达，体腔的一部分形成独有的水管系统，另一部分形成围血系统。在发育过程中有原口（肛门）及后口（口），故属无脊索动物中后口动物类群。如海参、海胆等。

（10）脊索动物门（Chordata）：有脊索，为位于背部的一条支持身体纵轴的棒状结构。低等脊索动物终生存在，高等脊索动物只在胚胎期间有脊索，成长时即由分节的脊柱取代。中枢神经系统呈管状，位于脊索的背面，在高等种类中神经管分化为脑和脊髓两部分。消化管前端咽部的两侧有咽鳃裂，在低等水生种类中终生存在，在高等种类中只见于某些幼体和胚胎时期，随后完全消失。本门动物亦属后口动物类群。

脊索动物门可分为三个亚门：尾索动物亚门（Subphylum Urochordata）、头索动物亚门（Subphylum Cephalochordata）和脊椎动物亚门（Subphylum Vertebrata）。其中与药用关系密切的是脊椎动物亚门，本亚门是动物界中最高级的类群，分为圆口纲、鱼纲、两栖纲、爬行纲、鸟纲及哺乳纲六个纲。

动物的命名大多数也和植物命名一样采用林奈首创的双名法。由两个拉丁字或拉丁化的文字，分别表示动物学名的属名和种名，在学名后附加定名人的姓氏，如意大利蜂 *Apis mellifera* Linn.。动物与植物命名不同之处，在于种内如有亚种时则采用三名法，亚种紧接在种名的后面，如中华大蟾蜍 *Bufo bufo gargarizans* Cantor；如有亚属，则亚属名在属名和种名之间，并外加括号（现在亚属名使用较少）；若属名改变，则在原定名人氏外加括号，如马氏珍珠贝 *Pteria martensii*（Dunker），这表示该学名的属名已由原来的属名改为现在的属名，但仍保留了原种名，一般不用变种、变型。拉丁学名中的属名、亚属名及命名人的第一个拉丁字母必须大写，其余均小写。

2. 动物类中药材的分类

在古代，动物药的分类是根据动物的不同类别或药用部位，动物的习性或药材特征来进行分类的，如《本草纲目》将动物药分为虫、鳞、介、禽、兽、人六部，每部之中又再进一步细分。

现代动物药的分类方法较多。有的根据药用动物在自然界的分类地位，按动物类中药材在各门中的分布情况，由低等动物到高等动物进行分类；有的按药用部位进行分类；有的按动物药所含化学成分进行分类；有的按药理作用或功效进行分类等。按药用部位分类如下：

（1）动物的干燥全体：如水蛭、全蝎、蜈蚣、斑蝥等。

（2）除去内脏的动物体：如蚯蚓、蛤蚧、乌梢蛇、蕲蛇、金钱白花蛇等。

（3）动物体的某一部分：如角类（羚羊角）、鳞甲类（穿山甲、龟甲）、骨类（豹骨）、贝壳类（石决明）、脏器类（鸡内金）等。

　　（4）动物的生理产物：如分泌物（麝香）、排泄物（五灵脂）、生理产物（蝉蜕）等。

　　（5）动物的病理产物：如珍珠、牛黄、马宝等。

　　（6）动物体某一部分的加工品：如阿胶、鹿角胶、龟甲胶等。

　　本教材中的动物类中药材是按药用动物的自然分类系统进行分类排列的。

（三）动物类中药材的鉴定方法

　　动物类中药材的鉴定方法与植物药材和矿物药材一样。在对动物类中药材进行鉴别时，应根据具体情况选用一种或多种方法配合进行，方可得到准确结果。

1. 动物类中药材的性状鉴别

　　性状鉴定是使用最多的方法。可通过观、摸（手试）、嗅、尝、试（水试、火试）等方法识别药材。因动物类中药材具有不同于其他类别中药材的特殊性，特别要注意观察其专属性的特征，如形状；表面特征，如纹理、突起、附属物、裂缝等；颜色，如表面和断面的颜色；气，如麝香的特异香气；味，如蜂蜜的纯正甜味，熊胆味苦回甜有清凉感等。此外，一些传统经验鉴别方法仍是鉴定动物类中药材有效而重要的手段。手试法：如毛壳麝香手捏有弹性；麝香仁以水润湿，手搓能成团，轻揉即散，不应粘手、染手、顶指或结块。水试法：如哈士蟆油以水浸泡可膨胀 10～15 倍，而伪品在 7 倍以下；熊胆仁投于水杯中，即在水面旋转并呈现黄线下沉而不扩散；牛黄水液可使指甲染黄，习称"挂甲"。火试法：如麝香仁撒于炽热坩埚中灼烧，初则迸裂，随即熔化膨胀起泡，浓香四溢，灰化后呈白色灰烬，无毛、肉焦臭，无火焰或火星。

2. 动物类中药材的显微鉴别

　　对于动物类中药材，尤其是贵重或破碎的药材，除性状鉴别外，常应用显微特征鉴别其真伪。在进行显微鉴别时，常需根据不同的鉴别对象，制作显微片，包括粉末片、动物的组织切片和磨片（贝壳类、角类、骨类、珍珠等）等。如麝香、牛黄及多数动物类中药材均可进行粉末显微鉴别；角类药材如羚羊角、鹿茸、鹿角可进行组织、粉末鉴别；蛇类药材如蕲蛇、乌梢蛇、金钱白花蛇鳞片可进行显微鉴别；骨类药材如犀角、虎骨、豹骨、熊骨等磨片可进行显微鉴别；贝壳类药材如石决明、牡蛎及珍珠的磨片可进行显微鉴别，特别是珍珠，显微磨片可见有明显的同心环状结构及珍珠虹光环，是真伪品鉴别的重要依据。近年来扫描电镜用于动物类中药材鉴定，分辨率高。

3. 动物类中药材的理化鉴别

　　利用物理的、化学的或仪器分析方法，可鉴定和研究动物药材的真伪，以及进行内在质量的控制，如薄层色谱法、高效液相色谱法、红外光谱法用于鉴别动物类药材，特征明显，稳定性、重现性均好。用差热分析技术成功地鉴别了天然牛黄和人工牛黄，鳖甲、龟甲与其伪品。动物药材含大量的蛋白质及其水解产物氨基酸、动物肽毒、酶及糖蛋白等，可采用凝胶电泳系列技术，如不同来源的蛇类、胶类、角类、海马类、海龙类中药材的电泳图谱彼此存在显著差异。

　　动物类中药材中有效成分或指标性成分的含量测定多采用仪器分析方法，如用高效液相色谱法测定蟾酥中华蟾酥毒基和脂蟾毒配基的含量，测定熊胆粉中牛磺熊去氧胆酸的含量；用气相色谱法测定麝香中总麝香酮的含量，测定斑蝥中斑蝥素的含量；用薄层扫描法测定牛黄中胆酸的含量；用分光光度法测定牛黄中胆红素的含量等。

第二节　动物类中药材的鉴定

地龙 Pheretima

【来源】为钜蚓科（Megascolecidae）动物参环毛蚓 *Pheretima aspergillum*（E. Perrier）、通俗环毛蚓 *Pheretima vulgaris* Chen、威廉环毛蚓 *Pheretima guillelmi*（Michaelsen）或栉盲环毛蚓 *Pheretima pectinifera* Michaelsen 的干燥体。前一种习称"广地龙"，后三种习称"沪地龙"。

【产地】广地龙主产于广东、广西、福建。沪地龙主产于上海、浙江、江苏。现在商品为野生与人工养殖。

【采收加工】广地龙春季至秋季捕捉，沪地龙夏季捕捉，及时剖开腹部，除去内脏及泥沙，洗净，晒干或低温干燥。

【性状鉴别】**广地龙**　呈长条状薄片，弯曲，边缘略卷，长 15～20cm，宽 1～2cm。全体具环节，背部棕褐色至紫灰色，腹部浅黄棕色；第 14～16 环节为生殖带，习称"白颈"，较光亮。体前端稍尖，尾端钝圆，刚毛圈粗糙而硬，色稍浅。雄生殖孔在第 18 环节腹侧刚毛圈一小孔突上，雄交配腔不翻出，外缘有数个环绕的浅皮褶，内侧刚毛圈隆起，前面两边有横排（一排或二排）小乳突，每边 10～20 个不等。受精囊孔 2 对，位于 7/8～8/9 环节间一椭圆形突起上。体轻，略呈革质，不易折断。气腥，味微咸。（彩图 20-1）

沪地龙　长 8～15cm，宽 0.5～1.5cm。全体具环节，背部棕褐色至黄褐色，腹部浅黄棕色；受精囊孔 3 对，在 6/7～8/9 环节间，第 14～16 环节为生殖带，较光亮。第 18 环节有一对雄生殖孔。通俗环毛蚓的雄交配腔能全部翻出，呈花菜状；威廉环毛蚓的雄交配腔孔呈纵向裂缝状；栉盲环毛蚓的雄生殖孔内侧有 1 或多个小乳突。

【成分】广地龙和沪地龙主含蛋白质，其组成中含 18～20 种氨基酸；脂类成分，均含有 18 种脂肪酸。另含琥珀酸（amber acid）、次黄嘌呤（hypoxanthine）、蚯蚓解热碱（lumbrofebrine）、蚯蚓素（lumbritin）、地龙毒素（terrestro-lumbrolysin）。尚含无机元素 Zn、Fe、Ca、Mg、Cu 等。近年来又从地龙中提取分离出有溶栓作用的蚓激酶、纤溶酶、地龙溶栓酶。

【功效】性寒，味咸。清热定惊，通络，平喘，利尿。

石决明 Concha Haliotidis

【来源】鲍科（Haliotidae）动物杂色鲍（九孔鲍）*Haliotis diversicolor* Reeve、皱纹盘鲍 *Haliotis discus hannai* Ino、羊鲍 *Haliotis ovina* Gmelin、澳洲鲍 *Haliotis ruber*（Leach）、耳鲍 *Haliotis asinina* Linnaeus 或白鲍 *Haliotis laevigata*（Donovan）的贝壳。

【产地】杂色鲍产我国福建以南沿海；越南、印度尼西亚、菲律宾等国均有分布。皱纹盘鲍产我国辽宁、山东、江苏等沿海；朝鲜、日本均有分布。羊鲍、耳鲍产我国台湾、海南、西沙群岛；澳大利亚、印度尼西亚、菲律宾等国均有分布。澳洲鲍主产于澳洲、新西兰。白鲍多混在澳洲鲍中，具体产地不详。

【采收加工】夏、秋二季捕捉，去肉，除去壳外附着的杂质，洗净，干燥。

【性状鉴别】**杂色鲍** 呈长卵圆形，内面观略呈耳形，长 7～9cm，宽 5～6cm，高约 2cm。表面暗红色，有多数不规则的螺肋和细密生长线，螺旋部小，体螺部大，从螺旋部顶处开始向右排列有 20 余个疣状突起，末端 6～9 个开孔，孔口与壳面平。内面光滑，具珍珠样彩色光泽。壳较厚。质坚硬，不易破碎。无臭，味微咸。（彩图 20-2）

皱纹盘鲍 呈长椭圆形，长 8～12cm，宽 6～8cm，高 2～3cm。表面灰棕色，有多数粗糙而不规则的皱纹，生长线明显，常有苔藓类或石灰虫等附着物，疣状突起末端具 4～5 个开孔，孔口突出壳面，壳较薄。

羊鲍 近圆形，长 4～8cm，宽 2.5～6cm，高 0.8～2cm。壳顶位于近中部而高于壳面，螺旋部与体螺部各占 1/2，从螺旋部边缘有 2 行整齐的突起，尤以上部较为明显，末端 4～5 个开孔，呈管状。

澳洲鲍 呈扁平卵圆形，长 13～17cm，宽 11～14cm，高 3.5～6cm。表面砖红色，螺旋部约为壳面的 1/2，螺肋和生长线呈波状隆起，疣状突起 30 余个，末端 7～9 个开孔，孔口突出壳面。

耳鲍 狭长，略扭曲，呈耳状，长 5～8cm，宽 2.5～3.5cm，高约 1cm。表面光滑，具翠绿色、紫色及褐色等多种颜色形成的斑纹，螺旋部小，体螺部大，疣状突起的末端 5～7 个开孔，孔口与壳面平，多为椭圆形，壳薄，质较脆。（彩图 11-2）

白鲍 呈卵圆形，长 11～14cm，宽 8.5～11cm，高 3～6.5cm。表面砖红色，光滑，壳顶高于壳面，生长线颇为明显，螺旋部约为壳面的 1/3，疣状突起 30 余个，末端 9 个开孔，孔口与壳面平。

【成分】杂色鲍贝壳主含碳酸钙。内层珍珠层的角质蛋白，经盐酸水解得 16 种氨基酸，如甘氨酸、门冬氨酸、丙氨酸、丝氨酸等。皱纹盘鲍贝壳含碳酸钙 90% 以上，有机质约 3.67%，主要为多种氨基酸、壳角质及胆素等。羊鲍贝壳主含碳酸钙、多种氨基酸等。

【功效】性寒，味咸。平肝潜阳，清肝明目。

牡蛎 Concha Ostreae

【来源】为牡蛎科（Ostreidae）动物长牡蛎 *Ostrea gigas* Thunberg.、大连湾牡蛎 *Ostrea talienwhanensis* Crosse 或近江牡蛎 *Ostrea rivularis* Gould 的贝壳。

【产地】长牡蛎主产于山东以北至东北沿海。大连湾牡蛎主产于辽宁、河北、山东等省沿海。近江牡蛎主产地较广，北起东北，南至广东省、海南省沿海。主为野生品，亦有养殖。

【采收加工】全年均可采收，去肉（作食品用），洗净，晒干。

【性状鉴别】**长牡蛎** 长而厚，呈长片状，背腹缘几平行，长 10～50cm，高 4～15cm。右壳较平如盖，鳞片坚厚，层状或层纹状排列。壳外面平坦或具数个凹陷，淡紫色、灰白色或黄褐色；内面瓷白色，壳顶二侧无小齿。左壳凹陷很深，鳞片较右壳粗大，壳顶附着面

小。质硬，断面层状，洁白。无臭，味微咸。（彩图20-3）

大连湾牡蛎 呈类三角形，背腹缘呈"八"字形，右壳外面淡黄色，间有紫色条纹或斑点，具疏松的同心鳞片，鳞片起伏成波浪状，内面白色。左壳同心鳞片坚厚，自壳顶部放射肋数个，明显。内面凹下呈盒状，铰合面小。

近江牡蛎 呈圆形、卵圆形或三角形等。右壳较左壳小，右壳外面稍不平，有灰、紫、棕、黄等色，环生同心鳞片，幼体者鳞片薄而脆，多年生长后鳞片层层相叠，内面白色，边缘有时淡紫色。左壳较右壳坚硬，厚大。

均以个大、整齐、质坚、内面光洁、色白者为佳。

【成分】含碳酸钙80%～85%，并含磷酸钙、硫酸钙、氧化铁、铝、镁、硅等。另含硬蛋白质等。

不同牡蛎无机元素含量及种类均有差异。用电子探针定量分析结果：大连湾牡蛎 CaO 62.95%～75.09%，MgO 0.10%～0.26%，MnO 0.14%～0.19%；近江牡蛎 CaO 56.31%～66.57%，MgO 0.06%～0.07%，无 MnO。每种还含有其他微量无机成分，如 Na_2O、Al_2O_3、K_2O、Cr_2O_3、FeO 等。

【理化鉴别】取粉末置紫外光灯下观察，大连湾牡蛎显浅灰色荧光，近江牡蛎显紫灰色荧光。

【功效】性微寒，味咸。重镇安神，潜阳补阴，软坚散结。近据报道，牡蛎的水提取物有增强免疫作用。

斑蝥 Mylabris

【来源】为节肢动物门昆虫纲芫青科（Meloidae）昆虫南方大斑蝥 *Mylabris phalerata* Pallas 或黄黑小斑蝥 *Mylabris cichorii* Linnaeus 的干燥体。

【产地】全国大部分地区皆产，以河南、广西、安徽、云南为多。群集于大豆、花生、茄子、棉花及瓜类植物的叶、花、芽等上。

【采收加工】夏、秋季清晨露水未干时捕捉，可戴手套，放入容器内闷死、烫死或蒸死后晒干。

【性状鉴别】**南方大斑蝥** 呈长圆形，长1.5～2.5cm，宽0.5～1cm。头及口器向下垂，有较大的复眼及触角各1对，触角末端数节膨大呈棒状，触角末节基部窄于前节，触角多已脱落。背部具革质鞘翅1对，黑色，有3条黄色或棕黄色的横纹；鞘翅下面有棕褐色薄膜状透明的内翅2片。胸腹部乌黑色，胸部有足3对，腹部呈环节状，有黑色绒毛。气特异而臭，刺激性强，不宜口尝。（彩图20-4）

黄黑小斑蝥 较小，长1～1.5cm。完整的触角末节基部与前节等宽。

均以个大、完整、颜色鲜明、无败油气味者为佳。

【成分】南方大斑蝥主含斑蝥素（斑蝥酸酐，cantharidin，$C_{10}H_{12}O_4$）0.427%～1.452%。此外，尚含羟基斑蝥素、脂肪油（12%）、树脂、蚁酸、色素等。黄黑小斑蝥含斑蝥素0.564%～2.163%。两种斑蝥均含 K、Mg、Ca、Fe、Zn 等多种无机元素。斑蝥素是抗癌有效成分，但毒性大，临床用其半合成品羟基斑蝥胺（hydroxylcantharidine），疗效与斑蝥素类似而毒性只有斑蝥素的 1/500。

【理化鉴别】①取粉末约 0.15g，用微量升华法，所得白色升华物，放置片刻，在显微镜下观察，为柱形、棱形结晶。升华物用石油醚洗 2~3 次，加硫酸 2~3 滴，微热，溶解后转入试管内，用小火加热至发生气泡，立即离火，滴入对二甲氨基苯甲醛硫酸溶液 1 滴，溶液即显樱红色或紫红色。（检查斑蝥素）

②取本品粉末 3g，加氯仿 20ml，振摇，浸泡 2 小时，滤过，滤液蒸干，残渣用石油醚（30℃~60℃）洗 3 次，每次 5ml，小心倾去上清液，残渣加氯仿 1ml 使溶解，作为供试品溶液。另取斑蝥素对照品，加氯仿制成每 1ml 含 5 mg 的溶液，作为对照品溶液。吸取上述两种溶液各 5μl，分别点于同一硅胶 G 薄层板上，以氯仿-丙酮（49:1）为展开剂，展开，取出，晾干，喷以 0.1% 溴甲酚绿乙醇溶液，加热至斑点显色清晰。供试品色谱中，在与对照品色谱相应的位置上，显相同颜色的斑点。

【含量测定】按气相色谱法测定，本品含斑蝥素（$C_{10}H_{12}O_4$）不得少于 0.35%。

【功效】性热，味辛。有大毒。破血消癥，攻毒蚀疮，引赤发泡。据报道，斑蝥、斑蝥素或羟基斑蝥胺治疗原发性肝癌、病毒性肝炎、鼻炎、气管炎等均有显著的效果。接触本品能使皮肤发红、刺痛，重则起泡。故内服、外用均须慎重。孕妇禁用。

蛤蚧 Gecko

【来源】为脊索动物门爬行纲壁虎科（Gekkonidae）动物蛤蚧 *Gekko gecko* Linnaeus 的干燥体。

【产地】主产于广西龙津、大新、容县等县。云南、广东、福建等省亦产。广西、江苏等省区已人工养殖。进口蛤蚧产于越南、泰国、柬埔寨、印度尼西亚。

【采收加工】通常 5~9 月捕捉，破开腹部，取出内脏，拭净血液（不可水洗），再以竹片撑开使身体扁平，四肢顺直，低温干燥，将两只合成 1 对，扎好。

【性状鉴别】全体呈扁片状，头颈部及躯干部长 9~18cm，头颈部约占三分之一，腹背部宽 6~11cm，尾长 6~12cm。头稍扁，略呈三角形，两眼多凹陷成窟窿，无眼睑，口内角质细齿密生于颚的边缘，无异型大齿。吻部半圆形，吻鳞不切鼻孔，与鼻鳞相连，上鼻鳞左右各一片，上唇鳞 12~14 对，下唇鳞（包括颏鳞）21 片。腹背部呈椭圆形，腹薄。背部灰黑色或银灰色，有黄白色或绿色斑点（进口蛤蚧多为砖红色斑点）散在。脊椎骨及两侧肋骨突起。四足均有五趾，趾间仅具蹼迹，除第一指趾外，均具爪，趾底面具吸盘。尾细长而结实，微现骨节，扁圆形，有不甚明显的 6~7 个银灰色环带。全身密被类圆形微有光泽的细鳞。质坚韧。气腥，味微咸。（彩图 20-5）

以体大、肥壮、尾粗而长、无虫蛀者为佳。

【显微鉴定】粉末：淡黄色或淡灰黄色。①鳞片近无色或淡灰绿色，表面可见半圆形、类圆形隆起，略作覆瓦状排列，布有极细小的粒状物，有的可见圆形孔洞。②皮肤碎片淡黄色或黄色，表面观细胞界限不清楚，布有棕色或棕黑色色素颗粒，常聚集成星芒状。③横纹肌纤维较多，多碎裂。侧面观细密横纹明暗相间，横纹呈平行的波峰状，有的纹理不清晰；横断面常呈三角形、类圆形、类方形。④骨碎片呈不规则碎块，表面有细小裂缝状或针孔状孔隙；骨陷窝呈裂缝状、长条形，多为同方向排列，边缘骨小管隐约可见。

【成分】 含肌肽（carnoside）；胆碱、肉毒碱（carnitine）；鸟嘌呤（guanine）；5 种磷脂类成分，含量达 1.19% 以上，其中磷脂酰乙醇胺含量占 70% 以上，其次为磷脂酸、溶血磷脂酰胆碱、神经鞘磷脂和磷脂酰胆碱；蛋白质；脂肪酸 9 种，其中不饱和脂肪酸达 70%，如亚麻酸和亚油酸等；14 种氨基酸，以甘氨酸为主（15.4%），其次为脯氨酸、谷氨酸等；钙、磷、镁、锌等 18 种无机元素等。另据报道，蛤蚧尾锌比体锌含量高，尾中为 19.770mg/g，体为 0.405 mg/g；并分得一分子量为 7.6×10^4 的多肽成分。

【理化鉴别】 粉末的 60% 乙醇提取液或酸水提取液，加生物碱试剂硅钨酸、碘化铋钾或碘化汞钾等，均有沉淀反应。

【功效】 性平，味咸。补肺益肾，纳气定喘，助阳益精。

【附注】 商品中发现有他种动物体充蛤蚧入药，应注意鉴别。主要有：

① 壁虎科动物壁虎 *Gekko chinensis* Gray 及多疣壁虎 *Gekko japonicus*（Dumeril et Bibron）去内脏的干燥体，俗称小蛤蚧。形似蛤蚧但体小，全长在 20cm 以下，鳞片极细小。

②鬣蜥科动物蜡皮蜥 *Leiolepis belliana rubritaeniata* Mertens 去内脏的干燥体，俗称红点蛤蚧。全长约 40cm，尾长近体长两倍。上唇具 2 个异型大齿，有眼睑，鳞片细小，无疣鳞。体背灰黑色，密布橘红色圆形斑点，体两侧有条形横向的橘红色斑纹。

③鬣蜥科动物喜山鬣蜥 *Agama himalayana*（Steindachner）去内脏的干燥体，俗称西藏蛤蚧。全长 34 ~ 36cm，尾长超过体长，有眼睑，吻鳞不切鼻孔，口内有异型大齿。

④ 蝾螈科动物红瘰疣螈 *Tylototriton verrucosus* Anderson 去或未去内脏的干燥体。全体呈条形，长 13 ~ 19cm，其中尾长达 7cm。头近圆形，较大而扁，头顶部有倒 "U" 字形棱，中间陷下，无吻鳞。体表无鳞片，体侧有瘰疣，密生疣粒。足具 4 指 5 趾，无蹼，无爪，无吸盘。

金钱白花蛇 Bungarus Parvus

【来源】 为脊索动物门爬行纲眼镜蛇科（Elapidae）动物银环蛇 *Bungarus multicinctus multicinctus* Blyth 的幼蛇干燥体。

【产地】 主产于广东、广西。广东、江西等省区有养殖。

【采收加工】 夏、秋二季捕捉，剖开蛇腹，除去内脏，擦净血迹，用乙醇浸泡处理后，盘成圆形，用竹签固定，干燥。

【性状鉴别】 呈圆盘状，盘径 3 ~ 6cm，蛇体直径 0.2 ~ 0.4cm。头盘在中间，尾细，常纳口内，口腔内上颌骨前端有毒沟牙 1 对，鼻间鳞 2 片，无颊鳞，上下唇鳞通常各为 7 片。背部黑色或灰黑色，有白色环纹 45 ~ 58 个，黑白相间，白环纹在背部宽 1 ~ 2 行鳞片，向腹面渐增宽，黑环纹宽 3 ~ 5 行鳞片，背正中明显突起一条脊棱，脊鳞扩大呈六角形，背鳞细密，通身 15 行，尾下鳞单行。气微腥，味微咸。（药材彩图 20 - 6）

以头尾齐全、色泽明亮、盘径小者为佳。

【显微鉴别】 背鳞外表面：鳞片呈黄白色，具众多细密纵直条纹，间距 1.1 ~ 1.7 μm，沿鳞片基部至先端方向径向排列。此特征为本品粉末鉴定的重要依据。

背鳞横切面：内、外表皮均较平直，真皮不向外方突出，真皮中色素较少。

【成分】 蛇体含蛋白质、脂肪及鸟嘌呤核苷。头部蛇毒中含多种酶，如三磷酸腺苷酶、磷脂酶等，另含 α-环蛇毒（α-bungarotoxin）、β-环蛇毒、γ-环蛇毒（为强烈的神经性毒）及神经生长因子（nerve growth factor）。

【浸出物】按醇溶性浸出物测定法中热浸法测定，用稀乙醇作溶剂，不得少于 15.0%。

【功效】性温，味甘、咸。有毒。祛风，通络，止痉。

蕲蛇 Agkistrodon

【来源】为脊索动物门爬行纲蝰科（Viperidae）动物五步蛇 Agkistrodon acutus（Günther）的干燥体。

【产地】主产于浙江的温州、丽水。江西、福建、湖南、广东等省亦产。

【采收加工】多于夏、秋二季捕捉，剖开蛇腹，除去内脏，洗净，用竹片撑开腹部，盘成圆盘状，干燥后拆除竹片。

【性状鉴别】呈圆盘状，盘径 17~34cm，体长可达 2m。头在中间稍向上，呈三角形而扁平，吻端向上，习称"翘鼻头"。上腭有管状毒牙，中空尖锐。背部两侧各有黑褐色与浅棕色组成的"∨"形斑纹 17~25 个，其"∨"形斑的两上端在背中线上相接，习称"方胜纹"，有的左右不相接，呈交错排列。腹部撑开或不撑开，灰白色，鳞片较大，有黑色类圆形的斑点，习称"连珠斑"；腹内壁黄白色，脊椎骨分离后可见棘突较高，呈刀片状上突，前后椎体下突基本同形，多为弯刀状，向后倾斜，尖端明显超过椎体后隆面。尾部骤细，末端有三角形深灰色的角质鳞片 1 枚，习称"佛指甲"。气腥，味微咸。（彩图 20-7）

以头尾齐全、条大、花纹明显、内壁洁净者为佳。

【显微鉴别】背鳞外表面：鳞片呈深棕色或黄棕色，密布乳头状突起，乳突呈类三角形、类卵形或不规则形，内含颗粒状色素。此特征为本品粉末鉴定的重要依据。

背鳞横切面：部分真皮和表皮向外乳头状突出，使外表面呈波浪形，突起部的真皮含较多色素。内表面较平直，无乳头状突起。

【成分】蛇体主含蛋白质、脂肪、氨基酸等。头部毒腺中含多量出血性毒，少量神经性毒，微量的溶血成分及促进血液凝固成分。

蛇毒为乳白色半透明的黏稠液体。主含凝血酶样物质、酯酶及三种抗凝血活酶。凝血酶样（thrombine like）成分为糖蛋白，由 17 个氨基酸组成，分子量为 33500，总糖量为 13.2%。尚含精氨酸酯酶，去纤酶等。抗凝血成分为糖蛋白，由 16 个氨基酸组成，分子量 20650，含糖量为 2%。溶纤维蛋白成分为酸性蛋白，分子量为 24100。尚含鸟嘌呤核苷及无机元素 Zn、Mn、Fe、Ca、Mg、Cu、Mo、Co、P、Si 等。

【浸出物】按醇溶性浸出物测定法中热浸法测定，用稀乙醇作溶剂，不得少于 10.0%。

【功效】性温，味甘、咸。有毒。祛风，通络，止痉。

乌梢蛇 Zaocys

【来源】为脊索动物门爬行纲游蛇科（Colubridae）动物乌梢蛇 Zaocys dhumnades（Cantor）的干燥体。

【产地】主产于浙江、江苏、安徽、江西等省。

【采收加工】 多于夏、秋二季捕捉，剖开蛇腹或先剥去蛇皮留头尾，除去内脏，盘成圆盘状，干燥。

【性状鉴别】 呈圆盘状，盘径约16cm。表面黑褐色或绿黑色，密被菱形鳞片；背鳞行数成双，背中央2～4行鳞片强烈起棱，形成两条纵贯全体的黑线。头盘在中间，扁圆形，眼大而下凹陷，有光泽。上唇鳞8枚，第4、5枚入眶，颊鳞1枚，眼前下鳞1枚，较小，眼后鳞2枚。脊部高耸成屋脊状，俗称"剑脊"。腹部剖开，边缘向内卷曲，脊肌肉厚，黄白色或淡棕色，可见排列整齐的肋骨。尾部渐细而长，尾下鳞双行。剥皮者仅留头尾之皮鳞，中段较光滑。气腥，味淡。（彩图20-8）

以头尾齐全、皮黑肉黄、质坚实者为佳。

【显微鉴别】 背鳞外表面：鳞片呈黄棕色，具纵直条纹，条纹间距13.7～27.4μm，沿鳞片基部至先端方向径向排列，内含色素斑。此特征为本品粉末鉴定的重要依据。

背鳞横切面：内、外表皮均较平直，真皮不向外方突出，真皮中色素较多。

【成分】 含蛋白质22.1%、脂肪1.7%。含大量的钙、磷、镁常量元素，铁、铝、锌、锶等微量元素含量也较高；钡的含量达109.168μg/g，是10种药用蛇中含量最高的，应引起注意。

【浸出物】 醇溶性浸出物不得少于12.0%。（稀乙醇，热浸）

麝香 Moschus

【来源】 为脊索动物门哺乳纲鹿科（Cervidae）动物林麝 *Moschus berezovskii* Flerov、马麝 *Moschus sifanicus* Przewalski 或原麝 *Moschus moschiferus* Linnaeus 成熟雄体香囊中的干燥分泌物。

【产地】 主产于四川、西藏及云南等省区。陕西、宁夏、甘肃、青海、新疆、内蒙古及东北等省区亦产。四川省都江堰市、马尔康、米亚罗，湖南湘潭，安徽霍山养麝场均已进行家养繁殖，现已能提供商品药材。

【采收加工】 多在冬季至次春猎取野麝，捕获后，立即割取香囊，阴干，习称"毛壳麝香"；除去囊壳，取囊中分泌物，习称"麝香仁"。

家养麝直接从其香囊中取出麝香仁，阴干或用干燥器密闭干燥。每年可根据麝香成熟情况，在3～4月和7～8月各取香1次，活体取香后，能继续饲养繁殖，并能再生麝香，且产量较野生的为高。

【性状鉴别】 **毛壳麝香** 呈囊状球形、椭圆形或扁圆形，直径3～8cm，厚2～4cm。开口面的革质皮棕褐色，略平，密生灰白色或灰棕色短毛，从两侧围绕中心排列，中央有1小囊孔，直径约2～3mm。另一面为棕褐色略带紫色的皮膜，微皱缩，偶显肌肉纤维，略有弹性；剖开后，可见中层皮膜呈棕褐色或灰褐色，半透明状；内层皮膜呈棕色，内含颗粒状及粉末状的麝香仁和少量细毛及脱落的内层皮膜，习称"银皮"或"云皮"。质较柔软，有特异香气。（彩图20-9）

以饱满、皮薄、仁多、捏之有弹性、香气浓烈者为佳。

麝香仁 野生品质柔、油润、疏松；其中呈不规则圆形或颗粒状者习称"当门子"，外表多呈紫黑色，微有麻纹，油润光亮，断面黄棕色或深棕色；粉末状者多呈棕色或棕褐色或微带紫色，并有少量脱落的内层皮膜和细毛。饲养品呈颗粒状、短条形或不规则团块；紫黑色或深棕色，表面不平，显油性，微有光泽，并有少量脱落的内层皮膜和毛。气香浓烈而特异，味微辣、微苦带咸。

以当门子多，颗粒色紫黑，粉末色棕褐，质柔润，香气浓烈者为佳。

【显微鉴别】 取麝香仁粉末用水合氯醛装片观察，呈淡黄色或淡棕色团块，由不定形颗粒状物集成，半透明或透明。团块中包埋或散在有方形、柱形、八面体或不规则的晶体，直径 $10 \sim 62 \mu m$，柱晶长可至 $92 \mu m$。并可见圆形油滴，偶见毛及脱落的内层皮膜组织，无色或淡黄色，半透明，有纵皱纹，有时附油滴及结晶。

【成分】 含大环酮类化合物，主为麝香酮［muscone，为 R - (L) 3 - 甲基环十五酮，$0.93\% \sim 4.12\%$］，具特异强烈香气，为主要活性成分，少量降麝香酮（normuscone）、3 - 甲基环十三酮、环十四酮等。含蛋白质和多肽，总氮量为 9.15%，分子量为 1000 左右的肽类（MP）有强的抗炎活性，分子量为 $5000 \sim 6000$ 的多肽，其抗炎活性是氢化可的松的 20 倍。含 15 种氨基酸，主要为甘氨酸、丝氨酸、谷氨酸、缬氨酸和天门冬氨酸。生物碱类化合物有麝香吡啶（muscopyridine），羟基麝香吡啶 A，羟基麝香吡啶 B 等。含甾体化合物总雄性激素 $0.24\% \sim 0.94\%$，如雄性酮（androsterone）、表雄酮（epiandrosterone）等多种雄甾烷衍生物。此外，尚含脂肪酸、尿囊素、尿素和无机成分（硫酸盐、磷酸盐和碳酸盐等）。

【理化鉴别】 ①取毛壳麝香用特制槽针从囊孔插入，转动槽针，撮取麝香仁，立即检视，槽内的麝香仁应有逐渐膨胀高出槽面的现象，习称"冒槽"。麝香仁油润，颗粒疏松，无锐角，香气浓烈。不应有纤维等异物或异常气味。

②取麝香仁粉末少量，置掌中，加水润湿，手搓之能成团，再用手指轻揉即散，不应沾手、染手、顶指或结块。

③取麝香仁少量，撒于炽热坩埚中灼烧，初则迸裂，随即熔化膨胀起泡似珠，香气浓烈四溢，灰化后呈白色或灰白色残渣，无毛、肉焦臭，无火焰或火星出现。

【检查】 本品不得检出动、植物组织、矿物和其他掺伪物。不得有霉变。总灰分不得过 6.5%，干燥失重不得过 35.0%。

【含量测定】 按气相色谱法测定，本品按干燥品计算，含麝香酮（$C_{16}H_{30}O$）不得少于 2.0%。

【功效】 性温，味辛。开窍醒神，活血通经，消肿止痛。

【附注】 ①在商品毛壳麝香和麝香仁中均发现有掺伪品，如动物的肌肉、肝脏、血块、蛋黄粉、奶渣等；植物材料，如儿茶粉、淀粉、锁阳粉、桂皮粉、大豆粉、丁香粉、地黄粉、海金沙等；矿物雄黄、赤石脂、铅粉、铁末、砂石等。以上掺伪品用显微鉴别和理化鉴别方法均能与真品麝香区分。

②麝香的代用品研究工作已经很久，迄今具有麝香类似的化学成分和药理作用的有灵猫香和麝鼠香两种。

灵猫香：为灵猫科动物大灵猫 *Viverra zibetha* Linnaeus 及小灵猫 *Viverricula indica* Desmarest 香囊中成熟腺细胞的分泌物。主要研究对象为小灵猫的香囊分泌物，含香猫酮（zibetone）、香猫醇（zibetol）及降麝香酮（环十五烷酮）等。

麝鼠香：为田鼠科动物麝鼠 *Ondatra zibethica* L. 雄性香囊中的分泌物。具有类似麝香的特殊香气。含有与天然麝香相同的麝香酮、降麝香酮、5-顺式环十五烯酮等大环化合物。

鹿茸 Cornu Cervi Pantotrichum

【来源】 为脊索动物门哺乳纲鹿科（Cervidae）动物梅花鹿 *Cervus nippon* Temminck 或马鹿 *Cervus elaphus* Linnaeus 的雄鹿未骨化密生茸毛的幼角。前者习称"花鹿茸（黄毛茸）"，后者习称"马鹿茸（青毛茸）"。

【产地】 花鹿茸主产于吉林，辽宁、黑龙江、河北、四川等省亦产，品质优。马鹿茸主产于黑龙江、吉林、内蒙古、新疆、青海、四川等省区，东北产者习称"东马鹿茸"，品质较优；西北产者习称"西马鹿茸"，品质较次。现均有人工饲养。

【采收加工】 分锯茸和砍茸两种。

锯茸 一般从第三年的鹿开始锯取，二杠茸每年采收两次，第一次多在清明后，即脱盘后45~50天（头茬茸），采后50~60天锯第二次（二茬茸）；三岔茸只收一次，约在6月下旬~7月下旬。锯下的花鹿茸进行钉钉、扎口、排血、洗茸、煮烫和干燥等加工。马鹿茸加工方法不同处是煮烫时不要求排血，煮烫和干燥时间比花鹿茸要长。鹿茸的干燥方法有多种，如阴干、风干、烘干（用烤箱、电热干燥箱、远红外干燥箱、微波干燥箱）、真空冷冻干燥等。

现在有的鹿场，为了保持鹿茸的有效成分，不管鹿的品种，多加工成带血茸。即将锯下的鹿茸，用二枚铁钉钉在锯口上约1cm的地方，然后用烧红的烙铁烫封锯口，使茸血不流出，再放入烘箱，烘干。

砍茸 一般用于老鹿、病鹿、伤残鹿。将鹿头砍下，再将茸连脑盖骨锯下，刮净残肉，绷紧脑皮，进行煮烫、阴干等加工。

【性状鉴别】 **花鹿茸** ①锯茸：呈圆柱状分枝，具1个分枝者习称"二杠"，主枝习称"大挺"，长17~20cm，锯口直径4~5cm，离锯口约1cm处分出侧枝，习称"门庄"，长9~15cm，枝顶钝圆，较主枝略细。外皮红棕色或棕色，多光润，被红黄色或棕黄色细茸毛，上端毛密，下端较疏，分岔间具一条灰黑色筋脉，皮茸紧贴。锯口面黄白色，中部有致密的蜂窝状小孔，外围无骨质。体轻。气微腥，味微咸。具二个分枝者习称"三岔"，主枝长24~34cm，直径较二杠细，略呈弓形而微扁，枝端略尖，下部有纵棱筋及突起小疙瘩。皮红黄色，茸毛较稀而粗。锯口外围多已骨化。体较重。（彩图20-10）

二茬茸（再生茸）：和头茬茸近似，但主枝长而不圆或下粗上细，下部有纵棱筋，皮灰黄色，茸毛较粗糙，锯口外围多已骨化。体较重，无腥气。

②砍茸：花鹿茸为带头骨的茸，茸形与锯茸相同，亦分二杠或三岔等规格。两茸相距约7cm，脑骨前端平齐，后端有1对弧形骨，习称"虎牙"。脑骨白色，外附头皮，皮上密生茸毛。气微腥，味微咸。

马鹿茸 较花鹿茸粗大，分枝较多，侧枝1个者习称"单门"，2个者习称"莲花"，3个习称"三岔"，4个者习称"四岔"等。其中以莲花、三岔为主。按产地不同分为东马鹿茸和西马鹿茸。

东马鹿茸：单门长24~27cm，直径约3cm。外皮灰黑色，茸毛灰褐色或灰黄色，锯口面外皮较厚,灰黑色,中部密布细孔,质嫩;莲花大挺长达33cm,下部有纵筋,锯口面蜂窝状小孔稍大;三岔皮色深,质较老;四岔茸毛粗而稀,大挺下部具棱筋及疙瘩,分枝顶端多无毛,习称"捻头"。

西马鹿茸:大挺长30~100cm,多不圆,顶端圆扁不一,表面有棱,多抽缩干瘪,分枝较长而弯曲,茸毛粗长,灰色或黑灰色。锯口色较深,常见骨质。气腥臭,味咸。

均以茸形粗壮、饱满、皮毛完整、质嫩、油润、无骨棱、无钉者为佳。

饮片 花鹿茸片:花鹿茸尖部切片习称"血片"、"蜡片",为圆形薄片,表面浅棕色或浅黄白色,半透明,微显光泽;外皮无骨质,周边粗糙,红棕色或棕色;质坚韧;气微腥,味微咸。中上部的切片习称"蛋黄片",切面黄白色或粉白色,中间有极小的蜂窝状细孔。下部习称"老角片",为圆形或类圆形厚片,表面粉白色或浅白色,中间有蜂窝状细孔,外皮无骨质或略具骨质,周边粗糙,红棕色或棕色,质坚脆。(彩图20-10)

马鹿茸片:"血片"、"蜡片"为圆形薄片,表面灰黑色,中央米黄色,半透明,微显光泽,外皮较厚,无骨质,周边灰黑色,质坚韧,气微腥,味微咸。"老角片"、"粉片"为圆形或类圆形厚片,表面灰黑色,中央米黄色,有细蜂窝状小孔,外皮较厚,无骨质或略具骨质,周边灰黑色,质坚脆,气微腥,味微咸。

【显微鉴别】花鹿茸粉末:淡黄色。①表皮角质层表面颗粒状;茸毛脱落后的毛窝呈圆洞状。②毛茸多碎断,毛干中部直径13~50μm,表面由扁平细胞(鳞片)呈覆瓦状排列的毛小皮包围,细胞的游离缘指向毛尖,皮质有棕色色素;髓质断续或无。毛根常与毛囊相连,基部膨大作撕裂状。③未骨化组织表面具多数不规则的块状突起物。④骨碎片表面有纵纹及点状孔隙;骨陷窝呈类圆形或类梭形,边缘骨小管呈放射状沟纹。横断面可见大的圆孔洞,边缘凹凸不平。⑤角化梭形细胞多散在。

【成分】含神经酰胺(ceramide,约1.25%),溶血磷脂酰胆碱(lysophosphatidyl choline,LPC),次黄嘌呤(hypoxanthine),尿嘧啶(uracil),磷脂类物质,多胺类物质(精脒、精胺及腐胺),少量雌酮,PGE_2等多种前列腺素,15种氨基酸(以甘氨酸含量最高),胶原,肽类和多种微量元素等。

其中溶血磷脂酰胆碱有降血压作用;次黄嘌呤、尿嘧啶和磷脂类物质有较强的抑制单胺氧化酶(MAO)活性的功能;多胺类化合物是促进核酸和蛋白质合成的有效成分,在鹿茸尖部多胺含量较高;肽类物质有抗炎活性。

【理化鉴别】①取粉末约0.1g,加水4ml,置水浴中加热15分钟,放冷,滤过。取滤液1ml,加2%茚三酮溶液3滴,摇匀,加热煮沸数分钟,显蓝紫色。另取滤液1ml,加10%氢氧化钠溶液2滴,摇匀,滴加0.5%硫酸铜溶液,显蓝紫色。

②取粉末0.4g,加70%乙醇5ml,超声处理15分钟,滤过,滤液作为供试品溶液。再取鹿茸对照药材0.4g,同法制成对照药材溶液。另取甘氨酸对照品,加70%乙醇制成每1ml含2mg的溶液,作为对照品溶液。吸取供试品溶液及对照药材溶液各8μl,对照品溶液1μl,分别点于同一含羧甲基纤维素钠为黏合剂的硅胶G薄层板上,以正丁醇-冰醋酸-水(3:1:1)为展开剂,展开,取出,晾干,喷以2%茚三酮丙酮溶液,在105℃加热至斑点显色清晰。供试品色谱中,在与对照药材色谱相应的位置上,应显相同颜色的主斑点;在与对

照品色谱相应的位置上，显相同颜色的斑点。

　　【功效】性温，味甘、咸。壮肾阳，益精血，强筋骨，调冲任，托疮毒。

　　"鹿茸精"（pantocrine）为鹿茸的乙醇提取物，制剂有浸膏、酊剂或注射剂。用作滋补强壮药，治疗血小板减少症、白细胞减少症、原发性和直立性低血压病以及头颈部外伤后遗症等。

　　【附注】①地区习用药：分布于四川、青海、西藏、云南等省区的白鹿 *Cervus macneilli* Lydekker、白唇鹿 *C. albirostris* Przewalski 和水鹿 *C. unicolor* Kerr 雄鹿未骨化密生茸毛的幼角，分别依次习称"草鹿茸"、"岩鹿茸"、"春鹿茸"，在西南地区亦作鹿茸药用。

　　②混淆品：市上有销售的驼鹿茸、驯鹿茸和狍茸。驼鹿茸为鹿科动物驼鹿 *Alces alces* Linnaeus 的幼角。与花鹿茸的主要区别是，驼鹿茸整支较粗大，分叉也较粗壮，长 15～30cm，直径约 4cm，且后叉扁宽，直径 6cm，皮灰黑色，毛长，较粗硬，手摸有粗糙感。驯鹿茸为鹿科动物驯鹿 *Rangifer tarandus* Linnaeus 的幼角。与花鹿茸的主要区别是，分枝上分叉较多，单枝长约 20cm，直径约 2cm，皮灰黑色，毛灰棕色，毛厚，质密，较长而软，断面外皮棕色或灰黑色，中央淡棕红色。狍茸为鹿科动物狍 *Capreolus capreolus* L. 的幼角。与鹿茸的主要区别是，多见带头盖骨的双茸，分叉简单，通常 3 叉，全长 20 余厘米，角干部用手触之有纵棱筋及明显的瘤状突起。

　　③鹿角 Cornu Cervi：为马鹿或梅花鹿已骨化的角或锯茸后翌年春季脱落的角基，分别习称"马鹿角"、"梅花鹿角"、"鹿角脱盘"。由于加工不同有解角和砍角之分，解角多在春季自然脱落，以春末拾取新脱落的角为佳。由人工砍下的鹿角成对并带有脑骨的称为砍角，习惯认为砍角质优。

　　④鹿角胶：为鹿角加水煎熬，浓缩制成的固体胶。呈黄棕色或红棕色，半透明，上部有黄白色泡沫层。质脆，易碎，断面光亮。

　　⑤鹿角霜 Cornu Cervi Degelatinatum：为熬制鹿角胶后剩余的角渣。

牛黄 Calculus Bovis

　　【来源】为脊索动物门哺乳纲牛科（Bovidae）动物牛 *Bos taurus domesticus* Gmelin 的干燥胆结石，习称"天然牛黄"。在胆囊中产生的称"胆黄"，在胆管中产生的称"管黄"，在肝管中产生的称"肝黄"。

　　【产地】主产于西北、华北、东北、西南等地。河南、湖北、江苏、浙江、广西、广东等省区亦产。产于西北及河南的称西牛黄，产于北京、天津、内蒙古及河北的称京牛黄，产于江苏、浙江的称苏牛黄，产于广西、广东的称广牛黄。

　　【采收加工】宰牛时检查胆囊、胆管及肝管，如有结石，立即取出，除净附着的薄膜，用通草丝或棉花等包好，放阴凉处，至半干时用线扎好，以防破裂，阴干。

　　【性状鉴别】**蛋黄**　多呈卵形、类球形、四面体形或三角形，大小不一，直径 0.6～3.3（～4.5）cm。表面黄红色至棕黄色，有的表面挂有一层黑色光亮的薄膜，习称"乌金衣"，一般细腻而稍有光泽，有的粗糙，具疣状突起，有的具龟裂纹。体轻，质酥脆，易分层剥落，断面金黄色，可见细密的同心层纹，有的夹有白心。气清香，味先苦而后微甜，入口有清凉感，嚼之易碎，不粘牙。取本品少量，加清水调和，涂于指甲上，能将指甲染成黄色，习称"挂甲"。（彩图 20-11）

　　管黄　呈管状，长约 3cm，直径 1～1.5cm，或为破碎的小片。表面不平或有横曲纹，有裂纹及小突起，红棕色或棕褐色。质酥脆，断面有较少的层纹，有的中空，色较深。

以完整、色棕黄、质酥脆、断面层纹清晰而细腻者为佳。

【显微鉴别】 取粉末少许，用水合氯醛试液装片，不加热，置显微镜下观察：不规则团块由多数黄棕色或红棕色小颗粒集成，遇水合氯醛液，色素迅速溶解，并显鲜明金黄色，久置后变绿色。

【成分】 含胆色素 72% ~76%，其中主为胆红素（bilirubin）及其钙盐，含量为 25% ~70%，还有少量胆绿素；胆汁酸类 7% ~10%，包括胆酸、去氧胆酸（0.45%）、鹅去氧胆酸、胆石酸等及牛磺胆汁酸盐、甘氨酸胆汁酸盐类；胆固醇类 1% ~5%。尚含脂肪酸 1.0% ~2.1%，卵磷脂 0.17% ~0.2%；黏蛋白，平滑肌收缩物质（为两种酸性肽类成分 SMC - S_2 和 SMC - F）；含多种氨基酸和钾、钠、钙、镁、铁、锌、铜、锰等无机元素。另有报道牛磺酸浓度为牛黄中其他氨基酸的 10 ~100 倍。

【理化鉴别】 ①取粉末 10mg，加氯仿 20ml，超声处理 30 分钟，滤过，滤液蒸干，残渣加乙醇 1ml 使溶解，作为供试品溶液。另取胆酸、去氧胆酸对照品，加乙醇制成每 1ml 各含 2mg 的混合溶液，作为对照品溶液。吸取上述两种溶液各 2μl，分别点于同一硅胶 G 薄层板上，以异辛烷-醋酸乙酯-冰醋酸（15:7:5）为展开剂，展开，取出，晾干，喷以 10% 硫酸乙醇溶液，在 105℃加热至斑点显色清晰，置紫外光灯（365nm）下检视。供试品色谱中，在与对照品色谱相应的位置上，显相同颜色的两个荧光斑点。

②取粉末 10mg，加氯仿-冰醋酸（4:1）混合液 5ml，超声处理 5 分钟，滤过，滤液作为供试品溶液。另取胆红素对照品，加氯仿-冰醋酸（4:1）混合液制成每 1ml 含 0.5mg 的溶液，作为对照品溶液。吸取上述两种溶液各 5μl，分别点于同一硅胶 G 薄层板上，以环己烷-醋酸乙酯-甲醇-冰醋酸（10:3:0.1:0.1）为展开剂，展开，取出，晾干。供试品色谱中，在与对照品色谱相应的位置上，显相同颜色的两个荧光斑点。

【含量测定】 按薄层扫描法测定，本品按干燥品计算，含胆酸（$C_{24}H_{40}O_5$）不得少于 4.0%；按分光光度法测定，本品按干燥品计算，含胆红素（$C_{33}H_{36}N_4O_6$）不得少于 35.0%。

【功效】 性凉，味甘。清心，豁痰，开窍，凉肝，熄风，解毒。

【附注】 ①地方用品动物水牛 *Bubalus bubalis* L.、牦牛 *Poëphagus grunniens*（L.）及犏牛（牦牛和黄牛的杂交种）的胆囊结石，亦有入药。

②吃胆牛黄：由于宰杀牛后未检查，牛黄在胆囊内时间过长，胆汁渗入黄内的牛黄。多呈暗红棕色或黑色。质较硬，不松脆，断面似胶状，显黑色或墨绿色，同心性层纹不明显或隐约可见。无清香气，味苦。含胆酸 10.5%，胆红素 16.7%。一般认为质量较次。

③活体植核培育牛黄：是根据天然牛黄生成的原因和机理，以外科手术在健康牛体的胆囊内埋入异物核（如聚乙烯塑料核——空心球）和注入非致病、毒力弱的大肠杆菌，使胆汁在空心球内外表面滞留，进行环形层状沉积。2 ~3 年后取出空心球，收集牛黄，阴干。经培育 2 年左右牛黄产量约 8 ~15g，收集时可同时再植入第二个核。药材为不规则的块片或粉末。金黄色、棕黄色或黄褐色。质较疏松，间有少量灰白色疏松状物和乌黑硬块。断面不具有同心层纹。气微腥，味微苦而后甘，嚼之不粘牙，有清凉感，可以"挂甲"。

④伪品：用黄连、黄柏、大黄、姜黄、鸡蛋黄或植物黄色素等的粉末与动物胆汁混合制成。

⑤体外培育牛黄（Calculus Bovis Satiivus）：为以牛科动物牛 *Bos taurus domesticus* Gmelin 的新鲜胆汁作母液，加入去氧胆酸、胆酸、复合胆红素钙等制成。本品呈球形或类球形，直径0.5～3cm。表面光滑，呈黄红色至棕黄色。体轻，质松脆，断面有同心层纹。气香，味苦而后甘，有清凉感，嚼之易碎，不粘牙。取本品粉末少量，用清水调和，涂于指甲上，能将指甲染成黄色。照薄层色谱法本品按干燥品计算，含胆酸（$C_{24}H_{40}O_5$）不得少于6.0%，含胆红素（$C_{33}H_{36}N_4O_6$）不得少于35.0%。（去氧胆酸系牛胆汁经提取、加工制成）

⑥人工牛黄（Calculus Bovis Artifactus）：由牛胆粉、胆酸、猪去氧胆酸、牛磺酸、胆红素、胆固醇、微量元素等制成。为黄色疏松粉末。味苦，微甘。照紫外-可见分光光度法测定，本品按干燥品计算，含胆酸（$C_{24}H_{40}O_5$）不得少于13.0%。含胆红素（$C_{33}H_{36}N_4O_6$）不得少于0.63%。（胆红素由猪或牛胆汁中提取、加工制成）

羚羊角 Cornu Saigae Tataricae

【来源】　为脊索动物门哺乳纲牛科（Bovidae）动物赛加羚羊 *Saiga tatarica* Linnaeus 的角。

【产地】　主产于西伯利亚及小亚细亚一带。新疆北部边境地区亦产。

【采收加工】　全年可捕，猎取后将角从基部锯下，洗净，晒干。以8～10月捕捉锯下的角色泽最好，角色莹白；春季猎得者青色微黄，冬季猎得者因受霜雪侵袭，角质变粗糙，表面有裂纹，质较次。

【性状鉴别】　呈长圆锥形，略呈弓形弯曲，长15～40cm，基部直径3～4cm。表面类白色或黄白色，基部稍呈青灰色；嫩枝全体光润如玉，无裂纹，对光透视有"血丝"或紫黑色斑纹，老枝有细纵裂纹；除顶端部分外，有10～16个隆起的环脊，间距约2cm，用手握之，四指正好嵌入凹处。基部锯口面类圆形，内有坚硬质重的角柱，习称"骨塞"，长约占全角的1/2～1/3，表面有突起的纵棱与其外面角鞘内的凹沟紧密嵌合，横断面观，其结合部呈锯齿状。除去"骨塞"后，角的下半段成空筒状，全角呈半透明，对光透视，无骨塞部分的中心有一条隐约可辨的细孔道直通角尖，习称"通天眼"。质坚硬，气无，味淡。（彩图20-12）

以质嫩、色白、光润、内含红色斑纹、无裂纹者为佳。

饮片　羚羊角镑片：横片为类圆形薄片。类白色或黄白色，半透明，外表可见纹丝，微呈波状，中央可见空洞。质坚韧，不易拉断。纵片为纵向薄片，类白色或黄白色，表面光滑，半透明，有光泽。

羚羊角粉：为乳白色的细粉，无臭，味淡。

【显微鉴别】　横切面：①可见组织构造多少呈波浪状起伏。角顶部组织波浪起伏最为明显，在峰部往往有束存在，束多呈三角形；角中部稍呈波浪状，束多呈双凸透镜形；角基部波浪形不明显，束呈椭圆形至类圆形。②髓腔大小不一，以角基部的髓腔最大。③束的皮层细胞扁梭形，3～5层。束间距离较宽广，充满近等径性多边形、长菱形或狭长形的基本角质细胞。皮层细胞或基本角质细胞均显无色透明，其中不含或仅含少量细小浅灰色色素颗粒，细胞中央往往可见一个折光性强的圆粒或线状物。

取角中部纵切片，加10%氢氧化钾溶液处理，用清水洗去碱液，加甘油封藏观察，切片几无色透明，髓呈长管形，内有疏松排列或阶梯状排列的类圆球形髓细胞。髓管间主为长梭形基本角质细胞。

粉末：灰白色。不规则碎块近无色、淡灰白色或淡黄白色，微透明，稍有光泽。①横断面碎片，髓腔呈双凸透镜形、椭圆形、类圆形或类三角形，长径 10～50～80μm，周围有 3～5 层窄梭形同心性排列的皮层细胞，外侧为基本角质细胞，呈菱形、长方形或多角形，这两种细胞均不含或仅含少数灰色色素颗粒，细胞中央常有 1 个发亮的圆粒或线状物。②纵断面碎片，髓呈长管形，基本角质细胞为长菱形。

【成分】含角蛋白、磷酸钙及不溶性无机盐等。羚羊角经酸水解后测定，含异白氨酸、白氨酸、苯丙氨酸、酪氨酸、丙氨酸等多种氨基酸。此外，尚含磷脂类成分约 0.12%，为卵磷脂、脑磷脂、神经鞘磷脂、磷脂酰丝氨酸及磷脂酰肌醇等。

【功效】性寒，味咸。平肝熄风，清肝明目，散血解毒。

【附注】①进口的羚羊角曾发现角内灌有铅粒，以增加重量。亦应注意进口品的霉变情况（指羚羊角基部骨塞表面长满了霉斑，如仅有少量灰绿色或黄色霉斑，称发霉）。

②羚羊角药材常见混淆品有同科动物鹅喉羚羊（长尾黄羊）*Gazella subgutturosa* Guldenstaedt、藏羚羊 *Pantholops hodgsoni*（Abel）、黄羊 *Procapra gutturosa* Pallas 等的角，以上 3 种角的表面均不呈类白色、半透明，均无"通天眼"，应注意鉴别。鹅喉羚羊分布于内蒙古、甘肃、新疆、青海、西藏等省区。角呈长圆锥形而稍侧扁，角尖显著向内弯转，长 14～30cm。表面灰黑色，不透明，粗糙，多纵裂纹，中下部有隆起斜向环脊 5～10 个，另一侧不明显，其间距约 1.5～2cm。粉末镜检，碎片不透明，细胞内含有较多黑色或棕黑色色素颗粒。含磷脂类成分约 0.06%，组成与羚羊角相似。藏羚羊角不规则细长圆锥形，弯曲，基部侧扁，较直，长 40～70cm。表面黑色或黑褐色，较光滑，不透明，有环脊 10～16 个，其间距几相等，约 2cm。粉末镜检，碎片不透明，细胞内含有多数浓密的棕色色素颗粒。黄羊角呈长圆锥形而侧扁，略作"S"形弯曲，长 20～30cm。表面淡灰棕色或灰黑色，不透明，有多数纵纹理，微波状环脊 17～20 个，斜向弯曲，其下部间距较小，约 5mm。基部横切面椭圆形。粉末镜检，碎片不透明，细胞内含有较少棕色色素颗粒。含磷脂类成分（约 0.06%）及氨基酸，二者组成均与羚羊角相似。

第二十一章

矿物类中药材

第一节　矿物类中药材概述

　　矿物是由地质作用而形成的天然单质或化合物。矿物类中药材包括可供药用的天然矿物（朱砂、炉甘石、自然铜等）、矿物原料的加工品（轻粉、芒硝等）、动物或其骨骼的化石（龙骨、龙齿等）。中医学利用矿物作为药物，有着悠久的历史，公元前 2 世纪已能从丹砂中制炼水银；北宋年间（11 世纪），我国已能从人尿中提取制造"秋石"。《五十二病方》记载矿物药 21 种。《神农本草经》中载有玉石类药物 41 种。《名医别录》增矿物药 32 种，并将"玉石"类药单独立卷，放在首位。在唐代矿物药种类已达 104 种之多。宋代《证类本草》等书中的矿物药已达 139 种。《本草纲目》把矿物药分别记述在土部、金石部，特别在金石部，记述比较完整，分为金、玉、石、卤四类，共 161 种。《本草纲目拾遗》又增矿物药 38 种。矿物药的数量虽较植物、动物类药要少，但从医疗价值来说，同样是十分重要。如石膏为清解气分实热之要药，适用于外感热病，高热烦渴等症；外科收湿止痒的炉甘石；外用解毒杀虫的硫黄和雄黄；泻热通便、润燥软坚的芒硝；具有散瘀止痛、续筋接骨之功，世为中医伤科要药的自然铜；清心镇惊、安神解毒的朱砂等等。

　　随着现代科学的发展，对矿物药的应用和研究有了新的发展。近些年来，应用偏光显微镜、热分析法、X 射线分析法、光谱分析法、化学分析方法等现代科学技术鉴别和研究矿物药，依据矿物药在偏光显微镜下所呈现的形态、光学性质和物理常数，即可鉴别矿物药的真伪及观察炮制前后的变化。利用 X 射线衍射法，可对矿物药进行定性定量分析。热分析法可通过已知的矿物热分析曲线图对比来判断矿物药中矿物组分的种类和量比。发射光谱分析可对矿物药中所含元素进行定性和半定量分析等等。矿物药的研究与应用在不断地深入和发展。

（一）矿物与矿物类中药材的性质

　　矿物除少数是自然元素外，绝大多数是自然化合物，它们大多数是固体，少数是液体，如水银（Hg），或气体，如硫化氢（H_2S）。每一种固体矿物具有一定的物理和化学性质，利用这些性质进行矿物的鉴别。

1. 结晶形状
　　由结晶质（晶体）组成的矿物都具有固定的结晶形状。晶体（结晶质）和非晶体（非晶质）本质上的区别，在于组成物质的质点是否作有规律的排列，凡是质点呈规律排列者为晶体，反之为非晶体。经 X 射线研究证明，晶体外表的几何形态和绝大部分物理化学性质都和它内部质点的规律排列有关。这种排列规律表现为组成结晶物质的质点。在三维空间内以固定距离作有规律格子状排列，这种构造称为空间格子。它好似无数个相等而微小的平行六面体在三维空间内毫无间隙地堆砌而成，组成空间格子的最小单位——平行六面体，称为晶胞。晶胞的形状和大小，在各个晶体中可以不同，由其单位晶胞的棱长 a、b、c 和棱间夹角 α、β、γ 所决定。一般把 a、b、c 及 α、β、γ 称为晶体常数。根据晶体常数特点，可将晶体归为七大晶系，即等轴晶系、四方晶系、斜方晶系、单斜晶系、三方晶系、六方晶系、三斜晶系等。

矿物中单晶体很少，常常是以许多单晶体聚集成为集合体。集合体的形态多种多样，如颗粒状、晶簇状、放射状、结核体状等。

2. 结晶习性

一般是指晶体的外观形态。含水矿物有一系列特征，如比重小，硬度低，大多为外生成因等。水在矿物中存在的形式，直接影响到矿物的性质。矿物中的水，按其存在形式可分为两大类：一是不加入晶格的吸附水或自由水；一是加入晶格组成的，包括以水分子（H_2O）形式存在的结晶水，如胆矾 $CuSO_4 \cdot 5H_2O$ 和以 H^+、OH^- 等离子形式存在的结晶水，如滑石 $Mg_3[Si_4O_{10}](OH)_2$。

3. 透明度

矿物透光能力的大小称为透明度。将矿物磨至 0.03mm 标准厚度时比较其透明度，分为三类：①透明矿物，能容许绝大部分光线通过，隔着它可以清晰地透视另一物体，如无色水晶、云母等；②半透明矿物，能通过一部分光线，隔着它不能看清另一物体，如辰砂、雄黄等；③不透明矿物，光线几乎完全不能通过，即使是在边缘部分或薄片，也不透光，如代赭石、滑石等。透明度是鉴定矿物的特征之一。在显微镜下鉴定时，通常透明矿物利用透射偏光显微镜鉴定；不透明矿物利用反射偏光显微镜鉴定。

4. 颜色

矿物的颜色主要是矿物对光线中不同波长的光波均匀吸收或选择吸收所表现的性质。一般分三类：

①本色：矿物的成分和内部构造所决定的颜色（矿物中含有色离子），如朱红色的辰砂。

②外色：由混入的有色物质污染等原因形成的颜色，与矿物本身的成分和构造无关。外色的深浅，除与带色杂质的量有关外，还与分散的程度有关，如紫石英、大青盐等。

③假色：某些矿物有时可见变彩现象，这是由于投射光受晶体内部裂缝、解理面及表面的氧化膜的反射所引起光波的干涉作用而产生的颜色，如云母。

矿物在白色毛瓷板上划过后所留下的粉末痕迹称条痕，粉末的颜色称为条痕色。条痕色比矿物表面的颜色更为固定，因而具有鉴定意义。有的粉末颜色与矿物本身颜色相同，例如朱砂；也有不同色的，如中药自然铜本身为铜黄色而其粉末则为黑色。大多数透明或浅色半透明矿物，条痕色都很浅，甚至为白色；而不透明矿物的条痕色具有鉴定意义。如中药磁石和赭石，有时两种表面均为灰黑色，不易区分，但磁石条痕色是黑色；赭石条痕色为樱桃红色，故可区分。

5. 光泽

矿物表面对于投射光线的反射能力称为光泽。反射能力的强弱，也就是光泽的强度。矿物的光泽由强至弱分为：金属光泽，如自然铜等；半金属光泽，如磁石等；金刚光泽，如朱砂等；玻璃光泽，如硼砂等。如果矿物的断口或集合体表面不平滑，并有细微的裂缝、小孔等，使一部分反射光发生散射或相互干扰，则可形成一些特殊的光泽。主要有油脂光泽，如硫黄等；绢丝光泽，如石膏等；珍珠光泽，如云母等；土状光泽，如软滑石，即高岭石等。

6. 比重

在温度4℃时矿物与同体积水的重量比，各种矿物的比重在一定条件下为一常数。如石膏为2.3，朱砂为8.09~8.20等。

7. 硬度

矿物抵抗某种外来机械作用的能力称为硬度。一般鉴别矿物硬度所用的方法为摩氏硬度计，摩氏硬度计多由十种不同的矿物组成，按其硬度由小到大分为十级，前面的矿物可以被后面的矿物刻划，但它们之间的等级是极不均衡的，不是成倍数和成比例的关系。这十个矿物的硬度级数和以压入法测得这十个矿物的绝对硬度（kg/mm^2）列表如下：

10 种矿物的硬度及绝对硬度

矿 物	滑石	石膏	方解石	萤石	磷灰石	正长石	石英	黄玉	钢玉	金刚石
硬度	1	2	3	4	5	6	7	8	9	10
绝对硬度	2.4	36	109	189	536	759	1120	1427	2060	10060

鉴定硬度时，可取样品矿物和上述标准矿物互相刻划。例如样品与滑石相互刻划时，滑石受损而样品不受损，与石膏相互刻划时，双方均受损，与方解石刻划时，方解石不受损而样品受损，即可确定其样品硬度为2级。在实际工作中经常是用四级法来代替摩氏硬度计的十级。用指甲（相当于2.5）、铜钥匙（3左右）、小刀（约5.5左右）、石英或钢锉（7）与矿物相互刻划，粗略求得矿物的硬度。硬度6~7的矿物药材可以在玻璃上留下划痕，如磁石、自然铜等。矿物药材中最大的硬度不超过7。

精密测定矿物的硬度，可用测硬仪和显微硬度计等。测定硬度时，必须在矿物单体和新解理面上试验。

8. 解理、断口

矿物受力后沿一定结晶方向裂开成光滑平面的性能称为解理，所裂成的平面称为解理面。解理是结晶物质特有的性质，其形成和晶体构造的类型有关，所以是矿物的主要鉴定特征。如云母可极完全解理；方解石可完全解理；而石英实际上没有解理。矿物受力后不是沿一定结晶方向断裂，断裂面是不规则和不平整的，这种断裂面称为断口。非晶质矿物也可产生断口。断口面的形态有下列几种：平坦状断口，断口无粗糙起伏，如软滑石（高岭石）；贝壳状断口，呈椭圆形曲面的形态，曲面常现有不规则的同心条纹，表面形状颇似贝壳，如胆矾；参差状断口，断口粗糙不平，如青礞石等；锯齿状断口，断口状似锯齿，如铜等。

解理的发育程度与断口的发育程度互为消长关系，具完全解理的矿物在解理方向常不出现断口，具不完全解理或无解理的矿物碎块上常见到断口。利用断口的发育程度可以帮助划分解理等级。

9. 矿物的力学性质

矿物受压轧、锤击、弯曲或拉引等力作用时所呈现的力学性质有下列几种：

①脆性：指矿物容易被击破或压碎的性质。如自然铜、方解石等。

②延展性：指矿物能被压成薄片或抽成细丝的性质。如金、铜等。

③挠性：指矿物在外力作用下趋于弯曲而不发生折断，除去外力后不能恢复原状的性质。如滑石等。

④弹性：指矿物在外力作用下变形，外力取消后，在弹性限度内，能恢复原状的性质。如云母等。

⑤柔性：指矿物易受外力切割并不发生碎裂的性质。如石膏等。

10. 磁性

指矿物可以被磁铁或电磁吸引或其本身能够吸引物体的性质。有极少数矿物具有显著的磁性。如磁铁矿等。矿物的磁性与其化学成分中含有磁性元素 Fe、Co、Ni、Mn、Cr 等有关。

11. 气味

有些矿物具有特殊的气味，尤其是矿物受锤击、加热或湿润时较为明显。如雄黄灼烧有砷的蒜臭；胆矾具涩味；石盐具咸味等。

12. 发光性

有些矿物受外界能量的激发，呈现发光现象，称发光性。如方解石产生鲜红色荧光，硅酸矿产生微带黄的鲜绿色磷光等。

13. 其他

少数矿物药材具有吸水分的能力，因此，它可以吸黏舌头或润湿双唇，有助于鉴别。如龙骨、龙齿、软滑石（高岭石）等。

（二）矿物及矿物类中药材的分类

1. 矿物的分类

根据 1983 年资料，已知的矿物种约 3000 种。在矿物学发展过程中，虽然不少的矿物学家们从不同的研究目的出发，以不同的观点提出了不同的分类方案，但所遵循的分类体系已基本建立，并得到公认。关于分类体系的级序如下：大类、类、（亚类）、族、（亚族）、种、（亚种），是依据矿物的化学成分和化合物类型来划分的，主要有下列几种分类方案：

①根据化学成分的分类方案，这种分类方案是以大量矿物成分的化学分析资料为基础而作出的。在族的划分上也是以化合物类型为特征的。

②根据晶体化学的分类方案，自 1912 年 X -射线应用于矿物的晶体结构研究以来，积累了大量的矿物晶体化学的分类方案。凡同一类（或亚类）中具有相同晶体结构类型的矿物即归为一个族。

③根据地球化学的分类方案，这是以地球化学中元素共生组合的资料为基础而出现的一种分类方案。

④根据成因的分类方案，这是以矿物成因为基础而提出的一种分类方案。早在1884年，拉普派兰就试图建立矿物成因的分类体系。经过一个世纪的时间，积累了矿物成因方面的不少资料，1979年E. K. 拉扎连科在其所著的《矿物成因分类尝试》中提出了矿物成因分类纲要。这种分类方案在反映形成矿物的抵制作用上有其明显的特征，但对于多成因的矿物在分类中所占的主次位置上尚待进一步完善。

2. 矿物类中药材的分类

矿物类中药材的分类是以矿物中所含的主要成分为根据。通常是根据矿物所含主要成分的阴离子或阳离子的种类进行分类。

（1）按阳离子种类分类：因为阳离子通常是对药效起着较重要的作用。一般分汞化合物类：如朱砂、轻粉等；铁化合物类：如自然铜、赭石等；铅化合物类：如密陀僧、铅丹等；铜化合物类：如胆矾、铜绿等；铝化合物类：如白矾、赤石脂等；砷化合物类：如雄黄、信石等；矽化合物类：如白石英、玛瑙等；镁化合物类：如滑石等；钙化合物类：如石膏、寒水石等；钠化合物类：如硼砂等；其他类：如炉甘石、硫黄等。

（2）按阴离子种类分类：矿物学通常是以阴离子为依据进行分类的。硫化合物类：朱砂、雄黄、自然铜等；硫酸盐类：石膏、芒硝、白矾等；氧化物类：磁石、赭石、信石等；碳酸盐类：炉甘石、鹅管石等；卤化物类：轻粉等。

《中国药典》（2005年版）对矿物药采用了阴离子种类分类法，本教材也是以阴离子进行分类编排矿物药的。

（三）矿物类中药材鉴定方法

矿物药的鉴定，在我国许多本草著作里都有记载，特别是宋代出现了多种鉴定方法。目前，矿物药的鉴定，一般采用以下方法：

（1）性状鉴定：外形明显的中药，首先应根据矿物的基本性质进行鉴定，除外形、颜色、条痕、质地、气味外，还应检测其硬度、解理、断口、磁性及比重等。

（2）显微鉴定：在矿物的显微鉴别中，利用透射偏光显微镜或反射偏光显微镜观察透明的或不透明的药用矿物的光学性质。这两种显微镜都要求矿物磨片后才能观察。

利用偏光显微镜的不同组合观察和测定矿物药折射率，单偏光镜下观察，主要特征有形态、解理、颜色、多色性、突起、糙面等。

正交偏光镜下观察，主要特征有消光及消光位、消光角、干涉色及级序等。

锥光镜下观察，主要特征有干涉图，确定矿物的轴性、光性正负等。

（3）理化鉴别：目前仍沿用一般的物理、化学分析方法对矿物药的成分进行定性和定量分析。矿物药鉴定的新技术，主要有X射线衍射分析法、热分析法、原子发射光谱分析法、荧光分析法、极谱分析法等。

第二节　矿物类中药材的鉴定

朱砂 Cinnabaris

【来源】为汞化合物类矿物辰砂族辰砂。

【产地】主产于湖南、贵州、四川、广西等省区。

【采收加工】全年均可采挖，采挖后，选取纯净者，用磁铁吸净含铁的杂质，再用水淘去杂石和泥沙。

【性状鉴别】为粒状或块状集合体。呈大小不一的块片状、颗粒状或粉末状。鲜红色或暗红色，条痕红色至褐红色，具光泽。体重，质脆，硬度 2～2.5，相对密度 8.09～8.20。无臭，无味。其中呈细小颗粒或粉末状，色红明亮，有闪烁的光泽，触之不染手者，习称"朱宝砂"。呈不规则板片状、斜方形或长条形，大小厚薄不一，边缘不整齐，色红而鲜艳，光亮如镜面而微透明，质较松脆者，习称"镜面砂"。块较大，方圆形或角形，颜色发暗或呈灰褐色，质重而坚，不易碎者，习称"豆瓣砂"。（彩图 21-1）

【成分】主含硫化汞（HgS）。

【理化鉴别】①取本品细末，用盐酸湿润后，在光洁的铜片上摩擦，铜片表面显银白色光泽，加热烘烤后，银白色即消失。

②取本品粉末 2g，加盐酸-硝酸（3:1）的混合溶液 2ml 使溶解，蒸干，加水 2ml 使溶解，滤过，滤液显汞盐与硫酸盐的鉴别反应。

【含量测定】按银量法测定，本品含硫化汞（HgS）不得少于 96.0%。

【功效】性微寒，味甘。有毒。清心镇惊，安神解毒。

自然铜 Pyritum

【来源】为硫化物类矿物黄铁矿族黄铁矿。

【产地】主产于四川、广东、云南等省。

【采收加工】全年均可采挖，采挖后，除去杂质。

【性状鉴别】本品晶形多为立方体，集合体呈致密块状。表面亮黄色，有金属光泽，有的表面显黄棕色或棕褐色（系氧化成氧化铁所致），无金属光泽，具棕黑色或墨绿色细条纹；立方体相邻晶面上的条纹相互垂直，是其重要特征。条痕绿黑色或棕红色。体重，质硬脆。断面黄白色，有金属光泽；或断面棕褐色，可见银白色亮星。无臭无味。（彩图 21-2）

【成分】主含二硫化铁（FeS$_2$）。

【理化鉴别】①取本品粉末 1g，加稀盐酸 4ml，振摇，使其溶解，在试管口盖一片醋酸铅试纸，静置，试纸逐渐变为棕色。（硫化物反应）

②取本品粉末 1g，加稀盐酸 4ml，振摇，滤过。滤液加亚铁氰化钾试液，即生成深蓝色沉淀；分离，沉淀在稀盐酸中不溶，但加氢氧化钠试液，即分解成棕色沉淀。滤液加硫氰酸

铵试液，即显血红色。（铁盐反应）

【功效】性平，味辛。散瘀，接骨，止痛。

赭石 Haematitum

【来源】为氧化物类矿物刚玉族赤铁矿。

【采收加工】全年均可采挖，采挖后，除去杂石。

【性状鉴别】为扁状、肾状集合体。多呈不规则的扁平块状，大小不一。棕红色或铁青色，表面附有少量棕红色粉末，条痕樱红色或红棕色，多具金属光泽。一面有多数的圆形乳头状突起，习称"钉头"，另一面与突起相对应处有同样大小的凹窝。体重，质硬，砸碎后断面显层叠状。气微，味淡。（彩图 21－3）

以色棕红、断面层次明显、有"钉头"、无杂石者为佳。

【成分】主含三氧化二铁（Fe_2O_3）。

【功效】性寒，味苦。平肝潜阳，降逆，止血。

滑石 Talcum

【来源】为硅酸盐类矿物滑石族滑石。习称"硬滑石"。

【采收加工】全年均可采挖，采挖后除去泥沙及杂石。

【性状鉴别】多为块状集合体。呈扁平形、斜方形或不规则块状，大小不一。白色、黄白色或淡蓝灰色，有蜡样光泽，条痕白色。质较软而细腻，硬度约为1，用指甲可以刮下白粉，触之有滑润感，无吸湿性，置水中不崩散。无臭，无味。（彩图 21－4）

【成分】主含水合硅酸镁[$Mg_3(Si_4O_{10})(OH)_2$ 或 $3MgO \cdot 4SiO_2 \cdot H_2O$]。

【功效】性寒，味甘、淡。利尿通淋，清热解暑。

石膏 Gypsum Fibrosum

【来源】为硫酸盐类矿物硬石膏族石膏。

【产地】主产于湖北应城。

【采收加工】全年均可采挖，采挖后除去泥沙及杂石。

【性状鉴别】为纤维状的结晶集合体。呈长块状、板块状或不规则形，大小不一。全体白色、灰白色或浅黄色，有的半透明，条痕白色。体重，质软，硬度1.5～2，指甲可刻划成痕。易纵向断裂，纵断面具纤维状纹理，显绢丝光泽。无臭，味淡。（彩图 21－5）

【成分】主含含水硫酸钙（$CaSO_4 \cdot 2H_2O$）。

【理化鉴别】取本品一小块约2g，置具有小孔软木塞的试管内，灼烧，管壁有水生成，小块变为不透明体。

【含量测定】按配位滴定法测定，本品含含水硫酸钙（$CaSO_4 \cdot 2H_2O$）不得少于95.0%。

【功效】性大寒，味甘、辛。清热泻火，除烦止渴。

赭石 Haematitum

滑石 Talcum

石膏 Gypsum Fibrosum

附一 了解类药材的鉴定

附表 1		根及根茎类药材
药材名	来　源	性状特征
细辛	马兜铃科植物北细辛 *Asarum heterotropoides* Fr. Schmidt var. *mandshuricum*（Maxim.）Kitag.、汉城细辛 *Asarum sieboldii* Miq. var. *seoulense* Nakai 或华细辛 *Asarum sieboldii* Miq. 的干燥根及根茎。前二种习称"辽细辛"	北细辛常卷缩成团。根茎横生呈不规则圆柱形，具短分枝，长 1 ~ 10cm，直径 0.2 ~ 0.4cm；表面灰棕色，粗糙，有环形的节，节间长 0.2 ~ 0.3cm，分枝顶端有碗状的茎痕。根细长，密生节上，长 10 ~ 20cm，直径 0.1cm；表面灰黄色，平滑或具纵皱纹，有须根及须根痕。质脆，易折断，断面平坦，黄白色或白色。气辛香，味辛辣、麻舌。汉城细辛根茎直径 0.1 ~ 0.5cm，节间长 0.1 ~ 1cm。华细辛根茎长 5 ~ 20cm，直径 0.1 ~ 0.2cm，节间长 0.2 ~ 1cm。气味较弱
商陆	商陆科植物商陆 *Phytolacca acinosa* Roxb. 及垂序商陆 *Phytolacca americana* L. 的干燥根	本品为横切或纵切的不规则块片，厚薄不等。外皮灰黄色或灰棕色。横切片弯曲不平，边缘皱缩，直径 2 ~ 8cm，厚 2 ~ 6mm。外皮黄白色或淡棕色。切面浅黄棕色或黄白色，木部隆起，形成数个突起的同心性环纹（异常维管束），俗称"罗盘纹"（异常构造）。纵切片弯曲或卷曲，长 5 ~ 8cm，宽 1 ~ 2cm，木部呈平行条状突起。质硬。气微，味甘淡，久嚼麻舌
太子参	石竹科植物孩儿参 *Pseudostellaria heterophylla*（Miq.）Pax ex Pax et Hoffm. 的干燥块根	呈细长纺锤形或细长条形，稍弯曲，长 2 ~ 10cm，直径 2 ~ 6mm。表面黄白色，较光滑，微有纵皱纹，凹陷处有须根痕，顶端有茎痕。质硬而脆，易折断，断面平坦，淡黄白色、角质样；或类白色，显粉性（直接晒干）。气微，味微甘
白头翁	毛茛科植物白头翁 *Pulsatilla chinensis*（Bge.）Regel 的干燥根	呈类圆柱形或圆锥形，稍扭曲，长 6 ~ 20cm，直径 0.5 ~ 2cm。表面黄棕色或棕褐色，具不规则纵皱纹或纵沟，皮部易脱落，露出淡黄色的木部，有的有网状裂纹或裂隙，近根头处常有朽状凹洞。根头部稍膨大，有白色绒毛，有的可见鞘状叶柄残基。质硬而脆，断面皮部黄白色或淡黄棕色，木部淡黄色。气微，味微苦涩

药材名	来 源	性 状 特 征
升麻	毛茛科植物大三叶升麻 *Cimicifuga heracleifolia* Kom. 、兴安升麻 *Cimicifuga dahurica*（Turcz.）Maxim. 或升麻 *Cimicifuga foetida* L. 的干燥根茎。药材依次称关升麻、北升麻、西升麻	本品为不规则的长形块状，多分枝，呈结节状，长 10～20cm，直径 2～4cm。表面黑褐色或棕褐色，粗糙不平，有坚硬的细须根残留，上面有数个圆形空洞的茎基痕，洞内壁显网状沟纹；下面凹凸不平，具须根痕。体轻，质坚硬，不易折断，断面不平坦，有裂隙，纤维性，黄绿色或淡黄白色。气微，味微苦而涩
地榆	蔷薇科植物地榆 *Sanguisorba offcinalis* L. 及长叶地榆 *Sanguisorba officinalis* L. var. *longifolia*（Bert.）Yü et Li 的干燥根。后者习称"绵地榆"	地榆根呈圆柱形或不规则纺锤形，稍弯曲，长 5～25cm，直径 0.5～2cm。表面灰褐色、棕褐色，粗糙，具皱纹及支根痕。质硬脆，折断面粉红色或淡黄色，木部稍浅，黄色或黄褐色，有放射状纹理。气微，味苦而涩。长叶地榆的根呈长圆柱形，稍弯曲，着生于短粗的根茎上。表面红棕色或棕紫色，具皱纹。质坚韧，不易折断，断面黄棕色或红棕色。皮部有众多的黄白色至黄棕色絮状纤维。地榆根含鞣质
苦参	豆科植物苦参 *Sophora flavescens* Ait. 的干燥根	药材呈长圆柱形，下部常有分枝，长 10～30cm，直径 1～2cm。表面灰棕色或棕黄色，有明显纵皱纹及横长皮孔，栓皮破裂后向外卷曲，剥落处显黄色，光滑。质硬，难折断，折断面纤维性，黄白色；切断面皮部与木部分层明显，具放射状纹理及裂隙，有时可见同心性环纹。气微，味极苦
藁本	伞形科植物藁本 *Ligusticum sinense* Oliv. 或辽藁本 *Ligusticum jeholense* Nakai et Kitag. 的干燥根茎及根	根茎呈不规则结节状圆柱形，稍扭曲，有分枝，长 3～10cm，直径 1～2cm。表面棕褐色或暗棕色，粗糙，有纵皱纹，上侧残留数个凹陷的圆形茎基，下侧有多数点状突起的根痕及残根。体轻，质较硬，易折断，断面黄色或黄白色，纤维状。气浓香，味辛、苦、微麻。辽藁本较小，根茎呈不规则的团块状或柱状，有多数细长弯曲的根
秦艽	龙胆科植物秦艽 *Gentiana macrophylla* Pall. 、麻花秦艽 *Gentiana straminea* Maxim. 、粗茎秦艽 *Gentiana crassicaulis* Duthie ex Burk. 或小秦艽 *Gentiana dahurica* Fisch. 的干燥根。前三种按性状不同分别习称"秦艽"和"麻花艽"，后一种习称"小秦艽"	秦艽略呈圆锥形，扭曲不直，长 10～30cm，直径 1～3cm。表面灰黄色或棕黄色，有纵向或扭曲的纵沟。根头部常膨大，多由数个根茎合着，顶端有残存的茎基及纤维状叶鞘。质硬脆，易折断，断面不整齐，皮部黄色或棕黄色，木部黄色。根茎中央有髓，髓部有时呈枯朽状。气特异，味苦微涩。麻花艽呈类圆锥形，下部多由数个小根互相交错纠聚，呈麻花状，长 8～30cm，直径可达 7cm。表面棕褐色，粗糙，有多数旋转扭曲的纹理及网眼状裂隙。质松脆，易折断，断面多呈枯朽状。小秦艽略呈长纺锤形或类圆柱形，长 8～15cm，直径 0.2～1cm。表面棕黄色，有纵向扭曲的沟纹。主根通常一个，下部多分枝。残存茎基有纤维状叶鞘，断面黄白色。气弱，味苦涩

续 表

药材名	来　源	性　状　特　征
巴戟天	茜草科植物巴戟天 *Morinda officinalis* How 的干燥根	药材呈扁圆柱形，略弯曲，长短不等，直径 0.5～2cm。表面灰黄色，粗糙，具纵纹和横裂纹，有的皮部横向断裂而露出木部，形似连珠。质韧，断面皮部厚，紫色或淡紫色，易与木部剥离，木部坚硬，黄棕色或黄白色，直径 1～5mm。无臭，味甘、微涩
续断	川续断科植物川续断 *Dipsacus asperoides* C. Y. Cheng et T. M. Ai 的干燥根	药材呈长圆柱形，略扁，微弯曲，长 5～15cm，直径 0.5～2cm。外表灰褐色或棕褐色，全体有明显扭曲的纵皱及沟纹，可见皮孔及少数须根痕。质软，久置干燥后变硬易折断，断面不平坦，皮部外缘呈褐色，内呈黑绿色或棕色，木部黄色，呈放射状花纹。气微香，味苦、微甜而后涩
天花粉	葫芦科植物栝楼 *Trichosanthes kirilowii* Maxim. 或双边栝楼 *Trichosanthes rosthornii* Harms 的干燥根	药材呈不规则圆柱形，纺锤形或瓣块状，长 8～16cm，直径 1.5～5.5cm。表面黄白色或淡棕黄色，有纵皱纹、细根痕及略凹陷的横长皮孔，有的有黄棕色外皮残留。质坚实，断面白色或淡黄色，富粉性，横切面可见黄色小孔（导管），略呈放射状排列，纵切面可见黄色条纹（木质部）。无臭，味微苦
南沙参	桔梗科植物轮叶沙参 *Adenophora tetraphylla* (Thunb.) Fisch. 或沙参 *Adenophora stricta* Miq. 的干燥根	呈圆锥形，略弯曲，长 7～27cm，直径 0.8～3cm。顶端具 1 个或 2 个根茎（芦头）。除去栓皮后表面黄白色或淡棕黄色，凹陷处常有残留粗皮，上部多有深陷横纹，呈断续的环状，下部有纵纹及纵沟。体轻，质松泡，易折断，断面不平坦，具黄白色交错的纹理，多裂隙。无臭，味微甘
紫菀	菊科植物紫菀 *Aster tataricus* L. f. 的干燥根及根茎。	根茎呈不规则块状，大小不一，顶端有茎基及叶柄残基。细根多数，簇生于根茎上，长 3～15cm，直径 0.1～0.3cm，多编成辫状；表面紫红色或灰红色，有纵皱纹；质较柔韧；断面灰白色，有紫边。气微香，味甜、微苦
天南星	天南星科植物天南星 *Arisaema erubescens* (Wall.) Schott、东北天南星 *Arisaema amurense* Maxim. 或异叶天南星 *Arisaema heterophyllum* Bl. 的干燥块茎	呈扁球形，高 1～2cm，直径 1.5～6.5cm，表面类白色或淡棕色，较光滑，有的皱缩，顶端有凹陷的茎痕，周围有麻点状根痕，有的块茎周边具球状侧芽。质坚硬，不易破碎，断面不平坦，色白，粉性。气微辛，味麻辣
天冬	百合科植物天冬 *Asparagus cochinchinensis* (Lour.) Merr. 的干燥块根	药材呈长纺锤形，略弯曲，长 5～18cm，直径 0.5～2cm。表面黄白色至淡黄棕色，半透明，光滑或具深浅不等的纵皱纹，偶有残存的灰棕色外皮。对光透视，有一条不透明的细木心。质硬或柔润，有黏性，断面角质样，中柱黄白色。气微，味甜，微苦

药材名	来　　源	性　状　特　征
山药	薯蓣科植物薯蓣 *Dioscorea opposita* Thunb. 的干燥根茎	毛山药（切去芦头，除去外皮及须根，晒干）略呈圆柱形，弯曲而稍扁，长 15 ~ 30cm，直径 1.5 ~ 6cm。表面黄白色或淡黄色，有纵沟、纵皱纹及须根痕，偶有浅棕色外皮残留。体重，质坚实，不易折断，断面白色，粉性，味淡，微酸，嚼之发黏。光山药（选择肥大顺直的毛山药，置清水中，浸至无干心，闷透，用木板搓成圆柱形，切齐两端，晒干，打光）呈圆柱形，两端齐平，长 9 ~ 18cm，直径 1.5 ~ 3cm，表面光滑，白色或黄白色
射干	鸢尾科植物射干 *Belamcanda chinensis* (L.) DC. 的干燥根茎	药材呈不规则结节状，长 3 ~ 10cm，直径 1 ~ 2cm。表面黄褐色、棕褐色，皱缩，有较密环纹。上面有数个圆盘状凹陷的茎痕，偶有茎基的残存；下面有残留的细根及根痕。质硬，断面黄色，颗粒性。气微，味苦、微辛
姜黄	姜科植物姜黄 *Curcuma longa* L. 的干燥根茎	药材呈不规则卵圆形、圆柱形或纺锤形，常弯曲，有的具短叉状分枝，长 2 ~ 5cm，直径 1 ~ 3cm。表面深黄色、粗糙，有皱缩纹理和明显环节，并有圆形分枝痕及须根痕。质坚实，不易折断。断面棕黄色至金黄色，角质样，有蜡样光泽，内皮层环纹明显，维管束呈点状散在。气香特异，味苦、辛
白及	兰科植物白及 *Bletilla striata* (Thunb.) Reichb. f. 的干燥块茎	药材呈不规则扁圆形或菱形，多有 2 ~ 3 个爪状分枝，长 5 ~ 15cm，厚 0.5 ~ 15cm。上面有凸起的茎痕，下面有连接另一块茎的痕迹。表面灰白色或黄白色；以茎痕为中心有数圈同心环节，节上残留棕色点状须根痕。质坚硬，不易折断，断面类白色，半透明，角质样，可见散在的点状维管束。无臭，味苦，嚼之有黏性

附表 2　　　　　　　　　　茎、皮、叶类药材

药材名	来　　源	性　状　特　征
川木通	毛茛科植物小木通 *Clematis armandii* Franch. 或绣球藤 *Clematis montana* Buch. – Ham. 的干燥藤茎	小木通呈长圆柱形。表面黄褐色，有纵向凹沟及棱线，节膨大，残余皮部易撕裂。质坚硬。切片边缘不整齐，木部宽广，密布小孔及放射状纹理。无臭，味淡。绣球藤与小木通相似，木质部束大小相间呈花瓣状排列
木通	木通科植物木通 *Akebia quinata* (Thunb.) Decne.、三叶木通 *Akebia trifoliate* (Thunb.) Koidz. 或白木通 *Akebia trifoliata* (Thunb.) Koidz. var. *australis* (Diels) Rehd. 的干燥藤茎	呈长圆柱形，稍扭曲。表面灰棕色，粗糙，具突起的皮孔、膨大的节及侧枝断痕。体轻，质坚实，断面皮部黄棕色，可见淡黄色颗粒状小点，木部黄白色。气微，味微苦而涩

药材名	来 源	性 状 特 征
大血藤	木通科植物大血藤 *Sargentodoxa cuneata* (Oliv.) Rehd. et Wils. 的干燥藤茎	呈圆柱形。表面灰棕色,粗糙。质硬,体轻,易折断。断面皮部呈红棕色环状,有数处向内嵌入木部,木部黄白色,有多数细孔及红棕色放射状纹理。气微,味微涩
桑白皮	桑科植物桑 *Morus alba* L. 的干燥根皮	呈扭曲的卷筒状、槽状或板片状。外表面白色或淡黄白色,偶有残留未除净的橙黄色或棕黄色鳞片状粗皮;内表面黄白色或淡黄色。体轻,质韧,纤维性强,难折断,易纵向撕裂,撕裂时有白色粉尘飞扬。气微,味微甘
苦楝皮	楝科植物川楝 *Melia toosendan* Sieb. et Zucc. 和楝 *Melia azedarach* L. 的干燥树皮和根皮	呈块片或槽状卷片,老皮外表面粗糙,灰棕色至棕褐色,有椭圆形横长皮孔,栓皮常呈鳞片状剥离;已除去外皮者,表面淡黄色;幼皮表面紫棕色,平滑,有蜡质层。内表面黄白色。质韧,难折断,断面纤维性。用手折叠揉搓,可分成多层薄片,层层黄白相间,剥下的薄片有极细的网纹。无臭,味苦。根皮外表面灰棕色或棕紫色,微有光泽,粗糙,多裂纹
秦皮	木犀科植物苦枥白蜡树 *Fraxinus rhynchophylla* Hance、白蜡树 *Fraxinus chinensis* Roxb.、尖叶白蜡树 *Fraxinus szaboana* Lingelsh. 或宿柱白蜡树 *Fraxinus stylosa* Lingelsh. 的干燥枝皮或干皮	枝皮卷筒状或槽状,皮厚1.5~3mm。外表面灰白色、灰棕色至黑棕色或相间呈斑状,密布圆点状灰白色的皮孔;内表面黄白色或黄棕色。质硬而脆,折断面纤维性。气微,味苦。 干皮为长条状块片,厚3~6mm。外表面灰棕色,具龟裂状沟纹及红棕色圆形或横长的皮孔。质坚硬,断面纤维性较强,易成层剥离呈裂片状。 本品热水浸出液呈黄绿色,日光下显碧蓝色荧光
香加皮	萝藦科植物杠柳 *Periploca sepium* Bge. 的干燥根皮	呈卷筒状或槽状。外表面灰棕色或黄棕色,栓皮易成鳞片状脱落。内表面黄白色或淡红棕色。质地疏松而脆,易折断。断面黄白色,不整齐。有浓郁的香气,味苦,稍有麻舌感
地骨皮	茄科植物枸杞 *Lycium chinense* Mill. 或宁夏枸杞 *Lycium barbarum* L. 的干燥根皮	呈筒状、槽状或不规则卷片。外表面灰黄色至棕黄色,粗糙,易成鳞片状剥落。内表面黄白色或灰黄色。体轻,质脆,易折断。断面不平坦,外层黄棕色,内层灰白色。气微,味微甘而后苦

药材名	来　　源	性 状 特 征
石韦	水龙骨科植物庐山石韦 *Pyrrosia sheareri*（Bak.）Ching、石韦 *Pyrrosia lingua*（Thunb.）Farwell 或有柄石韦 *Pyrrosia petiolosa*（Christ）Ching 的干燥叶	庐山石韦叶片略皱缩，展平后呈披针形，长 10~25cm，宽 3~5cm。先端渐尖，基部耳状偏斜，全缘。上表面黄绿色或灰绿色，散布有黑色圆形小凹点；下表面密生红棕色星状毛，有的侧脉间布满棕色圆点状的孢子囊群。叶柄具四棱，长 10~20cm，略扭曲，有纵槽。叶片革质。气微，味微涩苦。 石韦叶片长 8~12cm，宽 1~3cm。基部楔形，对称。孢子囊群在侧脉间，排列紧密而整齐。叶柄长 5~10cm。 有柄石韦叶片多卷曲呈筒状，展平后呈长圆形或卵状长圆形，长 3~8cm。基部楔形，对称。下表面侧脉不明显，布满孢子囊群。叶柄长 3~12cm，直径约 1mm
枇杷叶	蔷薇科植物枇杷 *Eriobotrya japonica*（Thunb.）Lindl. 的干燥叶	呈长椭圆形或倒卵形，长 12~30cm，宽 3~9cm。先端尖，基部楔形，边缘上部有疏锯齿，基部全缘。上表面灰绿色、黄棕色或红棕色，较光滑；下表面淡灰色或棕绿色，密被黄色毛茸，主脉于下表面显著突起，侧脉羽状；叶柄极短，被棕黄色毛茸。革质而脆，易折断。无臭，味微苦
艾叶	菊科植物艾 *Artemisia argyi* Levl et Vant. 的干燥叶	多皱缩、破碎，有短柄。完整叶片展平后呈卵状椭圆形，羽状深裂，裂片椭圆状披针形，边缘有不规则的粗锯齿；上表面灰绿色或深绿色，有稀疏的蛛丝状短绵毛及腺点；下表面密生灰白色绒毛。质柔软。气清香，味苦

附表3　　　　　　　　　　　　　　　花与果实种子类药材

药材名	植物名	性 状 鉴 别
辛夷	木兰科植物望春花 *Magnolia biondii* Pamp.、武当玉兰 *Magnolia sprengeri* Pamp. 或玉兰 *Magnolia denudata* Desr. 的干燥花蕾	呈长卵形，似毛笔头，长 1.2~4cm，直径 0.8~2cm。基部常具短梗，苞片 2~3 层，每层 2 片，两层苞片间有小鳞芽，苞片外表面密被长茸毛，内表面紫棕色，无毛。花被片类棕色，每轮 3，轮状排列。除去花被，有雄蕊和雌蕊多数，呈螺旋状排列。体轻，质脆。气芳香，味辛、凉而稍苦。 望春花个较小，茸毛灰白色或灰绿色，花被片 9，外轮花被片 3，条形，约为内两轮长的 1/4，呈萼片状，内两轮花被片 6。 武当玉兰个大，茸毛淡黄色或淡黄绿色。花被片 10~12~15，内外轮无显著差异。 玉兰个较大，茸毛灰白色或灰绿色。花被片 9，内外轮同型

药材名	植物名	性状鉴别
款冬花	菊科植物款冬 *Tussilago farfara* L. 干燥未开放的头状花序	呈长圆棒状，似火炬。常 2～3 个花序连在一起，习称"连三朵"，长 1～2.5cm，直径 0.5～1cm。基部具有浅紫色的鳞片状叶。花头外面被有多数鱼鳞状苞片，外表面呈紫红色或淡红色，内表面有白色绵毛状。舌状花及管状花细小，长约 2mm，子房下位。体轻，将花头折断有白色丝状绵毛。气清香，味微苦而带黏性，嚼之呈棉絮状
菊花	菊科植物菊 *Chrysanthemum morifolium* Ramat. 的干燥头状花序	药材按产地和加工方法不同，分为"亳菊"、"滁菊"、"贡菊"、"杭菊"等。 头状花序扁球形、不规则形、倒圆锥形或蝶形，总苞碟状；总苞片 3～4 层，苞片卵形或椭圆形，草质，黄绿色或褐绿色，外面被柔毛，边缘膜质。花托半球形，无托片或托毛。外方为舌状花数层，雌性，位于外围，类白色、淡黄白色或黄色；管状花多数，两性，位于中央，常为舌状花所隐藏，黄色，顶端 5 齿裂。瘦果不发育，无冠毛。体轻，质柔润，干时松脆。气清香，味甘、微苦。 亳菊呈倒圆锥形或圆筒形，有时稍压扁呈扇形，直径 1.5～3cm，多离散。舌状花类白色或淡黄白色，劲直，上举，纵向折缩，管状花多数隐藏。 滁菊呈不规则球形或扁球形，直径 1.5～2.5cm。舌状花类白色，不规则扭曲，内卷，边缘皱缩，散生金黄色腺点；有时可见淡褐色腺点；管状花大多隐藏。 贡菊呈扁球形或不规则球形，直径 1.5～2.5cm。舌状花白色或类白色，斜升，上部反折，边缘稍内卷而皱缩，通常无腺点；管状花少，多外露。总苞片绿色。 杭菊呈碟形或扁球形，直径 2.5～4cm，常数个相连成片。舌状花类白色或黄色，平展或微折叠，彼此粘连，通常无腺点；管状花多数，外露。 均以花朵完整、颜色新鲜、气清香、少梗叶者为佳
蒲黄	香蒲科植物水烛香蒲 *Typha angustifolia* L.、东方香蒲 *Typha orientalis* Presl 或同属植物的干燥花粉	带雄花的花粉，习称"草蒲黄"；再经细筛，所得纯花粉，习称"蒲黄" 蒲黄为鲜黄色粉末，体轻松，易飞扬，手捻有滑腻感，易附于手指上，放水中则飘浮水面。气微，味淡。 草蒲黄为蒲黄花粉与花丝、花药的混合物，花丝黄棕色，不光滑
王不留行	石竹科植物麦蓝菜 *Vaccaria segetalis*（Neck.）Garcke 的干燥成熟种子	呈圆球形，直径约 2mm。表面黑色，少数未成熟者为棕红色，略有光泽。置放大镜下观察，种皮外有均匀分布的颗粒状突起，肿脐近圆形，下陷，一侧有一带状浅沟。质地坚硬，破开后胚乳白色，胚弯曲成环，子叶 2 片。无臭，味淡。 以种粒均匀、饱满、色黑者为佳

药材名	植物名	性 状 鉴 别
肉豆蔻	肉豆蔻科植物肉豆蔻 *Myristica fragrans* Houtt. 的干燥种仁	呈卵形或椭圆形，长约3cm，径约2cm，表面灰色或灰黄色，或被有白色石灰粉，表面有网状沟纹，一侧有明显的纵沟（种脊的位置），较宽的一端有浅色的圆形隆起（种脐的位置），在狭端有暗色凹陷（合点的位置）。质坚实，难破碎，断面不平坦，纵剖面可见外面有一层暗棕色的外胚乳向内伸入，与类白色的内胚乳交错，形成类似槟榔样纹理。气芳香而强烈，味辛辣而微苦。 以个大、体重、坚实、表面光滑、油足、破开后香气强烈者为佳
苦杏仁	蔷薇科植物山杏 *Prunus armeniaca* L. var. *ansu* Maxim.、西伯利亚杏 *Prunus sibirica* L.、东北杏 *Prunus mandshurica* （Maxim.） Koehne、或杏 *Prunus armeniaca* L. 的干燥成熟种子	几种杏仁外形相似，呈扁心脏形，长1~1.9cm，宽0.8~1.5cm，厚5~8mm。顶端略尖，基部钝圆，左右不对称。种皮薄，棕色至暗棕色，有不规则的皱纹；尖端稍下侧边缘有一短棱线痕（种脐），基部有一椭圆形点（合点），种脐与合点间有深色的线形痕（种脊），从合点处分散出许多深棕色的维管束脉纹分布于种皮中。用温开水浸润后剥去种皮，内有白色子叶2枚，富油性，其尖端可见小形的胚根与胚芽。无臭，味苦。 以颗粒饱满、完整、味苦者为佳
桃仁	蔷薇科植物桃 *Prunus persica* （L.） Batsch 或山桃 *Prunus davidiana* （Carr.） Franch. 的干燥成熟种子	种子长卵形，扁平，长1.2~1.8cm，宽0.8~1.2cm，厚2~4mm。顶端尖，中部膨大，基部钝圆而偏斜，边缘薄。种皮黄棕色至红棕色，有纵皱，自基部合点处分出多数脉纹。尖端一侧有1棱线痕（种脐）。种皮薄，易剥去，内有富于油质的子叶2片。气微，味微苦。 以颗粒饱满、均匀、完整者为佳
金樱子	蔷薇科植物金樱子 *Rosa laevigata* Michx. 的干燥成熟果实	呈倒卵形，略似花瓶，长2~3.5cm，直径1~2cm。外表红黄色或红棕色，全身被有突起的刺状小点。果柄部分较细，中部膨大。宿萼端喇叭口形，花萼残基多不完整，盘状，中央略突出；剥开外皮（花托），内壁呈淡红黄色，内有30~40粒淡黄色的小瘦果，外包裹有淡黄色的绒毛，内有种子1枚。无臭，味甘酸，微涩。 商品"金樱子肉"为纵剖开后挖去瓤子（小瘦果）及绒毛的外皮
沙苑子	豆科植物扁茎黄芪 *Astragalus complanatus* R. Br. 的干燥成熟种子	略呈肾形而稍扁，长2~2.5mm，宽1.5~2mm，厚约1mm。表面光滑。褐绿色或灰褐色，边缘一侧凹入处具明显的种脐。质坚硬，除去种皮，可见淡黄色子叶2片，胚根弯曲，长约1mm。无臭，味淡，嚼之有豆腥味。 以颗粒饱满、色绿褐色者为佳

药材名	植物名	性状鉴别
决明子	豆科植物决明 *Cassia ob-tusifolia* L. 或小决明 *Cassia tora* L. 的干燥成熟种子	决明略呈菱状方形或短圆柱形，两端平行倾斜，形似马蹄，长 3～7mm，宽 2～4mm。表面绿棕色或暗棕色，平滑有光泽。一端平坦，另端斜尖，背腹面各有一条突起的棱线，棱线两侧各有 1 条斜向对称而色较浅的线形凹纹。质坚硬，不易破碎。横切面可见种皮薄，中间有 S 形折曲的黄色子叶，2 片重叠。气微，味微苦。 小决明呈短圆柱形，较小，3～5mm，宽 2～3mm。表面棱线两侧各有 1 条宽广的浅黄棕色带。 以颗粒饱满、色绿棕色者为佳
川楝子	楝科植物川楝 *Melia toosen-dan* Sieb. et Zucc. 的干燥成熟果实	呈类球形，直径 2～3.2cm。表面金黄色至棕黄色，微有光泽，少数凹陷或皱缩，具深棕色小点。顶端有花柱残痕，基部凹陷，有果柄痕。外果皮革质，与果肉间常成空隙，果肉松软，淡黄色，遇水润湿显黏性。果核球形或卵圆形，质坚硬，两端平截，有 6～8 条纵棱，内分 6～8 室，每室含黑棕色长圆形的种子 1 粒。种仁乳白色，长圆形，富油性。气特异，味酸、苦。 以个大、外皮金黄色、肉黄白色、饱满、有弹性者为佳
酸枣仁	鼠李科植物酸枣 *Ziziphus ju-juba* Mill. var. *spinosa* (Bunge) Hu ex H. F. Chou 的干燥成熟种子	呈扁圆形或扁椭圆形，长 5～9mm，宽 5～7mm，厚约 3mm。表面紫红色或紫褐色，平滑有光泽，有的有裂纹。一面较平坦，中间有 1 条隆起的纵皱纹；另一面稍凸起。一端凹陷，可见线形种脐；另端有细小凸起的合点。种皮较脆，胚乳白色，子叶 2，浅黄色，富油性。气微，味淡。 以粒大、饱满、完整、有光泽、外皮红棕色、无核壳者为佳
使君子	使君子科植物使君子 *Quisqualis indica* L. 的干燥成熟果实	呈椭圆形或卵圆形，具 5 条纵棱，偶有 4～9 棱，长 2.5～4cm，直径约 2cm。表面黑褐色至紫黑色，平滑，微具光泽。顶端狭尖，基部钝圆，有明显圆形的果柄痕。质坚硬，横切面多呈五角星形，棱角处壳较厚，中间呈类圆形空腔。种子长椭圆形或纺锤形，长约 2cm，直径为 1cm；表面棕褐色或黑褐色，有多数纵皱纹；种皮薄，易剥离；子叶 2，黄白色，有油性。气微香，味微甜。 以个大、色紫黑、有光泽、仁饱满黄白色者为佳
山茱萸	山茱萸科植物山茱萸 *Cornus officinalis* Sieb. et Zucc. 的干燥成熟果肉	呈不规则的片状或囊状，长 1～1.5cm，宽 0.5～1cm。果皮破裂，皱缩，形状不完整。新鲜时紫红色，贮久渐变紫黑色。表面皱缩，有光泽。顶端有的可见圆形宿萼痕，基部有果柄痕。质柔软。气微，味酸、涩、微苦。 以肉厚、柔软、色紫红者为佳

药材名	植物名	性 状 鉴 别
菟丝子	旋花科植物菟丝子 *Cuscuta chinensis* Lam. 的干燥成熟种子	呈类球形，直径 1～1.5mm。表面灰棕色或黄棕色，具细密突起的小点，一端有微凹的线形种脐。质坚实，不易以指甲压碎。用开水浸泡，表面有黏性，加热煮至种皮破裂时露出白色卷旋状的胚，形如吐丝。气微，味淡 以色灰黄、颗粒饱满者为佳。
牵牛子	旋花科植物裂叶牵牛 *Pharbitis nil* （L.）Choisy 或圆叶牵牛 *Pharbitis purpurea* （L.）Voigt 的干燥成熟种子	呈橘瓣状，长 4～8mm，宽 3～5mm。表面灰黑色（黑丑）或淡黄白色（白丑），背面有 1 条浅纵沟，腹面棱线的下端有一点状种脐，微凹。质硬，横切面可见淡黄色或黄绿色皱缩折叠的子叶，微显油性。水浸后种皮呈龟裂状，有明显的黏滑感。无臭，味辛、苦，有麻舌感。 以颗粒饱满者为佳
枸杞子	茄科植物宁夏枸杞 *Lycium barbarum* L. 的干燥成熟果实	呈类纺锤形或椭圆形，长 6～20mm，直径 3～10mm。表面红色或暗红色，顶端有小凸起状的花柱痕，基部有白色的果梗痕。果皮柔韧，皱缩；果肉肉质，柔润。种子 20～50 粒，类肾形，扁而翘，长 1.5～1.9mm，宽 1～1.7mm，表面浅黄色或棕黄色。气微，味甜。嚼之唾液呈红黄色。 以粒大、肉厚、籽小、色红、质柔、味甜者为佳
瓜蒌	葫芦科植物栝楼 *Trichosanthes kirilowii* Maxim. 或双边栝楼 *Trichosanthes rosthornii* Harms 的干燥成熟果实	呈类球形或宽椭圆形，长 7～15cm，直径 6～10cm。表面橙红色或橙黄色，皱缩或较光滑，顶端有圆形花柱残基，基部略尖，具残存的果梗。体轻重不一。质脆，易破开，内表面黄白色，有红黄色丝络，果瓤橙黄色，黏稠，与多数种子黏结成团。具焦糖气，味微酸、甜。 药材中果实较小、表面有 10 数条果皮维管束突起形成的明显纵棱纹、体重不易破碎者又称仁瓜蒌；果实较大、果皮维管束突起不明显、体轻易破碎、糖分足者又称糖瓜蒌。 瓜蒌皮和瓜蒌子可单独入药。 以完整不破、果皮厚、皱缩有筋、体重、糖分足者为佳
牛蒡子	菊科植物牛蒡 *Arctium lappa* L. 的干燥成熟果实	呈长倒卵形，略扁，微弯曲，长 5～7mm，宽 2～3mm。表面灰褐色，散有紫黑色斑点，纵棱数条，通常中间 1～2 条较明显。顶端钝圆，稍宽，顶面具圆环，其中间为点状花柱残迹；基部略窄，着生面色较淡。果皮较硬，子叶 2，淡黄白色，富油性。无臭，味苦后微辛而稍麻舌。 以粒大、饱满、色灰褐者为佳

药材名	植物名	性 状 鉴 别
草豆蔻	姜科植物草豆蔻 Alpinia katsumadai Hayata 的干燥近成熟种子	种子团类球形，直径 1.5～2.7cm。表面灰褐色，略光滑，中间有黄白色的隔膜，将种子团分成 3 瓣，每瓣有种子13～110粒，粘连紧密。种子为卵圆状多面体形，长 3～5mm，直径约 3mm，外被淡棕色膜质假种皮，种脊为一条纵沟，一端有种脐；质硬，将种子沿种脊纵剖两瓣，纵断面观呈斜心形，种皮沿种脊向内伸入部分约占整个种子长度的 1/2；胚乳灰白色。气香，味辛、微苦。 以种子团类球形、种子饱满、气味浓者为佳
益智	姜科植物益智 Alpinia oxyphylla Miq. 的干燥成熟果实	呈椭圆形，两端略尖，长 1.2～2cm，直径 1～1.3cm。表面棕色或灰棕色，有纵向凹凸不平的突起棱线13～20 条，顶端有花被残基，基部常残留果梗。果皮薄而稍韧，与种子紧贴。种子团中央有隔膜分为 3 瓣，每瓣有种子 6～11 粒。种子呈不规则扁圆形，略有钝棱，直径约 3mm，表面灰褐色或灰黄色，外被淡棕色膜质假种皮；质硬，胚乳白色。具特异香气，味辛、微苦。 以粒大饱满、气味浓者为佳

附表 4 草类药材

药材名称	来 源	主要性状特征
槲寄生	桑寄生科（Loranthaceae）植物槲寄生 Viscum coloratum （Komar.）Nakai 的干燥带叶茎枝	本品茎枝呈圆柱形，2～5 叉状分枝，长约 30cm，直径 0.3～1cm；表面黄绿色、金黄色或黄棕色，有纵皱纹；节膨大，节上有分枝或枝痕。体轻，质脆，易折断，断面不平坦，皮部黄色，木部色较浅，射线放射状，髓部常偏向一边。叶对生于枝梢，易脱落，无柄；叶片呈长椭圆状披针形，长 2～7cm，宽 0.5～1.5cm；先端钝圆，基部楔形，全缘；表面黄绿色，有细皱纹，主脉 5 出，中间 3 条明显。革质。浆果球形，皱缩。无臭，味微苦，嚼之有黏性
桑寄生	桑寄生科植物桑寄生 Taxillus chinensis （DC.）Danser 的干燥带叶茎枝	茎枝圆柱形，有分枝，直径 0.2～1.5cm；表面灰褐色或红褐色，具棕色点状皮孔，嫩枝有的可见棕褐色茸毛；质坚硬，断面不整齐，木部淡红棕色，射线明显，并可见年轮，髓部较小。叶片多卷缩，具短柄，展平后卵形或椭圆形，全缘，长 3～8cm，宽 2～5cm，表面黄棕色，幼叶被细柔毛，先端钝圆，基部圆形。气无，味淡微涩

药材名称	来　　源	主要性状特征
淫羊藿	小檗科（Berberidaceae）植物淫羊藿 *Epimedium brevicornum* Maxim.、箭叶淫羊藿 *Epimedium sagittatum* (Sieb. et Zucc.) Maxim.、柔毛淫羊藿 *Epimedium pubescens* Maxim.、巫山淫羊藿 *Epimedium wushanense* T. S. Ying 或朝鲜淫羊藿 *Epimedium koreanum* Nakai 的干燥地上部分	淫羊藿茎细圆柱形，长约20cm，表面黄绿色或淡黄色，具光泽。茎生叶对生，二回三出复叶；小叶片卵圆形，长3~8cm，宽2~6cm；先端微尖，顶生小叶基部心形，两侧小叶较小，偏心形，外侧较大，呈耳状，边缘具黄色刺毛状细锯齿；上表面黄绿色，下表面灰绿色，主脉7~9条，基部有稀疏细长毛，细脉两面突起，网脉明显；小叶柄长1~5cm。叶片近革质。无臭，味微苦。 箭叶淫羊藿一回三出复叶，小叶片长卵形至卵状披针形，长4~12cm，宽2.5~5cm；先端渐尖，两侧小叶基部明显偏斜，外侧呈箭形。下表面疏被粗短伏毛或近无毛。叶片革质。 柔毛淫羊藿叶下表面及叶柄密被绒毛状柔毛。 巫山淫羊藿小叶片披针形至狭披针形，长9~23cm，宽1.8~4.5cm；先端渐尖或长渐尖，侧生小叶基部的裂片偏斜，内边裂片小，外边裂片大。下表面被绵毛或秃净。 朝鲜淫羊藿小叶较大，长4~10cm，宽3.5~7cm，先端长尖。叶片较薄。 以色青绿、无枝梗、叶整齐不碎者为佳
荆芥	唇形科植物荆芥 *Schizonepeta tenuifolia* Briq. 的干燥地上部分	茎呈方柱形，上部有分枝，长50~80cm，直径0.2~0.4cm；表面淡黄绿色或淡紫红色，被短柔毛；体轻，质脆，断面类白色。叶对生，多已脱落，叶片3~5羽状分裂，裂片细长。穗状轮伞花序顶生，长2~9cm，直径约0.7cm。花冠多脱落，宿萼钟状，先端5齿裂，淡棕色或黄绿色，被短柔毛。小坚果棕黑色。气芳香，味微涩而辛凉。以色淡黄绿、穗长而密、香气浓者为佳
半枝莲	唇形科植物半枝莲 *Scutellaria barbata* D. Don 的干燥全草	全长15~35cm，无毛或花轴上疏被毛。根纤细。茎丛生，较细，四棱形，表面暗紫色或棕绿色。叶对生，有短柄或近无柄；叶片皱缩，展平后呈三角状卵形或披针形，长1.5~3cm，宽0.5~1cm，先端钝，基部宽楔形，全缘或有少数不明显的钝齿，上表面暗绿色，下表面灰绿色。质脆易碎。花单生于枝上端叶腋，花冠二唇形，棕黄色或浅蓝紫色，长约1.2cm，被毛。小坚果扁球形，浅棕色。气微，味微苦。以色绿、味苦者为佳

续 表

药材名称	来　　源	主要性状特征
泽兰	唇形科（Labiatae）植物毛叶地瓜儿苗 *Lycopus lucidus* Turcz. var. *hirtus* Regel 的干燥地上部分	药材茎呈方柱形，少分枝，四面均有浅纵沟，长 50～100cm，直径 0.2～0.6cm；表面黄绿色或带紫色。节处紫色明显，有白色茸毛；质脆，断面黄白色，髓部中空。叶对生，有短柄；叶片多皱缩，展平后呈披针形或长圆形，长 5～10cm；上表面黑绿色，密具腺点，两面均具有短毛；先端尖，边缘有锯齿。花簇生叶腋成轮状，花冠多脱落，苞片及花萼宿存，黄褐色。无臭，味淡。以质嫩、叶多、色绿者为佳
肉苁蓉	列当科（Orobanchaceae）植物肉苁蓉 *Cistanche deserticola* Y. C. Ma 或管花肉苁蓉 *Cistanche tubulosa* (Schrenk) Wight 的干燥带鳞叶的肉质茎	呈扁圆柱形，稍弯曲，长 3～15cm，直径 2～8cm。表面棕褐色或灰棕色，密被覆瓦状排列的肉质鳞片，通常鳞片先端已断，体重，质硬，微有柔性，不易折断，断面棕褐色，有淡棕色点状维管束，排列成波状环纹。气微，味甜，微苦。以条粗壮，密被鳞片，色棕褐，质柔润者为佳
茵陈	菊科植物滨蒿 *Artemisia scoparia* Waldst. et Kit. 或茵陈蒿 *Artemisia capillaris* Thunb. 的干燥地上部分。春季采收的习称"绵茵陈"，秋季采收的称"茵陈蒿"	绵茵陈多卷曲成团状，灰白色或灰绿色，全体密被白色茸毛，绵软如绒。茎细小，长 1.5～2.5cm，直径 0.1～0.2cm，除去表面白色绒毛后可见明显纵纹；质脆，易折断。叶具柄，展平后叶片呈一至三回羽状分裂，叶片长 1～3cm，宽约 1cm，小裂片卵形或稍呈倒披针形、条形，先端锐尖。气清香，味微苦。 茵陈蒿茎呈圆柱形，多分枝，长 30～100cm，直径 2～8mm；表面淡紫色或紫色，有纵条纹，被短柔毛；体轻，质脆，断面类白色。叶密集或脱落，下部叶二至三回羽状深裂，裂片条形或细条形，两面密被白色柔毛；茎生叶一至二回羽状全裂，基部抱茎，裂片细丝状。头状花序卵形，多数集成圆锥状，长 1.2～1.5mm，直径 1～1.2mm，有短梗；总苞片 3～4 层，卵形，苞片 3 裂；外层雌花 6～10 个，可多达 15 个，内层两性花 2～10 个，瘦果长圆形，黄棕色。气芳香，味微苦
蒲公英	菊科植物蒲公英 *Taraxacum mongolicum* Hand. - Mazz. 、碱地蒲公英 *Taraxacum sinicum* Kitag. 或同属多种植物的干燥全草	药材呈皱缩卷曲的团块。根呈圆锥状，多弯曲，长 3～7cm；表面棕褐色，抽皱；根头部有棕褐色或黄白色的茸毛，有的已脱落。叶基生，多皱缩破碎，完整叶片呈倒披针形，绿褐色或暗灰色，先端尖或钝，边缘浅裂或羽状分裂，基部渐狭，下延呈柄状，下表面主脉明显。花茎 1 至数条，每条顶生头状花序，总苞片多层，内面一层较长，花冠黄褐色或淡黄白色。有的可见多数具白色冠毛的长椭圆形瘦果。气微，味微苦。以叶多、色绿、根完整者为佳

续　表

药材名称	来　源	主要性状特征
淡竹叶	禾本科（Gramineae）植物淡竹叶 *Lophatherum gracile* Brongn. 的干燥茎叶	带叶的茎长 25～75cm，圆柱形，有节，表面淡黄绿色，断面中空。叶鞘开裂。叶片披针形，有时皱缩卷曲，长 5～20cm，宽 1～3.5cm；表面浅绿色或黄绿色。叶脉平行，具横行小脉，形成长方形的网格状，下表面尤为明显。体轻，质柔韧。气微，味淡。以叶多、长大、质软、色青绿、不带根及花穗者为佳

附表 5　　　　　　藻菌地衣类、树脂类与其他类药材

药材名称	来　源	主要性状特征
海藻	马尾藻科（Sargassaceae）植物羊栖菜 *Sargassum fusiforme*（Harv.）Setch. 或海蒿子 *Sargassum pallidum*（Turn.）C. Ag. 的干燥藻体。前者习称"小叶海藻"，后者习称"大叶海藻"	小叶海藻全体皱缩卷曲成团块状，黑褐色，有的表面被白色盐霜，质脆易破碎。用水浸软后膨胀，黏滑柔韧。长15～40cm。主干粗糙，分枝互生，无刺状突起。叶条形或细棒状，先端常膨大、中空。气囊腋生，球形、纺锤形或梨形，囊柄较长。生殖托圆柱形或长椭圆形，有柄，丛生于小枝和叶腋间。固着器须根状。气腥，味咸。 大叶海藻长 30～60cm。主干呈圆柱状，具圆锥形突起，主枝自主干两侧生出，侧枝由主枝叶腋生出，具细小的刺状突起。初生叶长 5～7cm，宽约 1cm，披针形或倒卵形，全缘或具粗锯齿。次生叶条形或披针形，叶腋间有着生条状叶的小枝。气囊黑褐色，球形或卵球形，有的有柄，顶端钝圆，有的具细短尖。固着器盘状（常除去）。 均以身干、色黑褐、盐霜少、枝嫩无砂石者为佳
猪苓	多孔菌科真菌猪苓 *Polyporus umbellatus*（Pers.）Fries 的干燥菌核	呈不规则的条块状、类圆形或扁块状，有的有分枝，长 5～25cm，直径 2～6cm。表面皱缩或有瘤状突起，灰黑色或棕黑色。质致密而体轻，能浮于水面，断面细腻，按之较软，类白色或黄白色，略呈颗粒状。气微，味淡
马勃	灰包科（Lycoperdaceae）真菌脱皮马勃 *Lasiosphaera fenzlii* Reich.、大马勃 *Calvatia gigantea*（Batsch ex Pers.）Lloyd 或紫色马勃 *Calvatia lilacina*（Mont. et Berk.）Lloyd 的干燥子实体	脱皮马勃呈扁球形或类球形，无不育基部，直径 15～20cm。包被呈灰棕色至黄褐色，纸质，常破碎成块片状，或已全部脱落。孢体呈灰褐色或浅褐色，紧密，有弹性，用手撕之，内有灰褐色似棉絮状的丝状物。触之则孢子呈尘土样飞扬，手捻有细腻感。气似尘土，无味。 大马勃呈扁球形或已压扁呈不规则块状物，直径 15cm 以上，不育基部很小或无。残留的包被由黄棕色的膜状外包被和较厚的灰黄色的内被所组成，光滑，质硬而脆，成块脱落。孢体浅青褐色，手捻有润滑感。

续 表

药材名称	来 源	主要性状特征
马勃		紫色马勃呈陀螺形，或已压成扁圆形，直径5~12cm，不育基部发达。包被薄，两层，紫褐色，粗皱，有圆形凹陷，外翻，上部常裂成小块或已部分脱落。孢体紫色。 取本品置火焰上，轻轻抖动，即可见微细的火星飞扬，熄灭后，产生大量白色浓烟
松萝	松萝科（Usneaceae）植物松萝 *Usnea diffracta* Vain. 和长松萝 *Usnea longissima* Ach. 的干燥地衣体	松萝地衣体长10~40cm，呈二叉状分枝，基部直径0.8~1.5mm。表面灰绿色或黄绿色，粗枝表面有明显的环状裂纹，故称"节松萝"。质柔韧，略有弹性，不易折断，断面可见中央有线状强韧的中轴。气微，味酸。 长松萝地衣体呈丝状，长可达1.3m，主轴单一，两侧侧枝密生，侧枝长0.3~1.5cm，似蜈蚣足状，故名"蜈蚣松萝"。 均以身干，色灰绿、拉之有弹性，无杂质者为佳
苏合香	金缕梅科（Hamamelidaceae）植物苏合香树 *Liquidambar orientalis* Mill. 的树干渗出的香树脂经加工精制而成	呈半流动性的浓稠液体，棕黄色至灰棕色，半透明。质细腻，极黏稠，挑起时则呈胶样，连绵不断。较水为重。气芳香，味苦、辣，嚼之粘牙。 国际市场上有两种商品规格，一种为天然苏合香，灰黄色至棕灰色的黏稠半流体，具浓郁的香气。另一种为精制苏合香，棕黄色至暗棕色半透明状半流体，具吐鲁脂样的愉快香气
阿魏	为伞形科（Umbelliferae）植物新疆阿魏 *Ferula sinkiangensis* K. M. Shen 或阜康阿魏 *Ferula fukanensis* K. M. Shen 的树脂	呈不规则块状、泪滴状和脂膏状，偶有半流体状。颜色深浅不一，灰白色、蜡黄色或浅棕黄色。块状物硬似白蜡。质轻，断面稍现孔隙，新鲜切面色较浅，放置颜色渐深。脂膏状者黏稠，灰白色，久贮色泽渐深。本品纯净而无杂质。加水研磨则成白色乳状液。具强烈持久的蒜样臭气，味微苦、辛辣如蒜，嚼之粘牙，对舌有较强的刺激性，有烧灼感
安息香	安息香科（Styracaceae）植物白花树 *Styrax tonkinensis* (Pierre) Craib ex Hart 的干燥香树脂	呈不规则的小块，稍扁平，常黏结成团块，表面橙黄色，具蜡样光泽（自然出脂者）；或为不规则的圆柱状、扁平块状，表面灰白色至淡黄白色（人工割脂者）。质脆，易碎，断面平坦，乳白色，放置后渐变为淡黄棕色、黄棕色至红棕色。加热后则软化熔融。气芳香，味微辛。嚼之带砂粒感

药材名称	来　源	主要性状特征
青黛	爵床科（Acanthaceae）植物马蓝 *Baphicacanthus cusia*（Nees）Bremek.、蓼科（Polygonaceae）植物蓼蓝 *Polygonum tinctorium* Ait. 或十字花科（Cruciferae）植物菘蓝 *Isatis indigotica* Fort. 的叶或茎叶经加工制得的干燥粉末或团块	药材为深蓝色粉末，体轻，易飞扬；或呈不规则多孔性团块，手搓捻即成细末。微有草腥气，味淡
芦荟	百合科（Liliaceae）植物库拉索芦荟 *Aloe barbadensis* Miller、好望角芦荟 *Aloe ferox* Miller 或其他同属近缘植物叶的浓缩干燥物。前者习称"老芦荟"，后者习称"新芦荟"，以老芦荟为佳	库拉索芦荟呈不规则块状，常破裂为多角形，大小不一，表面暗红褐色或深褐色，无光泽。体轻，质硬，不易破碎，断面粗糙或显麻纹，富吸湿性，有特殊臭气，味极苦。好望角芦荟表面呈暗褐色，略显绿色，有光泽。体轻，质松，易碎，断面玻璃样而有层纹。以色棕黑或墨绿、质脆、有光泽、气味浓者为佳

附表 6　　　　　　　　　　　　　　　　动物类药材

药材名称	来　源	主要性状特征
水蛭	环节动物门水蛭科（Hirudinidae）动物蚂蟥 *Whitmania pigra* Whitman、水蛭 *Hirudo nipponica* Whitman 或柳叶蚂蟥 *Whitmania acranulata* Whitman 的干燥体	蚂蟥为扁平纺锤形，体长 4~10cm，宽 0.5~2cm。背部稍隆起，腹面平坦，前端稍尖，后端钝圆。全体由许多环节构成，前吸盘不显著，后吸盘较大。背部黑褐色或黑棕色，用水浸后，可见有许多黑色斑点排成纵线 5 条，体的两侧及腹面均呈棕黄色。质脆，易折断，断面胶质样。气微腥。水蛭呈扁长圆柱形，体多弯曲扭转，体长 2~5cm，宽 2~3mm。黑棕色。折断面不平坦，无光泽。柳叶蚂蟥因加工时拉长，体狭长而扁，长 5~12cm，宽 1~5mm。背腹两面均呈黑棕色。以体小、条整齐、黑褐色、无杂质者为佳
珍珠	软体动物门珍珠贝科（Pteriidae）动物马氏珍珠贝 *Pteria martensii*（Dunker）或蚌科（Unionidae）动物三角帆蚌 *Hyriopsis cumingii*（Lea）、褶纹冠蚌 *Cristaria plicata*（Leach）等双壳类动物受刺激而形成的珍珠	呈类球形、卵圆形、长圆形或棒形，直径 1.5~8mm。表面类白色、浅粉红色、浅黄绿色或浅蓝色，半透明，平滑或微有凹凸，具特有的彩色光泽。质地坚硬，破碎面可见层纹。无臭，味淡。以纯净、质坚、有彩光者为佳

药材名称	来　源	主要性状特征
全蝎	节肢动物门蛛形纲钳蝎科（Buthidae）动物东亚钳蝎 *Buthus martensii* Karsch 的干燥体	头胸部与前腹部呈扁平长椭圆形，后腹部呈尾状，皱缩弯曲，完整者体长约6cm。头胸部绿褐色，前面有1对短小的螯肢及1对较长大的钳肢（钳状脚须），形似蟹螯，背面覆有梯形背甲，腹面有足4对，均为7节，末端各具2爪钩；前腹部由7节组成，第七节色深，背甲上有5条隆脊线，背面绿褐色；后腹部棕黄色，6节，节上均有纵沟，末节有锐钩状毒刺，毒刺下方无距。易断。气微腥，味咸。以身干、完整、色绿褐、腹中杂质少者为佳
蜈蚣	节肢动物门多足纲蜈蚣科（Scolopendridae）动物少棘巨蜈蚣 *Scolopendra subspinipes mutilans* L. Koch 的干燥体	由头部和躯干部组成，全体共22个环节。头部暗红色或红褐色，略有光泽，有头板覆盖，头板近圆形，前端稍突出，有触角及颚肢各一对。躯干部第一背板与头板同色，其余20个背板为棕绿色或墨绿色，具光泽，自第四背板至第二十背板上常有两条纵沟线；腹部淡黄色或棕黄色，皱缩；自第二节起，每节两侧有步足一对；步足黄色或红褐色，偶有黄白色，呈弯钩形，最末一对步足尾状，故又称尾足，易脱落。质脆，断面有裂隙。气微腥，有特殊刺鼻的臭气，味辛、微咸
土鳖虫	节肢动物门昆虫纲鳖蠊科（Corydiidae）昆虫地鳖 *Eupolyphaga sinensis* Walker 或冀地鳖 *Steleophaga plancyi*（Boleny）的雌虫干燥体	地鳖呈扁平卵形，长1.3~3cm，宽1.2~2.4cm。前端较窄，后端较宽，背部紫褐色，具光泽，无翅。前胸背板较发达，盖住头部；腹背板9节，呈覆瓦状排列。腹面红棕色，头部较小，有丝状触角1对，常脱落，胸部有足3对，具细毛和刺。腹部有横环节。质松脆，易碎，破开后腹内有灰黑色泥土。气腥臭，味微咸。 冀地鳖呈长椭圆形，长2.2~3.7cm，宽1.4~2.5cm。背部黑棕色，通常在边缘带有淡黄褐色斑块及黑色小点
僵蚕	节肢动物门昆虫纲蚕蛾科（Bombycidae）昆虫家蚕 *Bombyx mori* Linnaeus 4~5 龄幼虫因感染（或人工接种）白僵菌 *Beauveria bassiana*（Bals.）Vuillant 而致死的干燥体	呈类圆柱形，多弯曲皱缩，长2~5cm，直径0.5~0.7cm。表面灰黄色，被有白色粉霜状的气生菌丝和分生孢子。头部较圆，黄棕色；体腹面有足8对，呈突起状，体节明显，尾部略呈二叉分枝状。质硬而脆，易折断，断面平坦，外层白色，中间有亮棕色或亮黑色的丝腺环

药材名称	来　源	主要性状特征
海马	脊索动物门鱼纲海龙科（Syn-gnathidae）动物线纹海马 *Hippo-campus kelloggi* Jordan et Snyder、刺海马 *Hippocampus histrix* Kaup、大海马 *Hippocampus kuda* Bleeker、三斑海马 *Hippocampus trimaculatus* Leach 或小海马（海蛆）*Hippo-campus japonicus* Kaup 的干燥体	线纹海马呈扁长形而弯曲，体长约30cm。表面黄白色。头略似马头，有冠状突起，具管状长吻，口小，无牙，两眼深陷。躯干部七棱形，尾部四棱形，渐细卷曲，体上有瓦楞形的节纹并具短棘。习称"马头、蛇尾、瓦楞身"。体轻，骨质，坚硬。气微腥，味微咸。 刺海马体长 15～20cm。头部及体上环节间的棘细而尖。 大海马体长 20～30cm。黑褐色。 三斑海马体侧背部第1、4、7节的短棘基部各有1黑斑。 小海马（海蛆）形小，长7～10cm。黑褐色。节纹及短棘均较细小
蟾酥	脊索动物门两栖纲蟾蜍科（Bufo-nidae）动物中华大蟾蜍 *Bufo bufo gargarizans* Cantor 或黑眶蟾蜍 *Bufo melanostictus* Schneider 的干燥分泌物	团蟾酥形状、大小常因产地而异，通常呈扁圆形团块或饼状，直径约7cm，厚约5～10mm，每个重约67～100g。棕褐色、红棕色或紫黑色，表面平滑。质坚硬，不易折断，断面棕褐色，角质状，微有光泽。气微腥，味初甜而后有持久的麻辣感，粉末嗅之作嚏。 片蟾酥呈不规则片状，厚约2mm，每片重约15g，一面较粗糙，另一面较光滑。质脆，易折断，断面红棕色，半透明。 棋子酥呈扁圆形，似围棋子形状，每块重约15g。 药材断面沾水，即呈乳白色隆起；粉末少许，于锡箔纸上，加热即熔成油状。 均以色红棕、断面角质状、半透明、有光泽者为佳
龟甲	脊索动物门爬行纲龟科（Testudi-nidae）动物乌龟 *Chinemys reevesii* (Gray) 的背甲及腹甲	两种加工品分别称为"血板"和"烫（汤）板"。习惯认为血板质量较佳。 背甲及腹甲由甲桥相连，背甲稍长于腹甲，与腹甲常分离。背甲呈长椭圆形拱状，长 7.5～22cm，宽 6～18cm；外表面棕褐色或黑褐色，脊棱3条；颈盾1块，前窄后宽；椎盾5块，第1椎盾长大于宽或近相等，第2～4椎盾宽大于长；肋盾两侧对称，各4块；缘盾每侧11块；臀盾2块。腹甲呈板片状，近长方椭圆形，长 6.4～21cm，宽 5.5～17cm；外表面淡黄棕色至棕黑色，盾片12块，每块常具紫褐色放射状纹理，腹盾、胸盾和股盾中缝均长，喉盾、肛盾次之，肱盾中缝最短；内表面黄白色至灰白色，"血板"不脱皮，有的略带血迹或残肉，"烫板"色稍深，有脱皮的痕迹，除净后可见骨板9块，呈锯齿状嵌接；前端钝圆或平截，后端具三角形缺刻，两侧残存呈翼状向斜上方弯曲的甲桥。质坚硬。气微腥，味微咸

附表7 矿物类药材

药材名称	来源	主要性状特征
雄黄 Realgar	硫化物类矿物雄黄族雄黄	呈不规则的块状或粉末,大小不一。全体呈深红色或橙红色,条痕橙黄色。块状者表面常覆有橙黄色粉末,以手触之手易被染成橙黄色。晶体为柱状,具金刚石样光泽。质脆,易碎,硬度 1.5~2.0。断口呈贝壳状,暗红色,具树脂光泽或脂肪光泽。微有特异臭气,味淡。燃之易熔融成红紫色液体,火焰为蓝色,并生成黄白色烟,有强烈蒜臭气。主含硫化砷(As_2S_2)。雄黄遇热易产生剧毒的三氧化二砷,所以忌用火煅
磁石 Magnetitum	氧化物类矿物尖晶石族磁铁矿	本品为块状集合体,呈不规则块状,或略带方形,多具棱角。表面灰黑色或棕褐色,条痕黑色,具金属光泽。体重,质坚硬,断面不整齐。具磁性。有土腥气,无味。含四氧化三铁(Fe_3O_4),其中含 FeO31%、$Fe_2O_3$69%
红粉 Hydraygri Oxydum Rubrum	红氧化汞(HgO)	橙红色片状或粉状结晶,片状的一面光滑略具光泽,另一面较粗糙。粉末橙色。体重,有特异臭气,不能入口,遇光颜色逐渐变深。主含氧化汞(HgO),不得少于99.0%
信石 Arsenicum Sublimatum	天然的砷华矿石,或由毒砂(硫砷铁矿,FeAsS)、雄黄加工制造而成	红信石(红砒)呈不规则的块状,大小不一。粉红色,具黄色与红色彩晕,略透明或不透明,具玻璃样光泽或无光泽。质脆,易砸碎,断面凹凸不平或呈层状纤维样的结构。无臭。本品极毒,不能口尝!白信石(白砒)为无色或白色,其余特征同上。 主含三氧化二砷(As_2O_3)
轻粉 Calomelas	用升华法制成的氯化亚汞结晶	为白色有光泽的鳞片状或雪花状结晶,或结晶性粉末;遇光颜色缓缓变暗。质轻,无臭,几乎无味。主含氯化亚汞(Hg_2Cl_2),不得少于99.0%
芒硝 Natrii Sulfas	硫酸盐类矿物芒硝族芒硝,经加工精制而成	呈棱柱状、长方形或不规则块状或颗粒状结晶。无色透明或类白色半透明,暴露空气中则表面逐渐风化而覆盖一层白色粉末(无水硫酸钠),条痕白色。通常呈致密粒状集合体,具玻璃样光泽。质脆易碎,硬度 1.5~2.0,断口贝壳状。无臭,味苦、咸。主含含水硫酸钠($Na_2SO_4 \cdot 10H_2O$)

药材名称	来　源	主要性状特征
龙 骨　Os Draconis	古代哺乳动物如三趾马、犀类、鹿类、牛类、象类等的骨骼化石或象类门齿的化石。前者习称"龙骨"，后者习称"五花龙骨"	龙骨呈骨骼状或已破碎呈不规则块状，大小不一。表面白色、灰白色或浅棕色，多较光滑，有的具纵纹裂隙或棕色条纹和斑点。质硬，不易破碎，断面不平坦，色白或色黄，有的中空，摸之细腻如粉质，在关节处有多数蜂窝状小孔。吸湿性强，舔之粘舌。无臭，无味。 五花龙骨呈不规则块状，大小不一；偶可见圆柱状或破开的圆柱状，长短不一，直径 6～25cm。全体呈淡灰白色或淡黄棕色，夹有红、白、黄、蓝、棕、黑或深浅粗细不同的纹理。表面光滑，略有光泽，有的有小裂隙。质硬，较酥脆，易片状剥落，吸湿性强，舔之粘舌。无臭，无味。主含碳酸钙（$CaCO_3$）、磷酸钙$[Ca_3(PO_4)_2]$

附二 花解剖与药材彩图

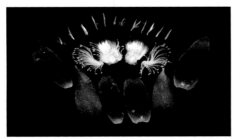

彩图8-1 白头翁花解剖图

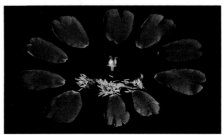

彩图8-2 芍药花解剖图

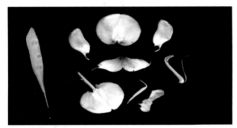

彩图8-3 紫藤花解剖图

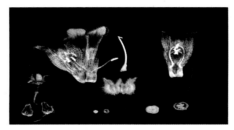

彩图8-4 地黄花解剖图

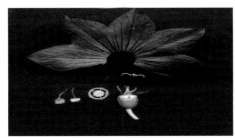

彩图8-5 桔梗花解剖图

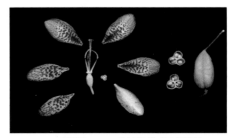

彩图8-6 射干花解剖图

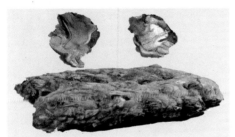

彩图16-1 狗脊

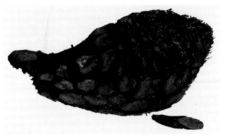

彩图16-2 绵马贯众

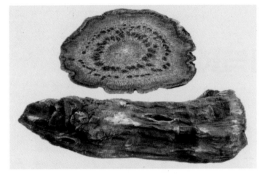

彩图16-3 大黄

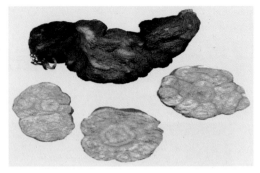

彩图16-4 何首乌

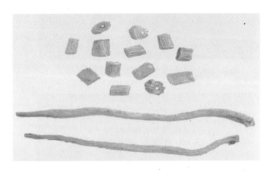

彩图16-5 牛膝

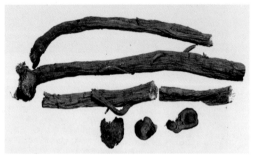

彩图16-6 川牛膝

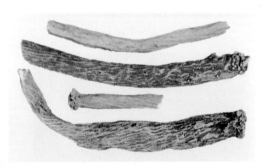

彩图16-7 银柴胡

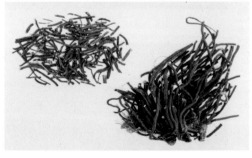

彩图16-8 威灵仙

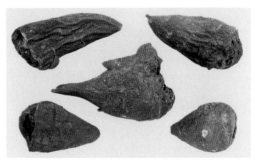

彩图16-9 川乌

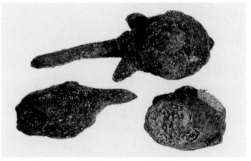

彩图16-10 盐附子

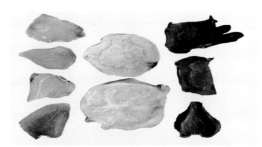

彩图16-11　附片

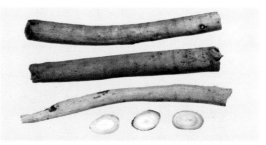

彩图16-12　白芍

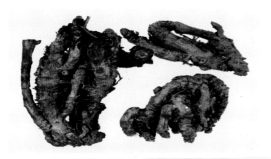

彩图16-13a　味连

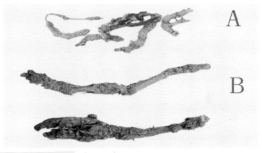

彩图16-13b　雅连与云连　A.云连　B.雅连

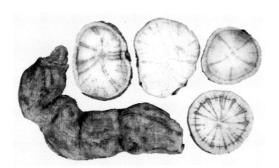

彩图16-14　防己

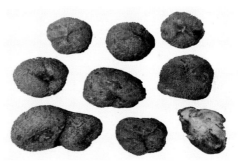

彩图16-15　延胡索

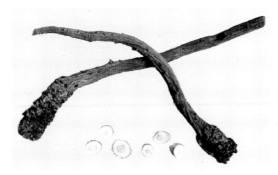

彩图16-16　板蓝根

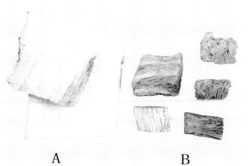

彩图16-17　粉葛与葛根　A.粉葛　B.葛根

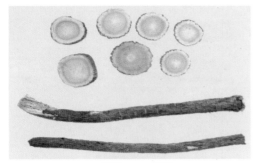

彩图16-18 甘草

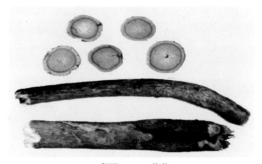

彩图16-19 黄芪

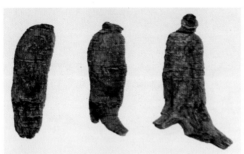

彩图16-20a 人参

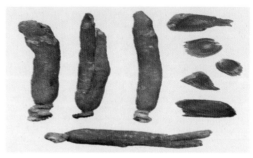

彩图16-20b 红参

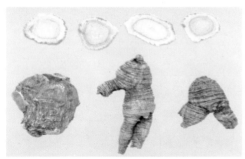

彩图16-21 西洋参

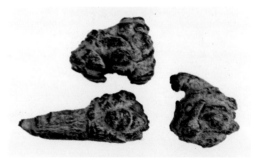

彩图16-22 三七

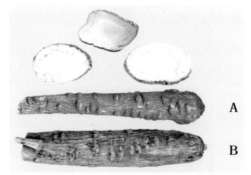

彩图16-23 白芷 A.杭白芷 B.祁白芷

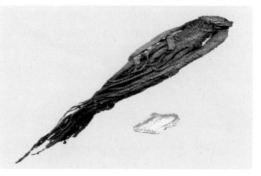

彩图16-24 当归

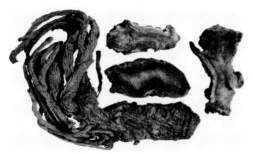

彩图16-25 独 活

彩图16-26 羌活

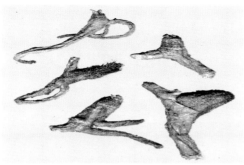

彩图16-27 前胡

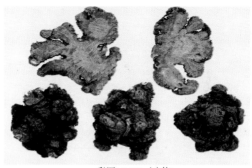

彩图16-28 川芎

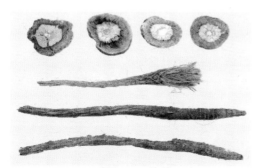

彩图16-29 防风

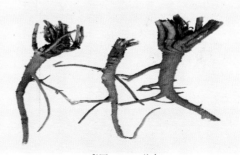

彩图16-30 柴胡

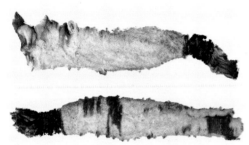

彩图16-31 北沙参

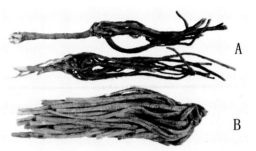

彩图16-32 龙胆 A.坚龙胆 B.关龙胆

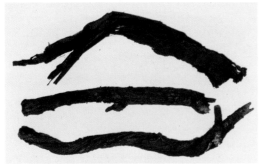

彩图16-33 紫草

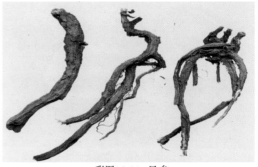

彩图16-34 丹参

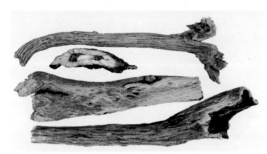

彩图16-35 黄芩

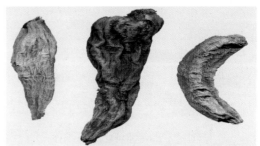

彩图16-36 玄参

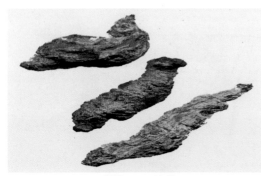

彩图16-37 地黄

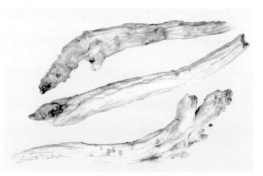

彩图16-38 桔梗

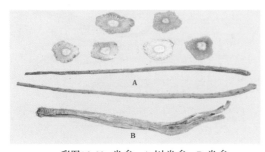

彩图16-39 党参 A.川党参 B.党参

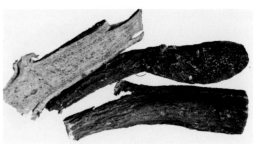

彩图16-40 木香

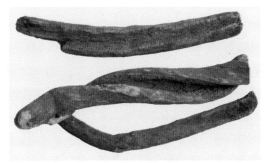

彩图16-41　川木香

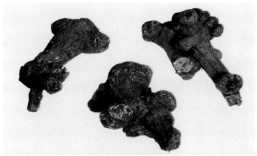

彩图16-42　白术

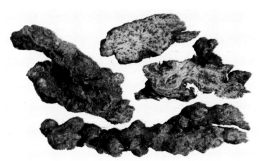

彩图16-43　苍术

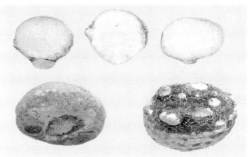

彩图16-44　泽泻

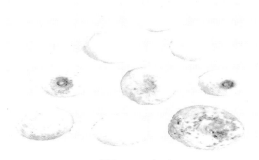

彩图16-45　半夏

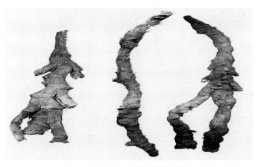

彩图16-46　石菖蒲

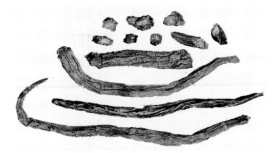

彩图16-47　对叶百部

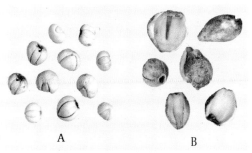

A　　　　　　　　　B

彩图16-48　松贝与炉贝　A.松贝　B.炉贝

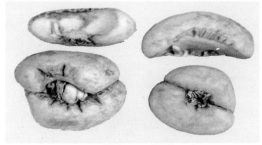

彩图16-49 浙贝

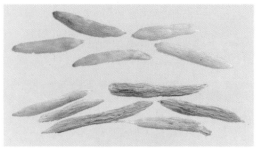

彩图16-50 麦冬

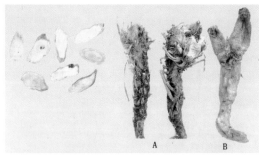

彩图16-51 知母 A.毛知母 B.知母肉

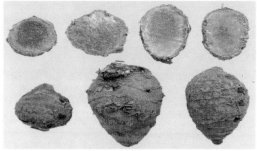

彩图16-52 莪术

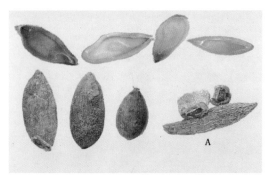

彩图16-53 郁金 A.黄丝郁金

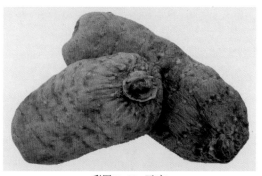

彩图16-54 天麻

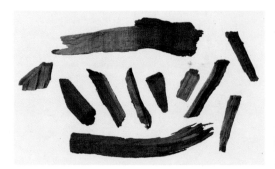

彩图17-1 苏木

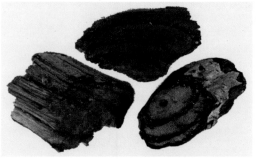

彩图17-2 鸡血藤

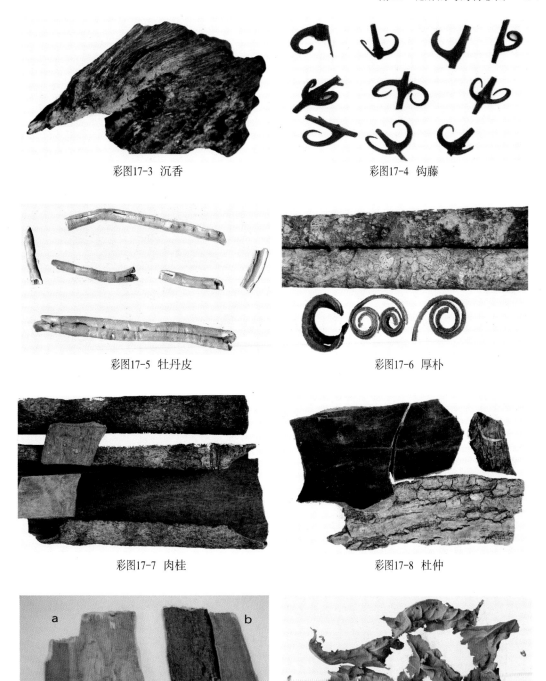

彩图17-3　沉香

彩图17-4　钩藤

彩图17-5　牡丹皮

彩图17-6　厚朴

彩图17-7　肉桂

彩图17-8　杜仲

彩图17-9　关黄柏与黄柏　a.关黄柏　b.黄柏

彩图17-10　蓼大青叶

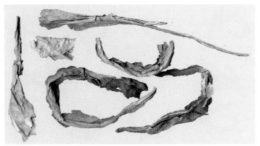

彩图17-11 大青叶

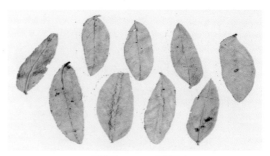

彩图17-12 番泻叶

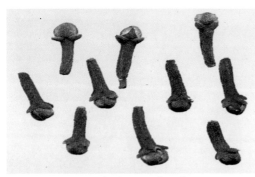

彩图18-1 公丁香

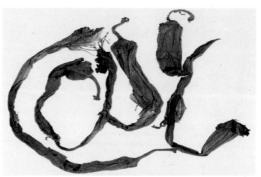

彩图18-2 洋金花

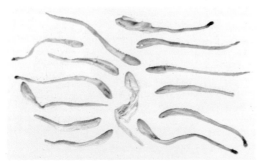

彩图18-3 金银花

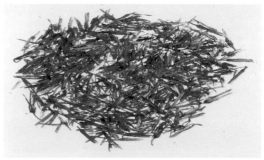

彩图18-4 红花

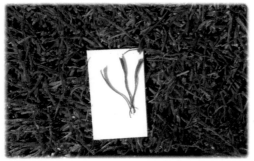

彩图18-5 番红花

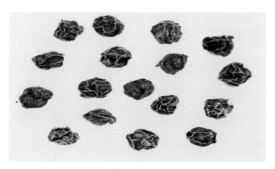

彩图18-6 五味子

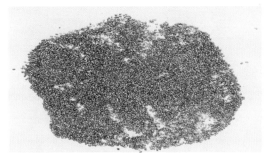

彩图18-7 葶苈子

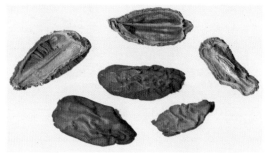

彩图18-8 木瓜

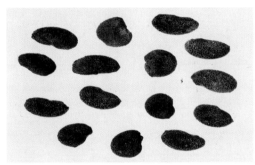

彩图18-9 补骨脂

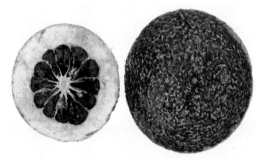

彩图18-10 枳壳

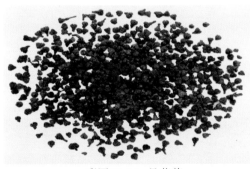

彩图18-11 吴茱萸

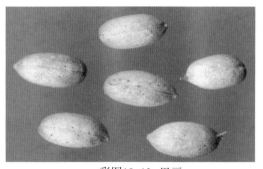

彩图18-12 巴豆

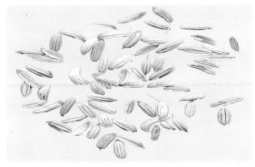

彩图18-13 小茴香

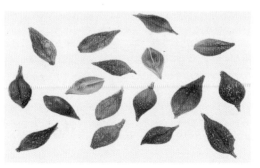

彩图18-14 连翘

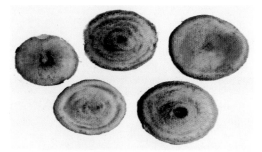

彩图18-15 马钱子

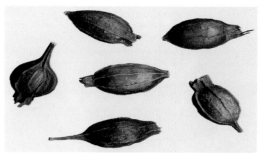

彩图18-16 栀子

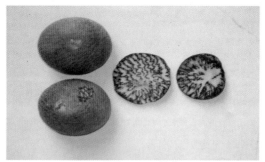

彩图18-17 槟榔

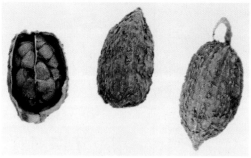

彩图18-18 砂仁

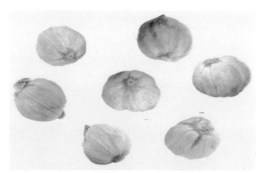

彩图18-19 白豆蔻

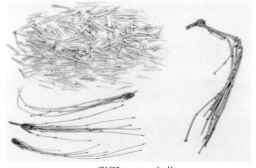

彩图19-1 麻黄

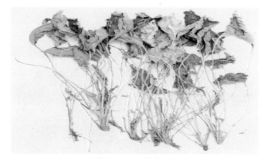

彩图19-2 紫花地丁

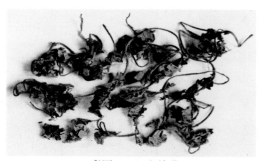

彩图19-3 金钱草

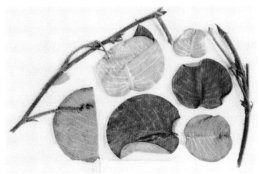

彩图19-4　广金钱草

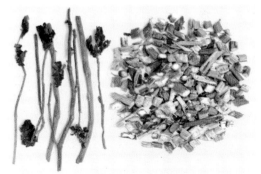

彩图19-5　广藿香

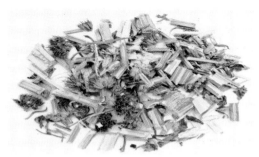

彩图19-6　益母草

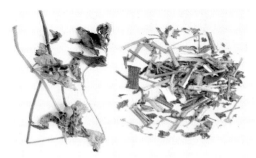

彩图19-7　薄荷

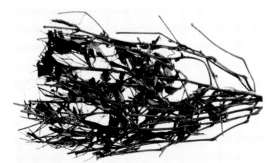

彩图19-8　穿心莲

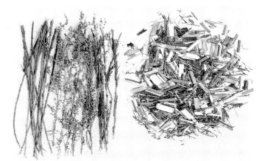

彩图19-9　青蒿

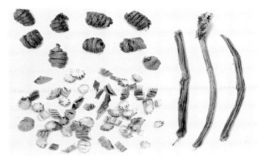

彩图19-10　石斛

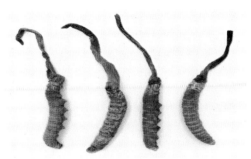

彩图19-11　冬虫夏草

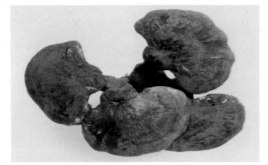

彩图19-12 灵芝

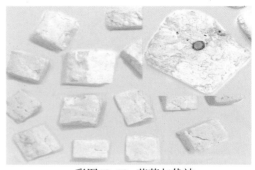

彩图19-13 茯苓与伏神

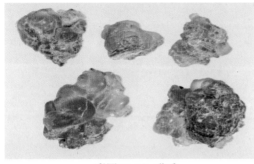

彩图19-14 乳香

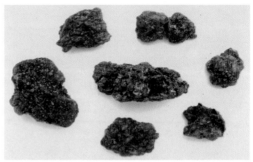

彩图19-15 没药

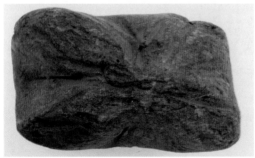

彩图19-16 血竭

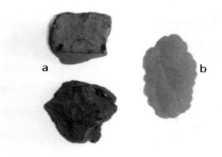

彩图19-17 儿茶与海金沙 a.儿茶 b.海金沙

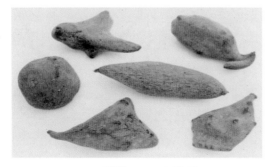

彩图19-18 五倍子

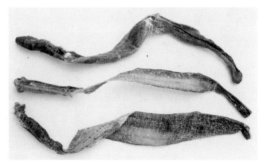

彩图20-1 广地龙

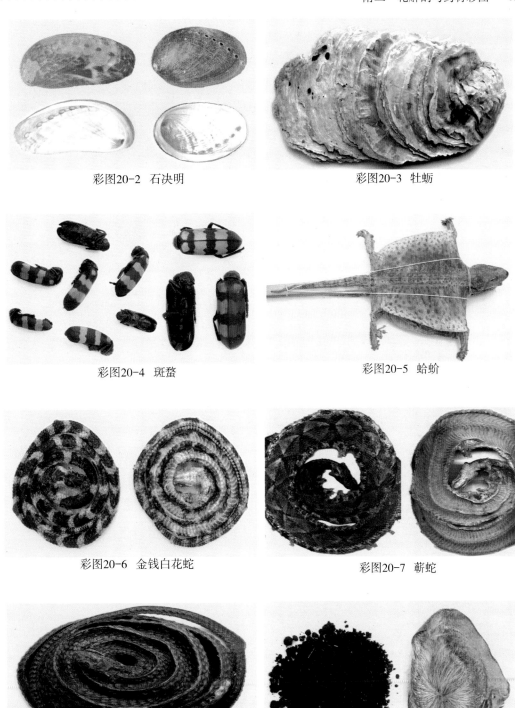

彩图20-2　石决明

彩图20-3　牡蛎

彩图20-4　斑蝥

彩图20-5　蛤蚧

彩图20-6　金钱白花蛇

彩图20-7　蕲蛇

彩图20-8　乌梢蛇

彩图20-9　麝香

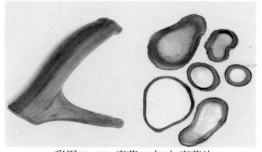

彩图20-10 鹿茸(二杠)与鹿茸片

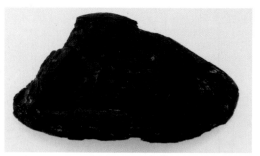

彩图20-11 牛黄

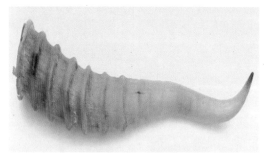

彩图20-12 羚羊角

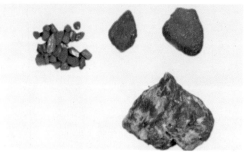

彩图21-1 朱砂

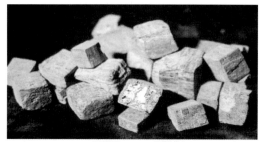

彩图21-2 自然铜

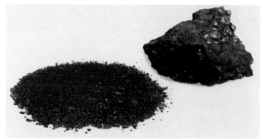

彩图21-3 赭石

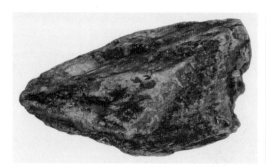

彩图21-4 滑石

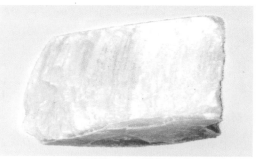

彩图21-5 石膏

附三　药材中文名索引

A

阿魏 ……… （383）
艾叶 ……… （374）
安息香 …… （383）

B

巴豆 ……… （308）
巴戟天 …… （371）
百部 ……… （260）
白及 ……… （372）
白芍 ……… （223）
白头翁 …… （369）
白芷 ……… （238）
白术 ……… （255）
板蓝根 …… （229）
斑蝥 ……… （349）
半夏 ……… （258）
半枝莲 …… （380）
北沙参 …… （245）
槟榔 ……… （312）
薄荷 ……… （322）
补骨脂 …… （305）

C

苍术 ……… （257）
草豆蔻 …… （379）
柴胡 ……… （243）
蟾酥 ……… （386）
沉香 ……… （272）
赤芍 ……… （225）

川贝母 ……… （261）
川楝子 ……… （377）
川木通 ……… （372）
川木香 ……… （255）
川牛膝 ……… （219）
川乌 ………… （221）
川芎 ………… （241）
穿心莲 ……… （324）
磁石 ………… （387）

D

大黄 ………… （215）
大青叶 ……… （287）
大血藤 ……… （373）
丹参 ………… （247）
淡竹叶 ……… （382）
当归 ………… （239）
党参 ………… （252）
地骨皮 ……… （373）
地黄 ………… （251）
地龙 ………… （347）
地榆 ………… （370）
丁香 ………… （293）
冬虫夏草 …… （330）
豆蔻 ………… （314）
独活 ………… （240）
杜仲 ………… （281）

E

莪术 ………… （265）
儿茶 ………… （339）

F

番泻叶 ……… （289）
防风 ………… （242）
防己 ………… （227）
粉葛 ………… （229）
茯苓 ………… （332）
附子 ………… （222）

G

甘草 ………… （230）
藁本 ………… （370）
葛根 ………… （229）
蛤蚧 ………… （350）
狗脊 ………… （212）
枸杞子 ……… （378）
钩藤 ………… （273）
瓜蒌 ………… （378）
关黄柏 ……… （284）
广藿香 ……… （321）
广金钱草 …… （320）
龟甲 ………… （386）

H

海金沙 ……… （339）
海马 ………… （386）
海藻 ………… （382）
何首乌 ……… （217）
红粉 ………… （387）
红花 ………… （297）
红芪 ………… （234）

红参 ………… （236）
厚朴 ………… （278）
槲寄生 ……… （379）
滑石 ………… （367）
黄柏 ………… （282）
黄连 ………… （225）
黄芩 ………… （249）
黄芪 ………… （232）

J

鸡血藤 ……… （271）
姜黄 ………… （372）
桔梗 ………… （252）
金钱白花蛇
　　 ………… （351）
金钱草 ……… （319）
金樱子 ……… （376）
金银花 ……… （295）
荆芥 ………… （380）
僵蚕 ………… （385）
菊花 ………… （375）
决明子 ……… （377）

K

苦楝皮 ……… （373）
苦参 ………… （370）
苦杏仁 ……… （376）
款冬花 ……… （375）

L

连翘 ………… （309）

蓼大青叶 …… (286)
羚羊角 …… (359)
灵芝 …… (331)
龙胆 …… (245)
龙骨 …… (388)
芦荟 …… (384)
鹿茸 …… (355)

M

马勃 …… (382)
麻黄 …… (317)
马钱子 …… (310)
麦冬 …… (264)
芒硝 …… (387)
绵马贯众 …… (213)
没药 …… (336)
牡丹皮 …… (277)
牡蛎 …… (348)
木瓜 …… (304)
木通 …… (372)
木香 …… (254)

N

南沙参 …… (371)
南五味子 …… (303)
牛蒡子 …… (378)
牛黄 …… (357)
牛膝 …… (218)

P

枇杷 …… (374)
蒲公英 …… (381)
蒲黄 …… (375)

Q

蕲蛇 …… (352)
前胡 …… (241)
牵牛子 …… (378)
羌活 …… (241)
轻粉 …… (387)
秦艽 …… (370)
秦皮 …… (373)
青黛 …… (384)
青蒿 …… (325)
全蝎 …… (385)

R

人参 …… (234)
肉苁蓉 …… (381)
肉豆蔻 …… (376)
肉桂 …… (279)
乳香 …… (335)

S

三七 …… (237)
桑白皮 …… (373)
桑寄生 …… (379)
砂仁 …… (313)
沙苑子 …… (376)
山麦冬 …… (265)
山药 …… (372)
山茱萸 …… (377)
商陆 …… (369)
射干 …… (372)
麝香 …… (353)
升麻 …… (370)
石菖蒲 …… (259)
石膏 …… (367)

石斛 …… (326)
石决明 …… (347)
石韦 …… (374)
使君子 …… (377)
水蛭 …… (384)
松萝 …… (383)
苏合香 …… (383)
苏木 …… (271)
酸枣仁 …… (377)

T

太子参 …… (369)
桃仁 …… (376)
天冬 …… (371)
天花粉 …… (371)
天麻 …… (267)
天南星 …… (371)
葶苈子 …… (304)
土鳖虫 …… (385)
土木香 …… (255)
菟丝子 …… (378)

W

王不留行 …… (375)
威灵仙 …… (220)
五倍子 …… (340)
五味子 …… (301)
蜈蚣 …… (385)
乌梢蛇 …… (352)
吴茱萸 …… (307)

X

西红花 …… (298)
细辛 …… (369)
西洋参 …… (236)

香加皮 …… (373)
小茴香 …… (308)
信石 …… (387)
续断 …… (372)
辛夷 …… (374)
雄黄 …… (387)
玄参 …… (250)
血竭 …… (337)

Y

延胡索 …… (228)
洋金花 …… (294)
益母草 …… (322)
益智 …… (379)
银柴胡 …… (220)
茵陈 …… (381)
淫羊藿 …… (380)
郁金 …… (266)

Z

泽兰 …… (381)
泽泻 …… (258)
浙贝母 …… (263)
赭石 …… (367)
珍珠 …… (384)
知母 …… (265)
枳壳 …… (306)
枳实 …… (307)
栀子 …… (311)
猪苓 …… (382)
朱砂 …… (366)
紫草 …… (247)
紫花地丁 …… (319)
自然铜 …… (366)
紫菀 …… (371)

附四 拉丁学名索引

A

Abrus cantoniensis Hance 广东相思子 ········· (120)

Acacia catechu (L. f.) Willd. 儿茶 ··· (118, 339)

Acanthopanax gracilistylus W. W. Smith. 细柱五加
·· (127)

A. *sessiliflorus* (Rupr. et Maxim.) Seem. 无梗五加
·· (127)

A. *senticosus* (Rupr. et Maxim.) Harms. 刺五加
·· (126)

Achyranthes bidentata Bl. 牛膝 ··············· (218)

Aconitum carmichaeli Debx. 乌头
································· (99, 221, 222)

A. *coreanum* (Levl.) Rapaics 黄花乌头 ······ (100)

A. *kusnezoffii* Reichb 北乌头 ················· (100)

Acorus calamus L. 菖蒲 ······················· (260)

A. *tatarinowii* Schott. 石菖蒲 ······ (160, 259)

Adenophora hunanensis Nannf. 杏叶沙参 ······ (153)

A. *stricta* Miq. 沙参 ····················· (152, 371)

A. *tetraphylla* (Thunb.) Fisch. 轮叶沙参
································· (153, 371)

Adomis amurensis Regel et Radde 冰凉花 ····· (103)

Agama himalayana (Steindachner) 喜山鬣蜥
·· (351)

Agastache rugosa (Fisch. Et Meyer) O. Ktze. 藿香
（土藿香） ····························· (144)

Agkistrodon acutus (Güenther) 五步蛇 ········ (352)

Agrimonia pilosa Ledeb. 龙牙草 ··············· (115)

Akebia quinata (Thunb.) Decne. 木通 ······· (372)

A. *trifoliate* (Thunb.) Koidz. 三叶木通 ······ (372)

A. *trifoliate* (Thunb.) Koidz. var. australis
(Diels) Rehd. 白木通 ················· (372)

Ajuga decumbens Thunb. 金疮小草（白毛夏枯草、
筋骨草）····························· (144)

Albizia julibrissin Duraz. 合欢 ················ (117)

Alces alces Linnaeus 驼鹿 ··················· (357)

Alisma orientalis (Sam.) Juzep. 泽泻 ········ (258)

Aloe barbadensis Miller 库拉索芦荟 ··········· (384)

A. *ferox* Miller 好望角芦荟 ················· (384)

Alpinia chinensis (Retz.) Rosc. 华山姜 ······ (314)

A. *katsumadai* Hayata 草豆蔻 ········ (169, 379)

A. *japonica* (Thunb.) Miq. 山姜 ··········· (314)

A. *oxyphylla* Miq. 益智 ············· (169、379)

A. *zerumbet* (Pers.) Burtt. et Smith 艳山姜
·· (314)

Amomum aurantiacum H. T. Tsai et S. W.
Zhao 红壳砂仁 ······················· (314)

A. *compactum* Soland ex Maton 爪哇白豆蔻
·· (314)

A. *galana* (L.) Willd. 大高良姜 ··········· (169)

A. *kravanh* Pierre ex Gagnep. 白豆蔻
································· (169, 314)

A. *longiligulare* T. L. Wu 海南砂 ··········· (313)

A. *officinarum* Hance 高良姜 ··············· (169)

A. *tsao-ko* Crevost et Lemaire 草果 ·········· (169)

A. *villosum* Lour. var. *xanthioides* T. L. Wu et
Senjen 绿壳砂 ······················· (313)

A. *villosum* Lour. 阳春砂 ··········· (169, 313)

Amygdalus pedunculata Pall. ［*prunus pedunculata*
(Pall.) Maxim.］长梗扁桃 ·········· (116)

Andrographis paniculata (Burm. f.) Nees 穿心莲
·· (324)

Androsace umbellate (Lour) Merr. 点地梅
（喉咙草）····························· (133)

Anemarrhena asphodeloides Bge. 知母
································· (164, 265)

Anemone altaica Fisch. 阿尔泰银莲花
································· (103, 260)

A. raddeana Regal. 多被银莲花 ……… （103）

Anethum graveolens L. 莳萝 ………… （309）

Angelica acutiloba Kitag. 东当归 ……… （240）

A. dahurica （Fisch. ex Hoffm.） Benth. et Hook. f. 白芷 ……………… （129，238）

A. dahurica （Fisch. ex Hoffm.） Benth. et Hook. f. var. *formosana* （Boiss.） Shan et Yuan 杭白芷 ………………… （129，238）

A. pubescens Maxim. 毛当归 ………… （240）

A. pubescens Maxim. *f. biserrata* Shan et Yuan 重齿毛当归 …………………… （240）

A. sinensis （Oliv.） Diels 当归 … （128，239）

Anredera cordifolia （Tenore） Van Steenis 落葵薯 ……………………… （238）

Apocynum venetum L. 罗布麻………… （139）

Aquilaria agallocha Roxb. 沉香 ……… （273）

Aquilaria sinensis （Lour.） Gilg 白木香 … （272）

Aralia chinensis L. 楤木 …………… （127）

A. cordata Thunb. 土当归（九眼独活）… （127）

Arctium lappa L. 牛蒡（恶实）…… （157，378）

Ardisia crispa （Thunb.） A. DC. 百两金 …… （133）

A. japonica （Hhunb.） Bl. 紫金牛 … （133）

A. mamillata Hance 虎舌红（红毛走马胎、老虎舌）………………… （133）

Areca catechu L. 槟榔……………… （312）

Arisaema amurense Maxim. 东北天南星 ………………………… （2，371）

A. debilis Sieb. et Zucc. 马兜铃 …… （97）

A. erubescens （Wall.） Schott 天南星 …… （2，371）

A. heterophyllum Bl. 异叶天南星……… （160，371）

Arnebia euchroma （Royle） Johnst. 新疆紫草 ………………………… （247）

A. guttata Bunge 内蒙紫草 ………… （247）

Artemisia annua L. 黄花蒿 …… （154，325）

A. apiacea Hance 邪蒿 …………… （326）

A. argyi Levl et Vant. 艾 ……… （154，374）

A. capillaris Thunb. 茵陈蒿……… （155，381）

A. caruifolia Buch. – Ham 青蒿 …… （155）

A. scoparia Waldst. et Kit. 滨蒿 … （155，381）

Asarum forbesii Maxim. 杜衡 ……… （97）

A. heterotropoids Fr. Schmidt. var. *mandshuri* *cum* （Maxim.） Kitag. 北细辛 ……… （96）

A. sieboldii Miq. var. *seoulense* Nakai 汉城细辛 ………………… （96，369）

A. sieboldii Miq. 华细辛 …… （96，369）

Asclepias curassavica L. 马利筋（莲生桂子花） ……………………… （138）

Asparagus cochinchinensis （Lour.） Merr. 天门冬 ………………… （164，371）

Aster tataricus L. f. 紫菀 ……… （157，371）

Astragalus complanatus R. Br 扁茎黄芪 ………………………… （119，376）

A. chrysopterus Bge. 金翼黄芪 ……… （233）

A. ernestii Comb. 梭果黄芪 ………… （233）

A. floridus Benth. ex Bunge 多花黄芪 …… （233）

A. membranaceus （Fisch.） Bge. 膜荚黄芪 ………………………… （119，232）

A. membranaceus （Fisch.） Bge. var. *mongholicus* （Bge.） Hsiao 蒙古黄芪……… （119，232）

A. sinicus L. 紫云英 …………… （119）

A. tongolensis Ulbr. 塘谷耳黄芪 ……… （233）

Athyrium sinense Rupr. 中华蹄盖蕨 …… （213）

Atractylodes chinensis （DC.） Koidz. 北苍术 ………………………… （156，257）

A. japonica Koidz . ex Kitam. 关苍术 ………………………… （155，258）

A. lancea （Thunb.） DC. 茅苍术 ……… （257）

A. macrocephala Koidz. 白术 … （155，255）

Atropa belladonna L. 颠茄 ………… （145）

Aucklaudia lappa Decne. 木香 …… （157，254）

Auricularia auricula （L. ex Hook） Underw. 木耳（黑木耳）……………… （81）

B

Baphicacanthus cusia （Nees） Bremek. 马蓝 ……………… （229，289，384）

Beauveria bassiana （Bals.） Vuillant 白僵菌 ………………………… （385）

Belamcanda chinensis （L.） DC. 射干 ………………………… （166，371）

Benincasa hispida （Thunb.） Cogn. 冬瓜 …… （151）

Blecknum orientale L. 乌毛蕨………… （215）

Bletilla striata（Thunb.）Reichb. f.
白及 ……………………………… (171，372)

Bombyx mori Linnaeus 家蚕 …………… (385)

Bos taurus domesticus Gmelin 牛 …… (357，359)

Boswellia carterii Birdwood 卡氏乳香树 ……… (335)

Brainia insigni（Hook.）J. Smith 苏铁蕨 … (215)

Bubalus bubalis L. 水牛 ……………… (358)

Bufo bufo gargarizans Cantor 中华大蟾蜍
……………………………… (345，386)

B. melanostictus Schneider 黑眶蟾蜍 ……… (386)

Bungarus multicinctus multicinctus Blyth 银环蛇
…………………………………… (351)

Bupleurum chinense DC. 柴胡 …… (129，243)

B. longiradiatum Turcz. 大叶柴胡 ……… (245)

B. marginatum Wall. ex DC. 竹叶柴胡（膜缘
柴胡）……………………………… (244)

B. scorzonerifolium Willd. 狭叶柴胡 … (129，243)

B. sibiricum Vest 兴安柴胡 …………… (244)

B. yinchowense Shan et Y. Li 银州柴胡 ……… (244)

Buthus martensii Karsch 东亚钳蝎 …… (385)

C

Cacalia davidii（F.）Hand - Mazz 双舌蟹甲草
…………………………………… (268)

Caesalpinia sappan L. 苏木 …… (118，271)

Caesalpiniadecapetala（Roth）Alston 云实 …… (119)

Calvatia gigantea（Batsch ex Pers.）Lloyd 大马勃
…………………………………… (382)

C. lilacina（Mont. et Berk.）Lloyd 紫色马勃
…………………………………… (382)

Canavalia gladiata（Jacq）DC. 刀豆 ……… (120)

Canna edulis Ker - Gawl. 芭蕉芋 ……… (268)

Cannabis sativa L. 大麻 …………… (95)

Capreolus capreolus L. 狍 …………… (357)

Capsella bursapastoris（L）Medic. 荠菜 …… (111)

Carthamus tinctorius L. 红花 …… (156，297)

C. tinctorius L. var. *glabrus* Hort.
无刺红花 ……………………… (298)

Carum carvi L. 葛缕子 ………… (243，309)

Cassia acutifolia Delile 尖叶番泻 … (118，289)

C. angustifolia Vahl 狭叶番泻 …… (118，289)

C. auriculata L. 耳叶番泻树 ……… (290)

C. chinensis Bunge 紫荆 …………… (119)

C. obtusifolia L. 决明 ………… (118，377)

C. tora L. 小决明 ………………… (377)

C. obovata Colladon 卵叶番泻树 ……… (291)

Catharanthus roseus（L.）G. Don 长春花 …… (139)

Centella asiatica（L.）Urban. 积雪草 ……… (130)

Cerasushumilis（Bunge）Sok.（*prunus humilis*
Bunge）欧李 ……………………… (116)

C. japonica（Thunb.）Lois（*prunus japonica*
Thunb.）郁李 ……………………… (116)

Cervus albirostris Przewalski 白唇鹿 ……… (357)

C. elaphus Linnaeus 马鹿 …………… (355)

C. macneilli Lydekker 白鹿 …………… (357)

C. nippon Temminck 梅花鹿 ………… (355)

C. unicolor Kerr 水鹿 ……………… (357)

Chaenomeles speciosa（Sweet）Nakai 贴梗海棠
…………………………… (116，304)

C. sinensis（Thouin）Koehne 木瓜（榠楂）
…………………………… (116，305)

Changium smyrnioides Wolff. 明党参 ……… (130)

Chinemys reevesii（Gray）乌龟 ………… (386)

Chrysanthemum morifolium Ramat. 菊 …… (375)

Cibotium barometz（L.）J. Sm. 金毛狗脊
…………………………… (87，212)

Cimicifuga dahurica（Turcz.）Maxim. 兴安升麻
…………………………………… (370)

C. foetida L. 升麻（川升麻，西升麻）
…………………………… (103，370)

C. heracleifolia Kom. 大三叶升麻 …… (370)

Cinchona ledgeriana（Howard）Moens ex Trim.
金鸡纳树 …………………………… (148)

Cinnamomum burmanni（C. G. et Th. Nees）Bl.
阴香 ……………………………… (281)

C. cassia Presl 肉桂 ……………… (279)

C. cassiae Presl. var. *macrophyllum* Chu 大叶清化桂
…………………………………… (281)

C. chingii M. et Calf 细叶香桂 ……… (281)

C. japonicum Sieb. 天竺桂 ………… (281)

Ciriope platphylla wang et Tang 阔叶山麦冬
…………………………………… (164)

Cirsium japonicum Fisch ex DC. 蓟 ···········（158）

C. setosum（Wild.）Bieb. 小蓟 ···········（158）

Cistanche deserticola Y. C. Ma 肉苁蓉···········（381）

C. tubulosa（Schrenk）Wight 管花肉苁蓉 ···（381）

Citrus aurantium L. 酸橙 ···········（306，307）

C. aurantium 'Daidai' 代代花 ···········（306）

C. medica L. var. *sarcodactylis*（Noot.）Swingle

佛手柑 ···········（122）

C. reticulata Blanco 橘 ···········（122）

C. sinensis Osbeck 甜橙（又名广柑）···········（307）

C. wilsonii Tanaka 香圆 ···········（307）

Clematis armandii Franch. 小木通 ···（101，372）

C. chinensis Osbeck. 威灵仙 ···········（100，220）

C. hexapetala Pall. 棉团铁线莲 ···········（101，220）

C. manshurica Rupr. 东北铁线莲 ···（101，220）

C. montana Buch – Ham. 绣球藤 ···（101，372）

Clerodendrum cyrtophyllum Turcz. 路边青······（289）

Cnidium monnieri（L.）Cuss 蛇床子 ···········（130）

C. officinale Makino 东川芎 ···········（242）

Codonopsis lanceolata（Sieb. Et Zucc.）羊乳

（四叶参）···········（153）

C. pilosula（Franch.）Nannf. 党参······（152，252）

C. pilosula Nannf. var. *modesta*（Nannf.）L. T.

Shen 素花党参 ···········（153，252）

C. tangshen Oliv. 川党参 ···········（153，252）

C. tubulosa Kom. 管花党参 ···········（250）

Commiphora myrrha Engler（*C. molmol* Engler）

没药树···········（336）

Convallaria majalis L. 铃兰 ···········（164）

Coptis chinensis Franch. 黄连 ···（102，225）

C. chinensis Franch. var. *brevisepala* W. T. Wang

et Hsiao 短萼黄连 ···········（227）

C. deltoidea C. Y. Cheng et Hsiao 三角叶黄连

···········（102，225）

C. omeiensis（Chen）C. Y. Cheng 峨眉野连

···········（227）

C. teeta Wall. 云南黄连 ···········（102，225）

Cordyceps hawkesii Gray 亚香棒虫草 ···········（331）

C. liangshanensis Zang, Hu et Liu 凉山虫草

···········（331）

C. militaris（L.）Link. 蛹草 ···········（331）

C. sinensis（Berk.）Sacc. 冬虫夏草 ···（79，330）

Coriandrum sativum L. 芫荽 ···········（130）

Cornus officinalis Sieb. et Zucc. 山茱萸 ·····（377）

Corydalis ambigua Cham. et Schlecht 东北延胡索

···········（109，229）

C. bungeana Turcz. 布氏紫堇 ···········（319）

C. decumbens（Thunb.）Pers. 伏生紫堇······（109）

C. repens Mandl et Muhldorf. 全叶延胡索

···········（109，229）

C. turtschaninovii Bess 齿瓣延胡索 ···（109，229）

C. yanhusuo W. T. Wang 延胡索 ···（109，228）

Crataegus pinnatifida Bge. 山楂···········（116）

C. pinnatifida Bge. var. *Major* N. E. Br. 山里红

···········（116）

Cristaria plicata（Leach）褶纹冠蚌 ···········（384）

Crocus sativus L. 番红花 ···········（167，298）

Croton tiglium L. 巴豆 ···········（125，308）

Curcuma kwangsiensis S. G. Lee et C. F. Liang

广西莪术 ···········（169，265，266）

C. longa L. 姜黄 ···········（169，265，372）

C. phaeocaulis Val. 蓬莪术 ···········（169，265）

C. wenyujin Y. H. Chen et C. Ling 温郁金

···········（169，265，266）

Cuscuta chinensis Lam. 菟丝子 ···········（378）

Cynanchum atratum Bge. 白薇 ···········（138）

C. auriculatum Royle ex Weight 耳叶牛皮消

···········（138，218）

C. bungei Decne 泰山何首乌 ···········（138）

C. glaucescens（Decne.）Hand. – Mazz. 芫花白前

···········（138）

C. paniculatum（Bunge）Kitag. 徐长卿 ······（137）

C. stauntonii（Decne.）Schltr. ex Levl.

柳叶白前（白前、鹅管白前）···········（138）

C. versicolor Bunge 蔓生白薇 ···········（138）

Cyathula officinalis Kuan 川牛膝 ···········（219）

D

Daemonorops draco Bl. 麒麟竭 ···········（337）

Dahlia pinnata Cav. 大丽菊 ···········（268）

Dalbergia odorifera T. Chen 降香檀 ···········（120）

Datura innoxia Mill. 毛曼陀罗 ···········（295）

D. metel L. 洋金花（白花曼佗罗）
················· (144，294)

D. stramonium L. 无刺曼陀罗 ········· (295)

Daucus carota L. 野胡萝卜 ·············· (130)

Dendranthema morifolium (Ramat.) Tzyel. 菊花
···················· (154)

Dendrobium candidum Wall. ex Lindl. 铁皮石斛
···················· (326)

D. aduncum Wall. ex Lindl. 钩状石斛 ········ (327)

D. chrysanthum Wall. 黄草石斛 ········ (327)

D. devonianum Paxt. 齿瓣石斛 ········ (327)

D. fimbriatum Hook. var. *oculatum* Hook. 马鞭石斛
···················· (326)

D. hercoglossum Reichb. f. 重唇石斛 ······ (327)

D. loddigesii Rolfe. 环草石斛 ········ (327)

D. loohohense Tang et Wang 罗河石斛 ······ (327)

D. moniliforme (L.) Sw. 细茎石斛 ······ (327)

D. nobile Lindl. 石斛 ·············· (327)

D. nobile Lindl. 金钗石斛 ········ (326)

Descurainia Sophia (L.) Webb ex Prantl 播娘蒿
···················· (110，304)

Desmodium styracifolium (Osb.) Merr. 广金钱草
···················· (320)

Desmodium styracifolium (Osbeck) Merr. 金钱草
···················· (121)

Dictamnus dasycarpus Turcz. 白鲜 ·········· (122)

Digitalis. lanata Ehrh. 毛花洋地黄（狭叶洋地黄）
···················· (146)

Dioscorea alata L. 参薯 ·············· (165)

D. bulbifera L. 黄独 ·············· (165)

D. esculeata (Lour.) Burkill 甜薯 ······ (165)

D. nipponica Makino 穿龙薯蓣 ········ (165)

D. opposita Thunb. 薯蓣 ········ (165，372)

D. zingiberensis C. H. Wright 盾叶薯蓣 ······ (165)

Dipsacus asperoides C. Y. Cheng et T. M. Ai
川续断 ·············· (371)

Dolichos lablab L. 扁豆 ·············· (120)

Dracaena cambodiana Pierre ex Gagnep.
海南龙血树 ·············· (338)

Drynaria fortunei (Kze.) J. Sm. 槲蕨 ········ (88)

Dryopteris crassirhizoma Nakai 粗茎鳞毛蕨
···················· (87，213)

D. laeta (Kom.) C. Chr. 华北鳞毛蕨 ······ (213)

D. paninsulae Kitag. 半岛鳞毛蕨 ·············· (213)

E

Ecklonia kurome Okam. 昆布 ·············· (319)

Ephedra equisetina Bge. 木贼麻黄 ········ (93，317)

E. intermedia Schrenk et C. A. Mey. 中麻黄
···················· (92，317)

E. likiangensis Florin. 丽江麻黄 ········ (318)

E. sinica Stapf 草麻黄 ········ (92，317)

Ephemerantha bifida (Ridley) Hunt et Summerh.
二裂金石斛 ·············· (328)

E. fimbriata (Blume) Hunt et Summerh.
流苏金石斛 ·············· (328)

Epimedium brevicornum Maxim. 淫羊藿
···················· (106，380)

E. koreanum Nakai 朝鲜淫羊藿 ······ (106，380)

E. pubescens Maxim. 柔毛淫羊藿 ······ (106，380)

E. sagittatum (Sieb. et Zucc.) Maxim.
箭叶淫羊藿 ········ (106，380)

E. wushanense T. S. Ying 巫山淫羊藿
···················· (106，380)

Eriobotrya japonica (Thunb.) Lindl. 枇杷
···················· (116，374)

Eriocycla albescens (Franch.) Wolff. 绒果芹
···················· (243)

Eucommia ulmoides Oliv. 杜仲 ·············· (281)

Eugenia caryophyllata Thunb. 丁香 ·········· (293)

Euonymus bungeanus Maxim. 丝棉木 ········ (282)

E. vagars Wall. 游藤卫矛 ·············· (282)

E. yunnanensis Franch. 云南卫矛 ········ (282)

Eupatorium fortunei Turcz. 佩兰 ·········· (156)

Euphorbia humifusa Steud. 地锦 ·········· (125)

E. kansui T. N. Liou ex S. H. Ho 甘遂 ········ (125)

E. pekinensis Rupr. 京大戟 ·············· (124)

Eupolyphaga sinensis Walker 地鳖 ·········· (384)

Evodia rutaecarpa (Juss.) Benth. 吴茱萸
···················· (122，307)

Evodia rutaecarpa (Juss.) Benth. var. *bodinieri*
(Dode) Huang 疏毛吴茱萸 ················· (307)

Evodia rutaecarpa (Juss.) Benth. var. *officinalis* (Dode) Huang 石虎 ················· (307)

F

Fagopyrum dibotris (D. Don) 金荞麦 (野荞麦) ······················· (99)

Ferula fukanensis K. M. Shen 阜康阿魏 ······· (383)

F. sinkiangensis K. M. Shen 新疆阿魏 ······· (383)

Ficus carica L. 无花果 ················ (95)

F. pumila L. 薜荔 ················ (95)

Foeniculum vulgare Mill. 小茴香 (130, 308)

Forsythia giraldiana Lingelsh. 秦翘 ······· (133)

F. suspensa (Thunb.) Vahl 连翘 ······· (133, 309)

F. viridissima Lindl. 金钟花 ······· (133)

Fraxinus chinensis Roxb. 梣 (白蜡树) ················· (134, 373)

F. rhynchophylla Hance 苦枥白蜡树 ··· (134, 373)

F. stylosa Lingelsh. 宿柱白蜡树 ······· (134, 373)

F. szaboana Lingelsh. 尖叶白蜡树 ······· (134, 373)

Fritillaria cirrhosa D. Don 川贝母 ····· (162, 261)

F. delavayi Franch. 梭砂贝母 ········· (261)

F. Hupehensis Hsiao et K. C. Hsia. 湖北贝母 ························· (263)

F. pallidiflora Schrenk 伊犁贝母 ······· (263)

F. przewalskii Maxim. 甘肃贝母 ······· (261)

F. thunbergii Miq. var. *chekiangensis* Hsiao et K. C. Hsia 东贝母 ·········· (264)

F. thunbergii Miq. 浙贝母 ····· (162, 263)

F. unibracteata Hsiao et K. C. Hsia 暗紫贝母 ························· (261)

F. ussuriensis Maxim. 平贝母 ······· (263)

F. walujewii Regel 新疆贝母 ········· (263)

G

Ganoderma lucidum (Leyss. ex Fr.) Karst. 赤芝 ························· (331)

G. sinense Zhao, Xu et Zhang 紫芝 ····· (80, 331)

Gardenia jasminoides Ellis 栀子 ····· (147, 311)

G. jasminoides Ellis var. *grandiflora* Nakai 大花栀子 ························· (311)

Gastrodia elata Bl. 天麻 ····· (170, 267)

Gazella subgutturosa Guldenstaedt 鹅喉羚羊 (长尾黄羊) ··············· (360)

Gekko chinensis Gray 壁虎 ············· (351)

G. gecko Linnaeus 蛤蚧 ··············· (350)

G. japonicus (Dumeril et Bibron) 多疣壁虎 ························· (351)

Gelidium amansii Lamouroux 石花菜 ·········· (78)

Gentiana cephalantha Franch. ex Hemsl. 头花龙胆 ························· (247)

G. crassicaulis Duthie ex Burk. 粗茎秦艽 ························· (370)

G. dahurica Fisch. 小秦艽 ··············· (370)

G. macrophylla Pall. 秦艽 ····· (135, 370)

G. manshurica Kitag. 条叶龙胆 ······· (245)

G. rhodantha Franch. 红花龙胆 ······· (247)

G. rigescens Franch. 坚龙胆 ······· (245)

G. scabra Bge. 龙胆 ····· (135, 245)

G. straminea Maxim. 麻花秦艽 ······· (370)

G. suffrutescens J. P. Luo et Z. C. Lou 亚木龙胆 ························· (247)

G. triflora Pall. 三花龙胆 ······· (245)

G. atuntsiensis W. W. Sm 德钦龙胆 ······· (247)

Ginkgo biloba L. 银杏 ··············· (90)

Glechoma longituba (Nakai) Kupr. 活血丹 ························· (144, 320)

Gleditsia sinensis Lam. 皂荚 ············· (118)

Glehnia littoralis Fr. Schmidt ex. Miq. 珊瑚菜 (北沙参) ············· (130, 245)

Glycyrrhiza aspera Pall. 粗毛甘草 ············ (231)

G. glabra L. 光果甘草 ····· (119, 230)

G. inflata Bat. 胀果甘草 ····· (119, 230)

G. korshiskyi G. Hrig 黄甘草 ········· (231)

G. uralensis Fisch. 甘草 ····· (119, 230)

G. yunnanensis Cheng f. et L. K. Tai 云南甘草 ························· (231)

Gueldenstaedtia verna (Georgi) A. Bor. 米口袋 ························· (319)

Gymnadenia conopsea (L.) R. Br. 手参 ····· (171)

Gynostemma pentaphyllum (Thunb.) Makino 绞股蓝 ························· (150)

Gynura segetum (Lour.) Merr. 菊三七 ······· (238)

Gyrophora esculenta Miyoshi 石耳 ················ （83）

H

Haliotis asinina Linnaeus 耳鲍 ················ （347）

H. discus hannai Ino 皱纹盘鲍 ················ （347）

H. diversicolor Reeve 杂色鲍（九孔鲍） ········ （347）

H. laevigata（Donovan）白鲍 ················ （347）

H. ovina Gmelin 羊鲍 ················ （347）

H. ruber（Leach）澳洲鲍 ················ （347）

Hedyotis chrysotricha（Palib.）Merr. 金毛耳草

················ （147）

H. corymbosa 伞房花耳草 ················ （148）

H. diffusa Willd. 白花蛇舌草 ················ （148）

H. tenelliflora Blume 纤花耳草 ················ （148）

Hedysarum polybotrys Hand. –Mazz. 多序岩黄芪

（234）

Hemsleya chinensis Cogn. Ex Forbes et Hemsl. 雪胆

················ （150）

Hericium erinaceus（Bull.）Pers. 猴头菌 ······ （81）

Hippocampus histrix Kaup 刺海马 ················ （386）

H. japonicus Kaup 小海马（海蛆） ················ （386）

H. kelloggi Jordan et Snyder 线纹海马 ········ （386）

H. kuda Bleeker 大海马 ················ （386）

H. trimaculatus Leach 三斑海马 ················ （386）

Hirudo nipponica Whitman 水蛭 ················ （384）

Homalomena occulta（Lour.）Schott 千年健

················ （160）

Humulus sandens（lour.）Merr. 葎草 ········ （95）

Hydrocotyle sibthorpioides Lam. 天胡荽 ········ （320）

Hyriopsis cumingii（Lea）三角帆蚌 ············ （384）

I

Illicium difengpi K. I. B. et K. I. M 地枫皮 ······ （108）

I. verum Hook. F. 八角茴香 ················ （107）

Inula helenium L. 土木香 ················ （157，255）

I. japonica Thunb. 旋覆花 ················ （156）

I. racemosa Hook. F. 总状土木香 ······ （157，255）

Iphigenia indica Kunth. et Benth. 益辟坚

（丽江山慈菇） ················ （262）

Iris lacteal Pall. var. *chinensis*（Fisch.）Koidz.

马蔺 ················ （167）

I. tectorum Maxim. 鸢尾 ················ （167）

Isatis indigotica Fort. 菘蓝

················ （110，229，287，384）

K

Kadsura heteroclita（Roxb.）Craib. 异型南五味子

················ （272）

K. interior A. G. Smith 中间五味子 ············ （272）

K. longipedunculata Finet et Gagn. 南五味子

················ （108）

Kalopanax septemlobus（Thunb.）Koida. 刺楸

················ （127）

Knoxia velerianoides Thorel et Pitard 红大戟（红芽

大戟） ················ （148）

L

Laminaria japonica Aresch. 海带 ······ （77，329）

Lasiosphaera fenzlii Reich. 脱皮马勃 ····· （81，382）

Leiolepis belliana rubritaeniata Mertens 蜡皮蜥

················ （351）

Lentius edodes（Berk.）Sing. 香菇 ············ （181）

Leonurus herterophyllus Sweet var. *albiflorus*

（Migo）S. Y. Hu. 白花益母草 ············ （140）

L. japonicus Houtt. 益母草 ················ （139，322）

L. sibiricus L. 细叶益母草 ················ （140）

Lepidium apetalum Willd. 独行菜 ····· （111，304）

Levisticum officinale Koch. 欧当归 ············ （240）

Libanotis laticalycina Shan et Sheh. 宽萼岩风

················ （243）

Ligusticum chuanxiong Hort. 川芎 ····· （130，241）

L. chuanxing Hort. cv. Fuxiong 茶芎（抚芎）

················ （242）

L. jeholense Nakai et Kitag. 辽藁本 ····· （130，370）

L. sinense Oliv. 藁本 ················ （130，370）

Ligustrum lucidum Ait. 女贞 ················ （133）

Lilium brownii F. E. Brown. var. *viridulum* Backer.

百合 ················ （161）

L. concolor salisb var. *pulchellum*（Fisch.）Regel

有斑百合 ················ （162）

L. lancifolium Thunb. 卷丹 ················ （162）

L. longiflorum Thunb. 麝香百合 ················ （162）

L. pumilum DC. 山丹 · (162)

Lindera obtusiloba Bl. 三钻凤 · · · · · · · · · · · · · (281)

L. umbellata Thunb 大叶钩樟 · · · · · · · · · · · (281)

Liquidambar orientalis Mill. 苏合香树

· (265, 383)

Liriope muscari (Decne) Baily 短葶山麦冬 · · · (265)

L. spicata (Thunb.) Lour. 山麦冬 · · · · · · · · (265)

L. spicata (Thunb.) Lour. var. *prolifera* Y. T. Ma

湖北麦冬 · · · · · · · · · · · · · · · · · · · (153, 265)

Lobelia Chinensis Lour. 半边莲 · · · · · · · · · · · · (149)

Lonicera confusa DC. 华南忍冬 · · · · · · · · · · · (296)

L. dasystyla Rehd. 毛花柱忍冬 · · · · · · · · · · · · (149)

L. hypoglauca Miq. 红腺忍冬 · · · · · · · · · (149, 296)

L. japonica Thunb. 忍冬 · · · · · · · · (149, 295, 297)

L. macranthoides Hand. 灰粘毛忍冬 · · · · · · · · · (296)

Lophatherum gracile Brongn. 淡竹叶 · · · · · · · · (382)

Luffa cylindrica (L.) Roem. 丝瓜 · · · · · · · · · (151)

Lunathyrium acrostichoides (Sweet) Ching 蛾眉蕨

· (215)

Lycium barbarum L. 宁夏枸杞 · · · · · · · · · · · (373, 378)

L. chinense Mill. 枸杞 · · · · · · · · · · · · · · · (373, 378)

Lycopus lucidus Turcz. 地瓜儿苗（地笋）

· (3, 142)

L. lucidus Turcz. var. *hirtus* Regel 毛叶地瓜儿苗

（泽兰） · (142, 180)

Lygodium japonicum (Thunb.) Sw. 海金沙

· (87, 339)

Lysimachia capillipes Hemsl. 细梗香草 · · · · · · (132)

L. christinae Hance 过路黄 · · · · · · · · · · · (132, 319)

L. congestiflora Hemsl. 聚花过路黄 · · · (133, 320)

L. foenumgraecum Hance 灵香草 · · · · · · · · · · (132)

L. hemsleyana Maxim. 点腺过路黄 · · · · · · · · · (320)

L. patungensis Hand. – Mazz. 巴东过路黄 · · · (320)

M

Machura tricuspidata Carr. 柘树 · · · · · · · · · · · (95)

Macleaya cordata (Willd.) R. Sr. 博落回 · · · (110)

Magnolia biondii Pamp 望春花 · · · · · · · · · (108, 374)

M. denudata Desr. 玉兰 · · · · · · · · · · · · · · · · (374)

M. officinalis Rehd. et Wils. var. *biloba* Rehd. et

Wils. 凹叶厚朴 · · · · · · · · · · · · · · · · · · · (278)

M. officinalis Rehd. et Wils. 厚朴 · · · · · (107, 278)

M. rostrata W. W. Sm. 滇缅厚朴 · · · · · · · · · (279)

M. sprengeri Pamp. 武当玉兰 · · · · · · · · · · · (374)

Mahonia bealei (Fort.) Carr. 阔叶十大功劳

· (106)

Marchantia polymorpha L. 地钱 · · · · · · · · · · · (84)

Matteuccia struthiopteris (L.) Todoro 荚果蕨

· (215)

Melaphis chinensis (Bell) Baker 五倍子蚜

· (340)

Melia azedarach L. 楝 · · · · · · · · · · · · · · · · · · (373)

M. toosendan Sieb. et Zucc. 川楝 · · · · · (373, 377)

Mentha aquatica L. 水薄荷 · · · · · · · · · · · · · · (324)

M. arvensisl L. var. *malinvandi* (Lévl.) C. Y. wu

et H. W. Li 龙脑薄荷 · · · · · · · · · · · · · · · (324)

M. dahurica Fisch. ex Benth. 兴安薄荷 · · · · (324)

M. haplocalyx Briq. 薄荷 · · · · · · · · · (140, 322)

M. piperita L. 辣梓薄荷 · · · · · · · · · · · · · · · · (324)

M. Pulegium L. 伏地薄荷 · · · · · · · · · · · · · · (324)

M. spicata L. 留兰香 · · · · · · · · · · · · · · · · · · (141)

Milletia dielsiana Harms ex Diels 山鸡血藤

（香花崖豆藤） · · · · · · · · · · · · · · · · · · · (271)

M. sempervirens Hemsl. 常绿油麻藤（牛马藤）

· (271)

Mimosa pudica L. 含羞草 · · · · · · · · · · · · · · · (118)

Mirabilis jalapa L. 紫茉莉 · · · · · · · · · · · · · · (268)

Momordica cochinchinensis (Lour) Spreng. 木鳖

· (151)

Morinda officinalis How 巴戟天 · · · · · · · · · (148, 371)

Morus alba L. 桑 · · · · · · · · · · · · · · · · · · (94, 373)

Moschus berezovskii Flerov 林麝 · · · · · · · · · · (353)

M. moschiferus Linnaeus 原麝 · · · · · · · · · · · · (353)

M. sifanicus Przewalski 马麝 · · · · · · · · · · · · · (353)

Mosla chinensis Maxim. 石香薷 · · · · · · · · · · · (142)

Mylabris cichorii Linnaeus 黄黑小斑蝥 · · · · · · (349)

M. phalerata Pallas 南方大斑蝥 · · · · · · · · · · · (349)

Myristica fragrans Houtt. 肉豆蔻 · · · · · · · · · (376)

N

Nepeta tenuifolia Benth. 裂叶荆芥 · · · · · · · · · (141)

Nostoc flagiliforme Born. et Flah. 发菜 · · · · · · (78)

Notopterygium incisum Ting ex H. T. Chang 羌活
·································· (130，241)

N. forbesii Boiss. 宽叶羌活 ··········· (130，241)

O

Ondatra zibethica L. 麝鼠 ············· (354)

Ophiopogon japonicus（Thunb.）Ker. – Gawl. 麦冬
·································· (163，264)

Orostachys fanbriatus（Turcz.）Berger 瓦松
·································· (113)

Osmunda japonica Thunb. 紫萁 ········· (214)

Ostrea gigas Thunberg. 长牡蛎 ········· (348)

O. rivularis Gould 近江牡蛎 ··········· (348)

O. talienwhanensis Crosse 大连湾牡蛎 ··· (348)

P

Paederia scandens（Lour.）Merr. 鸡矢藤 ······ (348)

Paeonia lactiflora Pall. 芍药············ (103，223)

P. ostii T. Hong et J. X. Zhang 凤丹 ····· (105)

P. suffruticosa Andr. 牡丹 ········· (105，277)

P. veitchii Lynch 川赤芍 ··········· (105，225)

Panax ginseng C. A. Mey. 人参
·································· (125，234，236)

P. notoginseng（Burk.）F. H. Chen 三七
·································· (126，237)

P. quinquefolium L. 西洋参············ (126，236)

Pantholops hodgsoni（Abel）藏羚羊 ········· (360)

Papaver rhoeas L. 虞美人（丽春花） ······· (110)

P. somniferum L. 罂粟 ············· (108)

Parabarium chunianum Tsiang 红杜仲 ····· (282)

P. huaitingii Chun et Tsiang 毛杜仲 ····· (282)

P. micranthum（A. DC.）Pierre 杜仲藤 ······ (139)

P. micranthum（Wall.）藤杜仲 ········· (282)

Paris polylla Sm. 七叶一枝花 ········· (164)

Perilla frutescens（Linn.）Britt. 紫苏 ······· (142)

P. frutescens var. *crispa*（Thub.）Hand. – Mazz.
鸡冠苏······························· (142)

Periploca sepium Bge. 杠柳 ········· (137，373)

Peucedanum decursivum Maxim. 紫花前胡 ··· (130)

P. dielsianum Fedde ex Wolff 竹节前胡 ····· (243)

P. ledebourielloides K. T. Fu 华山前胡 ······ (243)

P. medicum Dunn 华中前胡 ············ (242)

P. praeruptorum Dunn 白花前胡 ······ (130，241)

Pharbitis nil（L.）Choisy 裂叶牵牛 ·········· (378)

P. purpurea（L.）Voigt 圆叶牵牛········· (378)

Phellodendron amurense Rupr. 黄檗 ····· (122，284)

P. chinense Schneid. 黄皮树 ········· (122，282)

P. chinense Schneid. var. *falcatum* Huang
镰刀黄皮树 ····························· (284)

P. chinense Schneid. var. *glabriusculum* Schneid.
秃叶黄皮树 ····························· (284)

P. chinense Schneid. var. *omeiense* Huang
峨眉黄皮树 ····························· (284)

P. chinense Schneid. var. *yunnanense* Huang
云南黄皮树 ····························· (284)

Pheretima aspergillum（E. Perrier）参环毛蚓
·································· (347)

P. guillelmi（Michaelsen）威廉环毛蚓 ······· (347)

P. pectinifera Michaelsen 栉盲环毛蚓 ······· (347)

P. vulgaris Chen 通俗环毛蚓 ············ (347)

Pholidota chinensis Lindl. 石仙桃 ········· (328)

Phyllanthus amarus L. 苦味叶下珠 ········· (124)

P. emblica L. 余甘子 ·················· (124)

P. urinaria L. 叶下珠（珍珠草） ··········· (124)

Physalis alkekengi L. var. *franchetii*（Mast.）Makino
酸浆 ······························· (145)

Physochlaina infuchibularis Kuang 华山参
（漏斗泡囊草） ························ (145)

Phytolacca acinosa Roxb. 商陆 ········· (369)

P. americana L. 垂序商陆 ············· (369)

Picrorhiza scrophulariiiflora Pennell 胡黄连 ··· (145)

Piminella candolleana Wight et Arn. 杏叶防风
·································· (243)

Pinellia pedatisecta Schott 掌叶半夏 ······ (159，259)

P. ternata（Thunb.）Breit. 半夏 ······ (159，258)

Pistacia lentiscus L. 粘胶乳香树 ············ (336)

Platycodon grandiflorum（Jacq.）A. DC. 桔梗
·································· (151，252)

Poëphagus grunniens（L.）牦牛 ········· (358)

Pogostemon cablin（Blanco.）Benth. 广藿香
·································· (141，321)

Polygala arillata Buch. – Ham. 荷包山桂花

· （123）

P. fallax Hemsl. 黄花倒水莲 · · · · · · · · （123）

P. japonica Houtt. 瓜子金 · · · · · · · · · · （123）

P. sibirica L. 卵叶远志 · · · · · · · · · · · · （123）

P. tenuifolia Willd. 远志 · · · · · · · · · · （122）

Polygonatum cyrtomema Hua 多花黄精 · · · · · · · · （163）

P. kingianum Coll . et Hemsl. 滇黄精 （162）

P. odoratum （Mill.） Druce 玉竹 · · · · · （163）

P. sibiricum Red. 黄精 · · · · · · · · · · · · · · （163）

polygonum aviculare L. 萹蓄 · · · · · · · · · · （99）

P. bostorta L. 拳参 · · · · · · · · · · · · · · · · · （99）

P. cillinerve （Nakai） Ohwi 毛脉蓼 · · · · · · · · · （218）

P. hydropiper L. 水蓼（辣蓼） · · · · · · · · （99）

P. multiflorum Thunb. 何首乌 · · · · · （98，217，218）

P. orientale L. 红蓼 · · · · · · · · · · · · · · · · （99）

P. tinctorium Ait. 蓼蓝 · · · · · · （98，286，384）

Polyporus umbellatus （Pers.） Frise 猪苓

· （81，382）

Polytrichum commune Hedw. 大金发藓 · · · · · · · · （84）

Poncirus trifoliata （L.） Rafin. 枸橘 · · · · · · · · · （306）

Poria cocos （Schw.） Wolf 茯苓 · · · · · · （81，332）

Potentilla chinensis Ser. 委陵菜 · · · · · · · · · （115）

Procapra gutturosa Pallas 黄羊 · · · · · · · （360）

Prunella vulgaris L. 夏枯草 · · · · · · · · · · （142）

Prunus armeniaca L. 杏 · · · · · · · · （115，376）

P. armeniaca L. var. *ansu* Maxim. 山杏 · · · · · · · · （376）

P. davidiana （Carr.） Franch. 山桃 · · · （376）

P. mandshurica （Maxim.） Koehne 东北杏 · · · （376）

P. mume （Sieb.） S. et Z. 梅 · · · · · · · · （115）

P. persica （L.） Batsch. 桃 · · · · · · （115，376）

P. sibirica L. 西伯利亚杏 · · · · · · · · · · · （376）

Przewalskiatangutica Maxim. 马尿泡 · · · （145）

Pseudostellaria heterophylla （Miq.） Pax ex Pax et

Hoffm. 孩儿参 · · · · · · · · · · · · · · · · （369）

Psoralea corylifolia L. 补骨脂 · · · · · · · （120，305）

Pteria martensii （Dunker） 马氏珍珠贝 · · · · · · · （345）

Pteris vittata L. 蜈蚣草 · · · · · · · · · · · · · （213）

Pteroxygonum giraldii Dammer et Diels 翼蓼

· （218）

Pueraria lobata （Wild.） Ohwi 野葛 · · · （119，229）

P. thomsonii Benth. 甘葛藤 · · · · · · · · · （230）

Pulsatilla chinensis （Bge.） Regel. 白头翁

· （103，369）

Pyrrosia lingua （Thunb.） Farwell 石韦

· （88，374）

Pyrrosia petiolosa （Christ） Ching 有柄石韦 · · · （374）

P. sheareri （Bak.） Ching 庐山石韦 · · · · · · · （374）

Q

Quisqualis indica L. 使君子 · · · · · · · · · · （377）

R

Rangifer tarandus Linnacus 驯鹿 · · · · · · · · · · （357）

Ranunculus japonicus Thunb. 毛茛 · · · · · （103）

Raphanus sativus L. 莱菔 · · · · · · · · · · · （111）

Rauwolfia vertiacillata （Lour.） Baill. 萝芙木

· （139）

Rehmannia glutinosa Libosch. 地黄 · · · · （145，251）

Rhaponticum uniflorum （L.） DC. 祁州漏芦

· （157）

Rheum emodi Wall. 藏边大黄 · · · · · · · · · （217）

R. franzenbachii Münt. 华北大黄 · · · · · · （217）

R. hotaoense C. Y. Cheng et C. T. Kao 河套

大黄（波叶大黄） · · · · · · · · · · · · · （217）

R. officinale Baill. 药用大黄 · · · · · · · · （99，215）

R. palmatum L. 掌叶大黄 · · · · · · · · · · （99，215）

R. tanguticum Maxim. ex Balf. 唐古特大黄

· （99，215）

R. wittrocki Lundstr. 天山大黄 · · · · · · · （217）

Rhododendron micranthum Turcz. 照白杜鹃

（照山白） · · · · · · · · · · · · · · · · · · （132）

R. molle G. Don. 羊踯躅 · · · · · · · · · · · · （131）

R. simii Planch. 杜鹃（映山红） · · · · · · · · · （132）

Rhus chinensis Mill. 盐肤木 · · · · · · · · · · （340）

R. potaninii Maxim. 青麸杨 · · · · · · · · · · （340）

R. punjabensis Stew. var. *sinica* （Diels） Rehd. et

Wils. 红麸杨 · · · · · · · · · · · · · · · · · （340）

Ricinum communis L. 蓖麻 · · · · · · · · · · （125）

Rorippa indica （L.） Hiern 蔊菜 · · · · · · · · · （111）

Rosa laevigata Michx. 金樱子 · · · · · · · · （115，376）

Rubia cordifolia L. 茜草 · · · · · · · · · · · · （148）

Rubus chingii Hu. 掌叶覆盆子 · · · · · · · · （115）

Rumex japonicus Houtt. 羊蹄 ··············（99）

S

Saiga tatarica Linnaeus 赛加羚羊 ···········（359）

Salvia bowleyana Dunn 南丹参 ············（248）

S. miltiorrhiza Bge. 丹参 ···········（143，247）

S. miltiorrhiza Bunge f. *alba* C. Y. Wu 白花丹参
·····································（248）

S. przewalskii Maxim. var. *mandarinorum*（Diels）
Stib. 褐毛甘西鼠尾 ···················（248）

S. przewalskii Maxim. 甘西鼠尾 ··········（248）

S. splendens KerGawl. 一串红 ············（143）

S. trijuga Diels 三叶鼠尾 ···············（248）

Sambucus chinensis Lindl. 陆英（接骨木）
·····································（149）

S. williamsii Hance 接骨木 ·············（149）

Sanguisorba officinalis L. 地榆 ·······（115，370）

S. officinalis L. var. *longifolia*（Bert.）Yü et Li
长叶地榆 ···························（370）

Saposhnikovia divaricata（Turcz.）Schischk. 防风
·······························（130，242）

Sargassum fusiforme（Harv.）Setch. 羊栖菜
···························（78，329，382）

S. pallidum（Turn.）C. Ag. 海蒿子
···························（77，329，382）

Sargentodoxa cuneata（Oliv.）Rehd. et Wils.
大血藤 ···························（373）

Schisandra chinensis（Turcz.）Baill. 五味子
·······························（107，301）

S. sphenanthera Rehd. et Wils. 华中五味子
·······························（108，303）

Schizonepeta tenuifolia Briq. 荆芥·······（141，380）

Scolopendra subspinipes mutilans L. Koch 少棘巨蜈蚣
·····································（385）

Scrophularia ningpoensis Hemsl. 玄参
·······························（145，250）

Scutellaria amoena C. H. Wright 西南黄芩
·····································（250）

S. baicalensis Georgi 黄芩 ··············（249）

S. barbata D. Don 半枝莲···············（380）

S. rehderiana Diels 甘肃黄芩 ············（250）

S. viscidula Bge. 粘毛黄芩 ············（250）

Securinega suffruticosa（Pall.）Rehd. 一叶萩
·····································（125）

Sedum aizoon L. Sp. Pl. 景天三七 ········（112）

S. sarmentosum Bunge. 垂盆草 ·········（112）

Selaginella tamariscina（Beauv.）Spring.
卷柏（九死还魂草）···················（87）

Semiaquilegia adoxoides（DC.）Makino 天葵
·····································（103）

Senecio scandens Buch. – Ham. et D. Don 千里光
·····································（158）

Seseli mairei Wolff 竹叶西风芹 ···········（243）

S. yunnanense Franch. 松叶西风芹 ········（243）

Siegesbeckia glabrescens Makino. 毛梗稀莶草
·····································（158）

S. orienthalis L. 豨莶草 ···············（158）

S. pubescens（Makino）Makino 腺梗豨莶草
·····································（158）

Sinapis alba L. 白芥 ··················（111）

Siphonastegia chinensis Benth. 阴性草 ·······（146）

Siraitis grosvenorii（Swingle）C. Jeffrey ex Lu et Z.
Y. Zhang 罗汉果 ···················（151）

Smilax glabra Roxb. 光叶菝葜 ············（164）

Solanum lyratum Thunb. 白英 ············（145）

S. nigrum L. 龙葵 ···················（145）

Sophora flavescens Ait. 苦参 ·········（119，370）

S. japonica L. 槐树 ··················（119）

Spatholobus suberectus Dunn 密花豆······（120，271）

Spiraea salicifolia L. 绣线菊 ············（114）

Spiranthes sinensis（Pers.）Ames 盘龙参 ·····（171）

Spirulina platensis（Nordst.）Geitl. 螺旋藻 ···（78）

Stachys geobombycis C. Y. Wu 地蚕 ········（331）

S. sieboldi Miq. 草石蚕 ················（331）

Steleophaga plancyi（Boleny）冀地鳖 ·······（385）

Stellaria dichotoma L. var. *lanceolata* Bge. 银柴胡
·····································（220）

Stemona japonica（Bl.）Miq. 蔓生百部 ·····（260）

S. sessilifolia（Miq.）Miq. 直立百部 ·······（260）

S. tuberosa Lour. 对叶百部 ·············（260）

Stephania tetrandra S. Moore 粉防己 ········（227）

Strychnos confertiflora Merr. et Chun 密花马钱

···································· (311)

S. hainanensis Merr. et Chun 海南马钱 ······ (311)

S. nux-vomica L. 马钱 ···················· (310)

S. pierriana A. W. Hill 云南马钱 ··········· (311)

Styrax tonkinensis (Pierre) Craib ex Hart 白花树

···································· (383)

Swertia mileensis T. N. Ho. et W. L. Shi 青叶胆

···································· (136)

S. pseudochinensis Hara. 瘤毛獐牙菜 ········· (136)

T

Taraxacum mongolicum Hand. – Mazz. 蒲公英

······························· (157, 381)

T. sinicum Kitag. 碱地蒲公英 ············· (381)

Taxillus chinensis (DC.) Danser 桑寄生 ······ (379)

Taxus chinensis (Pilger) Rehd. 红豆杉 ······ (91)

Tetrapanax papyrifera (Hook) K. Koch. 通脱木

···································· (127)

Thalictrum cultratum Wall. 高原唐松草 ······ (103)

T. foliolosum DC. 多叶唐松草 ·············· (103)

T. glandulosissimum (Finet et agnep.) W. T. Wang

et S. H. Wang 金丝马尾莲 ·············· (103)

Thevetia peruviana (Pers.) K. Schum. 黄花夹竹桃

···································· (138)

Torilia scabra (Thunb.) DC. 窃衣 ········· (130)

Trachelospermum jasminoides (Lindl.) Lem. 络石

···································· (139)

Tremella fuciformis Berk. 银耳 (白木耳) ······ (81)

Trichosanthes cucumeroides (Ser.) Maxim. 王瓜

···································· (151)

Trichosanthes dunniana Levl. 糙点栝楼 ······· (150)

T. kirilowii Maxim. 栝楼 ······ (149, 371, 378)

T. laceribractea Hayata 长萼栝楼 ··········· (150)

T. rosthornii Harms 双边栝楼 ······ (150, 371, 378)

T. rubriflos Thorel ex Cayla 红花栝楼 ······· (150)

Trigonella foenum-graecum L. 胡芦巴 ········ (120)

Tripterospermum chinensis (Migo) H. Smith 双蝴蝶

···································· (136)

Trollius chinensis Bge. 金莲花 ············· (103)

Tussilago farfara L. 款冬 ················· (375)

Tylototriton verrucosus Anderson 红瘰疣螈 ······ (351)

Typha angustifolia L. 水烛香蒲 ············· (375)

T. orientalis Presl 东方香蒲 ·············· (375)

Typhonium flagelliforme (Lodd.) Blume 鞭檐

犁头尖 ·························· (259)

T. giganteum Engl. 独角莲 ··············· (159)

U

Uncaria hirsuta Havil. 毛钩藤 ············· (273)

U. gambier Roxb. 儿茶钩藤 ··············· (340)

U. macrophylla Wall. 大叶钩藤 ······· (148, 273)

U. rhynchophylla (Miq.) Jacks. 钩藤

······························· (148, 273)

U. sessilifructus Roxb. 无柄果钩藤 ········· (273)

U. sinensis (Oliv.) Havil. 华钩藤 ······ (148, 273)

Usnea diffracta Vain. 松萝 ··········· (82, 383)

U. longissima Ach. 长松萝 ··········· (82, 383)

V

Vaccaria segetalis (Neck.) Garcke 麦蓝菜 ··· (375)

Veratrum nigrum L. 藜芦 ················· (164)

Viola mandshurica W. Beck. 东北紫堇 ········· (319)

V. yedoensis Makino 紫花地丁 ············· (319)

Viscum coloratum (Komar.) Nakai 槲寄生 ··· (379)

Viverra zibetha Linnaeus 大灵猫 ··········· (354)

Viverricula indica Desmarest 小灵猫 ········· (354)

Vladimiria souliei (Franch.) Ling 川木香

······························· (157, 255)

V. souliei (Franch.) Ling var. cinerea Ling

灰毛川木香 ····················· (255)

W

Whitmania acranulata Whitman 柳叶蚂蟥 ······ (384)

W. pigra Whitman 蚂蟥 ·················· (384)

Woodwardia japonica (L. f.) Sm. 狗脊蕨

······························· (213, 215)

W. unigemmata (Makino) Nakai 单芽狗脊蕨

······························· (214)

X

Xanthium sibiricum Patr. ex Widder 苍耳 ······ (157)

Z

Zanthoxylum bungeaum Maxim. 花椒 ……… (122)

Zaocys dhumnades (Cantor) 乌梢蛇 ………… (352)

Zingiber officinale Rosc. 姜 ………………… (169)

Ziziphus jujuba Mill. var. *spinosa* (Bunge) Hu ex H. F. Chou 酸枣 ………………… (377)